Gesundheitliche Ungleichheit im Lebensverlauf und im Kohortenvergleich

Gesundheitliche Ungleichheit im
Lebensverlauf und im Kohortenvergleich

Christoph Frohn

Gesundheitliche Ungleichheit im Lebensverlauf und im Kohortenvergleich

Multivariate autoregressive Wachstumskurvenmodellierungen und deren mikrosimulative Implikationen

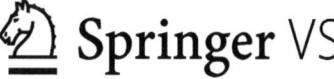

Christoph Frohn
Institut für Soziologie
Universität Duisburg-Essen
Campus Duisburg, Deutschland

Diese Arbeit wurde von der Fakultät für Gesellschaftswissenschaften der Universität Duisburg-Essen als Dissertation zur Erlangung des Doktorgrades Dr. rer. soc. genehmigt.
Name der Gutachterinnen und Gutachter: Prof.in Dr. Petra Stein (Universität Duisburg-Essen) und Prof. Dr. Marc Breuer (Katholische Hochschule Nordrhein-Westfalen).
Tag der Disputation: 11.04.2024.

ISBN 978-3-658-46619-0   ISBN 978-3-658-46620-6   (eBook)
https://doi.org/10.1007/978-3-658-46620-6

Die Deutsche Nationalbibliothek verzeichnet diese Publikation in der Deutschen Nationalbibliografie; detaillierte bibliografische Daten sind im Internet über https://portal.dnb.de abrufbar.

© Der/die Herausgeber bzw. der/die Autor(en), exklusiv lizenziert an Springer Fachmedien Wiesbaden GmbH, ein Teil von Springer Nature 2025, korrigierte Publikation 2025

Das Werk einschließlich aller seiner Teile ist urheberrechtlich geschützt. Jede Verwertung, die nicht ausdrücklich vom Urheberrechtsgesetz zugelassen ist, bedarf der vorherigen Zustimmung des Verlags. Das gilt insbesondere für Vervielfältigungen, Bearbeitungen, Übersetzungen, Mikroverfilmungen und die Einspeicherung und Verarbeitung in elektronischen Systemen.
Die Wiedergabe von allgemein beschreibenden Bezeichnungen, Marken, Unternehmensnamen etc. in diesem Werk bedeutet nicht, dass diese frei durch jede Person benutzt werden dürfen. Die Berechtigung zur Benutzung unterliegt, auch ohne gesonderten Hinweis hierzu, den Regeln des Markenrechts. Die Rechte des/der jeweiligen Zeicheninhaber*in sind zu beachten.
Der Verlag, die Autor*innen und die Herausgeber*innen gehen davon aus, dass die Angaben und Informationen in diesem Werk zum Zeitpunkt der Veröffentlichung vollständig und korrekt sind. Weder der Verlag noch die Autor*innen oder die Herausgeber*innen übernehmen, ausdrücklich oder implizit, Gewähr für den Inhalt des Werkes, etwaige Fehler oder Äußerungen. Der Verlag bleibt im Hinblick auf geografische Zuordnungen und Gebietsbezeichnungen in veröffentlichten Karten und Institutionsadressen neutral.

Planung/Lektorat: Daniel Rost
Springer VS ist ein Imprint der eingetragenen Gesellschaft Springer Fachmedien Wiesbaden GmbH und ist ein Teil von Springer Nature.
Die Anschrift der Gesellschaft ist: Abraham-Lincoln-Str. 46, 65189 Wiesbaden, Germany

Wenn Sie dieses Produkt entsorgen, geben Sie das Papier bitte zum Recycling.

Vorwort

Die vorliegende Arbeit wurde im Februar 2024 vom Promotionsausschuss der Fakultät für Gesellschaftswissenschaften der Universität Duisburg-Essen als Dissertation angenommen. Ausgehend von den Empfehlungen der Promotionskommission wurde der Text für die Publikation geringfügig überarbeitet.

Die Studie ist über einen Zeitraum von rund sechs Jahren entstanden, zunächst während meiner Arbeit am Institut für Teilhabeforschung an der Katholischen Hochschule Nordrhein-Westfalen (Standort Paderborn), anschließend am Institut für Soziologie an der Universität Duisburg-Essen. Dabei war für die Analysen anfangs eine Schwerpunktsetzung auf künftige makrostrukturelle gesundheitliche Entwicklungen älterer Migrantinnen und Migranten in Deutschland angedacht, eine Kombination der verschiedenen soziologischen Themenfelder, die mich zuvor bereits Jahre im Studium begleitet hatten. Die Abbildung nicht-linearer Veränderungsprozesse im Zusammenhang zwischen sozialer Ungleichheit und Gesundheit im Zeitverlauf hat sich allerdings als derart voraussetzungsvoll herausgestellt, dass sich der Fokus der Arbeit zunehmend auf gesundheitliche Ungleichheiten im Lebensverlauf und im Kohortenvergleich verschoben hat.

Die Betreuung der Dissertation erfolgte kooperativ zwischen der Universität Duisburg-Essen und der Katholischen Hochschule Nordrhein-Westfalen. In diesem Zusammenhang gilt besonderer Dank Prof.in Dr. Petra Stein (Erstbetreuung) und Prof. Dr. Marc Breuer (Zweitbetreuung) für die zuverlässige und pragmatische Begleitung des Forschungsprozesses und die Erstellung der Gutachten. Die Zusammenführung beider Perspektiven hat meine soziologische Denkweise geprägt und maßgeblich dazu beigetragen, dass ich mich nie in speziellen Forschungsparadigmen verloren habe. Ebenfalls danke ich Prof.in Dr. Helen Baykara-Krumme, Prof. Dr. Marcel Erlinghagen und Prof.in Dr. Anja Steinbach für die Bereitschaft, an der Promotionskommission mitzuwirken.

Auch danke ich der gesamten Arbeitsgruppe von Petra Stein für die inhaltlichen und methodischen Diskussionen zur vorliegenden Studie in diversen Promotionskolloquien, aber auch darüber hinaus. Dawid Bekalarczyk hat bereits im Studium meine Sichtweise auf quantitative Datenanalyse und Statistik nachhaltig beeinflusst und wichtige Impulse für die methodische Umsetzung der hier durchgeführten Analysen geliefert. Michael Löttgen hat mich über den gesamten Promotionsprozess daran erinnert, auch die etabliertesten statistischen Verfahren und Daten sowie meine inhaltlichen Fragestellungen und Hypothesen stets kritisch zu hinterfragen. Monika Obersneider hat mir bei den Herausforderungen in der alltäglichen Institutsarbeit und auf einer Vielzahl an wissenschaftlichen Tagungen stets die Unterstützung und Motivation gegeben, ohne die eine Promotion nur schwer abzuschließen wäre.

Die Sektion *Medizin- und Gesundheitssoziologie* der *Deutschen Gesellschaft für Soziologie* sowie die *International Microsimulation Association* haben mir im Rahmen verschiedener Tagungen die Möglichkeit gegeben, die Ergebnisse meiner Forschung einem thematisch einschlägigen und kritischen Publikum zu präsentieren, wofür ich ebenfalls dankbar bin. Davon hat die vorliegende Arbeit einerseits inhaltlich profitiert, andererseits wurden dadurch aber auch methodische Irrwege frühzeitig identifizierbar. In diesem Kontext danke ich auch den Mitarbeiterinnen und Mitarbeitern der von der *Deutschen Forschungsgemeinschaft* geförderten Forschungsgruppe *MikroSim* für den regelmäßigen Austausch zu meiner Forschung.

Die Liste an Personen, die auf unterschiedlichste Weise zur erfolgreichen Fertigstellung dieses Buchs beigetragen haben, lässt sich lange fortführen. Zum Schluss danke ich meinen Eltern und meiner Frau Kathrin für das Mittragen der beschwerlichen Zeiten einer Promotion und der unentwegten Unterstützung. Mi und Mo danke ich für die Gesellschaft in der Vielzahl an langen Nächten in der Zeit vor der Einreichung der Dissertation. In diesem Zusammenhang gilt auch meinem Sohn Cornelius Mattheo besonderer Dank, der durch seinen Geburtstermin im April 2024 für den letzten nötigen Ansporn zur Abgabe der Dissertation gesorgt hat.

Schleiden-Gemünd   Christoph Frohn
im September 2024

Die Originalversion des Buchs wurde revidiert. Ein Erratum ist verfügbar unter https://doi.org/10.1007/978-3-658-46620-6_15

Inhaltsverzeichnis

1 Einleitung 1

Teil I Gesundheitliche Ungleichheit im Lebensverlauf und im Kohortenvergleich

2 Gesundheit als mehrdimensionales Konstrukt im strukturell-individualistischen Forschungsparadigma 15
  2.1 Spezifikation eines Gesundheitskonzeptes und analytische Implikationen 16
  2.2 Gesundheit im Kontext der Sozialstruktur 20
  2.3 Gesundheit im Kontext von Mikro-Makro-Erklärungen 23

3 Erklärung gesundheitlicher Ungleichheit 31
  3.1 Die Rolle des sozioökonomischen Status für die Gesundheit 32
  3.2 Gesundheitliche Ungleichheit in zeitlicher Perspektive 42
    3.2.1 Gesundheit in der Lebensverlaufsperspektive 43
    3.2.2 Dynamiken gesundheitlicher Ungleichheiten im Lebensverlauf 47
    3.2.3 Dynamiken gesundheitlicher Ungleichheiten im Kohortenvergleich 52

4 Gesundheit im Kontext weiterer sozialstruktureller Merkmale ... 57
  4.1 Migrationshintergrund 58
  4.2 Geschlecht 61
  4.3 Ost-West-Zugehörigkeit 63
  4.4 Partnerschaften 64
  4.5 Exkurs zu Faktoren jenseits sozialer Verhältnisse 67

5	Erklärungsmodell zur gesundheitlichen Ungleichheit im Lebensverlauf und im Kohortenvergleich	69
6	Resümee zu Teil I: Ausgangspunkt einer empirischen Analyse zu Dynamiken in gesundheitlichen Ungleichheiten	75

Teil II Modellierungsstrategie zur Analyse gesundheitlicher Ungleichheit im Lebensverlauf und im Kohortenvergleich

7	Autoregressive latente Wachstumskurvenmodelle und multiple Gruppenanalyse	81
7.1	Latent Curve Model with Structured Residuals	82
7.2	Multiple Gruppenanalyse zur Analyse von Kohortendifferenzen	98
8	Die dynamische Mikrosimulation	101
8.1	Allgemeine Funktionsweise und Umsetzungslogik	102
8.2	Szenarien in dynamischen Mikrosimulationen	107
8.3	Methodologische Einordnung der dynamischen Mikrosimulation	109
8.4	LCM-SR in der dynamischen Mikrosimulation	113
9	Resümee zu Teil II: Zusammenfassung der methodischen Auseinandersetzung	119

Teil III Empirische Analyse gesundheitlicher Ungleichheit im Lebensverlauf und im Kohortenvergleich

10	Deskriptive Analyse der verwendeten Datenbasis	123
10.1	Verwendete Daten	126
10.2	Kohorten-, Alters- und Panelstruktur	127
10.3	Gesundheitsbezogene Lebensqualität als mehrdimensionales Gesundheitskonstrukt	139
10.3.1	Operationalisierung: Gesundheit	139
10.3.2	Deskriptive Darstellung: Gesundheitsdimensionen	142
10.4	Sozioökonomischer Status als Messung der Kerndimensionen sozialer Ungleichheit	152
10.4.1	Operationalisierung: Einkommensposition	154
10.4.2	Operationalisierung: Bildungsniveau	156

		10.4.3 Deskriptive Darstellung: Sozioökonomischer Status	158
	10.5	Weitere Determinanten: Operationalisierungen und deskriptive Darstellungen	164
		10.5.1 Migrationshintergrund	169
		10.5.2 Geschlecht	170
		10.5.3 Ost-West-Zugehörigkeit	171
		10.5.4 Partnerschaften	172
	10.6	Operationalisierung und deskriptive Darstellung: Chronische Erkrankungen	174
	10.7	Bivariate Korrelationen	176
	10.8	Resümee: Deskriptive Auseinandersetzung	178
11	**Analysestrategie**		181
	11.1	Spezifikation der Hypothesen in der latenten Wachstumskurvenmodellierung	181
	11.2	Modellbildungsstrategie	195
12	**Ergebnisse der latenten Wachstumskurvenmodellierungen**		205
	12.1	Univariate Modelle	206
		12.1.1 Ergebnisse: Physische Gesundheit	207
		12.1.2 Ergebnisse: Mentale Gesundheit	219
		12.1.3 Ergebnisse: Einkommensposition	227
		12.1.4 Resümee: Univariate Modellierung	235
	12.2	Multivariate Modelle	236
		12.2.1 Ergebnisse: Between-Ebene	238
		12.2.2 Ergebnisse: Within-Ebene	247
		12.2.3 Ergebnisse: Bildungseffekte	252
		12.2.4 Ergebnisse: Determinanten sozialer Ungleichheit	258
		12.2.5 Resümee: Multivariate Modellierung	266
13	**Mikrosimulative Analyse der multivariaten Modellierung**		269
	13.1	Aufbau der dynamischen Mikrosimulation	270
		13.1.1 Generierung synthetischer Ausgangsdatensätze	271
		13.1.2 Modul 1: Modellierung der physischen und mentalen Gesundheit und der Einkommensposition	274
		13.1.3 Modul 2: Modellierung chronischer Erkrankungen	276

	13.1.4 Modul 3: Modellierung des Ereignisses des Todes	283
	13.1.5 Szenarienbasierte Bildung fiktiver Kohorten	285
	13.1.6 Zusammenfassung: Aufbau der dynamischen Mikrosimulation	295
13.2	Validierung der dynamischen Mikrosimulation	296
	13.2.1 Validierungsstrategie	297
	13.2.2 Validierung, Schritt 1: Simulation der empirischen Datenbasis	299
	13.2.3 Validierung, Schritt 2: Simulation chronischer Erkrankungen	303
	13.2.4 Validierung, Schritt 3: Status-Quo Szenario	304
13.3	Mikrosimulative Implikationen der empirischen Analyse: Simulation chronischer Erkrankungen in einer fiktiven Kohorte	306
13.4	Resümee: Mikrosimulative Analyse	312
14	**Fazit und Ausblick**	317

Publisher Erratum zu: Gesundheitliche Ungleichheit im Lebensverlauf und im Kohortenvergleich E1

Literatur 329

Abkürzungsverzeichnis

AIC	Akaike Information Criterion
AR	Autoregressiver Effekt
ARCLM	Autoregressive Cross-Lagged Model
ALT	Autoregressive Latent Trajectory Model
BIC	Bayesian Information Criterion
CFI	Comparative Fit Index
CL	Cross-Lagged Effekt
DMS	Dynamische Mikrosimulation
FEM	Fixed-Effects-Modell
FIML	Full-Information-Maximum-Likelihood
GOF	Goodness-of-Fit-Indizes
IO	Intercept Only
LCM	Latent Growth Curve Model
LCM-SR	Latent Curve Model with Structured Residuals
LRT	Likelihood-Ratio-Test
MCS	Mental Health Scale
MGA	Multiple Gruppenanalyse
ML	Maximum-Likelihood
MLR	Maximum-Likelihood with robust standard errors
NBS	Norm-Based-Scoring
PCS	Physical Health Scale
RI-CLPM	Random Intercept Cross-Lagged Panel Model
REM	Random-Effects-Modell
RMSEA	Root Mean Square Error of Approximation
SEM	Structural Equation Modeling
SES	Sozioökonomischer Status
SOEP	Sozio-ökonomisches Panel

SRMR   Standardized Root Mean Square Residual
TIC   Time-Invariant Covariates
TLI   Tucker-Lewis Index
TVC   Time-Varying Covariates

Abbildungsverzeichnis

Abbildung 2.1	Schema einer Mikro-Makro-Erklärung	26
Abbildung 2.2	Schema eines Prozesses im Rahmen einer Mikro-Makro-Erklärung	28
Abbildung 5.1	Diagramm zur Erklärung gesundheitlicher Ungleichheit	70
Abbildung 5.2	Mikro-Makro Modell zur Erklärung gesundheitlicher Ungleichheit	71
Abbildung 5.3	Mikro-Makro Modell zur gesundheitlichen Ungleichheit im Lebensverlauf und im Kohortenvergleich unter Berücksichtigung der Determinanten sozialer Ungleichheit	72
Abbildung 7.1	Bivariates Simplex Modell	84
Abbildung 7.2	Bivariates LCM	87
Abbildung 7.3	Bivariates ALT Modell	91
Abbildung 7.4	Bivariates LCM-SR Modell	93
Abbildung 7.5	Trivariates LCM-SR Modell	97
Abbildung 8.1	Vorgehensweise in der dynamischen Mikrosimulation	104
Abbildung 8.2	Mikro-Makro-Erklärung in der Logik einer Mikrosimulation	110
Abbildung 10.1	Startalter: Relative Häufigkeiten, kohortenspezifisch	133
Abbildung 10.2	Anzahl an Wellenteilnahmen: Kumulierte relative Häufigkeiten, kohortenspezifisch	137
Abbildung 10.3	PCS, MCS, PCS (logarithmiert) und MCS (logarithmiert): Histogramme, overall	143

XIII

Abbildung 10.4	PCS, MCS, PCS (logarithmiert) und MCS (logarithmiert): Histogramme, kohortenspezifisch	144
Abbildung 10.5	PCS: Individuelle und durchschnittliche Entwicklung, kohorten-, zeitpunkt- und altersspezifisch	149
Abbildung 10.6	MCS: Individuelle und durchschnittliche Entwicklung, kohorten-, zeitpunkt- und altersspezifisch	150
Abbildung 10.7	PCS, MCS, Einkommensposition und chronische Erkrankungen: Durchschnittliche Entwicklung, kohorten- und altersspezifisch	151
Abbildung 10.8	CASMIN und Einkommensposition: Kumulierte relative Häufigkeiten, kohortenspezifisch	160
Abbildung 10.9	Einkommensposition: Individuelle und durchschnittliche Entwicklung, kohorten-, zeitpunkt- und altersspezifisch	164
Abbildung 10.10	Migrationshintergrund, Geschlecht, Ost-West-Zugehörigkeit, Heiratsstatus und chronische Erkrankungen: Kumulierte relative Häufigkeiten, kohortenspezifisch	165
Abbildung 10.11	Chronische Erkrankungen: Individuelle und durchschnittliche Entwicklung, kohorten-, zeitpunkt- und altersspezifisch	176
Abbildung 12.1	Modellbasierte Voraussage der durchschnittlichen Entwicklung von log(PCS), kohorten- und zeitpunktspezifisch	215
Abbildung 12.2	Modellbasierte Voraussage der durchschnittlichen Entwicklung von log(PCS) nach Startalter, kohortenspezifisch	216
Abbildung 12.3	Modellbasierte Voraussage der durchschnittlichen Entwicklung von log(PCS), kohorten- und altersspezifisch	217
Abbildung 12.4	Ausgewählte Varianten modellbasierter Voraussagen eines zufällig ausgewählten Individuums aus Kohorte 4	219
Abbildung 12.5	Modellbasierte Voraussage der durchschnittlichen Entwicklung von log(MCS), kohorten- und zeitpunktspezifisch	225

Abbildungsverzeichnis

Abbildung 12.6	Modellbasierte Voraussage der durchschnittlichen Entwicklung von log(MCS), kohorten- und altersspezifisch	226
Abbildung 12.7	Modellbasierte Voraussage der durchschnittlichen Entwicklung der Einkommensposition, kohorten- und zeitpunktspezifisch	233
Abbildung 12.8	Modellbasierte Voraussage der durchschnittlichen Entwicklung der Einkommensposition, kohorten- und altersspezifisch	234
Abbildung 12.9	log(PCS): Konditionelle Entwicklungsverläufe (con.) nach Random-Intercept der Einkommensposition, kohortenspezifisch	242
Abbildung 12.10	log(MCS): Konditionelle Entwicklungsverläufe (con.) nach Random-Intercept der Einkommensposition, kohortenspezifisch	243
Abbildung 12.11	log(PCS), log(MCS) und Einkommensposition: Kreuzverzögerte und autoregressive Effekte im finalen LCM-SR, Residualebene, kohortenspezifisch	250
Abbildung 12.12	CASMIN: Effekte auf log(PCS), log(MCS) und Einkommensposition, zeitpunkt- und kohortenspezifisch	255
Abbildung 12.13	Migrationshintergrund: Effekte auf log(PCS), log(MCS) und Einkommensposition, zeitpunkt- und kohortenspezifisch	259
Abbildung 12.14	Geschlecht: Effekte auf log(PCS), log(MCS) und Einkommensposition, zeitpunkt- und kohortenspezifisch	261
Abbildung 12.15	Ost-West-Zugehörigkeit: Effekte auf log(PCS), log(MCS) und Einkommensposition, zeitpunkt- und kohortenspezifisch	263
Abbildung 12.16	Heiratsstatus: Effekte auf log(PCS), log(MCS) und Einkommensposition, zeitpunkt- und kohortenspezifisch	264

Abbildung 12.17	Startalter: Effekte auf log(PCS), log(MCS) und Einkommensposition, zeitpunkt- und kohortenspezifisch	266
Abbildung 13.1	Chronische Erkrankungen (CE): Konditionelle Plots des logistischen Regressionsmodells, Kohorte 1	279
Abbildung 13.2	Sterbewahrscheinlichkeiten der Periodensterbetafel 2016/2018, getrennt nach Geschlecht	284
Abbildung 13.3	Schematische Darstellung zum Ablauf der dynamischen Mikrosimulation	296
Abbildung 13.4	Validierung der dynamischen Mikrosimulation: Durchschnittliche empirische und simulierte Werte für log(PCS), log(MCS), der Einkommensposition und chronischer Erkrankungen unter Berücksichtigung empirischer Startdatensätze, kohorten- und zeitpunktspezifisch	300
Abbildung 13.5	Validierung der dynamischen Mikrosimulation: Durchschnittliche empirische und simulierte Werte für log(PCS), log(MCS), der Einkommensposition und chronischer Erkrankungen unter Berücksichtigung empirischer Startdatensätze, kohorten- und altersspezifisch	301
Abbildung 13.6	Validierung der dynamischen Mikrosimulation: Durchschnittliche simulierte Werte für log(PCS), log(MCS), der Einkommensposition und chronischer Erkrankungen unter Berücksichtigung synthetischer und empirischer Startdatensätze, kohorten- und zeitpunktspezifisch	304
Abbildung 13.7	log(PCS): Dynamische Mikrosimulation, durchschnittliche simulierte Voraussagen, szenarien- und zeitpunktspezifisch	307
Abbildung 13.8	log(MCS): Dynamische Mikrosimulation, durchschnittliche simulierte Voraussagen, szenarien- und zeitpunktspezifisch	308

Abbildung 13.9	Einkommensposition: Dynamische Mikrosimulation, durchschnittliche simulierte Voraussagen, szenarien- und zeitpunktspezifisch	309
Abbildung 13.10	Chronische Erkrankungen: Dynamische Mikrosimulation, durchschnittliche simulierte Voraussagen, szenarien- und zeitpunktspezifisch	310

Tabellenverzeichnis

Tabelle 10.1	Kohorten: Absolute, relative und kumulierte relative Häufigkeiten, overall	130
Tabelle 10.2	Altersstruktur und Geburtsjahrgänge der operationalisierten Kohorten	132
Tabelle 10.3	Startalter: Absolute, relative und kumulierte relative Häufigkeiten, overall	133
Tabelle 10.4	Startalter: Absolute, relative und kumulierte relative Häufigkeiten, Personenjahre kohortenspezifisch	134
Tabelle 10.5	Startalter: Absolute, relative und kumulierte relative Häufigkeiten, Individuen kohortenspezifisch	134
Tabelle 10.6	Anzahl an Wellenteilnahmen: Absolute, relative und kumulierte relative Häufigkeiten, overall	136
Tabelle 10.7	Anzahl an Wellenteilnahmen: Absolute, relative und kumulierte relative Häufigkeiten, Personenjahre kohortenspezifisch	138
Tabelle 10.8	Anzahl an Wellenteilnahmen: Absolute, relative und kumulierte relative Häufigkeiten, Individuen kohortenspezifisch	138
Tabelle 10.9	PCS, kategorial: Absolute, relative und kumulierte relative Häufigkeiten, kohortenspezifisch	145
Tabelle 10.10	MCS, kategorial: Absolute, relative und kumulierte relative Häufigkeiten, kohortenspezifisch	145
Tabelle 10.11	PCS: Mittelwerte, Standardabweichungen, Minima und Maxima unter Berücksichtigung der Panelcharakteristik, overall und kohortenspezifisch	147

Tabelle 10.12	MCS: Mittelwerte, Standardabweichungen, Minima und Maxima unter Berücksichtigung der Panelcharakteristik, overall und kohortenspezifisch	148
Tabelle 10.13	Kategorien der CASMIN-Klassifikation	157
Tabelle 10.14	Einkommensposition: Absolute, relative und kumulierte relative Häufigkeiten, overall	159
Tabelle 10.15	CASMIN: Absolute, relative und kumulierte relative Häufigkeiten, overall	159
Tabelle 10.16	Einkommensposition: Absolute, relative und kumulierte relative Häufigkeiten, kohortenspezifisch	160
Tabelle 10.17	CASMIN: Absolute, relative und kumulierte relative Häufigkeiten, Personenjahre kohortenspezifisch	161
Tabelle 10.18	CASMIN: Absolute, relative und kumulierte relative Häufigkeiten, Individuen kohortenspezifisch	162
Tabelle 10.19	Einkommensposition: Mittelwerte, Standardabweichungen, Minima und Maxima unter Berücksichtigung der Panelcharakteristik, overall und kohortenspezifisch	163
Tabelle 10.20	Migrationshintergrund, Geschlecht, Ost-West-Zugehörigkeit, Heiratsstatus und chronische Erkrankungen: Absolute, relative und kumulierte relative Häufigkeiten, overall	166
Tabelle 10.21	Migrationshintergrund, Geschlecht, Ost-West-Zugehörigkeit, Heiratsstatus und chronische Erkrankungen: Absolute, relative und kumulierte relative Häufigkeiten, Personenjahre kohortenspezifisch	167
Tabelle 10.22	Migrationshintergrund, Geschlecht, Ost-West-Zugehörigkeit und Heiratsstatus: Absolute, relative und kumulierte relative Häufigkeiten, Individuen kohortenspezifisch	168
Tabelle 11.1	Modellbildungsstrategie zur Herleitung des LCM-SR	201
Tabelle 12.1	Vergleich der Goodness-of-Fit Indizes der Wachstumskurvenmodellierungen zu log(PCS), kohortenspezifisch	208
Tabelle 12.2	Likelihood-Ratio-Tests zu log(PCS), kohortenspezifisch	209

Tabelle 12.3	Likelihood-Ratio-Tests zu log(PCS), multiple Gruppenanalyse	211
Tabelle 12.4	Multiple Gruppenanalyse zum finalen univariaten LCM-SR für die Variable log(PCS)	212
Tabelle 12.5	Vergleich der Goodness-of-Fit Indizes der Wachstumskurvenmodellierungen zu log(MCS), kohortenspezifisch	220
Tabelle 12.6	Likelihood-Ratio-Tests zu log(MCS), kohortenspezifisch	221
Tabelle 12.7	Likelihood-Ratio-Tests zu log(MCS), multiple Gruppenanalyse	222
Tabelle 12.8	Multiple Gruppenanalyse zum finalen univariaten LCM-SR für die Variable log(MCS)	224
Tabelle 12.9	Vergleich der Goodness-of-Fit Indizes für die Wachstumskurvenmodellierungen zur Einkommensposition, kohortenspezifisch	228
Tabelle 12.10	Likelihood-Ratio-Tests zur Einkommensposition, kohortenspezifisch	229
Tabelle 12.11	Likelihood-Ratio-Tests zur Einkommensposition, multiple Gruppenanalyse	231
Tabelle 12.12	Multiple Gruppenanalyse zum finalen univariaten LCM-SR für die Einkommensposition	232
Tabelle 12.13	Wachstumsprozesse in CASMIN: Parameterschätzungen zu den Effekten κ der multiplen Gruppenanalyse zum finalen multivariaten LCM-SR	254
Tabelle 13.1	*chronisch*: Logistische Regression	278
Tabelle 13.2	Verteilungsszenario: Modifikationen der Wachstumsparameter für die dynamische Mikrosimulation	288
Tabelle 13.3	Rising-Importance Szenario: Modifikationen der CASMIN-Effekte für die dynamische Mikrosimulation	290
Tabelle 13.4	Überblick zu den Szenarien zur dynamischen Mikrosimulation zur Analyse der Implikationen der LCM-SR Analyse	294

Einleitung

Die Gesundheit innerhalb der Bevölkerung Deutschlands unterliegt einem stetigen Wandel. Dies gilt einerseits für die Verbreitung spezifischer Krankheiten, andererseits für die gesundheitsbezogene Lebensqualität innerhalb der Bevölkerung. So ist im Verlaufe des 20. Jahrhunderts eine Verschiebung im Krankheitsgeschehen von der Verbreitung akuter Krankheiten hin zu chronischen zu beobachten. Es fand ein epidemiologischer Übergang statt (Fach, Rosenbach & Richter, 2014). Gleichzeitig ist die gesundheitsbezogene Lebensqualität, welche das subjektive Wohlbefinden in verschiedenen Lebensbereichen abbildet, in der Bevölkerung in den vergangenen Jahrzehnten in nahezu allen Altersgruppen gestiegen (Ellert & Kurth, 2013, S. 648).

Offenkundig fanden im vergangenen Jahrhundert, aber auch in den jüngst zurückliegenden Dekaden, Entwicklungen statt, die sich trotz der demografisch bedingten Zunahme an chronischen Erkrankungen und Multimorbidität (Nowossadeck, 2012, S. 3) positiv auf die Gesundheit innerhalb der deutschen Bevölkerung ausgewirkt haben. Wodurch diese ausgelöst wurden und unter welchen Bedingungen diese auch anders hätten verlaufen können, ist Gegenstand einer Vielzahl zurückliegender Studien. So ist es nicht selbstverständlich, dass die in Deutschland steigenden Lebenserwartungen (Nowossadeck, von der Lippe & Lampert, 2019, S. 36; Statistisches Bundesamt, 2019a, 1 f.) mit einer gesundheitlich besseren Gesamtsituation einhergehen. Kontinuierliche Verbesserungen in den Lebensverhältnissen, der Hygiene und der Qualität der medizinischen Versorgung (Hurrelmann & Richter, 2013, 27 f.) haben sich in dem Zusammenhang als wichtige Erklärungsfaktoren herausgestellt.

Gesundheitliche Makrostrukturen: Forschungsrelevanz
Forschung zur Erklärung der Gesundheit innerhalb der Bevölkerung und deren Entwicklung ist kein Selbstzweck. Darauf bezogene Erkenntnisse sind einerseits wichtig, um die Gesundheit innerhalb der Bevölkerung weiter zu verbessern und

© Der/die Autor(en), exklusiv lizenziert an Springer Fachmedien Wiesbaden GmbH, ein Teil von Springer Nature 2025, korrigierte Publikation 2025
C. Frohn, *Gesundheitliche Ungleichheit im Lebensverlauf und im Kohortenvergleich*,
https://doi.org/10.1007/978-3-658-46620-6_1

darauf bezogene Ungleichheiten zu verringern. Darauf macht das Fachgebiet der Public Health aufmerksam, welches sich zum Ziel setzt, Krankheiten zu vermeiden, das Leben zu verlängern und die physische und psychische Gesundheit zu fördern (Gerlinger et al., 2012). So sind ausgehend von medizin- und gesundheitssoziologischer Forschung nicht alle Bevölkerungsgruppen in gleichem Maße von positiven gesundheitlichen Entwicklungen betroffen, was sich unter anderem anhand von Unterschieden je nach Lebensphasen (Robert Koch-Institut, 2015, S. 34) betrachteter Geschlechterkategorie (Lampert, Hoebel & Kroll, 2019) oder nach den Einkommensverhältnissen (Mackenbach, 2015, S. 111) zeigt.

Andererseits sind sowohl die Sozialpolitik als auch das Gesundheitswesen auf ein tiefgreifendes Verständnis der gesundheitlichen Entwicklungen innerhalb der Bevölkerung angewiesen, um Herausforderungen des Systems frühzeitig erkennen und einschätzen zu können. In den Fokus rücken in diesem Zusammenhang vielfach Kostenentwicklungen des Gesundheitssystems. So halten Nöthen und Böhm (2009) für das Jahr 2006 Krankheitskosten von ca. 2870 Euro je Einwohner fest, die mit zunehmendem Alter ansteigen. Daraus folgende Gesamtkosten von ca. 236 Milliarden Euro für das Jahr zeigen, wie wichtig Kenntnisse über gesundheitliche Entwicklungen sind, um aktuelle und künftige Folgen für Ökonomie und Gesellschaft einschätzen zu können. Im Jahr 2020 liegen die Kosten je Einwohner bereits bei 5190 Euro, was in Gesamtbetrachtung mit Kosten von ca. 431 Milliarden Euro verbunden ist (Statistisches Bundesamt, 2023a).

Demografischer Wandel: Verschiebung vergangener Schwerpunktsetzungen in der Forschung
Da die vergangenen Dekaden nicht nur durch steigende Lebenserwartungen geprägt sind, sondern auch durch geburtenschwache Jahrgänge (Statistische Ämter des Bundes und der Länder, 2011, S. 11), sind Diskurse zu gesundheitlichen Entwicklungen innerhalb der Bevölkerung immer häufiger auch auf Lebensphasen nach dem Erwerbsleben zugespitzt (von dem Knesebeck & Schäfer, 2009). Im Kontext des demografischen Wandels werden die so beschriebenen Älteren das Gesundheits- und Krankheitsgeschehen innerhalb der Bevölkerung zwangsläufig stärker dominieren. Das Statistische Bundesamt schätzt unter der Annahme einer moderaten Bevölkerungsentwicklung für das Jahr 2060 einen Altenquotienten, der sich auf das Verhältnis von Älteren ab 65 Jahren zur Bevölkerung im erwerbsfähigen Alter von 20 bis 65 bezieht, von mindestens 50 (Statistisches Bundesamt, 2019a, S. 27). Zum Vergleich: Im Jahr 2022 wurde ein Quotient von 32 geschätzt. Dabei wird es sich bei den künftigen Älteren um eine strukturell andere Population handeln als in vergangenen Dekaden.

1 Einleitung

Die Relevanz der gesundheitlichen Situation der älteren Bevölkerungsteile im Kontext des demografischen Wandels ist somit kaum abzugrenzen vom Stellenwert der Forschung zu gesundheitlichen Veränderungen innerhalb der Bevölkerung insgesamt. So sind die Grenzen der gesundheitlichen Versorgung in Deutschland auch heute schon bekannt. Die Limitationen des Systems werden jüngst sowohl im Rahmen der COVID-19 Pandemie (Bauer, Eglseer & Hödl, 2020) als auch historisch schon länger im Hinblick auf die pflegerische Versorgung (Hämel & Schaeffer, 2013) augenscheinlich. Durch demografische Veränderungen ist mit einem Rückgang des Arbeitskräftepotentials in der Gesundheitsversorgung zu rechnen, während Versorgungsbedarfe, auch trotz verbesserter Gesundheit im Alter, zwangsläufig größer werden. Bereits seit Jahrzehnten lässt sich für das deutsche Gesundheitswesen von einem Druck von zwei Seiten sprechen, der die Finanzierungssituation des Gesundheitssystems durch sinkende Beitragszahler bei steigenden Gesundheitsausgaben (Eble, 2009, S. 3) charakterisiert.

Diskussionen zu den Auswirkungen demografischer Veränderungen auf die Morbidität innerhalb von Bevölkerungen sind alles andere als neu. So stellt sich seit Jahrzehnten die Frage, wie sich aktive Lebensspannen im Zusammenhang mit Wandlungsprozessen in Lebenserwartungen und Altersstrukturen innerhalb einer Bevölkerung verändern (Klein, 1999). Besonders populär sind in diesem Kontext Debatten zur *Medikalisierungs-* bzw. *Expansionsthese* (Gruenberg, 1977; Verbrugge, 1984) gegenüber der *Kompressionsthese* (Fries, 1980). Während Erstere eine Zunahme der Krankheitslast in Bevölkerungen mit verlängerten Lebenserwartungen annimmt, da diese auf medizinisch-technische Innovationen ohne zwangsläufigen Bezug zu gesunden Lebensjahren zurückgeführt wird, geht die Kompressionsthese optimistischer davon aus, dass ausgedehnte Lebensspannen mit längeren Lebensphasen in guter Gesundheit assoziiert sind.

Vergangene Studien zu gesundheitlichen Entwicklungen zeigen Hinweise für beide Thesen (Sperlich et al., 2022, S. 180). Den Umstand, dass nicht jede Bevölkerungsgruppe im gleichen Ausmaß von gesundheitlichen Dynamiken im Rahmen demografischer Prozesse betroffen sein muss, nimmt aber weder die Medikalisierungs- noch die Kompressionsthese explizit in den Blick. Diese Lücke schließt das Konzept der *Bi-Modalität* (Kane, Radoserich & Kaupel, 1990), nach welchem Expansions- und Kompressionsprozesse in der Morbidität nicht in allen Lebenslagen identisch verlaufen. Blüher und Kuhlmey (2016) betonen in diesem Zusammenhang unter anderem die Bedeutung sozioökonomischer Lebenslagen als ausschlaggebend, um demografisch ausgelöste Wandlungsprozesse im Morbiditätsgeschehen innerhalb der Bevölkerung interpretieren und umfassend nachvollziehen zu können.

Gesundheitliche Ungleichheit: Erklärungspotential für Veränderungen in Morbiditätsstrukturen und Forschungslücken
Damit verbunden wird in vergangener Forschung vielfach diskutiert, welche Entwicklungen jenseits von Veränderungsprozessen im Gesundheitswesen und der demografischen Zusammensetzung der Bevölkerung für Veränderungen im Morbiditätsgeschehen verantwortlich sind. Übereinstimmend mit dem Konzept der Bi-Modalität besteht im sozialwissenschaftlichen Kontext insbesondere Konsens zur Bedeutsamkeit von sozialen Ungleichheiten für die gesundheitliche Lage und deren Entwicklung innerhalb der Bevölkerung über alle Lebensphasen hinweg (Richter & Hurrelmann, 2009).

Davon ausgehend ist empirisch bereits vielfach herausgestellt worden, dass ein sozialer Gradient in der Gesundheit vorliegt, welcher in seiner allgemeinen Bedeutsamkeit für Deutschland in der Vergangenheit stabil war oder teilweise sogar zugenommen hat (Lampert, Kroll, Kuntz & Hoebel, 2018, S. 17; Sperlich et al., 2022). Somit beschriebene soziale Unterschiede in der Gesundheit, für welche sich der Begriff der *Gesundheitlichen Ungleichheit* (Richter & Hurrelmann, 2009, S. 13) durchgesetzt hat und die anhand aller Kerndimensionen sozialer Ungleichheit, also der Bildung, des Berufs und der Einkommenssituation, aufgezeigt werden können, sind ein gesellschaftlich weltweit verbreitetes Phänomen und machen darauf aufmerksam, dass Entwicklungsprozesse in der Gesundheit unter anderem vor dem Hintergrund der Entwicklung verschiedener Ungleichheitsdimensionen und deren Einfluss auf die Gesundheit zu verstehen sind. Es handelt sich um interdependente Prozesse.

Gründe für den Zusammenhang zwischen verschiedenen Dimensionen sozialer Ungleichheit und der Gesundheit sind mannigfaltig, es haben sich allerdings aussagekräftige Erklärungsansätze etabliert, die mittlerweile vielfach empirisch geprüft sind (Black, Morris, Smith & Townsend, 1980; Whitehead, 1992; Bartley, 2004; Mackenbach, 2006; Richter & Hurrelmann, 2009; Hurrelmann & Richter, 2013; Lampert, 2016). Dabei rückt insbesondere der sozioökonomische Status als Manifestation individueller Unterschiede in den Kerndimensionen sozialer Ungleichheit als Ausgangspunkt gesundheitlicher Differenzen in der Bevölkerung in den Mittelpunkt, was durch eine Vielzahl an vermittelnden Faktoren zu erklären ist. Richtet sich der Fokus allerdings auf Alterungsprozesse in der Bevölkerung, die ausgehend von den demografischen Wandlungsprozessen in Deutschland zunehmend an Relevanz gewinnen, ist das Phänomen im deutschen Kontext noch immer mit Unklarheiten verbunden. So stellt sich die Frage nach Veränderungen gesundheitlicher Ungleichheiten über verschiedene Lebensphasen hinweg, was insbesondere in höheren Alterskategorien, die sich auf das Leben nach dem Erwerbsleben beziehen, in vergangener Forschung nicht immer zu einheitlichen empirischen Befunden führt

1 Einleitung

(von dem Knesebeck & Schäfer, 2009; Leopold & Engelhardt, 2011; Lampert et al., 2016). Neuere Forschung nimmt solche Dynamiken gesundheitlicher Ungleichheiten im Lebensverlauf auch im Rahmen unterschiedlicher Kohorten in den Blick (Leopold & Leopold, 2018), berücksichtigt dabei aber bislang nur eine selektive Auswahl an möglichen Dimensionen der Gesundheit und sozialen Ungleichheit, was vor dem Hintergrund der Komplexität gesundheitlicher Ungleichheit und der Mehrdimensionalität der darauf bezogenen Konstrukte nicht zufriedenstellend ist.

Ausgehend von den demografischen Veränderungsprozessen in Deutschland ist die Schließung der so beschriebenen Forschungslücken zu gesundheitlichen Ungleichheiten im Lebensverlauf und im Kohortenvergleich und deren Dynamiken essentiell, um mittelfristige Herausforderungen für Public Health, die Sozialpolitik und das Gesundheitswesen antizipieren zu können. Auch wenn unlängst die Bedeutsamkeit einer Lebensverlaufsperspektive zur Erklärung gesundheitlicher Ungleichheiten bekannt ist (Dragano & Siegrist, 2009; Lampert, 2019), wird diese in vergangener Forschung eher rudimentär umgesetzt und es bleibt weiter unklar, inwiefern gesundheitliche Ungleichheiten in individuellen Lebensverläufen Wandlungsprozesse in der Morbidität innerhalb der deutschen Bevölkerung antreiben.

Zielsetzungen der Arbeit
Ausgehend von der so beschriebenen Problemlage zur Bedeutsamkeit von gesundheitlichen Ungleichheiten in der deutschen Bevölkerung im Kontext demografischer Veränderungsprozesse und deren Dynamiken, lässt sich das Forschungsziel der nachfolgenden Arbeit präzisieren und in drei Komponenten aufteilen. (1) Anhand des theoretischen und empirischen Forschungsstands zum Phänomen der gesundheitlichen Ungleichheit wird ein theoretisches Modell hergeleitet, welches die Entwicklung der Gesundheit innerhalb der Bevölkerung in Abhängigkeit von Kerndimensionen sozialer Ungleichheit mit einem Fokus auf individuelle Lebensverläufe aus einer Kohortenperspektive abbildet. Dabei ist es nicht Ziel, neue Mechanismen zur Erklärung gesundheitlicher Ungleichheiten offenzulegen oder vergangene Ansätze zu ersetzen. Vielmehr werden Vorstellungen, Annahmen und Erkenntnisse aus vergangener Forschung zu den Dynamiken gesundheitlicher Ungleichheiten systematisiert, die bislang oftmals nur fragmentiert behandelt werden, aber erst in einer simultanen Betrachtung dazu beitragen können, ein umfassendes Verständnis für die Folgen demografischer Veränderungen für die makrostrukturelle Morbidität aus einer sozialstrukturellen Perspektive zu entwickeln.

Die theoretische Modellierung knüpft damit an aktuelle Diskurse zu den gesundheitlichen Folgen des Wandels der Altersstruktur der Bevölkerung Deutschlands an, die jenseits der Schließung von gesundheits- und medizinsoziologischen Forschungslücken insbesondere aus einer Public Health Perspektive, aber auch ökonomisch relevant sind. Das angestrebte theoretische Modell wird darauf ausgerichtet, zentrale Wirkungszusammenhänge hinter solchen Folgen auf Basis des aktuellen Forschungsstands zur gesundheitlichen Ungleichheit zu identifizieren und darauf bezogene empirische Modellierungen anzuleiten.

Da Veränderungsprozesse in der Gesundheit auf Bevölkerungsebene nicht allein durch eine Betrachtung der Kerndimensionen sozialer Ungleichheit erklärt werden können, werden in der theoretisch geleiteten Modellbildung aber auch ausgewählte sozialstrukturelle Faktoren jenseits der Ungleichheitsdimensionen berücksichtigt. So diskutiert vergangene Forschung für nahezu jedes sozialstrukturelle Phänomen gesundheitliche Relevanzen, die zur Herleitung eines Verständnisses für gesundheitliche Entwicklungen im Lebensverlauf und über Kohorten hinweg entsprechend nicht ausgeblendet werden dürfen. In diesem Zusammenhang rücken insbesondere sogenannte Determinanten sozialer Ungleichheit (Hradil, 1987) in den Mittelpunkt, die sowohl mit den Kerndimensionen sozialer Ungleichheit als auch mit der Gesundheit assoziiert sind und somit auf mehrfache Weise für gesundheitliche Prozesse relevant sind.

(2) Zweitens wird das entwickelte Modell aus einer mehrdimensionalen Perspektive mit einem Fokus auf Dynamiken im Lebensverlauf und über Kohorten hinweg empirisch analysiert. So stellt sich sowohl für verschiedene Dimensionen sozialer Ungleichheit als auch für die Gesundheit die Frage, wie derartige zunächst theoretisch diskutierte Konstrukte empirisch zugänglich gemacht werden können. Im Hinblick auf die Gesundheit ist es Ziel der empirischen Analyse, diese nicht auf das Vorhandensein oder die Abwesenheit spezifischer Krankheitsbilder engzuführen. Anspruch ist die simultane Berücksichtigung eines breiteren Spektrums an Dimensionen der theoretischen Konstrukte und deren Interdependenzen, wodurch sich die Untersuchung von vergangener Forschung abhebt, die vor allem im Hinblick auf kohortenspezifische Dynamiken in gesundheitlichen Ungleichheiten sowohl im deutschen als auch internationalen Kontext oftmals nur eine selektive Auswahl an Ungleichheits- und Gesundheitsdimensionen vornimmt. Insgesamt setzen die empirischen Analysen damit eng an dem in Schritt eins entwickelten theoretischen Modell an und versuchen, den theoretischen und empirischen Forschungsstand zu Dynamiken in gesundheitlichen Ungleichheiten, inklusive der darin erkennbar werdenden Forschungslücken, möglichst umfassend in simultanen Modellierungen abzubilden.

Die Analyse erfolgt im Rahmen autoregressiver latenter Wachstumskurvenmodellierungen, welche einerseits dazu in der Lage sind, die Mehrdimensionalität der analysierten Konstrukte und deren Wechselwirkungen zu berücksichtigen, andererseits aber auch explizit dazu geeignet sind, die zeitlichen Dynamiken sowohl von der Gesundheit als auch von den Dimensionen sozialer Ungleichheit im individuel-

1 Einleitung

len Lebensverlauf unter Berücksichtigung von Kohortenunterschieden abzubilden. Dabei wird auf in der Methodenforschung fortgeschrittene Entwicklungen latenter Wachstumskurvenmodellierungen zurückgegriffen, die in der Analyse eindeutig zwischen Personendifferenzen als Ausgangspunkt gesundheitlicher Ungleichheiten und individuellen Veränderungen der analysierten Konstrukte im Zeitverlauf differenzieren können. Damit eröffnen sich Blickwinkel auf gesundheitliche Ungleichheiten, die in vergangenen empirischen Analysen im deutschen Kontext so bislang nicht vorliegen.

(3) Drittens wird die empirische Analyse mikrosimulativ näher evaluiert. Dadurch kann die theoretisch angeleitete empirische Modellierung der Gesundheit aus Schritt zwei, welche an individuellen Lebensverläufen und einer mehrdimensionalen Abbildung von Gesundheitsentwicklungen im Kohortenvergleich ansetzt, mit makrostrukturellen Verteilungen ausgewählter Indikatoren zur Morbidität innerhalb der Bevölkerung in Verbindung gebracht werden. Ausgehend von den durch demografische Wandlungsprozesse ausgelösten Herausforderungen für Deutschland, sind gerade solche makrostrukturellen Entwicklungen von hervorzuhebendem Interesse, die sich als Implikationen der komplexen empirischen Analyse auf Ebene von individuellen Lebensverläufen aus Schritt zwei ergeben. Ohne eine mikrosimulative Analyse dieser Implikationen bleibt unklar, inwiefern sich Dynamiken in gesundheitlichen Ungleichheiten im Lebensverlauf und im Kohortenvergleich auf makrostrukturelle Veränderungen im manifesten Morbiditätsgeschehen innerhalb der Bevölkerung Deutschlands konkret auswirken können.

Eine mikrosimulative Modellierung des empirischen Modells ermöglicht in diesem Zusammenhang nicht nur die generelle Abbildung makrostruktureller Prozesse, sondern auch die Analyse sogenannter *What-If* Szenarien, anhand derer gezeigt werden kann, inwiefern sich fiktive Populationen gesundheitlich unter veränderten Rahmenbedingungen entwickeln würden. Eine derartige Betrachtung ist hilfreich, um ausgehend vom empirischen Ist-Zustand zeigen zu können, wie sich kohortenspezifische Unterschiede in den Zusammenhangsstrukturen zur gesundheitlichen Ungleichheit in Veränderungen in der makrostrukturellen Morbidität innerhalb der Bevölkerung niederschlagen können. Ausgehend von der zunehmenden quantitativen Relevanz von Bevölkerungsteilen in höheren Alterskategorien wird dabei ein Fokus auf spätere Lebensabschnitte nach dem Erwerbsleben gelegt. Dabei ist es nicht das Ziel, künftige Entwicklungen vorauszusagen. Vielmehr wird im Rahmen einer technisch orientierten Szenarienbildung veranschaulicht, wie sich Morbiditätsentwicklungen in älteren Teilen der Bevölkerung unter Berücksichtigung der Eigenschaften der heute jüngeren Kohorten darstellen.

Umgesetzt wird die mikrosimulative Modellierung auf Basis einer periodenorientierten dynamischen Mikrosimulation (Orcutt, 1957). Hierbei handelt es sich um eine Technik zur Fortschreibung von Individualdatensätzen in konstanten Zeitintervallen, bei der als Resultat ein Längsschnittdatensatz entsteht, der mit Blick auf den fortgeschriebenen, simulierten Zeitraum analysiert werden kann. Die Mikrosimulation bietet sich für die Analyse aufgrund ihrer modularen Strukturierung besonders an. Dies ermöglicht eine Verbindung der empirischen Modellierungen aus dem zweiten Schritt mit separaten Modellierungen weiterer manifester Indikatoren zur Morbidität innerhalb der Bevölkerung, die in den lebensverlaufs- und kohortenspezifischen Modellen nicht im Mittelpunkt stehen. Insgesamt leistet die Arbeit damit nicht nur Beiträge zur gesundheits- und medizinsoziologischen Forschung zu Dynamiken in gesundheitlichen Ungleichheiten, sondern auch zur Methodenforschung im Rahmen latenter Wachstumskurvenmodellierungen, die in dynamische Mikrosimulationen implementiert werden.

Aufbau der Arbeit
Die weitere Arbeit unterteilt sich in drei Teile, in denen die beschriebenen Zielsetzungen bearbeitet werden. Im Mittelpunkt von Teil I steht die Auseinandersetzung mit dem theoretischen und empirischen Forschungsstand zur gesundheitlichen Ungleichheit. Neben der substantiellen Auseinandersetzung mit dem Phänomen werden ebenfalls für die vorliegende Arbeit relevante Begriffsbestimmungen diskutiert sowie der methodologische Ausgangspunkt der Analyse. Davon ausgehend wird insgesamt ein umfassendes Verständnis für die Erklärung gesundheitlicher Ungleichheiten im Lebensverlauf und im Kohortenvergleich hergeleitet, welches in einer theoretischen Modellierung zusammengeführt wird. Teil I verfolgt damit die erste Zielsetzung der Arbeit.

In einem ersten Schritt von Teil I wird als Vorbereitung der Auseinandersetzungen mit dem Forschungsstand zur gesundheitlichen Ungleichheit in einem ersten Unterkapitel von Kapitel 2 die hier fokussierte Perspektive auf das Phänomen der Gesundheit vertieft. Dabei wird zuerst erläutert, was in den weiteren Ausführungen überhaupt unter dem Konzept der Gesundheit zu verstehen ist. So handelt es sich um ein theoretisches Konstrukt, welches in unterschiedlichen Lebensbereichen und auch je nach wissenschaftlicher Disziplin eine andere Bedeutung aufweisen kann. Auch innerhalb spezifischer Forschungsbereiche wird der Begriff nicht immer einheitlich verwendet, sodass dieser explizit gemacht werden muss. Damit wird deutlich werden, dass in der vorliegenden Arbeit die Berücksichtigung einer möglichst universellen bzw. multidisziplinären Perspektive auf das Phänomen angestrebt wird.

In einem zweiten Schritt von Kapitel 2 wird ausgehend von der hier gewählten Perspektive auf Gesundheit deren Relevanz in sozialwissenschaftlicher Forschung näher erläutert. Diese wird besonders in Auseinandersetzung mit dem Begriff der Sozialstruktur deutlich, in welcher das Phänomen sowohl als Ungleichheitsdimen-

1 Einleitung

sion als auch als gesellschaftlich allgemein anerkanntes Ziel eine besondere Rolle einnimmt. Auch hier wird erkennbar, inwiefern der Begriff der Gesundheit im sozialwissenschaftlichen Kontext als komplex zu beschreiben ist und nicht auf die Abwesenheit von Krankheit zu beschränken ist. Selbige Komplexität lässt sich aber auch auf jene Elemente der Sozialstruktur übertragen, die mit der Gesundheit assoziiert sind, was insbesondere vor dem Hintergrund der sogenannten Dimensionen sozialer Ungleichheit ebenfalls im zweiten Schritt von Kapitel 2 besprochen wird.

Abschließend wird in Kapitel 2 thematisiert, was in den weiteren Ausführungen überhaupt unter einer Erklärung zur Gesundheit verstanden wird. Die hier durchgeführten Analysen werden aus der Perspektive des strukturell-individualistischen Forschungsparadigmas umgesetzt, welches eine spezifische Sichtweise auf sozialwissenschaftliche Erklärungsgegenstände eröffnet und die Wahl der theoretischen und methodischen Ansätze zur Erklärung gesundheitlicher Entwicklungen methodologisch fundiert.

Kapitel 3 systematisiert den Forschungsstand zur Erklärung gesundheitlicher Ungleichheiten innerhalb von Bevölkerungen, indem sowohl theoretische Ansätze zur gesundheitlichen Ungleichheit als auch deren empirische Robustheit diskutiert werden. In diesem Kontext wird zuerst allgemein auf den Stellenwert des sozioökonomischen Status für die Gesundheit eingegangen, indem die aus der vergangenen Forschung bekannten vermittelnden Faktoren zwischen den Kerndimensionen sozialer Ungleichheit und der Gesundheit erläutert werden. Anschließend wird auf den Forschungsstand zu zeitlichen Dynamiken in gesundheitlichen Ungleichheiten eingegangen, der hervorhebt, inwiefern das Phänomen der Gesundheit aus der Lebensverlaufsperspektive und im Kohortenvergleich betrachtet werden kann. In diesem Zusammenhang wird insbesondere die Relevanz von Vergleichen zwischen verschiedenen Lebensphasen zur Herleitung eines Verständnisses zum Phänomen der gesundheitlichen Ungleichheit deutlich, wobei ebenfalls erkennbar wird, dass vergangene Forschung im Hinblick auf Dynamiken in späteren Lebensphasen, im Kohortenvergleich und mit Blick auf die Mehrdimensionalität des Phänomens noch mit Unklarheiten verbunden ist.

Da die Untersuchung generell an makrostrukturellen gesundheitlichen Entwicklungen innerhalb der Bevölkerung interessiert ist und diese im sozialwissenschaftlichen Kontext nicht ausschließlich vor dem Hintergrund gesundheitlicher Ungleichheiten zu erklären sind, wird in Kapitel 4 zudem auf ausgewählte Determinanten sozialer Ungleichheit und deren gesundheitliche Relevanz eingegangen. Damit wird einerseits das Bild zur Erklärung gesundheitlicher Entwicklungen innerhalb der Bevölkerung weiter vervollständigt, damit verbunden werden aber auch wichtige Kontrollvariablen zur empirischen Analyse von Dynamiken in gesundheitlichen Ungleichheiten herausgestellt. Dabei muss bereits an dieser Stelle klar werden, dass die Thematisierung sozialstruktureller Merkmale zur Erklärung der Gesundheit in der vorliegenden Arbeit nur selektiv erfolgen kann, was allerdings nicht die Fokussierung auf Merkmale jenseits gesundheitlicher Ungleichheiten verhindert, die sich in vergangener gesundheitssoziologischer Forschung als besonders wichtig herausgestellt haben.

Kapitel 5 fasst die Ausführungen der Kapitel 2 bis 4 in Form einer Herleitung eines theoretischen Modells zur Erklärung gesundheitlicher Ungleichheiten im Lebensverlauf und im Kohortenvergleich unter Berücksichtigung von Determinanten sozialer Ungleichheit zusammen. Das so resultierende Modell schließt die erste Zielsetzung der Ausarbeitung ab und verweist auf allgemeine Anforderungen zur Modellierung eines empirischen Modells zur Analyse gesundheitlicher Ungleichheiten und Entwicklungen innerhalb der Bevölkerung. Teil I wird in Kapitel 6 abschließend zusammengefasst und im Hinblick auf Hypothesen und generelle Annahmen zu gesundheitlichen Ungleichheiten im Lebensverlauf und im Kohortenvergleich resümiert.

Der zweite Teil der Arbeit widmet sich Erläuterungen zur methodischen Umsetzung der empirischen Analyse des in Teil I hergeleiteten theoretischen Modells zur gesundheitlichen Ungleichheit im Lebensverlauf und im Kohortenvergleich. In diesem Zusammenhang richtet sich der Fokus in Kapitel 7 auf latente Wachstumskurvenmodellierungen, eine spezifische Technik zur Analyse von quantitativen Längsschnittdaten. Im Kapitel werden solche Modelle in ein Verhältnis zu verwandten Längsschnittmodellierungen gesetzt, wobei deutlich wird, inwiefern autoregressive Wachstumskurvenmodelle besonders geeignet zur Analyse des hier im Zentrum stehenden Forschungsinteresses sind. Es werden verschiedene Varianten der Modellierung thematisiert und alle formalen Darstellungen der Modelle präsentiert, die im Rahmen der empirischen Analyse in den späteren Kapiteln vorausgesetzt werden. Ein besonderer Schwerpunkt wird dabei zudem auf die methodische Umsetzung der Analyse im Hinblick auf Kohortenunterschiede anhand einer multiplen Gruppenanalyse gelegt.

Im Anschluss an die Erläuterungen zu den latenten Wachstumskurvenmodellierungen wird in Kapitel 8 die Technik der dynamischen Mikrosimulation eingeführt, die benötigt wird, um ausgehend von den empirischen Modellen szenarienbasierte Implikationen für Entwicklungen in der Morbidität innerhalb der Bevölkerung ableiten zu können. Entsprechend wird die Methodik nicht nur allgemein erläutert, sondern auch im Hinblick auf die Szenarienbildung in der Mikrosimulation beschrieben und methodologisch näher eingeordnet. In diesem Zusammenhang wird die Nähe der Mikrosimulation und damit verbunden auch von Wachstumskurvenmodellierungen innerhalb von Mikrosimulationsumgebungen zum strukturell-individualistischen Forschungsparadigma deutlich. Nach weiteren Beschreibungen

1 Einleitung

zur methodischen Umsetzung der Integration von komplexen Wachstumskurvenmodellierungen in dynamische Mikrosimulationen schließt Teil II der Ausarbeitung mit einer Zusammenfassung in Kapitel 9 ab.

Teil III der Arbeit beschäftigt sich mit der empirischen Analyse des in Teil I entwickelten Modells zur gesundheitlichen Ungleichheit im Lebensverlauf und im Kohortenvergleich auf Basis der in Teil II thematisierten Methoden und verfolgt damit die zweite und dritte Zielsetzung der Arbeit. Dabei wird in Kapitel 10 zuerst die verwendete Datenbasis der empirischen Analyse vorgestellt. Damit verbunden wird einerseits die Operationalisierung der theoretischen Konstrukte aus Teil I erläutert, andererseits erfolgen bereits erste Einblicke in die Eigenschaften der verwendeten Daten, die notwendig sind, um die multivariaten Analysen im Rahmen der Wachstumskurvenmodellierungen einordnen und nachvollziehen zu können. Zentral ist in diesem Zuge auch die Vorstellung der Umgangsweise mit Alterungsprozessen und Kohorten in der empirischen Analyse.

Der multivariaten Analyse vorgeschaltet ist Kapitel 11, in welchem vertieft wird, inwiefern die in Teil I hergeleiteten Hypothesen und theoretischen Modellierungen in den autoregressiven Wachstumskurvenmodellen empirisch abgebildet werden. So sind komplexe Wachstumskurvenmodellierungen auf eine Vielzahl an Entscheidungen im Modellbildungsprozess angewiesen, die nicht alle durch die theoretischen Hintergründe festgelegt werden können. Zudem ist die Spezifikation von Dynamiken in gesundheitlichen Ungleichheiten im Lebensverlauf und im Kohortenvergleich im Kontext der statistischen Modellierung erklärungsbedürftig und ergibt sich nicht allein aus den methodischen Beschreibungen des zweiten Teils der Arbeit.

Die aus den in Kapitel 11 beschriebenen Modellierungsstrategien resultierenden Ergebnisse werden in Kapitel 12 dargestellt. Dabei wird zwischen den Ergebnissen von uni- und multivariaten Wachstumskurvenmodellen unterschieden, wobei erstere Voraussetzungen sind, um die multivariaten Ergebnisse nachvollziehen zu können. Inhaltlich bedeutet dies, dass in einem ersten Schritt getrennte Modelle für die einzelnen fokussierten Dimensionen der Gesundheit und sozialen Ungleichheit geschätzt und interpretiert werden, in einem zweiten Schritt werden diese Modellierungen miteinander verknüpft und mit Blick auf die inhaltlichen Hypothesen der Modellierung bewertet. Das Kapitel 12 kann damit als Herzstück der empirischen Analyse der Ausarbeitung verstanden werden, da hier die aus Teil I abgeleiteten Hypothesen umfassend empirisch geprüft werden und die zweite Zielsetzung der Arbeit bearbeitet wird.

Kapitel 13 schließt die empirische Analyse durch eine mikrosimulative Untersuchung der in Kapitel 12 modellierten multivariaten Wachstumskurvenmodelle ab und konzentriert sich damit auf die dritte Zielsetzung der Arbeit. So werden anhand von simulierten makrostrukturellen Verteilungen chronischer Erkrankungen szenarienbasiert Implikationen der zuvor thematisierten empirischen Analysen aufgezeigt, wobei ein Fokus auf veränderte Rahmenbedingungen in fiktiven Populationen zu höheren Alterskategorien gelegt wird. Dazu wird die hier verwendete Mikrosimulation in deren Struktur erläutert, wobei ein Schwerpunkt auf die Berücksichtigung chronischer Erkrankungen in der Simulation gelegt wird. Zudem werden der Aufbau der verwendeten Szenarien und eine Validierungsstrategie der Simulationsergebnisse thematisiert. Das Kapitel kommt damit insgesamt zurück auf den Ausgangspunkt der Arbeit und macht deutlich, inwiefern die hier thematisierten Dynamiken gesundheitlicher Ungleichheiten im Lebensverlauf und Kohortenvergleich für makrostrukturelle Veränderungen im Morbiditätsgeschehen im Kontext demografischer Wandlungsprozesse relevant sind. Die Ergebnisse der Ausarbeitung werden in einem Fazit in Kapitel 14 resümiert, mit vergangener Forschung erneut in Verbindung gebracht und im Hinblick auf deren Limitationen diskutiert.

Teil I
Gesundheitliche Ungleichheit im Lebensverlauf und im Kohortenvergleich

2 Gesundheit als mehrdimensionales Konstrukt im strukturell-individualistischen Forschungsparadigma

Die erste Zielsetzung der Arbeit erfordert eine Auseinandersetzung mit dem theoretischen und empirischen Wissensstand zur Erklärung der Gesundheit innerhalb von Bevölkerungen, wobei ein Schwerpunkt auf gesundheitliche Ungleichheiten und deren Dynamiken gelegt wird. Da es sich bei dem Phänomen der Gesundheit allerdings um ein abstraktes Konstrukt handelt, welches sowohl in der Alltagssprache als auch in wissenschaftlichen Disziplinen in der Bedeutung variiert, muss im Rahmen der nachfolgenden Abschnitte zuerst geklärt werden, was in der vorliegenden Arbeit unter dem Konzept verstanden wird.

Da in den weiteren Ausführungen nicht nur allgemeine Erklärungen zur Gesundheit angestrebt werden, sondern die Rolle der Gesundheit im Kontext sozialer Verhältnisse fokussiert wird, beschäftigen sich die weiteren Abschnitte zudem mit der Gesundheit als sozialstrukturell relevantem Konstrukt. In diesem Zusammenhang wird deutlich, dass nicht nur der abstrakte Begriff der Gesundheit erklärungsbedürftig ist. Auch stellt sich die Frage, was unter sozialen Ungleichheiten zu verstehen ist, für die eine Zusammenhangsstruktur mit der Gesundheit bekannt ist. So sind sowohl das Gesundheitskonzept als auch soziale Ungleichheiten aus einer sozialstrukturellen Perspektive eng miteinander verknüpft.

Ausgehend von den theoretischen Klärungen zu den durch gesundheitliche Ungleichheiten angesprochenen Konzepten wird in den nachfolgenden Abschnitten zudem die für die weiteren Auseinandersetzungen eingenommene Perspektive auf Erklärungen zur Gesundheit innerhalb der Bevölkerung bzw. zum makrostrukturellen Phänomen der gesundheitlichen Ungleichheit thematisiert. Angeknüpft wird dabei an das strukturell-individualistische Forschungsparadigma, in welchem Erklärungen makrostruktureller Phänomene im Mittelpunkt stehen, der Fokus aber auf Rahmenbedingungen und Handlungen von Individuen gelegt wird. Jegliche weitere Ausführungen in der Ausarbeitung setzen an diesem Verständnis an, was sich

© Der/die Autor(en), exklusiv lizenziert an Springer Fachmedien Wiesbaden GmbH, ein Teil von Springer Nature 2025, korrigierte Publikation 2025
C. Frohn, *Gesundheitliche Ungleichheit im Lebensverlauf und im Kohortenvergleich*, https://doi.org/10.1007/978-3-658-46620-6_2

insbesondere in den theoretischen Erklärungen und empirischen Analysen zu gesundheitlichen Ungleichheiten niederschlagen wird.

2.1 Spezifikation eines Gesundheitskonzeptes und analytische Implikationen

Bemühungen zur Herleitung einer verallgemeinerbaren Definition zu dem Konstrukt der Gesundheit sind in vergangener Forschung mannigfaltig. Siegrist (2005) nennt mit der Medizin, subjektiven Alltagssichtweisen und der Gesellschaft allein drei Bezugssysteme, aus denen heraus sich Gesundheit als theoretisches Konzept verstehen lässt. Ohne eine Engführung des Begriffs für die vorliegende Untersuchung bleibt aber unklar, inwiefern das Konzept der Gesundheit abzugrenzen ist von Krankheit, welche Dimensionen und Ausprägungen für die Gesundheit konzeptionell bedeutsam sind, inwieweit Dynamiken in dem Konzept denkbar sind und wie mit möglichen Unterschieden zwischen Selbst- und Fremdwahrnehmungen zur Gesundheit umzugehen ist. Werden diese Punkte nicht geklärt, bleiben sowohl Operationalisierungen als auch inhaltliche Diskussionen zur Gesundheit potentiell willkürlich und schwer konstruktiv kritisierbar.

Hurrelmann und Richter (2013) schlagen in ihrem Lehrbuch zur Gesundheits- und Medizinsoziologie eine mehrperspektivische Definition der Gesundheit vor, die weder auf medizinische oder psychologische, noch auf rein subjektive oder gesellschaftstheoretische bzw. soziologische Sichtweisen beschränkt ist. In einer Auseinandersetzung mit älteren sowie neueren Ansätzen zur Definition der individuellen Gesundheit und Krankheit kommen sie zu folgender Kurzversion einer disziplinübergreifenden Definition: „Gesundheit ist das Stadium des Gleichgewichtes von Risikofaktoren und Schutzfaktoren, das eintritt, wenn einem Menschen eine Bewältigung sowohl der inneren (körperlichen und psychischen) als auch äußeren (sozialen und materiellen) Anforderungen gelingt. Gesundheit ist ein Stadium, das einem Menschen Wohlbefinden und Lebensfreude vermittelt" (Hurrelmann & Richter, 2013, S. 147). Warum weite Teile dieser Definition, die auch als eine Erweiterung der populären Gesundheitsdefinition der World Health Organization (1946) (WHO) verstanden werden können, auch für die vorliegende Ausarbeitung aufgegriffen werden, wird im weiteren Verlauf erläutert.

Wovon ist die Gesundheit bedingt?
Die Definition berücksichtigt die Erkenntnisse vergangener Forschung, die individuelle Gesundheit als Ergebnis eines Wechselspiels aus äußeren und inneren Faktoren des Menschen aufzufassen. Gemeint sind damit soziale und personale Faktoren, die

das Gesundheitsverhalten und damit auch die Gesundheit als einen dynamischen Zustand bedingen (Hurrelmann & Richter, 2013, S. 139 f.). Auseinandersetzungen zur Gesundheit, nicht nur auf der Individualebene, und darauf bezogene Erklärungen sollten damit verbunden weder ausschließlich die situationsstrukturierenden Rahmenbedingungen von Individuen berücksichtigen, noch allein auf Dispositionen des Organismus fokussieren.

Es ist kaum möglich, innerhalb einer gesundheitsbezogenen empirischen Analyse oder theoretischen Auseinandersetzung jegliche so angedeuteten inneren und äußeren Anforderungen und deren Wirkungszusammenhänge zu berücksichtigen. Trotzdem hilft die Definition, zu verstehen, dass eine Fokussierung auf disziplinspezifische Anforderungen der Gesundheit immer nur einen Ausschnitt eines allgemeineren Gesundheitskonzeptes ansprechen. Gesundheit ist nicht ohne eine Analyse des Individuums und dessen personaler Ausstattung bzw. Beschaffenheit zu verstehen, aber auch nicht ohne die Berücksichtigung der Einbettung des Individuums in gesellschaftliche Strukturen und in materielle, für das Individuum oftmals objektiv wirkende Gegebenheiten. Sozialen Verhältnissen kommt bei der Analyse des Gesundheitszustandes allerdings eine besondere Rolle zu, denn diese begrenzen den Möglichkeitsraum individueller Rahmenbedingungen zur Gesundheit (Hurrelmann & Richter, 2013, S. 140). Während die körperliche und psychische Konstitution des Menschen historisch stabil bleibt, sind soziale bzw. gesellschaftliche Verhältnisse, die den Spielraum der Entfaltung dieser Konstitutionen bedingen, in der Regel dynamisch. Diesen Verhältnissen wird auch in den hier durchgeführten Analysen besondere Aufmerksamkeit geschenkt, da sie Veränderungen in den gesundheitlichen Verhältnissen potentiell erklärbar und abschätzbar machen. Damit angesprochen sind auch Dynamiken in gesundheitlichen Ungleichheiten, für die eine historische Konstanz alles andere als selbstverständlich sein dürfte.

Dynamik und Mehrdimensionalität der Gesundheit
Die Definition hilft nicht nur, den Blick für die Vielfalt innerer und äußerer Verhältnisse zu schärfen, die zur Analyse bevölkerungsbezogener Dynamiken in der Gesundheit herangezogen werden können. Durch die Beschreibung der Gesundheit als ein Stadium werden zudem auch wichtige Implikationen zur Messung des theoretischen Konstruktes vorgegeben. Demnach wäre eine Darstellung der Gesundheit als statisch oder bipolar verkürzt und würde der Mannigfaltigkeit möglicher gesundheitlicher Zustände nicht gerecht. Da Akteure stets gesundheitlichen Risiko- und Schutzfaktoren ausgesetzt sind, die im Zeitverlauf nicht immer in einem Gleichgewicht stehen (Hurrelmann & Richter, 2013, S. 141), handelt es sich sowohl beim gesundheitlichen als auch krankheitsspezifischen Status lediglich um idealtypische Zustände, die auf Individualebene höchstens als Sonderfälle auftreten. Vielmehr ist

eine fortwährende Bewegung des gesundheitlichen Zustands auf einem Kontinuum erwartbar, bei dem Gesundheit und Krankheit die gegenüberliegenden Endpunkte bilden. Diese Perspektive macht darauf aufmerksam, dass individuelle Gesundheit stets nur eine Momentaufnahme darstellt und pathogenetische bzw. salutogenetische *Dynamiken* im Zentrum von Gesundheitsanalysen stehen sollten. Die Abbildung gesundheitlicher Entwicklungen auf individueller oder makrostruktureller Ebene sollte daher im besten Fall auf Basis von metrischen Messungen zur Gesundheit erfolgen.

Gesundheit als ein Phänomen, welches die Verortung im Rahmen einer Gleichgewichtsdynamik beschreibt, ist darüber hinaus ein mehrdimensionales Konzept, bei dem mindestens zwischen einer körperlichen, psychischen und sozialen Dimension unterschieden werden kann, die in Wechselwirkungen untereinander stehen (Hurrelmann & Richter, 2013, S. 142). Ist die Rede von dem gesundheitlichen Zustand eines Individuums oder einer Bevölkerung, stellt sich damit stets die Frage, welche Dimension des Gesundheits-Krankheits-Kontinuums genau angesprochen ist, wobei im Idealfall verschiedene Dimensionen simultan betrachtet werden sollten. So sind Ergebnisse für die eine Dimension nicht zwangsläufig für die anderen verallgemeinerbar. Dabei ist wichtig zu betonen, dass Gesundheitsanalysen, die keine mehrdimensionale Betrachtung der Gesundheit vornehmen und die jeweils fokussierten Dimensionen nicht dynamisch abbilden, nicht per se als problematisch zu bewerten sind. Das hier beschriebene Verständnis eines Gesundheitskonstruktes ist allerdings hilfreich, um die Bedingtheit empirischer Analysen zur Gesundheit von den vorgenommenen Operationalisierungen des Konstruktes nachvollziehen zu können. Jegliche Engführungen der Gesundheit auf spezifische Erkrankungen oder ausgewählte Gesundheitsdimensionen sind in diesem Zusammenhang mit einem Informationsverlust verbunden, welcher zumindest kritisch reflektiert werden sollte.[1]

Subjektivität vs. Fremdwahrnehmung
Bei der Gesundheit muss auf allen Dimensionen auch zwischen subjektiven Maßstäben und äußeren Bewertungen zum Gesundheitszustand unterschieden werden (Hurrelmann & Richter, 2013, S. 144 ff.). Darauf macht die starke Bezugnahme auf das Individuum in der Definition aufmerksam, welches als alleinige Instanz dazu in der Lage ist, zu beurteilen, ob ein allgemeines Wohlbefinden oder Lebensfreude vorliegt. So müssen durch Experten diagnostizierte gesundheitliche

---

[1] Wie bereits angedeutet, ist ein derartiger Informationsverlust nicht grundsätzlich problematisch. Inwiefern dieser zu akzeptieren ist, hängt letztendlich von dem vorliegenden Forschungsinteresse ab.

2.1 Spezifikation eines Gesundheitskonzeptes und analytische Implikationen

Beeinträchtigungen subjektiv nicht zwingend mit einer negativen Gesundheitsdynamik assoziiert werden, Gesundheit ist immer auch ein soziales Konstrukt (Faltermaier, 2016). Individuen variieren in ihren Maßstäben und Wahrnehmungen zur Bewertung einer idealen Gesundheit und können in ihren Einschätzungen von Expertenmeinungen abweichen. Das bedeutet nicht, dass gesundheitsbezogene Einschätzungen von Experten grundsätzlich individuellen Angaben untergeordnet werden sollten. Im Rahmen der genutzten Gesundheitsdefinition wird vielmehr die Existenz beider Sichtweisen explizit gemacht und ernst genommen. Letztendlich ist es eine empirische Frage und vom Forschungskontext abhängig, welche Sichtweise im Rahmen einer Gesundheitsanalyse eher fokussiert werden sollte. Insbesondere in den Sozialwissenschaften sind gesundheitsbezogene Auswertungen oftmals auf subjektive Angaben von Individuen zu deren Gesundheit angewiesen, was auch im Falle fehlender Möglichkeiten zum Abgleich der Selbstwahrnehmungen mit Fremdeinschätzungen zumindest zur Kenntnis genommen werden muss.

Zusammenfassend wird in den weiteren Auseinandersetzungen und Analysen damit versucht, folgende Aspekte zur beschriebenen Definition der Gesundheit zu berücksichtigen[2]:

- Die Gesundheit eines Individuums ergibt sich aus einem Zusammenspiel sozialer, materieller und personaler Faktoren. Nicht alle damit verbundenen inneren und äußeren Anforderungen eines Individuums können in einer Analyse zur Gesundheit berücksichtigt werden, es gilt sie aber zumindest anzuerkennen und in möglichen Interpretationen zu berücksichtigen.
- Für die Analyse gesundheitlicher Dynamiken innerhalb einer Bevölkerung und damit auch Dynamiken in gesundheitlichen Ungleichheiten sind soziale Rahmenbedingungen aufgrund von deren potentiellen Veränderbarkeit von herausragender Bedeutung. So unterliegen Populationen stets sozialstrukturellen Wandlungsprozessen, die für das Gesundheitsgeschehen nicht folgenlos sind.
- Gesundheit ist mehrdimensional. Ist eine Gesundheitsanalyse nicht explizit auf eine spezifische gesundheitliche Dimension ausgerichtet, sollte die Gesundheit nicht unreflektiert auf Basis einer einzelnen Dimension erfolgen oder muss mindestens die damit verbundenen Einschränkungen in den Interpretationen berücksichtigen. Auseinandersetzungen mit einzelnen Gesundheitsdimensionen

---

[2] Dabei muss betont werden, dass die Definition in den weiteren Ausführungen nicht immer explizit auf die besprochenen gesundheitlichen Indikatoren angewandt wird. Vielmehr dient diese als Referenzpunkt, die theoretischen und empirischen Auseinandersetzungen einordnen zu können und auch Operationalisierungen der hier durchgeführten empirischen Analysen anzuleiten und zu bewerten.

können immer nur einen Ausschnitt des Gesundheitsgeschehens innerhalb einer Bevölkerung abbilden.
- Gesundheit ist ein dynamischer Zustand, was sich entsprechend auch auf die gesundheitlichen Verhältnisse einer Bevölkerung übertragen lässt. Davon ausgehend sollten Messungen zu unterschiedlichen Dimensionen der Gesundheit möglichst auf einer kontinuierlichen Skala abgebildet werden. Das bedeutet nicht, dass Abbildungen der Gesundheit auf niedrigeren Skalenniveaus zur Analyse der Gesundheit nicht hilfreich sein können. Sie sind in ihrem Informationsgehalt für den allgemeinen Gesundheitszustand einer Bevölkerung aber beschränkter.
- In Gesundheitsanalysen müssen sowohl subjektive Einschätzungen zur Gesundheit als auch Fremdwahrnehmungen berücksichtigt werden. Die Herstellung einer Hierarchie in der Bedeutsamkeit der Einschätzungen ist nur im Rahmen spezifischer Forschungsanliegen zielführend und aus einem umfassenderen Verständnis des Gesundheitskonzeptes heraus eher eine Engführung.

2.2 Gesundheit im Kontext der Sozialstruktur

Eine zentrale Eigenschaft des im vorangegangenen Abschnitt zugrunde gelegten Verständnisses zum theoretischen Konstrukt der Gesundheit ist deren mehrperspektivische Charakteristik, welche versucht, zur Erklärung gesundheitlicher Dynamiken auch Faktoren jenseits der Sozialstruktur zumindest mitzudenken. Dennoch kommt sozialen Verhältnissen im Rahmen von Erklärungen zu Veränderungsprozessen in der Gesundheit eine besondere Rolle zu. So sind hier die Faktoren und Zusammenhangsstrukturen verortet, die sich im historischen Kontext kontinuierlich verändern und jenseits vergleichsweise konstanter personaler Faktoren dazu beitragen können, Auswirkungen sozialstruktureller Wandlungsprozesse auf die Gesundheit und die damit verbundenen Ungleichheiten abzuschätzen.

Damit verbunden blieb bislang unklar, welchen Stellenwert das theoretische Konstrukt der Gesundheit im sozialwissenschaftlichen bzw. soziologischen Kontext konkret einnimmt. Eine darauf bezogene Auseinandersetzung ist einerseits wichtig, um die allgemeinere Einbettung der nachfolgenden Analysen im soziologischen Diskurs zum Wandel der Sozialstruktur und zur Gesundheits- und Medizinsoziologie nachvollziehen zu können, aber auch, um einen methodologischen Ausgangspunkt der weiteren Analysen zu finden. Warum ist die Gesundheit, auch unabhängig von aktuellen demografischen Wandlungsprozessen explizit als ein sozialwissenschaftlich relevantes Phänomen zu bezeichnen? Was ist damit genau gemeint, wenn soziale Verhältnisse als besonders wichtig für die Gesundheit erachtet werden? Der Antwort dieser Fragen kann sich ausgehend von einer allgemeinen Definitionen zur

2.2 Gesundheit im Kontext der Sozialstruktur

gesellschaftlichen Sozialstruktur genähert werden, in welcher sich auch die Gesundheit verorten lässt.

Nach Esser (1999) konstituiert sich die soziale Struktur der Gesellschaft durch zwei zentrale Dimensionen, die soziale Beziehungs- und Verteilungsstruktur. Während sich die Beziehungsstruktur auf „relationale Eigenschaften der Einheiten der Gesellschaft" (Esser, 1999, S. 431) bezieht, beschreibt die Verteilungsstruktur die Gliederung der Gesellschaftsmitglieder nach Merkmalen, die als absolute Eigenschaften von isoliert betrachteten Akteuren bezeichnet werden können (Esser, 1999, S. 428). Derartige Eigenschaften können als sozial relevant (und damit auch für die Sozialstruktur relevant) bezeichnet werden, sofern sie für die sozialen Beziehungen (also die Beziehungsstruktur) oder Möglichkeit sozialen Handelns des Einzelnen als Spielräume oder Restriktionen strukturierend wirken. Dass es sich nun auch bei dem Konstrukt der Gesundheit um eine akteursspezifische absolute Eigenschaft handelt, wurde bereits im Kontext der vorangestellten Definition deutlich. Die Gesundheit ist als kontinuierliches, im Lebensverlauf veränderbares Merkmal eines Individuums zu verstehen, nach welchem sich die Bevölkerung in hierarchische Teilgruppen untergliedern lässt (z. B. *weniger Gesunde, Gesunde, sehr Gesunde*). Ausgehend von einer sozialen Relevanz der Gesundheit bringt diese als sozialstrukturelles Merkmal eine Form handlungsrelevanter Ungleichverteilungen innerhalb der Gesellschaft zum Ausdruck. Die Gesundheit ist aus dieser Perspektive ein mögliches Merkmal, anhand dessen sich die soziale Verteilungsstruktur als Dimension der Sozialstruktur der Bevölkerung ausmachen lässt.

Inwiefern die Gesundheit für soziale Beziehungen oder soziales Handeln relevant ist und warum sie das aufeinander bezogene Verhalten von Menschen beeinflusst, wird im Kontext einer möglichen Charakterisierung der Gesundheit als institutionalisiertes Mittel (Esser, 1999, S. 438 ff.) deutlich. Dabei handelt es sich um Mittel, die, gesellschaftlich ausgehandelt, legitim eingesetzt werden können, um kulturelle Ziele innerhalb einer Gesellschaft zu verfolgen. In der Definition zur sozialen Ungleichheit von Hradil (1987) wird in dem Zusammenhang auch zwischen Lebens- und Handlungsbedingungen von Menschen und deren Einsatz zur Verwirklichung sogenannter allgemein anerkannter Lebensziele differenziert. Im Hinblick auf letztgenannte spricht Merton (1995) auch von Objekten, Ressourcen oder Zuständen, die als erstrebenswert für alle Mitglieder einer Gesellschaft sind und durch institutionalisierte Mittel legitim erreicht werden können. Da der Besitz von mehr oder weniger institutionalisierten Mitteln bzw. besseren oder schlechteren Lebens- und Handlungsbedingungen die Möglichkeiten zur Erreichung kultureller Ziele definiert, lassen sich diese auch als Dimensionen sozialer Ungleichheit einer Gesellschaft begreifen, deren Verteilung das gesellschaftsspezifische Ausmaß sozialer Ungleichheit zum Ausdruck bringt (Hradil, 1987). Vergangene Forschung fasst in diesem Zuge insbesondere die Bildung, Einkommensverhältnisse und die berufliche Position als sogenannte Kerndimensionen sozialer Ungleichheit (Richter & Hurrelmann, 2009, S. 13) auf, da für diese eine hervorzuhebende Relevanz in der Konstruktion von Lebens- und Handlungsbedingungen angenommen wird (Huinink & Schröder, 2008, S. 112 ff.). Um diese Kerndimensionen gebündelt abzubilden, werden diese vielfach als mehrdimensionaler sozioökonomischer Status bestimmt, welcher die individuelle Positionierung in den drei Dimensionen zum Ausdruck bringt (Ditton & Maaz, 2011, S. 193 ff.).

Ausgehend von der so vorgenommenen Begriffsbestimmung sozialer Ungleichheitsdimensionen lässt sich auch die Gesundheit als Ungleichheitsmerkmal bzw. institutionalisiertes Mittel und damit auch als sozial relevantes Merkmal klassifizieren. Dies erscheint allein vor dem Hintergrund nachvollziehbar, dass Akteure, die auf einem Gesundheitskontinuum positiver abschneiden, einen weiteren Handlungsspielraum haben als Akteure, die gesundheitlich negativer einzuordnen sind. Es lässt sich annehmen, dass eine gute Ausgangsposition in der Gesundheit das Erreichen kultureller Ziele wahrscheinlicher macht, wobei dies auch gesellschaftlich akzeptiert wird.[3]

Nun ist die Gesundheit nicht nur als institutionalisiertes Mittel bzw. Ungleichheitsdimension sozialstrukturell relevant, auch eine Klassifikation als kulturelles Ziel bzw. allgemein akzeptiertes Lebensziel ist denkbar. Dies lässt sich unter anderem anhand des Prozesses der politischen Willensbildung in Deutschland veranschaulichen. So wird die Gesundheit beispielsweise im vierten Armuts- und Reichtumsbericht der Bundesregierung explizit als Ziel über alle Lebensphasen hinweg ausgeschrieben (Bundesministerium für Arbeit und Soziales, 2013, S. 285). Ausgehend von Esser (2002a, S. 95) kann noch einen Schritt weitergegangen werden. Mit Bezug auf Smith (1976) lässt sich die Gesundheit auch als eines der zentralen allgemeinen menschlichen Grundbedürfnisse verstehen, welches auf theoretischer Ebene über die kulturellen Ziele bei der Nutzenproduktion des Menschen hinausgeht. So nimmt diese Perspektive an, dass hinter den kulturellen Zielen oder allgemein anerkannten Lebenszielen stets die Verwirklichung objektiv gegebener menschlicher Grundbedürfnisse auf Ebene des Organismus steht. Mit Blick auf anthropologische Forschung argumentiert Esser, (1999, S. 182 f.) mit dem physisch- psychischen Wohlbefinden und der sozialen Anerkennung als allgemeine

---

[3] Diese Annahme wird in den weiteren Ausführungen zur Erklärung gesundheitlicher Ungleichheiten in Kapitel 3 noch vertieft werden. In welchem Ausmaß gesundheitliche Unterschiede gesellschaftlich nicht als Mittel zur Erreichung von Zielen wie sozialer Sicherheit oder Wohlstand akzeptiert werden, variiert durchaus über verschiedene Typen an Wohlfahrtsstaaten hinweg.

menschliche Grundbedürfnisse, welche das Fundament der kulturellen Ziele darstellen.[4] Jede Anstrengung um institutionalisierte Mittel dient demnach letztendlich der Verwirklichung kultureller Ziele, die wiederum nur als Mittel zum Zweck zur Erreichung der Grundbedürfnisse angestrebt werden.[5] Nun ist die Gesundheit bereits auf dieser Ebene eng mit den allgemeinsten Grundbedürfnissen des Menschen als Bestandteil des Wohlbefindens assoziiert, wodurch eine mehrfache sozialstrukturelle Relevanz der Gesundheit augenscheinlich wird.

Resümierend kann damit für das Phänomen der Gesundheit innerhalb der Gesellschaft eine hervorstechende sozialwissenschaftliche Relevanz festgehalten werden. Das Konzept prägt das soziale Leben der Menschen als sozialstrukturelles Merkmal in vielerlei Hinsicht. Die Gesundheit ist gleichzeitig Ressource, kulturelles Ziel und essentielle Voraussetzung eines funktionierenden Organismus. Gesundheit bedingt Ungleichheitsverhältnisse, ist aber auch deren Resultat. Damit sticht die soziologische Bedeutsamkeit des Konstruktes sowohl für die Individualebene als auch makrostrukturelle Ebene innerhalb einer Bevölkerung hervor und bereits an dieser Stelle wird die Relevanz gesundheitlicher Ungleichheiten und deren Dynamik auf theoretischer Ebene erkennbar, die es in den weiteren Ausführungen noch im Hinblick auf die empirischen Zustände in Bevölkerungen und deren mögliche Erklärungen zu vertiefen gilt.

2.3 Gesundheit im Kontext von Mikro-Makro-Erklärungen

Jede empirische Untersuchung muss im Hinblick auf die fokussierten Untersuchungsgegenstände und deren Bearbeitung Entscheidungen treffen, die den möglichen Erkenntnisgewinn in spezifische Bahnen lenken. Wie bereits im vorherigen Verlauf erläutert, setzt die vorliegende Untersuchung am strukturell-individualistischen Forschungsparadigma an. Davon ausgehend lässt sich klären, wie eine Erklärung zu dem hier zugrunde gelegten Gesundheitsverständnis im Kontext der Sozialstruktur der Bevölkerung strukturiert sein sollte, um zu einem sub-

---

[4] Die Überlegung, physisch- psychisches Wohlbefinden und soziale Anerkennung seien die zentralen menschlichen Grundbedürfnisse, ist diskussionswürdig. Dass es sich bei der Sicherstellung der Gesundheit aber zumindest um ein zentrales Ziel menschlichen Handelns handelt, dürfte unbestritten sein. Dabei gehen die theoretischen Überlegungen nicht davon aus, dass jegliches Individuum innerhalb einer Gesellschaft im gleichen Maße die Ziele verfolgt.
[5] Da sich für alltägliche Handlungen in der Regel eine starke Orientierung an automatisiert abgerufenen Handlungsskripten (Esser, 2002c, S. 267) annehmen lässt, kann in dem Zusammenhang natürlich nicht angenommen werden, dass derartige Bemühungen jederzeit bewusst bzw. reflektiert stattfinden.

stantiellen Erkenntnisgewinn in der Analyse von Dynamiken in gesundheitlichen Ungleichheiten zu gelangen.

Im strukturell-individualistischen Forschungsprogramm[6] werden Makrophänomene als das Ergebnis von Handlungen individueller Akteure verstanden (Opp, 2014, S. 101). Deren Erklärungen erfolgen daher durch Modellbildungen im Kontext von sogenannten Mikro-Makro-Erklärungen[7], welche eine spezifische Perspektive auf die Erklärung von Zusammenhangsstrukturen makrostruktureller Phänomene eröffnet (Esser, 1999, S. 91 ff.). Explananda sind im Modell kollektive Phänomene wie Armutsquoten, soziale Normvorstellungen, Lebensstile oder im hier verwendeten Zusammenhang gesundheitliche Verteilungen bzw. Ungleichheiten innerhalb der Bevölkerung als soziale Gebilde, die sich auf das Verhalten unverbundener Individuen[8] im Aggregat beziehen.

Die Schwerpunktlegung auf kollektive Phänomene als Explananda in Mikro-Makro Modellen bedeutet nicht, dass niedrigere gesellschaftliche oder bevölkerungsbezogene Ebenen im Zuge der Erklärung irrelevant sind. Im Gegenteil: Sollen kollektive Phänomene ursächlich erklärt werden, muss sich der Blick letztendlich auf die niedrigste Ebene richten, auf jene des handelnden Individuums (Opp, 2014, S. 114). Auch wenn Phänomene wie gesundheitliche Ungleichheiten als Makrostrukturen jenseits des Einzelnen existieren und individuelles Handeln beeinflussen, kommen sie nicht ohne die Produktion durch Menschen aus. Sie sind die (oft unintendierten) Folgen von menschlichen Handlungen, die wiederum durch andere makrostrukturelle Phänomene strukturiert sind. Der Zusammenhang zwischen Phänomenen innerhalb von Gesellschaften oder spezifischen Populationen bleibt aus

---

[6] Das strukturell-individualistische Forschungsprogramm, welches oftmals auch als methodologischer Individualismus bezeichnet wird, wird als Forschungsparadigma an dieser Stelle nicht umfassend dargestellt oder diskutiert. Darauf bezogene Literatur ist mannigfaltig, so kann beispielsweise auf Opp (1979), Boudon (1980), Coleman (1990) oder Esser (1999) verwiesen werden. In den weiteren Ausführungen werden aber die für das hier vorliegende Forschungsinteresse relevanten Aspekte des Ansatzes skizziert. Dabei ist klar, dass jedes Forschungsparadigma auf Begrifflichkeiten, Annahmen und Schlussfolgerungen für empirische Analysen basiert, die streitbar sind und spezifische Perspektiven auf die untersuchten Forschungsgegenstände eröffnen und andere wiederum in den Hintergrund rücken lassen.

[7] Die Bezeichnung derartiger Modellbildungen variiert in der Literatur zum strukturell-individualistischen Forschungsprogramm. Esser (2002a) spricht in dem Zusammenhang auch von dem Grundmodell soziologischer Erklärung. Für Opp (2014) sind die Bezeichnungen *Mikro-Makro-Erklärung* und *Makro-Mikro-Erklärung* bzw. damit verbunden *Mikro-Makro Modell* und *Makro-Mikro Modell* gleichbedeutend.

[8] Durch die Erweiterung des Modells um eine Meso-Ebene lassen sich auch verbundene Individuen abbilden.

2.3 Gesundheit im Kontext von Mikro-Makro-Erklärungen

dieser Perspektive ohne die Berücksichtigung der Mikroebene eine Scheinbeziehung.[9]

Mikro-Makro-Erklärungen setzen an der Vorstellung an, kausal wirkende allgemeine soziale Gesetzesmäßigkeiten, die für eine *echte* Erklärung kollektiver Phänomene notwendig sind, fänden sich ausschließlich auf der Ebene des handelnden Individuums.[10] Das Modell selbst bestätigt die Existenz solcher Gesetze nicht, hält sie aufgrund der Konstanz der bio-psychischen Natur des Menschen aber für möglich. Zentral für das Modell ist allerdings vielmehr die Ablehnung von Erklärungen sozialer Phänomene unter alleiniger Berücksichtigung der kollektiven Ebene, da angenommen wird, diese seien in der Regel historisch spezifisch.[11]

Die bis hier umrissene Grundlogik von Mikro-Makro-Erklärungen, die in Abbildung 2.1 visuell dargestellt wird, lässt sich nach Esser (2002a, S. 15 ff.) formal wie folgt zusammenfassen. Inwiefern es von einer sozialen Situation 1 zu einer Situation 2 kommt, die sich beide auf kollektive Phänomene in einer Population beziehen, lässt sich allgemein über drei Schritte erklären. Es muss zunächst herausgestellt werden, in welchen sozialen Situationen sich die Akteure in einer interessierenden Population befinden. In diesem Schritt wird in Form von historisch spezifischen Brückenhypothesen die Verbindung zwischen der „objektiven Situation und den subjektiven Motiven und dem subjektiven Wissen der Akteure" hergestellt (Esser, 2002a, S. 16). Es kann auch von einem Makro-Mikro-Link gesprochen werden. Das heißt vereinfacht ausgedrückt, es gilt zu prüfen, inwiefern ein Makrophänomen 1, welches zur Erklärung eines Makrophänomens 2 herangezogen wird, die Ausgangssituationen von Individuen mit Blick auf mögliche Handlungsalternativen und deren Erwartungen und Bewertungen beeinflusst, welche zur Entstehung des Phänomens 2 führen. Damit wird deutlich, dass an dieser Stelle objektive bzw. vom Individuum

---

[9] Hier liegt ein zentraler Kontrast des strukturell-individualistischen Forschungsprogramms zu kollektivistischen Ansätzen. Auch letztgenannte können dazu beitragen, die Entstehung und Veränderung von Makrostrukturen zumindest zu verstehen. Damit verbundene Erklärungsansätze sind aber oftmals situationsabhängiger als Erklärungen, welche direkt an individuellen Handlungen ansetzen (Opp, 2014, S. 114 f.). Damit sind Mikro-Makro-Erklärungen letztendlich auch besser dazu geeignet, die Entstehung von kollektiven Phänomenen unter veränderten Rahmenbedingungen abbilden zu können.

[10] In dem Zusammenhang wird nachvollziehbar, dass Mikro-Makro-Erklärungen bestens zur Verknüpfung mit *Rational-Choice*-Ansätzen (Braun & Gautschi, 2011) geeignet sind.

[11] Auch historisch spezifische Erklärungen tragen zu einem Erkenntnisgewinn bei. Das strukturell-individualistische Forschungsprogramm vertritt aber die Einschätzung, dass dieser größer ausfällt, wenn eine Erklärung allgemeingültiger ist bzw. nicht ausschließlich auf eine Situation zutrifft (Opp, 2014, S. 114).

losgelöste Rahmenbedingungen mit subjektiven Konstruktionen zu den individuellen Situationen zusammenlaufen, die es ebenfalls zu berücksichtigen gilt.[12]

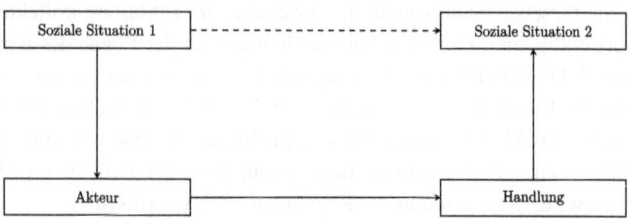

Abbildung 2.1 Schema einer Mikro-Makro-Erklärung. (Quelle: Darstellung in Anlehnung an Esser (1999, S. 98.))

In einem zweiten Schritt stellt sich die Frage nach einer Handlungstheorie, welche eine Verbindung zwischen den Situationen der Akteure und deren Handlungen herstellt, die wiederum relevant für das eigentlich zu erklärende soziale Phänomen sind. Hier geht es in der Regel um ein allgemeines nomologisches Gesetz (Esser, 1999, S. 94), welches Aufschluss darüber gibt, welche Handlungsalternativen Akteure unter gegebenen Bedingungen wählen. Die jeweilige zur Anwendung kommende Theorie zeigt entsprechend an, welche Faktoren im Kontext des Makro-Mikro-Links relevant sind. Grundsätzlich stellt sich die Frage nach den Handlungsalternativen von Akteuren und deren Eigenschaften, die für die Erwartungen und Bewertungen zu den Alternativen zentral sind.[13] Erst die Berücksichtigung von allgemeinen nomologischen Gesetzen auf der Mikroebene macht das Handeln als individuelle Effekte unter spezifischen historischen Rahmenbedingungen potentiell kausal erklärbar und vorhersehbar, und damit auch die Zusammenhangsstruktur kollektiver Phänomene.

---

[12] So kann beispielsweise für Individuen aus unterschiedlichen sozialen Gruppen innerhalb einer Population nicht davon ausgegangen werden, dass diese die objektiven Rahmenbedingungen im Hinblick auf mögliche Handlungsalternativen gleich bewerten.

[13] Esser (2002a, S. 247 f.) verweist an dieser Stelle beispielsweise auf die Wert-Erwartungstheorie, nach welcher vereinfacht ausgedrückt davon ausgegangen wird, dass ein Akteur jene Alternative wählt, deren subjektiv erwarteter Nutzen am höchsten ausfällt. Entsprechend ist es im Kontext des Makro-Mikro-Links, den Esser als Logik der Situation bezeichnet, relevant herauszustellen, welche Handlungsalternativen Akteuren zur Verfügung stehen, wie der Nutzen der Folgen der Alternativen eingeschätzt wird und wie die Erwartung eingeschätzt wird, dass die Folge auch bei der Wahl der Alternative tatsächlich eintritt.

2.3 Gesundheit im Kontext von Mikro-Makro-Erklärungen

Dabei ist aber wichtig zu betonen, dass Mikro-Makro-Erklärungen nicht auf ein derartiges Gesetz angewiesen sind[14]. Auch nicht verallgemeinerbare (Handlungs-) Theorien können dazu beitragen, die alleinige Betrachtung von Korrelationen zwischen Makrostrukturen aufzulösen, wenn diese makrostrukturelle Ausgangsbedingungen mit Ereignissen auf der Individualebene verknüpfen, die für das zu erklärende Phänomen relevant sind.[15] In dem Zusammenhang sind entsprechend die Rahmenbedingungen zur Gültigkeit bzw. Reichweite der Theorien zu berücksichtigen, wenn diese auch auf Zeithorizonte übertragen werden sollen, in denen diese noch nicht empirisch geklärt wurden. Prognosen, die ausgehend von einer Modellierung im Rahmen des strukturell-individualistischen Forschungsprogramms getroffen werden, sind dann nicht mehr bedingungslos und mit einer stärkeren Unsicherheit behaftet.[16] Nicht selten sind individuelle Effekte in Mikro-Makro Modellen aber auch gänzlich ohne Handlungstheorien ableitbar. Dies wird beispielsweise deutlich, wenn sich aus der Logik der Situation spezifische Rahmenbedingungen von Individuen ableiten lassen, die ohne weitere Handlungen Auswirkungen auf die Zustände von Individuen haben.[17]

In einem dritten Schritt, den Mikro-zu-Makro-Beziehungen[18], wird ausgehend von Transformationsregeln bzw. Brückenhypothesen eine Verbindung zwischen dem Ergebnis von Handlungen (der individuellen Effekte) auf der Individualebene mit dem eigentlich zu erklärenden Makrophänomen, des kollektiven Ereignisses, hergestellt. Hier wird unter Anwendung der Transformationsregeln gezeigt, unter welchen Bedingungen die individuellen Effekte spezifische kollektive Sachverhalte erzeugen. Zu derartigen Regeln, die wiederum historisch spezifisch sind,

---

[14] Ob derartige Gesetze im sozialwissenschaftlichen Kontext existieren, ist umstritten. Auch in den weiteren Ausführungen der vorliegenden Arbeit wird sich diesbezüglich nicht festgelegt, was vor dem Hintergrund vergangener Forschung zur gesundheitlichen Ungleichheit allerdings auch nicht notwendig ist. Wie noch gezeigt wird, basieren darauf bezogene Erklärungen in der Regel nicht auf allgemeingültigen Gesetzen, setzen aber dennoch an der Struktur von Mikro-Makro-Erklärungen an.

[15] Dies ist beispielsweise der Fall, wenn Theorien zum Zusammenhang zwischen sozialer Ungleichheit und Gesundheit für spezifische Populationen postulieren, Unterschiede in den Bildungsniveaus sind auf der Individualebene mit unterschiedlichen Bewertungen zu gesundheitlichen Risiken bei der Ernährung verknüpft, was auch unabhängig von einer verallgemeinerbaren Handlungstheorie wiederum Folgen für die Morbidität eines Individuums hat.

[16] Das Ausmaß einer solchen Unsicherheit lässt sich allerdings empirisch zumindest einschätzen.

[17] Im Hinblick auf gesundheitliche Entwicklungen wird dies unter anderem vor dem Hintergrund von beruflichen Situationen deutlich, die teilweise unabhängig von individuellen Handlungsstrategien mit spezifischen Arbeitsbelastungen verknüpft sind.

[18] Esser (2002c, S. 498) spricht in diesem Zusammenhang von der Logik der Aggregation.

ist vergleichsweise wenig bekannt. Im einfachsten Fall handelt es sich um eine reine Aggregation von individuellen Effekten, beispielsweise Prävalenzen zu einem bestimmten Krankheitsbild. Regeln zur Entstehung neuer gesellschaftlicher Normen, Institutionen oder Netzwerkstrukturen sind entsprechend komplexer.

Die Erklärung eines kollektiven Phänomens 1 durch ein kollektives Phänomen 2 im Kontext des Modells kann auch Ausgangspunkt der Erklärung eines weiteren kollektiven Phänomens 3 oder weiterer anderer Phänomene sein. In dem Zusammenhang kann auch von sozialen Prozessen gesprochen werden, die eine Verkettung verschiedener zu erklärender Phänomene in Mikro-Makro Modellen darstellen (Esser, 1999, S. 107 f.). Derartige Verkettungen, wie in Abbildung 2.2 dargestellt, sind auch nötig, um die Entstehung und Fortentwicklung der Gesundheit auf Bevölkerungsebene nachvollziehen zu können. Die gesundheitliche Lage zu einem spezifischen Zeitpunkt lässt sich unter anderem durch zuvor vorliegende soziale Ungleichheiten, vermittelt über die Ebene des Individuums, erklären. Die erklärte gesundheitliche Lage kann nun wiederum, ausgehend von entsprechenden theoretischen Überlegungen, eine Randbedingung zur Erklärung der künftigen sozialen Ungleichheit darstellen, welche anschließend zur Erklärung der ebenfalls künftigen Gesundheit fungieren kann. Das Modell liefert damit sowohl den Rahmen für die Erklärung historischer wie auch zukünftiger Sequenzen (Esser, 1999, S. 17 f.).

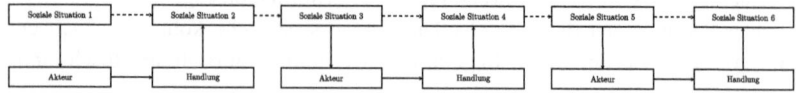

Abbildung 2.2 Schema eines Prozesses im Rahmen einer Mikro-Makro-Erklärung. (Quelle: Darstellung in Anlehnung an Abbildung 2.1 und (Esser, 1999, S. 107))

Das Mikro-Makro Modell in Abbildung 2.2 folgt dem Prinzip einer starken Komplexitätsreduktion, die keinen Anspruch auf die Abbildung der Wirklichkeit beansprucht. Das wird vor dem Hintergrund deutlich, dass die Ausgangsbedingungen handelnder Akteure selten ausschließlich durch einzelne kollektive Makrophänomene bedingt sind. Auch Meso-Strukturen spielen stets eine Rolle, wie soziale Netzwerkstrukturen, die wiederum ebenfalls durch Makrophänomene beeinflusst werden und bei den Transformationsregeln berücksichtigt werden müssen. Sowohl die Einbettung von Individuen in weitere soziale Gebilde als auch wechselseitige Interaktionen können aber leicht in Mikro-Makro-Erklärungen integriert werden. Das Modell kann also beliebig in der Komplexität ausgebaut und an die Realität angepasst werden. Aufgrund der anwachsenden Unübersichtlichkeit mit

2.3 Gesundheit im Kontext von Mikro-Makro-Erklärungen

zunehmender Realitätsnähe sollte das Ziel allerdings stets eine möglichst einfache Erklärung sein (Esser, 1999, S. 22; Opp, 2014, S. 109).

Wie im vorherigen Verlauf deutlich wurde, sagt das Modell isoliert betrachtet inhaltlich nichts aus. Es verweist lediglich auf bestimmte Grundprinzipien der soziologischen Erklärung (Erlinghagen & Hank, 2013, S. 47) und muss im Hinblick auf interessierende makrostrukturelle Phänomene um spezifische Theorien angereichert werden, die mit dem Prinzip kompatibel sind. Solche Theorien können Aufschluss darüber geben, welche Rahmenbedingungen Individuen innerhalb einer Population beeinflussen, wie sich Individuen in verschiedenen Situationen verhalten und unter welchen Bedingungen neue kollektive Phänomene entstehen. Für das hier vorliegende Forschungsvorhaben werden im weiteren Verlauf theoretische Ansätze und deren empirische Robustheit behandelt, die mit dem strukturell-individualistischen Forschungsprogramm und Mikro-Makro-Erklärungen vereinbar sind und in ihrer Gesamtheit dazu beitragen, gesundheitliche Situationen und Ungleichheiten innerhalb der Bevölkerung oder spezifischer Subpopulationen zu erklären, sowie Aussagen über deren Dynamik zulassen. Diese Vorgehensweise entspricht einem überwiegenden Anteil vergangener Forschung zu gesundheitlichen Ungleichheiten, die davon ausgeht, gesundheitliche Verteilungen und Zusammenhänge auf der Makroebene einer Population könnten nicht ohne individuelle Handlungen verstanden, abgeschätzt und beeinflusst werden. Dabei wird ein Schwerpunkt auf theoretische Ansätze gelegt, welche jene gesellschaftlichen Gegebenheiten aufgreifen, die Individuen in ihren gesundheitlich relevanten Handlungen und Situationen durch Opportunitäten und Restriktionen strukturieren. Als zentral werden in derartigen Theorien die makrostrukturellen Verteilungen von sozialen Ungleichheitsdimensionen als Verhältnisfaktoren angesehen, die mit der Gesundheit direkt oder indirekt, vermittelt über das handelnde Individuum, assoziiert sind.

Erklärung gesundheitlicher Ungleichheit 3

Ziel der weiteren Ausführung ist die Entwicklung eines Modells, welches ausgehend von den bis hier beschriebenen methodologischen Ausgangspunkten vergangene theoretische und empirische Erkenntnisse zum Phänomen der gesundheitlichen Ungleichheit aufgreift und durch eine explizite Berücksichtigung von Dynamiken im Lebensverlauf und über Kohorten hinweg zur Analyse möglicher demografisch ausgelöster Veränderungsprozesse von gesundheitlichen Ungleichheitsverhältnissen und Morbiditätsstrukturen innerhalb der Bevölkerung eingesetzt werden kann. Dazu wird zuerst der Forschungsstand zur Erklärung allgemeiner gesundheitlicher Ungleichheiten aufgearbeitet, indem ein Überblick zu der Vielzahl an Erklärungsansätzen hergeleitet wird, die auf der gesellschaftlichen Mikroebene ansetzen und sich in weiten Teilen empirisch bewährt haben.

In einem weiteren Schritt wird die Entstehung und Fortentwicklung der Gesundheit vermittelt über die Ebene des Individuums aus einer zeitbezogenen Perspektive besprochen. Dabei wird zuerst ein Fokus auf die Lebensverlaufsperspektive zur Analyse der individuellen Gesundheit gelegt. In einer damit verbundenen Auseinandersetzung mit Dynamiken gesundheitlicher Ungleichheiten im Lebensverlauf wird deutlich werden, inwiefern ein besonderer Fokus auf höhere Alterskategorien im Zusammenhang mit gesundheitlichen Ungleichheiten zunehmend relevant wird, diesbezügliche Forschung aber auch von Unklarheiten geprägt ist. Die anschließend thematisierte gesundheitliche Ungleichheit im Kohortenvergleich ist mit der Frage nach potentiellen lebensverlaufsbezogenen Dynamiken des Phänomens eng verwandt. Insbesondere für den deutschen Kontext sind Erkenntnisse zu Dynamiken gesundheitlicher Ungleichheiten im Lebensverlauf und Kohortenvergleich noch nicht weit fortgeschritten, obwohl gerade diese Perspektive bedeutsam ist, um Entwicklungsprozesse in der makrostrukturellen Gesundheit allgemein und Folgen demografischer Wandlungsprozesse für das Morbiditätsgeschehen innerhalb der Bevölkerung sinnvoll einschätzen zu können.

3.1 Die Rolle des sozioökonomischen Status für die Gesundheit

Bereits zum Ende der Neunzigerjahre festigte sich die Auffassung, sozialwissenschaftliche Forschung stehe vor der Herausforderung, die verursachenden Faktoren zum Zusammenhang zwischen sozialen Ungleichheiten und der Gesundheit innerhalb von Bevölkerungen zu identifizieren und zu erklären (Adler & Ostrove, 1999; Richter & Hurrelmann, 2009). Der *sozioökonomische Status* (SES) mit den Kerndimensionen Einkommen, Bildung und Beruf ist dabei das zentrale Konstrukt, welches individuelle Positionen im sozialen Ungleichheitsgefüge einer Population beschreibt (Duncan, 1961; Geißler, 2006). So handelt es sich um institutionalisierte Mittel bzw. Ungleichheitsdimensionen, welche die Handlungsspielräume der Menschen im Hinblick auf die Gesundheit maßgeblich strukturieren.

Ältere Forschung zur gesundheitlichen Ungleichheit macht die Bedeutsamkeit des SES für die Gesundheit vornehmlich im Hinblick auf ungerichtete Zusammenhänge deutlich (Richter & Hurrelmann, 2009, 16 ff.). Der soziale Gradient in verschiedenen gesundheitlichen Indikatoren wurde dabei zunächst für unterschiedliche Bevölkerungsgruppen beschrieben, teilweise wurde aber auch bereits in den Blick genommen, inwiefern unterschiedliche Dimensionen sozialer Ungleichheit in differenzierter Weise mit der Gesundheit assoziiert sind (Adler & Ostrove, 1999). Neue Forschung nach Mitte der Neunzigerjahre beschäftigt sich hingegen vermehrt mit der Herausstellung der dahinter liegenden Mechanismen, welche die substantielle Bedeutung der einzelnen Dimensionen des SES erst sinnhaft werden lässt. Der Fokus hat sich also auf den Makro-Mikro-Link bei der Erklärung des Zusammenhangs zwischen sozialer Ungleichheit und Gesundheit verschoben. Ausgangspunkt in den darauf bezogenen Auseinandersetzungen ist unter anderem der im Jahre 1980 in Großbritannien entstandene *Black Report* (Black et al., 1980), in welchem verschiedene Erklärungsansätze zu Unterschieden in der Gesundheit innerhalb der Bevölkerung diskutiert werden. Forschung zu den damit verbundenen Wirkungszusammenhängen hat sich in der Folgezeit stetig weiterentwickelt und ausdifferenziert und weist aufgrund von deren ausgeprägter empirischer Robustheit auch heute noch einen hohen Grad an Aktualität auf.

Ein sozialer Gradient in der Gesundheit lässt sich nach einer Systematisierung der Erklärungsansätze von Richter und Hurrelmann (2009), die in diesem Zusammenhang auch von *klassischen Erklärungsansätzen* sprechen, einerseits auf Selektionsprozesse zurückführen (1), kann aber andererseits auch mittels materieller Unterschiede innerhalb der Bevölkerung (2) sowie durch kulturell-verhaltensbezogene (3) oder psychosoziale Faktoren (4) erklärt werden (Black et al.,

1980, S. 140; Smith, Blane & Bartley, 1993; Bartley, 2004, 64 ff.; Mackenbach, 2006; Richter & Hurrelmann, 2009, 18 f.).[1]

1: Selektionsprozesse
Aus der ersten Perspektive richtet sich das Augenmerk auf Prozesse sozialer Mobilität. Angenommen wird, besonders Gesunde seien eher dazu in der Lage, in ihrer sozioökonomischen Situation aufzusteigen, während gesundheitliche Einschränkungen potentiell zu Abstiegen führten. Dies lässt sich vor dem Hintergrund der Überlegung verstehen, ein Mindestmaß an Gesundheit sei eine wichtige Rahmenbedingung für Individuen, im Bildungssystem und anschließend im Erwerbsleben erfolgreich partizipieren zu können. Doch auch einzelne Phasen einer schlechten Gesundheit können Karrieren und damit den SES negativ beeinflussen. Unterschiede in der Gesundheit markieren dem Ansatz zufolge entsprechend einen Ursprung von Unterschieden in der sozialen Verteilungsstruktur innerhalb der Bevölkerung (Richter & Hurrelmann, 2009, S. 20). Diskussionen um Selektionsprozesse im Rahmen gesundheitlicher Ungleichheiten drehen sich damit vielfach um die Frage nach der Wirkungsrichtung zwischen sozialer Ungleichheit und Gesundheit (Hoffmann, Kröger & Geyer, 2019).

Nach empirischen Befunden von Dahl und Kjærsgaard (1993), Claussen und Næss (2002) und Pensola und Martikainen (2004) leisten Unterschiede in der Gesundheit durchaus Beiträge zur sozialen Mobilität. Mit Blick auf die Gesamtgesellschaft erscheint die Bedeutsamkeit der Gesundheit für die soziale Stellung allerdings überschaubar (Heinzel-Gutenbrunner, 1999; Mackenbach, 2006, S. 30) oder sogar fraglich (Lampert, Hoebel, Kuntz, Müters & Kroll, 2017, S. 70) zu sein. Hoffmann et al. (2019) untersuchen den Ansatz auf Basis von Längsschnittdaten aus 10 verschiedenen europäischen Ländern und kommen zu dem Ergebnis, dass sowohl Selektionsprozesse als auch Effekte vom SES auf die Gesundheit bei der Entstehung von gesundheitlichen Ungleichheiten relevant sind. Beide Wirkungsrichtungen sind im Lebensverlauf allerdings nicht einheitlich (Foverskov & Holm, 2016; Hoffmann et al., 2019, 1356 ff.). Dabei verweisen die Autoren zudem auf den Stellenwert autoregressiver Prozesse, um die Wirkungsrichtung gesundheitlicher Ungleichheiten und damit auch Selektionsprozesse verstehen zu können. Diese bringen zum Ausdruck, dass Analysen zu Zusammenhangsstrukturen zwischen gesundheitlichen und sozioökonomischen Entwicklungen auf der Individualebene nicht nur Wechselwirkungen, sondern auch Entwicklungspfade innerhalb der Gesundheit und des

---

[1] Im Black Report wird zudem ein Erklärungsansatz angeführt, welcher den Zusammenhang zwischen sozioökonomischer Lage und Gesundheit als artifiziell erklärt. Aufgrund fehlender empirischer Evidenz spielt dieser Ansatz heute eine untergeordnete Rolle.

SES berücksichtigen müssen. Autoregressive Prozesse, die auch noch im Rahmen der später diskutierten Lebensverlaufsperspektive einzuordnen sind, werden in vergangener Forschung zur gesundheitlichen Ungleichheit trotz deren Bedeutsamkeit für den SES und die Gesundheit (Bollen & Gutin, 2021) selten in gesundheitsbezogenen statistischen Modellierungen berücksichtigt, was im Hinblick auf die Frage nach der Wirkungsrichtung in der gesundheitlichen Ungleichheit nicht unproblematisch ist.

2: Materieller Erklärungsansatz
Im Rahmen des materiellen Erklärungsansatzes, welchem in der angelsächsischen Forschung ein besonders hoher Stellenwert eingeräumt wird (Mueller & Heinzel-Gutenbrunner, 2001, S. 21), wird eine gegenläufige These zur Selektion vertreten. Unterschiede in den Statuspositionen bilden in dem Kontext den Ausgangspunkt gesundheitlicher Differenzen innerhalb der Bevölkerung. Der Ansatz greift das Argument auf, auch in modernen, ökonomisch weit fortgeschrittenen Gesellschaften sei eine Vielzahl an materiellen bzw. umweltbezogenen gesundheitlichen Risiken präsent, welche Individuen in ihrer Lebens- und Arbeitswelt umgeben und je nach ihrer sozioökonomischen Ressourcenausstattung unterschiedlich stark betreffen (Richter & Hurrelmann, 2009, S. 21). Es wird damit zur Erklärung des sozialen Gradienten in der Gesundheit an unmittelbar gesundheitlich relevanten objektiven Opportunitäten und Restriktionen von Individuen angesetzt. Auch wenn der materielle Erklärungsansatz oftmals durch gesundheitlich relevante Wirkungszusammenhänge beschrieben wird, die sich durch absolute Armutsverhältnisse oder objektive Mängel an materiellen Ressourcen als Lebensgrundlage charakterisieren, zeigt vergangene Forschung den Stellenwert materiell bedingter gesundheitlicher Ungleichheiten auch unter Berücksichtigung relativer Armutsverhältnisse und im Vergleich zwischen den materiellen Ausgangsbedingungen von Individuen aus höheren sozialen Lagen (Veenstra & Kelly, 2007; Bolte & Kohlhuber, 2009).

Beispiele für gesundheitlich relevante materielle Faktoren, die sozial variieren, sind mannigfaltig. Mackenbach (2006) nennt in dem Kontext Zugänge zum Gesundheitssystem, zu gesunden Lebensmitteln und Sporteinrichtungen, arbeitsbezogene Risiken und (Wohn-)Umweltbedingungen. Letztgenannten räumen Bolte und Kohlhuber (2009) einen hervorzuhebenden Stellenwert ein. In der Wohnumwelt manifestieren sich gesundheitlich relevante materielle Faktoren wie Hygienebedingungen, Wohnflächen, Belastungen durch Kälte, Feuchtigkeit und Schimmel innerhalb der Wohnung und Verkehrslärm oder Abgase außerhalb der Wohnung, Grünflächen in der Umgebung oder die infrastrukturelle Anbindung. Damit ist indirekt auch das Gesundheitsverhalten durch materielle Faktoren bedingt, die den Möglichkeitsraum von Individuen mitbestimmen. So erfordert beispielsweise eine regelmäßige kör-

3.1 Die Rolle des sozioökonomischen Status für die Gesundheit

perliche Aktivität jenseits von Sporteinrichtungen ein entsprechendes ausgebautes und sicheres Wohnumfeld. Von zunehmender Aktualität ist zudem die Annahme, klimatische Veränderungen wirkten sich gesundheitlich vor allem auf Individuen aus, die aufgrund von materiellen Einschränkungen weniger Möglichkeiten hätten, ein an extremere Wetterlagen angepasstes Wohnumfeld zu schaffen (Hess, 2023). Dabei handelt es sich um Entwicklungen, die längerfristig das Leben aktuell jüngerer Kohorten prägen werden.

Die durch den materiellen Erklärungsansatz beschriebenen Faktoren spiegeln sich vor allem in den *finanziellen Mitteln und der beruflichen Stellung* als Dimensionen des SES von Individuen wider, die zu den Ungleichheiten in der Gesundheit in der Bevölkerung beitragen (Black et al., 1980, 106ff.; Bartley, 2004, S. 90). Der Zusammenhang zwischen der beruflichen Stellung und unterschiedlichen materiellen bzw. umweltbezogenen Gesundheitsrisiken lässt sich unter anderem mit Blick auf die Exposition gegenüber körperlicher Arbeit und physikalischen Lasten im Beruf begründen, die je nach Hierarchieebene variieren (Siegrist & Dragano, 2008; Michalski, Müters & Lampert, 2020, S. 35). Je höher die berufliche Stellung, desto unwahrscheinlicher werden gesundheitlich unvorteilhafte Expositionen im (Berufs-)Alltag. Der Effekt des Einkommens im Rahmen des materiellen Ansatzes kommt hingegen verstärkt durch die Bedingtheit des Zugangs zu Bedarfsgütern von der finanziellen Ausstattung zum Ausdruck. Vermögen ermöglicht es, auch jenseits von Leistungen der Krankenversicherung gesundheitlich vorteilhafte Produkte und Dienstleistungen zu finanzieren sowie ein gesundheitlich förderliches Wohnumfeld zu schaffen (Bolte & Kohlhuber, 2009, S. 108). Da die Betrachtung einzelner materieller Einflüsse auf die Gesundheit (z. B. Feinstaubbelastung, Schimmel in der Wohnung, Lärmbelastung oder die Finanzierung von freiwilligen Zusatzleistungen im Gesundheitswesen), die mit unterschiedlichen Ressourcenausstattungen in Verbindung stehen, kaum erklärungskräftig ist, ist insbesondere die ganzheitliche Betrachtung aller materieller Faktoren sinnvoll zur Erklärung gesundheitlicher Ungleichheiten (Richter & Hurrelmann, 2009, S. 21).

Bolte und Kohlhuber (2009) machen im Hinblick auf den materiellen Erklärungsansatz zudem darauf aufmerksam, dass materielle Faktoren im Kontext sozialer Ungleichheit nicht unabhängig von weiteren individuellen Rahmenbedingungen gesundheitlich relevant werden. So ist die soziale Lage zwar mit einer Expositionsvariation im Hinblick auf materielle Umweltbedingungen verknüpft, der Einfluss der Expositionen ist allerdings intervenierbar und unter anderem bedingt durch psychosoziale Faktoren, gesundheitsrelevante Verhaltensweisen oder die gesundheitliche Versorgung bzw. Vorsorge. So zeigt eine Studie des Health Effects Institute (2000), dass Luftschadstoffexpositionen insbesondere bei niedrigerer Schulbildung mit erhöhten Mortalitätsrisiken einhergehen. Ähnliche Ergebnisse finden sich bei Zeka, Zanobetti & Schwartz (2006), wodurch eine isolierte Betrachtung von Zusammenhängen zwischen materiellen Faktoren und der Gesundheit nur unter Einschränkungen aussagekräftig für den Ansatz sein kann. Dies wird auch vor dem Hintergrund deutlich, dass für Umweltfaktoren sogenannte Kombinationswirkungen auf die Gesundheit erwartbar sind (Pickford et al., 2020).

3: Kulturell-verhaltensbezogener Erklärungsansatz
Auch der kulturell-verhaltensbezogene Ansatz versteht gesundheitliche Ungleichheit als gerichteten Zusammenhang, nach welchem der sozioökonomische Status die Gesundheit bedingt. Dabei richtet sich das Augenmerk weniger auf Umwelteinflüsse, sondern auf gesundheitsrelevante Verhaltensweisen je nach sozioökonomischer Position, wie beispielsweise Tabak- oder Alkoholkonsum, Ernährungsverhalten, sportliche Aktivität oder die Inspruchnahme von Maßnahmen zur Gesundheitsvorsorge. Ein Schwerpunkt zu den Dimensionen des SES wird hierbei häufig auf das *Bildungsniveau* gelegt, welches sich über empirische Untersuchungen hinweg als konsistent zur Voraussage des Gesundheitsverhaltens herausgestellt hat (Black et al., 1980, S. 110; Bartley, 2004, S. 64; Richter & Hurrelmann, 2009, S. 19).[2] Angenommen werden vermehrt gesundheitlich schädliche Verhaltensweisen in unteren Bildungsschichten bzw. den damit verbundenen sozialen Lagen (Mielck, 2005; Mackenbach, 2006; Helmert & Schorb, 2009; Mielck, Lüngen, Siegel & Korber, 2012). Inwiefern das individuelle Gesundheitsverhalten für pathogenetische Dynamiken relevant ist, konnte in vergangenen Studien vielfach gezeigt werden (Schneider, 2003; Helmert & Schorb, 2009; Kuntz, Waldhauer, Schmidtke & Lampert, 2018). Als besonders hervorzuhebende Merkmale des Gesundheitsverhaltens für die Morbidität und Mortalität beschreiben Helmert und Schorb (2009) beispielsweise das Rauchverhalten, Übergewicht und sportliche Aktivität.

Da nur bedingt davon ausgegangen werden kann, dass Personen aus unteren sozialen Lagen aufgrund von Bildungsdefiziten nicht über die gesundheitlichen Folgen der oben genannten Verhaltensweisen informiert sind, werden zur genaueren Begründung des Zusammenhangs zwischen SES und Gesundheitsverhalten in der Vergangenheit verschiedene Ausgangspositionen diskutiert, die nach der Verteilung individueller Eigenschaften fragen, die mit niedrigen Bildungsniveaus verknüpft sind. Einerseits wird argumentiert, bestimmte Charakterzüge, wie Intelligenz, Selbstbeherrschung oder Disziplin, seien sowohl mit einer erfolgreichen Bildungs- und Berufskarriere verbunden, und damit auch mit einer besseren sozialen Stellung. Andererseits führen diese aber auch gleichzeitig zu einem besseren

---

[2] Dies ist vermutlich auf die vergleichsweise unproblematische Operationalisierung des Bildungsniveaus in empirischen Studien zurückzuführen.

Gesundheitsverhalten (Bartley, 2004, 65 ff.). Der Zusammenhang zwischen sozioökonomischer Situation und Gesundheitsverhalten ist davon ausgehend als indirekt und vor dem Hintergrund unbeobachteter personaler Faktoren zu interpretieren. Ähnlich argumentieren Hurrelmann und Richter (2013, S. 41), die den Zusammenhang zwischen Bildung und Persönlichkeitsentwicklung und dem Erlernen sozialer Kompetenzen hervorheben. Beides ist assoziiert mit einer besseren individuellen Lebenszufriedenheit und gesundheitlicher Qualität.

Andererseits werden soziale Unterschiede im Gesundheitsverhalten aber auch unabhängig von Persönlichkeitseigenschaften vor dem Hintergrund etablierter soziologischer Konzepte diskutiert und auf kulturell geprägte handlungsleitende Einstellungen, Traditionen, Normen oder Wertvorstellungen in verschiedenen sozialen Schichten bzw. Bildungsschichten zurückgeführt. Somit begründet sich auch die Bezeichnung *kulturell*-verhaltensbezogener Ansatz (Bartley, 2004, 64 ff.). Demzufolge weisen untere soziale Schichten typischerweise gesundheitlich unvorteilhaftere kulturelle Praktiken auf, die sich in spezifischen ideellen Vorstellungen über die Gesundheit begründen. Anders als der materielle Ansatz setzt der kulturellverhaltensbezogene Ansatz damit stärker an der Prägung sozialer Strukturen für die subjektiven Erwartungen und Bewertungen von Individuen bezüglich gesundheitlich relevanter Verhaltensweisen an und weniger an den objektiven Opportunitäten und Restriktionen.

Diese eher kultur-soziologische Sichtweise wird vielfach vor dem Hintergrund des von Pierre Bourdieu formulierten Habitus-Konzepts als Ergebnis einer klassen- bzw. schichtspezifischen Sozialisation diskutiert.[3] Der überwiegend unbewusste Habitus als Gesamtheit der durch die Sozialisation inkorporierten Verhaltensweisen bestimmt auch gesundheitlich relevante Gewohnheiten und Geschmäcker bzw. generell den gesundheitsbezogenen Lebensstil. Auch aus dieser Perspektive müssen Bildung und Gesundheitsverhalten nicht kausal verknüpft sein, wenn Akteure mit höherem SES Lebensbereichen wie der Schule und der Gesundheitsvorsorge auf eine selbstverständliche, unhinterfragte Art und Weise einen höheren Stellenwert zuschreiben als Akteure mit niedrigerem SES. Damit rücken gesundheitlich relevante Einstellungen potentiell in den Hintergrund und werden von Gewohnheiten überlagert, die durch den SES im Lebensverlauf strukturiert werden. Eng damit verknüpft sind auch Formen der sozialen Distinktion anhand von Lebensstilen in verschiedenen sozialen Klassen relevant, die losgelöst von Vorstellungen

---

[3] Der Entstehungsprozess des Habitus-Konzeptes, welcher nur schwer auf eine spezifische Studie von Bourdieu zurückzuführen ist, wird von Krais und Gebauer (2002, 18 ff.) anschaulich aufgearbeitet.

zu gesundheitlich bedeutsamen Verhaltensweisen wirksam für die Gesundheit sein können (Bartley, 2004, 72 ff.).

4: Psychosozialer Erklärungsansatz
Der psychosoziale Erklärungsansatz setzt neben materiellen und verhaltensbezogenen Faktoren zur Erklärung von gesundheitlichen Ungleichheiten einen Fokus auf psychologische und psychosoziale Faktoren, wie chronische Alltagsbelastungen oder inner- und außerberufliche Gratifikationskrisen (Siegrist, 2013), die einem sozialen Gradienten folgen (Peter, 2009, S. 126; Richter & Hurrelmann, 2009, S. 22). Angenommen wird im Ansatz, Individuen mit einem niedrigen SES seien nicht nur verstärkt von gesundheitlichen psychosozialen Risiken betroffen, sondern verfügten darüber hinaus über weniger Ressourcen, die zur Bewältigung psychischer Belastungen eingesetzt werden könnten. Der psychosoziale Ansatz ist ein wichtiger Baustein, um gesundheitliche Ungleichheiten auch im Hinblick auf Personen in höheren sozialen Schichten nachvollziehen zu können, die bezüglich materieller Faktoren und deren Wissensniveaus vergleichsweise vorteilhaft ausgestattet sind. So sind verschiedene Abstufungen psychosozialer Belastungen auch in höheren sozioökonomischen Positionen erwartbar. Ähnlich wie im materiellen Erklärungsansatz wird auch beim psychosozialen ein Fokus auf die berufliche Stellung als Dimension des SES gelegt. Doch auch die finanzielle Situation wird als Ausgangspunkt solcher Belastungen diskutiert. Bildung tritt im Ansatz hingegen eher als intervenierender Faktor oder als Bewältigungsressource auf.

Zur Begründung der gesundheitlichen Relevanz von psychosozialen Belastungen legt vergangene Forschung einen Schwerpunkt auf Stresssituationen (Peter, 2009, S. 117), die als Mediatoreffekte im Kontext des Zusammenhangs zwischen psychosozialen Belastungen, SES und der Gesundheit auftreten. In dem Zusammenhang ist eine Auseinandersetzung mit vergangener Stressforschung wichtig, um nachvollziehen zu können, inwiefern psychologisch belastende Situationen, in Abhängigkeit von deren Wahrnehmung, zu gesundheitlich relevanten Veränderungen des Organismus führen können, beispielsweise zu Verengungen der Blutgefäße (Plaumann, Busse & Walter, 2006, 7 f.). Allgemein bezieht sich Stress auf ein komplexes psycho-biologisches System, dessen Nutzen eine schnelle Mobilisierung des Körpers im Kontext von Bedrohungen ist (Fink, 2016). Ausgelöst wird diese durch Wechselwirkungen zwischen neuronalen und hormonellen Prozessen des Körpers, die wiederum körperliche Systeme wie das Herz-Kreislauf-System oder den Stoffwechsel beeinflussen (Rensing, Koch, Rippe & Rippe, 2006). Damit erfüllen natürliche Stressreaktionen im evolutionären Kontext eine bedeutsame Rolle im Überleben des Menschen. Stress bereitet auf Kampf und Flucht in Gefahrensituationen vor. Fallen Stressreaktionen allerdings traumatisch stark oder chronisch aus, ohne

3.1 Die Rolle des sozioökonomischen Status für die Gesundheit

Chancen auf Erholung oder längerfristige Auflösung der Situationen, sind gesundheitlich problematische Konsequenzen des Stresses erwartbar (Dragano, 2016, 171 f.). Eine Überbelastung des Stresssystems kann dann emotionale, kognitive oder körperliche Beeinträchtigungen bzw. schwere körperliche oder psychische Erkrankungen nach sich ziehen (Rensing et al., 2006). Peter (2009) thematisiert Folgen für das Immunsystem, den Magen-Darmtrakt und für den Muskel-Skelett-Apparat. Erschöpfungszustände und ein Abbau der Widerstandskräfte des Körpers sind ebenfalls bekannte Folgen von Stress im Kontext psychischer Belastungen. Zudem müssen auch Änderungen von Verhaltensweisen im Zusammenhang mit psychischen Belastungen und Stress beachtet werden, wenn beispielsweise sportliche Aktivität stressbedingt abgebaut wird (Nyberg et al., 2013).

Henry und Stephens (1977) machen bereits vor Dekaden darauf aufmerksam, dass Stress nicht grundsätzlich gesundheitlich negativ sein muss. Die entstehenden gesundheitlichen Konsequenzen hängen neben Faktoren wie Intensität und Qualität auch von Kontroll- und Erfolgschancen im Zuge des jeweiligen Stressors ab. Stressreaktionen des Organismus sind darüber hinaus nicht unabhängig von der kulturellen und sozialen Umwelt zu verstehen (Hurrelmann & Richter, 2013, S. 104). Wichtig ist an dieser Stelle zu betonen, dass psychosoziale Belastungen nicht nur rein in Form von Stressreaktionen gesundheitlich relevant werden. Auch negative Emotionen, wie beispielsweise Angst oder Ärger, stehen mit diesen in Verbindung (Peter, 2009, S. 118).

Der hohe Stellenwert des Berufs im Kontext des psychosozialen Erklärungsansatzes lässt sich durch eine Vielzahl an theoretischen Modellen zum Zusammenhang zwischen beruflicher Position und Stressreaktionen vertiefen. Solche Modelle, wie das Anforderungs-Kontroll Modell von Karasek (1979) oder das Modell beruflicher Gratifikationskrisen von Siegrist (1996), haben in vergangener Forschung zunehmend an Relevanz gewonnen, da das berufliche Leben einen großen Anteil an der gesamten Lebensspanne von Individuen einnimmt und in den vergangenen Dekaden mit weitreichenden Veränderungen verbunden war. So kann zwar einerseits ein Abbau physischer Belastungen im Arbeitsleben und ein Wachstum des tertiären Sektors beobachtet werden, gleichzeitig ist das Arbeitsleben allerdings öfter geprägt von unsicheren Arbeitsverhältnissen, hohen Anforderungen an die Flexibilität von Arbeitnehmerinnen und Arbeitnehmern und Mehrfachbeschäftigungen (Peter, 2009, S. 118). Längst stellt sich damit verbunden auch die Frage nach berufsbezogenem Stress, der nicht auf das Arbeitsleben beschränkt ist, sondern auch auf die Lebensverhältnisse in der Freizeit wirkt. Die Thematik verschärft sich im Zuge der Zunahme an Arbeitsverhältnissen, die durch Erwerbsarbeit im häuslichen Umfeld ergänzt sind und mit Risiken zur sozialen Isolation und der Entgrenzung von Arbeit und Freizeit verbunden sind (Weichbrodt & Schulze, 2021).

Trotz des hohen Stellenwerts des Berufslebens für den Alltag der Menschen treten psychosoziale Belastungen nicht ausschließlich im Berufsleben bzw. berufsbedingt auf. Entsprechend haben sich in der vergangenen Forschung auch diverse Modelle außerberuflicher Belastungen etabliert, die nach Zusammenhängen zwischen psychosozialen Belastungen und der Gesundheit fragen. Populär ist in diesem Zusammenhang unter anderem das empirisch gut geprüfte Modell sozialer Unterstützung (House, 1981). Demnach wirkt sich sozialer Rückhalt einerseits auf die Gesundheit aus, indem dieser einen Puffereffekt auf vorliegende psychosoziale Belastungen eines Individuums ausübt. Andererseits kann das Nichtvorhandensein von sozialer Unterstützung direkt negativ auf die Gesundheit wirken. Dabei spielt es für die Annahmen des Modells keine Rolle, ob die psychosoziale Belastung einen beruflichen Ursprung hat oder im Rahmen anderen Lebensbereiche entsteht bzw. bewältigt werden muss. Borgmann, Rattay und Lampert (2019) zeigen die gesundheitliche Relevanz sozialer Unterstützung für die psychosoziale Gesundheit beispielsweise für alleinerziehende Eltern in Deutschland auf, betonen dabei aber gleichzeitig, dass der Zusammenhang zwischen sozialer Unterstützung und dem sozioökonomischen Status weitere Forschung bedarf.

Psychosoziale Belastungen können weiter auch aus der chronischen Verletzung sozialer Reziprozitätsnormen im Alltag resultieren, für die ebenfalls ein sozialer Gradient angenommen werden kann. Eine solche Verletzung liegt vor, wenn ein Ungleichgewicht zwischen Verausgabung und dafür erhaltener Anerkennung besteht. Dies ist insbesondere mit Blick auf spätere Lebensphasen relevant, in denen ehrenamtliche Tätigkeiten wichtige Quellen zur Sinnstiftung jenseits des Erwerbslebens darstellen (Wahrendorf & Siegrist, 2008). Die Verletzung von Reziprozitätsnormen wird empirisch mit erhöhten Risiken für depressive Symptome und schlechterer subjektiver Gesundheit in Verbindung gebracht (von dem Knesebeck & Siegrist, 2004), wobei der Stellenwert sozialer Beziehungen zur Erklärung gesundheitlicher Ungleichheiten nicht überinterpretiert werden darf (von dem Knesebeck, 2005). Psychosoziale Belastungen können außerberuflich aber auch durch singuläre Lebensereignisse entstehen, wie dem Tod einer nahestehenden Person (Peter, 2009, S. 124).

Die bis hier angeführten vier Erklärungsansätze zur gesundheitlichen Ungleichheit sind nicht strikt getrennt voneinander und nicht als konkurrierend zu betrachten, da letztendlich alle benannten Faktoren auf empirischen Beobachtungen beruhen und die Einflüsse der Kerndimensionen sozialer Ungleichheit auf die Gesundheit simultan beobachtet werden können (Laaksonen, Roos, Rahkonen, Martikainen & Lahelma, 2005). In ihrer Gesamtheit begründen die Ansätze eine Modellierung der Gesundheit in Abhängigkeit des sozioökonomischen Status und verdeutlichen, inwiefern gesundheitsbezogene Rahmenbedingungen und Handlungssituationen von Individuen in unterschiedlichen sozialen Positionen strukturiert sind. Sie machen eine Modellierung von Entwicklungsprozessen des makrostrukturellen Phänomens der gesundheitlichen Ungleichheit über die mikrostrukturelle Individualebene nachvollziehbar.

Exkurs: Interdependenzen der Dimensionen sozialer Ungleichheit
Nicht nur Wechselwirkungen zwischen sozialen Ungleichheiten und der Gesundheit sind aus vergangener Forschung bekannt, auch die verschiedenen Dimensionen selbst stehen untereinander in interdependenten Beziehungen. Besonders prägnant lässt sich dieser Zusammenhang vor dem Hintergrund der Humankapitaltheorie (Becker, 1962; Becker, 1993) veranschaulichen, welche die Kerndimensionen sozialer Ungleichheit als voneinander abhängig beschreibt. Demnach wird eine Verbindung zwischen Einkommens- und Bildungssituation hergestellt, da letztgenannte hochgradig mit der Besetzung spezifischer beruflicher Positionen assoziiert ist. Die berufliche Positionierung ist wiederum mit den möglichen Einkommenspositionen innerhalb einer Population eng verbunden. Der Beruf stellt damit als vermittelnder Faktor einen Zusammenhang zwischen Bildung und Einkommen her.

Davon ausgehend ist auffallend, dass vergangene Forschung zur gesundheitlichen Ungleichheit Interdependenzen im SES nur in den seltensten Fällen explizit in empirischen Analysen berücksichtigt. Dies ist allerdings erforderlich, um die Zusammenhangsstruktur zwischen verschiedenen Ungleichheits- und Gesundheitsdimensionen vertiefend nachzuvollziehen und die Einflüsse spezifischer Kerndimensionen sozialer Ungleichheit auf die Gesundheit unverzerrt bzw. isoliert interpretieren zu können. So wurde die komplexe Zusammenhangsstruktur verschiedener gesundheitlicher Dimensionen und Dimensionen sozialer Ungleichheit auch bereits in Abschnitt 2.2 angedeutet, deren Differenzierung wichtig ist, um die in diesem Kapitel thematisierten Erklärungsansätze in deren empirischem Stellenwert sinnvoll einordnen zu können.

Zusammenfassung: Implikationen für weitere empirische Analysen (Teil I)

- Der sozioökonomische Status hat aus theoretischer Perspektive, aber auch basierend auf empirischen Erkenntnissen, einen positiven Einfluss auf die Gesundheit. Dieser Einfluss lässt sich durch eine Vielzahl an vermittelnden Faktoren auf gesellschaftlicher Individualebene erklären, welche für die Kerndimensionen sozialer Ungleichheit, die zusammenfassend auch als SES bezeichnet werden können, getrennte Zusammenhangsstrukturen mit der Gesundheit begründen.
- Vergangene Forschung zur gesundheitlichen Ungleichheit berücksichtigt auch einen Einfluss der Gesundheit auf den SES. Auch wenn diesbezügliche Befunde

auf eine stärker ausgeprägte Bedeutsamkeit der umgekehrten Wirkungsweise hindeuten, können Selektionseffekte im Rahmen gesundheitlicher Ungleichheiten nicht ausgeschlossen werden und sollten in empirischen Analysen entsprechend berücksichtigt werden.
- Sowohl unterschiedliche Gesundheitsdimensionen als auch Kerndimensionen sozialer Ungleichheit stehen untereinander in interdependenten Beziehungen. So wäre es naiv anzunehmen, die Kerndimensionen sozialer Ungleichheit wirkten ausschließlich getrennt voneinander auf die Gesundheit und gesundheitliche Veränderungen in einer spezifischen Gesundheitsdimension seien folgenlos für die jeweils anderen gesundheitlichen Dimensionen. Darauf macht auch das zugrundegelegte Verständnis eines mehrdimensionalen Gesundheitskonzeptes im Rahmen der Sozialstruktur der Bevölkerung aufmerksam. Auch derartige Wechselwirkungen müssen in empirischen Analysen zur gesundheitlichen Ungleichheit mitgedacht werden.
- Empirische Forschung zur gesundheitlichen Ungleichheit weist immer wieder auf autoregressive Prozesse sowohl im SES als auch in der Gesundheit hin. Dies wird in einer Minderheit vergangener Analysen zu den Erklärungsfaktoren gesundheitlicher Ungleichheit berücksichtigt. Inwiefern autoregressive Prozesse zur Erklärung der individuellen Gesundheit relevant sind, wird in den nachfolgenden Abschnitten noch näher vertieft.

3.2 Gesundheitliche Ungleichheit in zeitlicher Perspektive

Ein Schwachpunkt der bis hier thematisierten Erklärungsansätze ist deren mangelhafte Explizitmachung von zeitlichen Dynamiken in der gesundheitlichen Ungleichheit. Zumeist wird nicht thematisiert, inwiefern der sozioökonomische Status im Lebensverlauf für die Gesundheit des Individuums prozesshaft relevant wird, diesbezüglich Unterschiede in verschiedenen Lebensabschnitten zu erwarten sind und die Zusammenhänge historisch variieren. Der Fokus liegt im Wesentlichen auf querschnittsbezogenen Beobachtungen.[4] Inwiefern die Berücksichtigung einer Zeitperspektive auf Ebene des Individuums im Kontext gesundheitlicher Ungleichheiten bedeutsam ist, wird bei Bartley (2004) beispielhaft illustriert. So ist davon auszugehen, dass sich Individuen gesundheitlich auch dann unterscheiden, wenn sie im Erwachsenenalter den gleichen sozioökonomischen Status aufweisen, allerdings

---

[4] Eine Ausnahme stellt beispielsweise der Verweis auf die Sozialisation im kulturellverhaltensbezogenen Erklärungsansatz dar, nach welchem die Prägekraft der sozialen Rahmenbedingungen im Kindes- und Jugendalter für das langfristige Gesundheitsverhalten hervorgehoben wird, auch hinsichtlich späterer Dynamiken im Sozialstatus.

aus Familien mit unterschiedlichen ökonomischen Verhältnissen stammen. Lebensverhältnisse aus der Kindheit können sich auch nach einem späteren sozialen Aufstieg im Lebensverlauf oder sogar im Alter bemerkbar machen. Gleichzeitig ist aber auch denkbar, dass Individuen, die im Erwachsenenalter gegenüber den Eltern sozial absteigen, gesundheitlich gegenüber Aufsteigern nicht benachteiligt sind. Beide Gruppen haben im Lebensverlauf im gleichen Maße Benachteiligung in den gesundheitlich relevanten Verhältnisfaktoren erlebt.

Besonders augenscheinlich wird die Bedeutsamkeit der ganzheitlichen Betrachtung des Lebensverlaufs zur Erklärung der Gesundheit mit Blick auf spätere Lebensabschnitte, da diese als komplexe Kombination verschiedenster Einflüsse aus dem gesamten Leben aufgefasst werden können. Ausgehend von den in Abschnitt 3.1 beschriebenen Erklärungsansätzen bedingt der gesundheitliche Status aus dem Kindheits- und Jugendalter potentiell den sozioökonomischen Status im Erwachsenenalter, was wiederum für gesundheitliche Dynamiken bis in das höhere Alter relevant ist. Dabei müssen derartige Dynamiken in späteren Lebensabschnitten nicht identisch mit jenen aus vorherigen Abschnitten sein. Ohne eine Betrachtung des gesamten Lebensverlaufs und möglicher historischer Veränderungen, wird die gesundheitliche Situation innerhalb einer Population und deren Veränderung im Rahmen demografischer Wandlungsprozesse nur teilweise nachvollziehbar.

Die nachfolgenden Abschnitte thematisieren davon ausgehend zuerst die Lebensverlaufsperspektive mit einem Fokus auf Gesundheit. Anschließend wird auf Dynamiken gesundheitlicher Ungleichheiten im Lebensverlauf und auf die Relevanz von Kohorteneffekten in der Analyse gesundheitlicher Ungleichheiten eingegangen, die eng mit den Implikationen der Lebensverlaufsperspektive verbunden sind. Für beide Perspektiven können im Hinblick auf vergangene Forschung Forschungslücken identifiziert werden, deren Klärung zur Herleitung eines Verständnisses für Wandlungsprozesse in der Gesundheit zentral ist.

3.2.1 Gesundheit in der Lebensverlaufsperspektive

Neuere Forschung zur gesundheitlichen Ungleichheit verbindet die in den vorherigen Abschnitten beschriebenen Erklärungsmuster verstärkt mit der *Lebensverlaufsperspektive* (Kohli, 1985). Dabei handelt es sich allgemein um ein Forschungsparadigma, welches den Stellenwert von systematischen Einflüssen und Wechselwirkungen aus dem gesamten Lebensverlauf von Akteuren bei der Erklärung gesellschaftlicher Phänomene hervorhebt. Egal, ob Erwerbssituation, familialer Status oder Gesundheit, auf Ebene des Individuums können diesbezügliche Ausprägungen aufgrund von Pfadabhängigkeiten nur vor dem Hintergrund vergangener Ereignisse und Entwicklungen im Lebensverlauf vollständig nachvollzogen werden. Es lässt sich auch von *Vorher-Nachher-Interdependenzen* sprechen. Diese verweisen auf den Umstand, dass Akteure stets eine Vorgeschichte haben, die bei der Erklärung von Handlungen, Erwartungen, Überzeugungen oder Verhaltensweisen neben gegebenen Ressourcenausstattungen und Restriktionen in sozialstrukturellen Auseinandersetzungen berücksichtigt werden muss (Erlinghagen & Hank, 2013, S. 36).

Im Rahmen von Modellvorstellungen, welche die Lebensverlaufsperspektive im Hinblick auf gesundheitsbezogene (bzw. epidemiologische) Forschung theoretisch einbetten und konkrete Hinweise für die Berücksichtigung des Lebensverlaufs bei der Modellierung gesundheitlicher Entwicklungen geben, sprechen Kuh und Ben-Shlomo (1997) auch von sogenannter *life course epidemiology*, welche sich in den vergangenen Dekaden fest in der Forschung zur Erklärung der Gesundheit und deren Risiken etabliert und stets weiterentwickelt hat (Ben-Shlomo, Cooper & Kuh, 2016). In diesem Zusammenhang ist eine Vielzahl an theoretisch bedeutsamen Begrifflichkeiten und Modellvorstellungen zur Erklärung der Gesundheit im Lebensverlauf entstanden (Kuh, Ben-Shlomo, Lynch, Hallqvist & Power, 2003), wobei sich zwei Konzeptualisierungen des Lebensverlaufs im Hinblick auf gesundheitsbezogene Erklärungen als besonders fruchtbar und empirisch robust herausgestellt haben. Dabei handelt es sich um das Kumulationsmodell und das Modell kritischer Perioden.[5]

Modell kritischer Perioden
Das *Modell kritischer Perioden* bezieht sich auf die Annahme, die natürliche Entwicklung des menschlichen Organismus durchlaufe unterschiedliche Phasen, in denen er besonders verletzlich sei. Diese Zeitfenster, in welchen Störungen beim natürlichen Wachstum bzw. bei Veränderungen des Organismus zu bleibenden Schäden der Organe führen, werden als kritische Perioden bezeichnet (Kuh et al., 2003, S. 780). Ob spezifische individuelle Expositionen gesundheitlich problematisch sind, hängt damit von der Lebensphase ab. Zentral für das Modell ist die Annahme, dass Einflüsse in kritischen Perioden langfristige oder sogar lebenslange Folgen für die Gesundheit eines Individuums haben, die nachträglich nicht vollständig korrigiert

---

[5] Das Kumulationsmodell wird in vergangener Forschung, beispielsweise bei Graham (2002, S. 2008) oder Blane, Netuveli und Stone (2009, S. 119), auch als Akkumulationsmodell bezeichnet.

3.2 Gesundheitliche Ungleichheit in zeitlicher Perspektive

werden können, wobei das Konzept oftmals auch als *biological programming* oder *latency model* bezeichnet wird (Ben-Shlomo & Kuh, 2002, S. 286).[6] Das Modell ist vor allem dafür bekannt, die Bedeutsamkeit früher Lebensphasen für die gesundheitlichen Entwicklungen im späteren Lebensverlauf hervorzuheben, was auf dessen populären Anwendung zur Analyse der langfristigen gesundheitlichen Folgen von negativen Einflüssen in der fetalen Entwicklung (Barker, 1998) zurückzuführen sein dürfte. Trotzdem ist das Modell konzeptionell nicht auf die Analyse kritischer Phasen im Kindesalter beschränkt, wie Ben-Shlomo et al. (2016, S. 978) anhand einer Reihe an Beispielen für kritische Perioden im Jugend- und Erwachsenenalter hervorheben. Ausgehend vom Modell kritischer Perioden müssen Risikofaktoren in kritischen Phasen zudem nicht zwangsläufig zu unmittelbaren gesundheitlichen Störungen führen. Die Modellvorstellung macht allerdings deutlich, dass der Ursprung gesundheitlicher Unterschiede zwischen Individuen, die erst im späteren Lebensverlauf beobachtbar werden, vielfach nur durch die Analyse spezifischer Lebensabschnitte aufgeklärt werden kann (Ben-Shlomo et al., 2016, S. 977).

Inwiefern das Modell kritischer Perioden im Kontext gesundheitlicher Ungleichheiten relevant ist, beschreiben Dragano und Siegrist (2009, S. 185) beispielhaft in Anlehnung an Untersuchungen von Power und Matthews (1997). Demnach konnte in einer britischen Geburtskohortenstudie gezeigt werden, dass Mütter von Kindern aus unteren sozialen Lagen häufiger in der Schwangerschaft rauchen als Mütter in höheren Lagen. Ähnlich beschreibt auch Graham (2002, S. 2002) generell schlechtere Ausgangsbedingungen in kritischen oder sensitiven Lebensphasen für Kinder aus Familien mit einem niedrigen sozioökonomischen Status. Doch auch für andere Lebensabschnitte, wie dem Rentenalter, sind variierende Wahrscheinlichkeiten für kritische Ereignisse je nach SES denkbar. In diesem Zusammenhang zeigen beispielsweise Lynch und Smith (2005, 10 f.) eine systematische Auflistung an chronischen Erkrankungen, deren Auftreten durch spezifische Ereignisse oder Verhaltensweisen in unterschiedlichen Lebensphasen stark begünstigt wird. Insgesamt kann das Modell dabei helfen, gesundheitliche Unterschiede zwischen

---

[6] In diesem Zusammenhang wird im Rahmen des Modells oftmals auch eine Relativierung diskutiert, indem anstelle von kritischen Perioden von sogenannten sensitiven Perioden gesprochen wird (Kuh et al., 2003, S. 781). Derartige Phasen im Lebensverlauf kennzeichnen sich ebenfalls durch eine hervorzuhebende Verletzbarkeit des Organismus, sind aber eher mit gesundheitlichen Veränderungen verbunden, die positiv beeinflusst oder nachträglich behoben werden können. Dragano und Siegrist (2009, S. 184) heben unter Rekurs auf Power und Kuh (2006) hervor, dass die Forschungslage zu sensitiven Phasen weniger eindeutig ist als zu kritischen Perioden.

sozialen Gruppen zu erklären, die sich in späteren Lebensphasen auf den ersten Blick kaum unterscheiden.

Kumulationsmodell

Das *Kumulationsmodell*, welches in lebensverlaufsbezogenen Erklärungen in der Sozialepidemiologie (Ben-Shlomo et al., 2016, S. 977) und zur Erklärung gesundheitlicher Ungleichheiten (Bartley, 2004, 114 f.) besonders häufig zur Anwendung kommt, greift im Gegensatz zum Modell kritischer Perioden die Beobachtung auf, dass viele Erkrankungen erst aus einer Anhäufung bzw. Kombination verschiedener Risikofaktoren im Lebensverlauf erklärbar werden (Kuh et al., 2003, S. 779). Dem Modell zufolge sind gesundheitlich problematische Dynamiken im späteren Lebensverlauf auch dann wahrscheinlich, wenn kritische Perioden zunächst ohne gesundheitliche Einschränkungen überwunden wurden, der Lebensverlauf aber kontinuierlich von Risikofaktoren begleitet wurde. Dabei muss zwischen sogenannten *additiven* Effekten und *Trigger*-Effekten unterschieden werden (Ben-Shlomo & Kuh, 2002, S. 287). Während nach Erstgenannten, ausgehend von kumulierten gesundheitlichen Risiken im Lebensverlauf, eine zunehmende gesundheitliche Separation zwischen Individuen angenommen wird, beziehen sich Trigger-Effekte auf gesundheitliche Differenzen, die erst nach einer gewissen Schwelle an Risiken im Lebensverlauf auftreten. Der Fokus verschiebt sich mit dem Kumulationsmodell damit insgesamt weg von Ereignissen in spezifischen Lebensphasen hin zu Lebensverlaufsprofilen. Dabei sind im Modell Rahmenbedingungen gesundheitlicher Risikofaktoren, wie deren Intensität und Regelmäßigkeit, für mögliche Einflüsse auf individuelle Gesundheitsdynamiken entscheidend, was beispielsweise am Tabakkonsum im Jugendalter und dessen Folgen für das Erwachsenenalter deutlich wird (Power & Matthews, 1997). Damit wird auch der Stellenwert der Berücksichtigung autoregressiver Effekte in der Analyse gesundheitlicher Ungleichheiten deutlich. Die gesundheitliche Situation eines Individuums zu einem spezifischen Zeitpunkt im Lebensverlauf ist trotz der Bedingtheit von sozioökonomischen Einflüssen nicht ohne die gesundheitliche Vorgeschichte des Individuums zu verstehen.

Beim Kumulationsmodell wird nicht nur der Überlegung Rechnung getragen, eine reine Anhäufung von Belastungen im Lebensverlauf könne zu pathologischen Dynamiken führen. Auch können gesundheitliche Probleme als Ergebnis jahrelanger Belastungen zu neuen Ereignissen führen, die wiederum die künftige Belastungsintensität erhöhen und die Kumulation weiter verstärken. Kuh et al. (2003, 779 f.) sprechen in diesem Zusammenhang auch von dem *chain of risk*-Modell, welches entsprechend nicht mit dem Kumulationsmodell gleichzusetzen ist ursprünglichen, da dieses in seiner ursprünglichen Variante Risiken im Lebensverlauf nicht untereinander in Beziehung setzt.[7] Somit werden auf theoretischer Ebene des Kumulationsmodells mittlerweile komplexe Dynamiken in der Kumulation mitgedacht, die empirisch allerdings nur schwer zu prüfen sind.

Sowohl das Modell kritischer Perioden als auch das Kumulationsmodell schließen sich in ihren Implikationen für die Modellierung gesundheitlicher Prozesse nicht aus, im Gegenteil. So können kritische oder sensitive Perioden im Lebensverlauf auch als eine Art Submodell des Kumulationsmodells verstanden werden (Ben-Shlomo et al., 2016, S. 977), da derartige Phasen wiederum für längerfristige gesundheitliche Entwicklungen im Lebensverlauf relevant sind. Beide Modellvorstellungen machen im Hinblick auf gesundheitliche Ungleichheiten in deren Gesamtheit darauf aufmerksam, dass sich stets die Frage gestellt werden muss, wie lange ein Individuum, ausgehend von spezifischen sozioökonomischen Situationen, gesundheitlichen Risiken ausgesetzt war und in welchen Lebensabschnitten. So beschreibt Graham (2002, 2007 ff.), wie individuelle sozioökonomische Unterschiede in der Gesundheit durch Effekte kritischer Perioden und Kumulationen von Risiken im gesamten Lebensverlauf und auch über Kohorten hinweg resultieren. Eine strenge Trennung der Perspektiven ist entsprechend nur heuristisch sinnvoll, um ein allgemeineres Verständnis für komplexe gesundheitliche Entwicklungen im individuellen Lebensverlauf herleiten zu können, was beispielsweise in einem integrativen *life course model of ageing* bei Kuh, Cooper, Hardy, Richards und Ben-Shlomo (2014) deutlich wird. Die Modelle heben generell hervor, dass gesundheitliche Phänomene aus einer Querschnittsperspektive nicht vollständig zu erklären sind, was die Verschiebung des Fokus in der Analyse von gesundheitlichen Ungleichheiten zu einer Längsschnittperspektive naheliegend macht.[8]

3.2.2 Dynamiken gesundheitlicher Ungleichheiten im Lebensverlauf

Der vorangegangene Abschnitt macht deutlich, dass gesundheitsbezogene Erklärungen auf eine Berücksichtigung von Prozessen in individuellen Lebensverläufen angewiesen sind. Entsprechend sind auch die Erklärungsansätze in Abschnitt 3.1

---

[7] Davon abzugrenzen ist wiederum ein *risk clustering* (Ben-Shlomo & Kuh, 2002, S. 287), welches die Relevanz von einer Anhäufung verschiedener gesundheitlicher Risiken im Lebensverlauf hervorhebt.
[8] Ebenfalls erwähnenswert sind in diesem Kontext auch Prozesse sozialer Mobilität (Bartley & Plewis, 1997), nach denen Individuen je nach sozialen Aufstiegs- bzw. Abstiegsprozessen im Lebensverlauf langfristige unterschiedliche gesundheitliche Entwicklungsverläufe aufweisen.

in individuelle Lebensverläufe einzubetten und es stellt sich die Frage, inwiefern sich gesundheitliche Ungleichheiten im Lebensverlauf möglicherweise dynamisch verändern. So beschäftigt sich vergangene Forschung zur Erklärung gesundheitlicher Ungleichheit in erster Linie mit dem Erwerbsleben. Sowohl bedingt durch die Lebensverlaufsperspektive als auch durch demografische Veränderungsprozesse erhalten mittlerweile allerdings auch zunehmend spätere Lebensphasen im Kontext gesundheitlicher Ungleichheiten größere Aufmerksamkeit (Mergenthaler, 2018, S. 12).

In dem Zusammenhang lässt sich für Deutschland in den vergangenen Dekaden tendenziell eine Verbesserung der Gesundheit in höheren Alterskategorien beobachten (Kroll & Ziese, 2009, S. 112; Robert Koch-Institut, 2015, S. 411; Wolff, Nowossadeck & Spuling, 2017, S. 136). Dies ändert allerdings nichts an dem Umstand, dass der Alterungsprozess negativ mit dem gesundheitlichen Zustand und einem gehäuften Vorkommen von Multimorbidität assoziiert ist (Saß, Wurm & Ziese, 2009, S. 32; Backes & Clemens, 2013, S. 17). Mit zunehmendem Alter lässt die Anpassungsfähigkeit fast aller wichtiger physischer und psychischer Systeme aufgrund physiologischer und morphologischer Veränderungen nach und anhaltende Störungen von Organfunktionen, die zu Beeinträchtigungen der körperlichen und psychischen Befindlichkeit führen, werden wahrscheinlicher (Kruse, 2002; Kruse, 2008; Kuhlmey, 2008).[9]

Auch wenn die Existenz gesundheitlicher Ungleichheiten in Lebensphasen nach dem Erwerbsleben aus vergangener Forschung bekannt ist (von dem Knesebeck & Schäfer, 2009; Hurrelmann & Richter, 2013, S. 36; Lampert et al., 2017, 88 ff.; Mergenthaler, 2018, S. 12), liegen Kenntnisse zur Veränderung des Zusammenhangs zwischen dem sozioökonomischen Status und der Gesundheit im Alterungsprozess oder generell in höheren Alterskategorien für den deutschen Kontext bislang nur begrenzt vor (von dem Knesebeck & Schäfer, 2009, 258 f.) und werden erst in den vergangenen Jahrzehnten systematisch untersucht (Leopold & Engelhardt, 2011, S. 208). Es besteht noch immer kein eindeutiger Konsens darüber, wie sich die Assoziation zwischen SES und Gesundheit mit zunehmendem Alter potentiell verändert

---

[9] Dabei muss im Rahmen eines mehrdimensionalen Verständnisses der Gesundheit mindestens eine Differenzierung zwischen physischer und psychischer Gesundheit beachtet werden. Während für die physische Gesundheit im Lebensverlauf lineare Abwärtsbewegungen erkennbar sind, bleibt die psychische Gesundheit relativ stabil bzw. zeigt eher leichte Tendenzen zu einer Verbesserung im Alterungsprozess auf, die erst im hohen Alter erneut rückläufig sind (Nübling, Andersen & Mühlbacher, 2006, 8 f.). Dabei bewegen sich Männer in den Entwicklungen auf leicht höheren Grundniveaus. Ähnlich finden Hapke, von der Lippe, Busch und Lange (2012) für die psychische Gesundheit nur geringfügige Veränderungen im Lebensverlauf, die für Frauen stärker ausgeprägt sind als für Männer.

3.2 Gesundheitliche Ungleichheit in zeitlicher Perspektive

(von dem Knesebeck & Schäfer, 2009, S. 259; Schöllgen, Huxhold & Tesch-Römer, 2010, S. 18; Lampert et al., 2016, 7 ff.; Engelhardt-Woelfler & Leopold, 2020, S. 363). Ausgehend von den in Abschnitt 3.1 beschriebenen Wirkungszusammenhängen zur gesundheitlichen Ungleichheit sind darauf bezogene Fragen komplex, da Dynamiken im Lebensverlauf letztendlich für jegliche Dimensionen sozialer Ungleichheit analysiert werden können.

Thesen zur dynamischen Veränderung gesundheitlicher Ungleichheit im Lebensverlauf setzen an drei konträren Annahmen an (O'rand & Henretta, 1999; von dem Knesebeck & Schäfer, 2009; Schöllgen et al., 2010; Lampert et al., 2016; Mergenthaler, 2018; Engelhardt-Woelfler & Leopold, 2020; Sperlich et al., 2021). Während nach der Kontinuitätsthese angenommen wird, ein sozialer Gradient in der Gesundheit bestehe im Alter unverändert fort, wird nach der *cumulation theory* bzw. im deutschen Kontext Divergenz- oder Akkumulationsthese eine Zunahme des Stellenwerts sozialer Unterschiede für die Gesundheit angenommen. Gegenläufig argumentiert die *age-as-leveller* Hypothese bzw. Konvergenz- oder Destrukturierungsthese, gesundheitliche Ungleichheiten würden mit zunehmendem Alter an Bedeutung verlieren.[10]

Kontinuitätsthese
Im Rahmen der Kontinuitätsthese wird eine Stabilität des sozialen Status beim Übergang in spätere Lebensphasen angenommen (von dem Knesebeck & Schäfer, 2009, S. 255). Davon ausgehend wird ebenfalls eine Konstanz der Relevanz sozialer Ungleichheit für die gesundheitliche Situation vermutet, indem gesundheitlich bedeutsame Wahrnehmungen, Rahmenbedingungen, Einstellungen und Verhaltensweisen, die mit dem sozialen Status assoziiert werden, unverändert bleiben (Lampert et al., 2016, 7 f.). Die These ist eng verbunden mit der *status maintenance*-Hypothese (Henretta & Campbell, 1976), die unabhängig von der Gesundheit auf die Veränderung sozialer Ungleichheiten im Lebensverlauf abzielt und wird in der entsprechenden Literatur vielfach mit der Kontinuitätsthese zur gesundheitlichen Ungleichheit begrifflich gleichgesetzt (Sperlich et al., 2021, S. 2).

Zu kritisieren ist im Kontext der Kontinuitätsthese die Annahme, Individuen würden beim Übergang in spätere Lebensphasen keine Veränderungen in den sozioökonomischen Rahmenbedingungen durchleben (Mergenthaler, 2018, S. 5). Dies sei

---

[10] Vergangene Forschung zu den drei Thesen vermischt oftmals Annahmen zur Veränderung der sozioökonomischen Position im Alterungsprozess mit Veränderungen in den Zusammenhangsstrukturen gesundheitlicher Ungleichheiten. In den weiteren Auseinandersetzungen werden die Thesen explizit auf die Effekte im Rahmen gesundheitlicher Ungleichheit bezogen, in deren Begründungen werden mögliche Dynamiken in den Dimensionen sozialer Ungleichheit aber ebenfalls berücksichtigt.

vor dem Hintergrund geschlechtsspezifischer Unterschiede in den Erwerbsbiografien und einem Rückgang des Normalarbeitsverhältnisses zunehmend unrealistisch. Daneben bleiben theoretische Erklärungen, warum die Wirkungszusammenhänge zur gesundheitlichen Ungleichheit im Alter bestehen bleiben sollten, zumeist vage (Leopold & Engelhardt, 2011, S. 209). So stellt sich beispielsweise die Frage, wie die nach dem Erwerbsleben hinzugewonnene Freizeit im Hinblick auf gesundheitlich relevante Verhaltensweisen genutzt wird. Dabei können sich Unterschiede zu vorherigen Lebensphasen ergeben, die zu neuen Zusammenhangsstrukturen in den gesundheitlichen Ungleichheiten führen. Darauf macht beispielsweise eine stärkere ehrenamtliche Beteiligung in höheren sozioökonomischen Positionen (Simonson & Hameister, 2017) aufmerksam, der nach dem Austritt aus dem Erwerbsleben im Rahmen eines Prozesses des produktiven Alterns eine bedeutsame Rolle zukommt (Wahrendorf & Siegrist, 2008).

Divergenzthese
Ausgehend von der Divergenzthese wird ebenfalls an einer Stabilität des Sozialstatus nach dem Austritt aus dem Erwerbsleben angesetzt, die daraus folgenden gesundheitlichen Konsequenzen werden aber anders eingeschätzt. So sei gerade längerfristige Stabilität des Sozialstatus im Alter der Motor für ein schnelleres und stärkeres Auftreten von Beeinträchtigungen und Schwierigkeiten bei der Bewältigung von gesundheitlichen Problemen bei Personen aus unteren sozialen Lagen (Lampert et al., 2016, S. 8).

Die Divergenzthese setzt damit eng an dem Konzept des Kumulationsmodells an oder wird sogar mit diesem gleichgesetzt (Mergenthaler, 2018, S. 6; Engelhardt-Woelfler & Leopold, 2020, S. 362). Demnach unterscheiden sich Individuen ausgehend von sozioökonomischen Unterschieden im Lebensverlauf gesundheitlich zunehmend voneinander, da einerseits von einer stärkeren Betroffenheit von gesundheitlichen Risiken ausgegangen werden kann und andererseits von geringeren Ressourcen zu deren Bewältigung.[11] Aus dieser Perspektive spielt eine Divergenz gesundheitlicher Ungleichheit nicht nur im konkreten Übergang vom Erwerbsleben in den Ruhestand eine Rolle, sondern kontinuierlich über den gesamten Lebensverlauf (Ross & Wu, 1996). Ebenfalls ausgehend von der Kumulationsthese sind im höheren Alter allerdings die größten Ungleichheiten zu erwarten.

---

[11] Diese Systematik ist in der soziologischen Forschung auch als Matthäus-Effekt (Merton, 1985) bekannt.

3.2 Gesundheitliche Ungleichheit in zeitlicher Perspektive

Konvergenzthese
Die Verringerung gesundheitlicher Ungleichheit im Alterungsprozess wird im Rahmen der Konvergenzthese einerseits damit begründet, dass der Übergang in den Ruhestand mit einem Abbau von den sozialen Unterschieden in berufsbezogenen gesundheitlichen Risiken verbunden ist (von dem Knesebeck & Schäfer, 2009, S. 255; Mergenthaler, 2018, S. 5; Engelhardt-Woelfler & Leopold, 2020, 362 f.). Der Effekt sozioökonomischer Unterschiede verliert damit an Bedeutsamkeit, ausgehend von wohlfahrtsstaatlichen Eingriffen wird allerdings auch eine Verringerung der Varianz im SES und der damit verbundenen gesundheitlich relevanten Mechanismen angenommen. Andererseits rücken im Rahmen der These aber auch physiologische und pathologische Prozesse in den Mittelpunkt, für die biologisch bedingt und unabhängig von sozioökonomischen Rahmenbedingungen eine zunehmende Relevanz angenommen wird (Lampert et al., 2016, S. 8). So lässt sich ab einem bestimmten Alter in allen sozioökonomischen Gruppen eine Verschlechterung der Gesundheit beobachten (Leopold & Engelhardt, 2011, S. 213), wodurch eine Angleichung des gesundheitlichen Status in unterschiedlichen sozioökonomischen Gruppen zumindest denkbar ist.

Letztendlich könnten Konvergenzprozesse in gesundheitlichen Ungleichheiten auch statistische Artefakte sein, wenn Individuen mit schlechteren sozioökonomischen Ausgangsbedingungen durchschnittlich früher sterben (House et al., 1994; Lampert et al., 2016, S. 8; Leopold & Engelhardt, 2011, S. 213). Dies hätte zur Folge, dass die Wirkungszusammenhänge im Rahmen gesundheitlicher Ungleichheiten im Alterungsprozess nur scheinbar an Relevanz verlieren, da Populationen zunehmend aus Individuen in ähnlichen sozioökonomischen Positionen und selektiv Überlebenden aus niedrigeren Positionen bestehen.

Der empirische Forschungsstand zur gesundheitlichen Ungleichheit im Alterungsprozess ist ambivalent und hängt von den jeweils betrachteten gesundheitlichen Dimensionen und Indikatoren des sozioökonomischen Status ab (Sperlich et al., 2021, S. 2). Mit Blick auf bildungsbezogene gesundheitliche Ungleichheiten verweisen beispielsweise Leopold und Engelhardt (2011, S. 216) auf eine Vielzahl an Befunden, die für die Kontinuitätsthese sprechen, finden aber selbst auch Hinweise für eine Divergenz für den deutschen Kontext. Lampert et al. (2016, S. 8), die den sozialen Status mehrdimensional operationalisieren, interpretieren ihre Analysen hingegen, je nach betrachtetem gesundheitlichen Indikator, als Hinweise für eine Kontinuität oder Konvergenz in gesundheitlichen Ungleichheiten in Deutschland, wobei letztgenannte für Männer stärker zutrifft. Tetzlaff, Epping, Sperlich & Tetzlaff (2020) stellen für die Lebenserwartung eine Ausweitung einkommensspezifischer Ungleichheiten für Männer fest, während die Ungleichheit für Frauen leicht sinkt. Aufgrund der aktuell stattfindenden, tiefgreifenden demografischen

Veränderungsprozesse innerhalb der Bevölkerung muss letztendlich davon ausgegangen werden, dass vergangene Befunde zu dynamischen gesundheitlichen Ungleichheiten im Lebensverlauf nicht ohne Weiteres auf künftige Entwicklungen zu übertragen sind (Lampert et al., 2016, S. 9).

3.2.3 Dynamiken gesundheitlicher Ungleichheiten im Kohortenvergleich

Im Rahmen der Forschung zu Dynamiken gesundheitlicher Ungleichheiten im Lebensverlauf stellt sich mittlerweile verstärkt die Frage nach möglichen Kohorteneffekten im Zusammenhang zwischen den Kerndimensionen sozialer Ungleichheit und der Gesundheit (Lauderdale, 2001; Lynch, 2003; Goesling, 2007; Benzeval, Green & Leyland, 2011; Leopold & Leopold, 2018; Sperlich et al., 2021). Hintergrund ist unter anderem der Umstand, dass unbeobachtete systematische Kohortendifferenzen in gesundheitlichen Ungleichheiten zu Fehlschlüssen in Analysen zur Konvergenz-, Kontinuitäts- und Divergenzthese führen können. Hierbei handelt es sich um eine Quelle für Verzerrungen in den Befunden, die nicht nur für Analysen zu Dynamiken in gesundheitlichen Ungleichheiten relevant sind. So machen beispielsweise Bell und Jones (2015) generell darauf aufmerksam, dass eine Vermischung von Alters-, Perioden- und Kohorteneffekten in lebensverlaufsbezogenen gesundheitlichen Analysen Interpretationen zu den entsprechenden Effekten fraglich erscheinen lässt.

Forschung für den deutschen Kontext beschäftigt sich aber zunehmend auch mit der substantiellen Bedeutung von veränderten Strukturen in der gesundheitlichen Ungleichheit in jüngeren Kohorten, die auch ausgehend von dem hier zugrunde gelegten Gesundheitsverständnis, welches von einer historisch bedingten Dynamik in den Zusammenhangsstrukturen zwischen Gesundheit und sozialen Verhältnissen ausgeht, naheliegend erscheinen. Wolff et al. (2017, S. 136) beschreiben Veränderungen in der Gesundheit über Kohorten hinweg als wichtigen Indikator, um sowohl Chancen als auch Herausforderungen für die Gesellschaft zu identifizieren. Dies steht im Einklang mit der Annahme, Kenntnisse über Kohorteneffekte in den Dynamiken gesundheitlicher Ungleichheiten seien zentral, um Veränderungen in den Morbiditätsstrukturen einer Bevölkerung im Kontext demografischer Wandlungsprozesse einschätzen zu können.

Ein wichtiger Ausgangspunkt inhaltlicher Auseinandersetzung mit kohortenspezifischen Differenzen in gesundheitlichen Ungleichheiten ist in diesem Zusammenhang die *Rising-Importance Hypothese*, die insbesondere in den USA im Hinblick auf bildungsbezogene Unterschiede in der Gesundheit diskutiert wird (Lauderdale,

3.2 Gesundheitliche Ungleichheit in zeitlicher Perspektive

2001; Lynch, 2003; Mirowsky & Ross, 2008) und mittlerweile auch in Deutschland Aufmerksamkeit erfährt (Leopold & Leopold, 2018). Die Hypothese setzt an der Beobachtung an, dass lebensverlaufsbezogene Dynamiken in gesundheitlichen Ungleichheiten mit einem Fokus auf sich ausweitende Bildungsunterschiede in der Gesundheit in den USA über Kohorten hinweg zugenommen haben.

Inhaltlich begründet wird die Hypothese mit einer Intensivierung des Zusammenhangs zwischen Bildungsniveau und gesundheitlich relevanten Ressourcen sowie dem Gesundheitsverhalten in den USA (Leopold & Leopold, 2018, S. 96f.). Ein zentraler Punkt in der Argumentation ist die Annahme, der Zusammenhang zwischen Bildung und Einkommen habe unabhängig von gesundheitlichen Ungleichheiten zugenommen (Hout, 2012, S. 394f.), wobei Einkommensverhältnisse gerade in den USA von besonderer Bedeutung für die Gesundheit sind und so einen wichtigen Erklärungsfaktor bildungsbezogener gesundheitlicher Ungleichheit darstellen (Lynch, 2006, S. 324; Zheng & George, 2012). Zugleich wird vermutet, dass Individuen in den USA mit höheren Bildungsniveaus im Rahmen des epidemiologischen Übergangs nach den 1960er Jahren ihr Gesundheitsverhalten und die Nutzung des Gesundheitssystems besser an die neuen gesundheitsspezifischen Rahmenbedingungen der Gesellschaft angepasst haben als Individuen aus unteren sozialen Lagen (Leopold & Leopold, 2018, S. 96). Letztendlich könnte eine Rising-Importance der gesundheitlichen Ungleichheit aber auch durch Kompositionseffekte im Rahmen von Bildungsexpansionen ausgelöst sein. Diese könnten dazu geführt haben, dass Individuen mit niedriger Bildung zunehmend eine selektive Gruppe darstellen, die von Personen mit gesundheitlich problematischen Eigenschaften geprägt ist (Leopold & Leopold, 2018, S. 97).

Wie Leopold und Leopold (2018) herausstellen, sind die inhaltlichen Argumente zur Rising-Importance Hypothese nur bedingt auf den deutschen Kontext zu übertragen. So habe der Zusammenhang zwischen Bildungsniveau und Einkommensverhältnissen in Deutschland über die vergangenen Kohorten hinweg nicht so stark zugenommen wie in den USA. Gleichzeitig sind keine empirischen Befunde zu einer Veränderung der Relation zwischen Ungleichheiten in Bildungsverhältnissen und Ungleichheiten in gesundheitsbezogenen Verhaltensweisen bekannt.[12] Negative gesundheitsbezogene Selektionen im Rahmen der Bildungsexpansion können aber auch für Deutschland nicht ausgeschlossen werden. So ist der Anteil an Individuen in den niedrigsten Bildungssegmenten drastisch zurückgegangen, während diese Gruppe eine zunehmend negative Selektion im Hinblick auf soziale- und

---

[12] Leopold und Leopold (2018, S. 98) verweisen allerdings auf Kroll (2010), der eine leichte Zunahme des entsprechenden Zusammenhangs in den jüngsten Kohorten Erwachsener in Deutschland findet.

gesundheitsbezogene Ressourcen darstellen dürfte (Leopold & Leopold, 2018, S. 98). Eine Rising-Importance bildungsbezogener gesundheitlicher Ungleichheit ist demnach im deutschen Kontext eher vor dem Hintergrund einer Zunahme des Stellenwerts einer niedrigen Bildung für die Gesundheit plausibel und kaum auf Veränderungen in den Zusammenhängen in höheren Bildungssegmenten zurückzuführen.

Anders als im US-amerikanischen Kontext liegen Kenntnisse zur Rising-Importance Hypothese für Deutschland kaum vor. Dabei lässt sich ausgehend von systematischen Literaturrecherchen zeigen, dass ein Großteil der Studien zu zeitlichen Trends in gesundheitlichen Ungleichheiten auf eine Zunahme im Ausmaß des Phänomens hinweisen (Maron & Mielck, 2015). In diesem Kontext kommt beispielsweise Kroll (2010) zu der Einschätzung, gesundheitliche Ungleichheiten haben sich in Deutschland im Verlaufe der 1990er bis hin zur Mitte der 2000er Jahre tendenziell intensiviert. Genau wie eine Mehrzahl der damit vergleichbaren Studien können derartige Entwicklungen aufgrund der verwendeten empirischen Datenbasis allerdings weder auf Prozesse im Lebensverlauf noch auf kohortenspezifische Differenzen übertragen werden. Im Kontrast dazu findet die Studie von Leopold und Leopold (2018) allerdings explizit für die vier inhaltlich bedeutsamen Kohorten der Geburtsjahrgänge 1930 bis 1939 (vor Kriegsbeginn), 1940 bis 1949 (Krieg und Nachkriegszeit), 1950-1959 (Wirtschaftswunder) und 1960 bis 1969 (Baby-Boom) für die männliche Population eine Divergenz in der bildungsbezogenen gesundheitlichen Ungleichheit, die über Kohorten hinweg zunimmt, wobei diese Zunahme erwartungsgemäß insbesondere durch Individuen mit niedrigerem Bildungsniveau ausgelöst ist.

Daran anknüpfend bleibt bislang offen, inwiefern sich die Rising-Importance Hypothese auf andere Dimensionen sozialer Ungleichheit übertragen lässt. Dies ist vor dem Hintergrund der in Abschnitt 3.1 beschriebenen Erklärungsansätze zur gesundheitlichen Ungleichheit, die simultane Wirkungen der Kerndimensionen sozialer Ungleichheit auf die Gesundheit nahelegen, inhaltlich kaum zufriedenstellend. Kohortenspezifische Wandlungsprozesse im sozialen Gradienten in der Gesundheit können auch unabhängig von bildungsbezogenen Ursachen durch Veränderungen in den Zusammenhangsstrukturen zwischen der materiellen und psychosozialen Situation und der Gesundheit von Individuen ausgelöst werden, auch darauf macht Kroll (2010, S. 267) anhand einer zeitlichen Perspektive auf das Phänomen aufmerksam. Damit eng verbunden sind aus jüngeren Studien für Deutschland Anstiege in Einkommensungleichheiten bekannt (Grabka, Goebel & Liebig, 2019), die auch unter einer Bildungskontrolle mit veränderten Zusammenhangsstrukturen zum Morbiditätsgeschehen im Lebensverlauf und im Kohortenvergleich assoziiert sein könnten. Auch Haan, Kemptner und Lüthen (2019) weisen in diesem Kontext auf eine steigende Ungleichheit in der Lebenserwartung nach Lebenseinkommen

3.2 Gesundheitliche Ungleichheit in zeitlicher Perspektive

hin, beschäftigen sich in diesem Zusammenhang aber wiederum nicht mit der Frage, inwiefern dies durch Bildungsunterschiede bedingt sein könnte. Davon ausgehend lässt sich insgesamt festhalten, dass ein mehrdimensionales Verständnis von lebensverlaufsbezogenen Dynamiken zur gesundheitlichen Ungleichheit im Kohortenvergleich in der vergangenen Forschung eher vernachlässigt wird, obwohl die simultane Wirksamkeit unterschiedlicher Ungleichheitsdimensionen für die Gesundheit wohl bekannt ist.

Zusammenfassung: Implikationen für weitere empirische Analysen (Teil II)

- Bei der Modellierung gesundheitlicher Entwicklungen muss zwischen verschiedenen Lebensphasen unterschieden werden, darauf macht das Modell kritischer Perioden aufmerksam. Für gesundheitliche Ungleichheiten ist über den Lebensverlauf hinweg daher auch nicht die gleiche Zusammenhangsstruktur zu erwarten.
- Noch deutlicher als in der Betrachtung klassischer Erklärungsansätze zur gesundheitlichen Ungleichheit hebt die Lebensverlaufsperspektive im Kontext der Kumulationsthese die Bedeutsamkeit von zeitlichen Prozessen bzw. autoregressiven Effekten bei der Modellierung von gesundheitlichen Entwicklungen über die Ebene von Individuen hervor. Durch diese Perspektive wird betont, dass die Erklärung gesundheitlicher Ungleichheiten nicht isoliert im Hinblick auf einzelne Zeitpunkte erfolgen sollte.
- Für die Veränderung gesundheitlicher Ungleichheiten im Lebensverlauf sind drei verschiedene Szenarien denkbar: Divergenz, Konvergenz und eine Kontinuität. Der empirische Forschungsstand zu den Szenarien ist nicht eindeutig und hängt von der jeweiligen Operationalisierung der gesundheitlichen Ungleichheit ab.
- Analysen zur gesundheitlichen Ungleichheit, die sich auf den Lebensverlauf und damit auf zeitliche Dynamiken auf Individualebene konzentrieren, müssen zumindest Alters- und Kohorteneffekte trennen. Bei naiven Interpretationen gesundheitlicher Ungleichheiten ohne eine derartige Separierung muss mit substantiellen Fehlschlüssen gerechnet werden, darauf weisen empirische Erkenntnisse zur Rising-Importance Hypothese hin. Gleichzeitig lässt sich nur durch ein inhaltliches Verständnis von Kohortendifferenzen in den Ungleichheiten einschätzen, inwiefern künftig mit Veränderungen in der Gesundheit auf Bevölkerungsebene im Rahmen demografischer Wandlungsprozesse zu rechnen ist.

- Ausgehend von einem mehrdimensionalen Verständnis sowohl von Gesundheit als auch sozialer Ungleichheit und bedingt durch die in Abschnitt 3.1 beschriebenen Erklärungsansätze müssen zeitbezogene Modellierungen gesundheitlicher Ungleichheiten für verschiedene Dimensionen der Gesundheit und sozialen Ungleichheit simultan erfolgen. So liegen beispielsweise im Hinblick auf kohortenspezifische Dynamiken in einkommensbezogenen gesundheitlichen Ungleichheiten für den deutschen Kontext Forschungslücken vor.

Gesundheit im Kontext weiterer sozialstruktureller Merkmale

4

Das vorangegangene Kapitel thematisiert den Stellenwert sozialer Ungleichheiten für die Gesundheit innerhalb der Gesellschaft allgemein, aber auch explizit im Hinblick auf eine zeitliche Perspektive im Lebensverlauf. Im Fokus stehen dabei die vermittelnden Faktoren zwischen dem sozioökonomischen Status und der Gesundheit, die zu einer Erklärung der gesundheitlichen Lage auf Bevölkerungsebene im Sinne von Mikro-Makro-Erklärungen wichtige Beiträge leisten können. Soziale Ungleichheiten und deren Kerndimensionen stellen als gesellschaftliche Verhältnisfaktoren allerdings nur einen, wenn auch aus theoretischer und empirischer Perspektive hervorzuhebenden, Baustein bei der Erklärung der Gesundheit dar. Die nachfolgenden Ausführungen legen davon ausgehend einen Fokus auf weitere sozialstrukturelle Faktoren, welche die Rahmenbedingungen von individuellen Opportunitäten und Restriktionen für gesundheitliche Handlungen und Ereignisse strukturieren. Deren Berücksichtigung bei der Erklärung gesundheitlicher Ungleichheiten ist einerseits bedeutsam, um die eigenständigen Einflüsse der Kerndimensionen sozialer Ungleichheit auf die Gesundheit weiter zu isolieren bzw. von anderen Faktoren, deren Bedeutsamkeit für die Gesundheit aus vergangener Forschung bekannt ist, zu separieren. Andererseits können weitere Merkmale jenseits der Kerndimensionen sozialer Ungleichheit zusätzliche Implikationen für Veränderungsprozesse in Morbiditätsentwicklungen auf Bevölkerungsebene liefern.

In den weiteren Abschnitten wird zur Berücksichtigung weiterer sozialstruktureller Erklärungsfaktoren ein Schwerpunkt auf den *Migrationshintergrund*, das *Geschlecht*, die *Ost-West-Zugehörigkeit* und die *Partnerschaft* gelegt. Dabei handelt es sich um Merkmale der Sozialstruktur der Bevölkerung, die aufgrund von deren Assoziation mit den Kerndimensionen sozialer Ungleichheit auch als Determinanten sozialer Ungleichheit (Hradil, 1987) bezeichnet werden können. Wie schon in Abschnitt 2.2 angedeutet, wird damit bereits an dieser Stelle deutlich, dass derartige Faktoren in mehrfacher Weise mit der Gesundheit von Individuen verknüpft sind.

Einerseits indirekt über deren Erklärungskraft für den sozioökonomischen Status einer Person, andererseits direkt vermittelt über Wirkungszusammenhänge, die in den nachfolgenden Abschnitten näher vertieft werden.

Die Auswahl der hier berücksichtigten sozialstrukturellen Merkmale bzw. Determinanten sozialer Ungleichheit ist selektiv, in der allgemeinen Analyse der Sozialstruktur der deutschen Bevölkerung und in sozialstrukturellen Analysen zur Gesundheit aber bewährt (Huinink & Schröder, 2008; Robert Koch-Institut, 2008b; Robert Koch-Institut, 2009; Erlinghagen & Hank, 2013; Geißler, 2014; Robert Koch-Institut, 2014; Rapp & Klein, 2015; Robert Koch-Institut, 2020). Grundsätzlich sind weitere Merkmale der Sozialstruktur zur Erklärung der Gesundheit denkbar, wobei auch die hier genannten Faktoren noch weiter ausdifferenziert werden können. Da das Interesse der anschließenden empirischen Analysen aber weitestgehend auf gesundheitliche Ungleichheiten und deren Dynamiken im zeitlichen Verlauf gerichtet ist und Determinanten sozialer Ungleichheit hier eher den Stellenwert von Kontrollvariablen einnehmen, erfolgt deren Diskussion und empirische Berücksichtigung auf einer allgemeineren Ebene.

4.1 Migrationshintergrund

Begriffsbestimmung
Definitionen zum Begriff der Migration und des Migrationshintergrundes sind in der Migrationssoziologie mannigfaltig und nicht unumstritten. In den weiteren Ausführungen wird sich auf die Definition des Statistischen Bundesamtes bezogen, nach welcher ein Migrationshintergrund vorliegt, wenn ein Individuum selbst oder mindestens ein Elternteil nicht mit deutscher Staatsangehörigkeit geboren wurde (Petschel & Will, 2020, 81 f.). In dem Zusammenhang kann auch zwischen einem direkten und indirekten Migrationshintergrund unterschieden werden. Dabei muss klar bleiben, dass eine so vorgenommene Definition vorrangig auf Staatsangehörigkeiten und internationale Wanderungsbewegungen bezogen ist, die in statistischen Daten erhoben werden und nicht zwangsläufig mit manifesten und subjektiv wahrgenommenen Migrationserfahrungen von Individuen assoziiert sein muss. Ein so definierter Migrationshintergrund ist eine statistische Kategorie, die nicht nach den subjektiven Einschätzungen zu Migrationserfahrungen von Individuen fragt, in der breiten Öffentlichkeit oftmals umgedeutet wird und in migrationsspezifischen Diskursen zunehmend als Fremdbezeichnung und Stigmatisierung abgelehnt wird (Ahyoud et al., 2018, 9ff.; Petschel & Will, 2020, S. 87; Bartig et al., 2023, 8 f.).

Der Migrationshintergrund in der Definition des Statistischen Bundesamtes kann nur als ein Indikator für mögliche Migrationserfahrungen aufgefasst werden, da,

4.1 Migrationshintergrund

unabhängig vom Herkunftsland einer Person, die migrationsspezifische Lebensgeschichte in quantitativen Datenerhebungen in der Regel unklar bleibt. Dennoch dürfen trotz aller Kritik auch die Vorteile des statistischen Konzeptes des Migrationshintergrundes nicht ausgeblendet werden. So ist dieses in statistischen Surveys vergleichsweise einfach zu erheben, wodurch statistisch gesicherte Einschätzungen zu sozialstrukturellen Unterschieden zwischen der autochthonen Bevölkerung und Migrantinnen und Migranten in Deutschland überhaupt erst möglich werden. Zudem hat sich ein Migrationshintergrund als statistische Variable in Kombination mit Angaben zum Herkunftsland in einer Vielzahl quantitativer Analysen zur sozialen- und gesundheitlichen Ungleichheit in der Vergangenheit als erklärungskräftig im Zusammenhang mit migrationsspezifischen Theorien herausgestellt (Razum, 2009; Spallek & Razum, 2016; Stein & Bekalarczyk, 2016; Kalter & Granato, 2018). Auch wenn sich in den weiteren Ausführungen der Ansicht angeschlossen wird, das Konzept des Migrationshintergrundes sollte in künftigen quantitativen Datenerhebungen begrifflich und konzeptionell angepasst werden, auch explizit in gesundheitsspezifischen quantitativen Analysen (Bartig et al., 2023), erscheint zum aktuellen Zeitpunkt vor dem Hintergrund existierender Datenquellen die Auseinandersetzung und Bezugnahme auf das Konzept noch nicht vermeidbar zu sein.

Gesundheitliche Situation und Relevanz
Im Jahr 2020 betrug die Anzahl an Menschen mit Migrationshintergrund in Deutschland laut Statistischem Bundesamt rund 21,9 Millionen, was einen Anteil von ca. 26,7 % an der Gesamtbevölkerung ausmacht (Statistisches Bundesamt, 2022). Dieser stetig wachsende Bevölkerungsanteil weist in vielen Indikatoren zur Gesundheit Besonderheiten gegenüber der einheimischen Bevölkerung auf (Spallek & Razum, 2016) und ist vielfach von einem höheren Ausmaß an gesundheitlichen Störungen betroffen (Hurrelmann & Richter, 2013, S. 49). Das Phänomen lässt sich anhand diverser empirischer Befunde untermauern, wobei vergangene Forschung oftmals (Spät-)Aussiedler oder Menschen, für die eine türkische Herkunft identifiziert werden kann, fokussiert (Spallek, Zeeb & Razum, 2011; Bartig, 2022). Generalisierende Aussagen über die gesundheitliche Lage von Menschen mit Migrationshintergrund in Deutschland lassen sich aufgrund von heterogenen Lebensverhältnissen in der statistischen Kategorie allerdings nicht ableiten. So können ebenfalls Indikatoren benannt werden, in denen das Bild weniger eindeutig oder sogar gegenläufig ist, was insbesondere für die Mortalität bekannt ist (Razum, Geiger, Zeeb & Ronellenfitsch, 2004; Kohls, 2008).

Noch eindeutiger als in frühen und mittleren Lebensabschnitten rückt der Eindruck einer gesundheitlichen Benachteiligung von Menschen mit Migrationshintergrund im Alter in den Vordergrund (Razum & Spallek, 2012, S. 161; Klaus &

Baykara-Krumme, 2017, S. 362; Nowossadeck, Klaus, Gordo & Vogel, 2017, 3 f.; Bartig, 2022, 11 ff.). Dabei muss erneut darauf hingewiesen werden, dass derartige Befunde nicht auf alle Migrationsgruppen zu übertragen sind. Auch in der Lebensphase des Alters konzentrieren sich gesundheitliche Befunde zumeist auf Arbeitsmigranten, die in dem Zeitraum von 1950 bis zur Mitte der 1970er Jahre im Rahmen von Anwerbeabkommen nach Deutschland gekommen sind und ihren Lebensmittelpunkt dauerhaft nach Deutschland verlegt haben, und (Spät-)Aussiedler der ersten Generation (Bartig, 2022). Diese Schwerpunktsetzung ist eng verbunden mit der quantitativen Bedeutsamkeit der Gruppen für die Gesamtheit der Menschen mit Migrationshintergrund in der Lebensphase des Alters. Beide Migrationsgruppen machen aktuell einen Großteil der älteren Menschen mit Migrationshintergrund in Deutschland aus, Angehörige der zweiten Generation spielen in höheren Alterskategorien kaum eine Rolle (Nowossadeck et al., 2017, S. 9).[1]

Die im Aggregat beobachtbaren gesundheitlichen Nachteile von Menschen mit Migrationshintergrund als Kategorie in Bevölkerungsstatistiken werden in vergangener Forschung vor dem Hintergrund ökonomischer, sozialer und unmittelbarer migrationsbezogener gesundheitlicher Risiken über Generationen hinweg diskutiert (Geiger & Razum, 2006, S. 615). So sind sozioökonomische Benachteiligungen von Personen in der Kategorie des Migrationshintergrundes in der vergangenen Forschung vielfach bestätigt. Goebel und Krause (2021, 237 ff.) zeigen für den Zeitraum zwischen 2015 und 2018, dass die Bevölkerung ohne Migrationshintergrund mit einem Anteil von 12,4 % unterhalb der Armutsschwelle liegt. Mit 29,2 % bzw. 26,1 % sind die Anteile in den Bevölkerungsteilen mit direktem bzw. indirektem Migrationshintergrund hingegen deutlich stärker ausgeprägt. Die Anteile haben zudem in der gesamten Bevölkerung im Vergleich zu den Jahren 2005 bis 2009 zugenommen, bei Menschen mit Migrationshintergrund aber überproportional stark (Goebel & Krause, 2021, 236 f.).[2] Auch durchschnittlich niedrigere Bildungsniveaus, eine geringere Beteiligung auf dem Arbeitsmarkt und niedrigere berufliche Stellungen wurden für die statistische Kategorie in vergangenen Untersuchungen

---

[1] Warum die Bevölkerungsgruppe der älteren Menschen mit Migrationshintergrund insbesondere von diesen beiden Migrationsgruppen geprägt ist, lässt sich mit Blick auf die Migrationsgeschichte der Bundesrepublik Deutschland nach den 1950er Jahren nachvollziehen, die generell von diesen beiden Gruppen überproportional stark dominiert war.

[2] Wie beispielsweise Metzing (2021) zeigt, kann aber auch hinsichtlich ökonomischer Benachteiligung selbstverständlich nicht vom Migrationshintergrund auf spezifische Herkunftsgruppen geschlossen werden. So lässt sich eine überproportionale Betroffenheit von Personen mit Herkunft aus der Türkei, Osteuropa und Südwesteuropa feststellen, während (Spät-)Aussiedler weniger stark, wenn auch stärker als die Bevölkerung ohne Migrationshintergrund, von Armutsrisiken betroffen sind.

herausgestellt, wobei sich in nahezu allen darauf bezogenen Studien andeutet, dass die zweite Generation auf dem deutschen Arbeitsmarkt bessere Erfolge erzielt als die erste Generation und eine deutliche Annäherung an Personen ohne Migrationshintergrund stattfindet (Kalter & Granato, 2018).

Migrationsprozesse können sich aber auch jenseits sozioökonomischer Verhältnisse auf die Gesundheit auswirken, wenn diese beispielsweise zu sprachlichen oder kulturellen Barrieren und damit zu Einschränkungen in den Handlungsmöglichkeiten im Zielland führen (Razum & Spallek, 2012). Der lebensverlaufsbezogene Ansatz von Spallek und Razum (2016, 155 ff.) zur Erklärung gesundheitlicher Besonderheiten von migrierten Menschen hebt anschaulich hervor, wie komplex gesundheitliche Erklärungen von Migrationsgruppen innerhalb der Bevölkerung ausfallen können. Demnach muss sowohl ein Verständnis für Prozesse vor, während als auch nach der Migration hergeleitet werden, um nachvollziehen zu können, warum spezifische Migrationspopulationen, die eine vergleichbare Geschichte teilen, über den Lebensverlauf oder sogar Generationen hinweg in Deutschland gesundheitlich von der autochthonen Mehrheitsbevölkerung abweichen.

4.2 Geschlecht

Geschlechtsspezifische Unterschiede[3] in der Gesundheit sind insbesondere im Hinblick auf Unterschiede in der durchschnittlichen Lebenserwartung unumstritten (Gaber & Wildner, 2011; Statistisches Bundesamt, 2021), aber auch für die Morbidität (Kolip & Hurrelmann, 2016; Gamper, Seidel, Kupfer, Keim-Klärner & Klärner, 2020) über den gesamten Lebensverlauf hinweg gut dokumentiert. Ursachen sind dabei sowohl in biologischen Unterschieden als auch in sozialen Faktoren zu suchen (Kolip, 2019).

So zeigen Kuntz, Waldhauer, Zeiher, Finger und Lampert (2018) und Quenzel und Hurrelmann (2022) gesundheitliche Nachteile von Jungen gegenüber Mädchen vom frühen Kindesalter bis zu einem Alter von etwa 17 Jahren auf. Ursachen

---

[3] Ähnlich, wie bereits im Kontext des Migrationshintergrundes thematisiert, ist auch das Konzept des Geschlechts Gegenstand dynamischer Diskussionen, da eine Mehrheit vergangener empirischer Studien ein dichotomes Verständnis des Geschlechts transportiert. Demnach wird zumeist vorgesehen, dass Individuen in die beiden Kategorien *Mann* und *Frau* eingeordnet werden bzw. sich entsprechend einordnen müssen. Diese Konzeptionalisierung wird Individuen, die sich in einer dichotomen Konstruktion des Geschlechts nicht zuordnen können, nicht gerecht. Da vergangene empirische Studien zu geschlechtsspezifischen Unterschieden in der Gesundheit und auch die amtliche Statistik in der Regel keine weiteren Ausdifferenzierungen des Geschlechts vornehmen, wird sich auch hier in den weiteren Ausführungen ausschließlich auf eine dichotome Differenzierung der Geschlechter beschränkt.

sind dabei einerseits genetisch bedingt, was sich beispielsweise anhand der höheren Säuglingssterblichkeit bei Jungen veranschaulichen lässt (Waldron, 2002). Doch auch soziale und kulturelle Verhältnisse innerhalb der Gesellschaft tragen vermutlich zu den Unterschieden im weiteren Lebensverlauf bei, wenn beispielsweise das Risikoverhalten bei Jungen gegenüber Mädchen aufgrund von gesellschaftlich vermittelten Erziehungsimpulsen stärker ausgeprägt ist (Raithel, 2004; Palentien & Harring, 2010; Kuntz et al., 2018). So gehen Hurrelmann und Richter (2013) weiter davon aus, dass Söhnen in westlichen Gesellschaften häufig mehr Entfaltungsspielräume eingeräumt werden als Töchtern, von denen wiederum eine stärkere Einbindung in die Familie erwartet wird, was zu geschlechtsspezifischen Unterschieden in der elterlichen Kontrolle resultiert. Erst ab der Pubertät lassen sich vermehrt gesundheitliche Indikatoren erkennen, in denen Mädchen schlechter abschneiden als Jungen (Robert Koch-Institut, 2008a, 143 ff.). So kommt es zu diesen Zeitpunkten im Lebensverlauf bei Mädchen häufiger zu psychosomatischen und depressiven Gesundheitsstörungen als bei Jungen (Hurrelmann & Richter, 2013, S. 60). Auch hier sind Ursachen jenseits von geschlechtsspezifischen genetischen Dispositionen in gesellschaftlichen Idealen zu erwarten, die mit sozialen und kulturellen Verhältnissen zusammenhängen. Das gesundheitlich stärker risikobehaftete Verhalten führt sich bei Jungen aber auch bis in das Erwachsenenalter fort.

Befunde zu gesundheitlichen Unterschieden zwischen dem weiblichen und männlichen Geschlecht im mittleren Lebensalter variieren je nach betrachteten Indikatoren. In der subjektiven Gesundheit zeigen sich Vorteile beim männlichen Geschlecht, wobei dieser Zusammenhang in den vergangenen Jahrzehnten als stabil zu bewerten ist (Lampert et al., 2017, 50 ff.). Gleichzeitig lässt sich bei Frauen im Alter zwischen 30 und 64 Jahren eine stärker ausgeprägte Beschwerdelast und eine schlechtere psychische Gesundheit beobachten, was allerdings nicht auf tatsächlich vorliegende Unterschiede zurückzuführen sein muss, sondern auch durch eine geschlechtsspezifische Befindlichkeitswahrnehmung bedingt sein könnte (Lademann & Kolip, 2005, 20 f.). Spezifische Erkrankungen, wie Migräne, Schilddrüsenerkrankungen oder Blutarmut werden ebenfalls bei Frauen häufiger festgestellt (Lademann & Kolip, 2005, 19 ff.). Unfallverletzungen treten hingegen bei Männern erheblich häufiger auf (Robert Koch-Institut, 2013, S. 5). Neben biologischen Faktoren werden für diese Lebensphase insbesondere geschlechtsspezifische Arbeits- und Lebensbedingungen, eine nach den Geschlechtern divergierende Körpersozialisation und ein geschlechtsspezifischer Umgang mit den Leistungen des Gesundheitssystems als Ursachen für die Unterschiede diskutiert (Lademann & Kolip, 2005, 78 f.). Zudem wird dem durch Rollenvorstellungen geprägten Gesundheitsverhalten, welches bei Männern offenbar auch im mittleren Lebensalter von einem erhöhten Risikoverhalten charakterisiert ist, eine hervorzuhebende Relevanz zugesprochen (Sieverding, 2002).

Auch im hohen Alter sind Geschlechtsunterschiede abhängig von den jeweils betrachteten gesundheitlichen Bereichen, so ist Multimorbidität beim weiblichen Geschlecht stärker ausgeprägt, während lebensbedrohliche Erkrankungen hingegen bei Männern häufiger auftreten (Gamper et al., 2020, 276 ff.). Auch in späteren Lebensphasen muss von biologischen Differenzen als Ursache gesundheitlicher Unterschiede ausgegangen werden, anzunehmen ist aber auch eine zunehmende Relevanz der akkumulierten Konsequenzen aus dem Gesundheitsverhalten aus vorherigen Lebensabschnitten. Dabei sticht das sogenannte Geschlechtsparadoxon zur Gesundheit in späteren Lebensphasen besonders hervor, nach welchem sich Männer im höheren Alter oftmals besser als Frauen fühlen, dennoch eine durchschnittlich niedrigere ferne Lebenserwartung aufweisen (Berger, 2022).

4.3 Ost-West-Zugehörigkeit

Vergangene Forschung versucht vielfach, Unterschiede in den Lebensverhältnissen zwischen Ost- und Westdeutschland aufzuzeigen, im zeitlichen Verlauf einzuordnen und zu erklären. Hintergrund ist dabei zumeist das politisch ausgeschriebene Ziel, mögliche regionale Differenzen langfristig aufzulösen (Bundesministerium für Familie, Senioren, Frauen und Jugend, 2015). In dem Zusammenhang finden sich auch eine Vielzahl an Unterschieden zu den Gesundheitsverhältnissen zwischen den neuen und alten Bundesgebieten, die sich aus einer historischen Perspektive aber zunehmend reduzieren.

Besonders prägnant können gesundheitliche Unterschiede in der Vergangenheit anhand von Mortalitätsdifferenzen zwischen Ost- und Westdeutschland aufgezeigt werden (Brenner, 2001; Robert Koch-Institut, 2009; Grigoriev, Pechholdová, Mühlichen, Scholz & Klüsener, 2021). Sowohl für die Sterblichkeit, subjektive Gesundheit als auch Herz-Kreislauf-Erkrankungen können aber deutliche Anpassungsprozesse der alten und neuen Bundesländer beobachtet werden (Robert Koch-Institut, 2009), wobei mittlerweile Tendenzen erkennbar sind, nach denen die eigene Gesundheit in den neuen Bundesländern subjektiv sogar besser eingeschätzt wird. Insgesamt müssen in den Anpassungsprozessen allerdings Geschlechterunterschiede und weitere regionale Besonderheiten beachtet werden.

Auch die psychische Gesundheit war in Ostdeutschland lange Zeit deutlich schlechter ausgeprägt. Darauf machen beispielsweise Jacobi, Hoyer und Wittchen (2004) oder Beckmannshagen, Graeber und Stacherl (2023) aufmerksam. Doch auch hier lässt sich eine Angleichung an die Verhältnisse in den alten Bundesländern feststellen, insbesondere bei Frauen im Hinblick auf die stationären Fallzahlen für psychische Störungen sowie Verhaltensstörungen (Prütz, Rommel, Kroll &

Lampert, 2014, 4 f.). Bei Männern nehmen die entsprechenden Unterschiede, die bereits in den 1990er Jahren festgestellt werden konnten, allerdings kontinuierlich zu. Angleichungen an die westdeutschen Verhältnisse sind weiter in einer Vielzahl an chronischen Erkrankungen, dem Gesundheitsverhalten und gesundheitsbezogenen Risikofaktoren festzustellen, wie beispielsweise im Hinblick auf das Rauchverhalten oder Adipositas (Prütz et al., 2014, 7 ff.).

Trotz der weiterhin empirisch feststellbaren gesundheitlichen Unterschiede zwischen den alten und den neuen Bundesländern dominieren in zeitlicher Perspektive offenbar Angleichungsprozesse, sodass eine grobe Differenzierung nach Ost- und Westdeutschland zur Identifikation regionaler Unterschiede in der Gesundheit künftig an Aussagekraft verlieren dürfte. Im Rahmen der Bedeutsamkeit von gesundheitlichen Ost-West Differenzen rücken damit Kohorten gegenüber Altersunterschieden in den Mittelpunkt. Hintergründe für die in der Vergangenheit beobachtbaren gesundheitlichen Unterschiede liegen ausgehend von den Ausführungen in Kapitel 3 vermutlich in Differenzen in den Lebensbedingungen, die nach dem Mauerfall noch lange Zeit in Deutschland fortbestanden und auch heute nicht vollständig abgebaut sind (Spellerberg & Kirch, 2021). Solche Lebensbedingungen beziehen sich beispielsweise auf Unterschiede in den Beschäftigungschancen oder der Wirtschaftskraft, andererseits aber auch direkt auf gesundheitlich relevante gesellschaftliche Bereiche wie die Gesundheitsversorgung. So sind medizinische Entwicklungen in Ostdeutschland vor 1989 langsamer fortgeschritten als in Westdeutschland, was auch nach der Wiedervereinigung nicht kurzfristig ausgeglichen werden konnte (Brenner, 2001).

4.4 Partnerschaften

Eine Vielzahl an Studien betont die Bedeutsamkeit von Partnerschaft für die Gesundheit. Vergangene Forschung legt dabei zumeist einen Fokus auf gesundheitliche Unterschiede zwischen Individuen in Partnerschaften oder in Ehe gegenüber Personen, die entweder ledig, geschieden oder verwitwet sind. So weisen Klein (1999), Manzoli, Villari, Pirone und Boccia (2007), Moon, Kondo, Glymour und Subramanian (2011) oder Roelfs, Shor, Kalish und Yogev (2011) auf niedrigere Mortalitätsrisiken bei Verheirateten als bei Ledigen, Geschiedenen oder Verwitweten hin. Dabei kommt der Ehe-Effekt Männern offenbar stärker zugute als Frauen (Kaplan & Kronick, 2006). Ein positiver gesundheitlicher Effekt der Ehe ist allerdings nicht auf Mortalitätsrisiken beschränkt. Liu und Umberson (2008) verweisen auf eine bessere Einschätzung der eigenen Gesundheit gegenüber Unverheirateten, Hughes und

4.4 Partnerschaften

Waite (2011) auf weniger chronische Erkrankungen und Simon (2002) auf weniger depressive Symptome.

Zur Erklärung des Effekts der Ehe bzw. Partnerschaft werden verschiedene Annahmen diskutiert, die allerdings auch auf nicht-institutionalisierte Partnerschaften übertragbar sind (Rapp & Klein, 2015, 776 ff.). Ein erster Ansatz bezieht sich auf die Überlegung, dass es sich bei Verheirateten und Unverheirateten bzw. Verpartnerten und Unverpartnerten um zwei Gruppen mit systematisch unterschiedlichen Eigenschaften und Verhaltensweisen handelt, die einerseits die Entscheidung zur Partnerschaft und Ehe begünstigen bzw. benachteiligen, aber auch gleichzeitig positiv bzw. negativ auf die Gesundheit wirken (Rapp & Klein, 2015, S. 779). Gemeint sind Eigenschaften wie Selbstbewusstsein, Zuverlässigkeit oder weniger Motivation zu lasterhaftem Verhalten. Davon ausgehend würde die Partnerschaft selbst keinen gesundheitlichen Beitrag leisten. Denkbar ist aber auch ein Selektionseffekt, der Gesundheit als Voraussetzung für ein erfolgreiches Durchsetzen auf dem Partnerschaftsmarkt beschreibt (Lillard & Panis, 1996).

Diese Sichtweise steht im Kontrast zu der Protektionsthese, nach welcher erst die Verpartnerung oder die Heirat zu einer besseren Gesundheit führt. Eine Protektion ist aufgrund verschiedener Faktoren plausibel. Einerseits weisen Partnerschaften durchschnittlich höhere Potentiale für soziale Unterstützung auf, die positiv auf die Gesundheit wirken können (Jungbauer-Gans, 2002, 117 ff.). Andererseits sind Paarbeziehungen im Durchschnitt durch bessere finanzielle Situationen geprägt (Rapp & Klein, 2015, S. 777), wobei die Relevanz der Einkommensverhältnisse für die Gesundheit bereits in Kapitel 3 hervorgehoben wurde. Der Partnerschaftsstatus wirkt damit auch indirekt über die positive Einflussnahme auf materielle Verhältnisse von Individuen auf deren Gesundheit.

Materielle Vorteile in Partnerschaften sind aus der vergangenen Forschung wohl bekannt, so ist die durchschnittliche Armutsgefährdungsquote von Paarhaushalten niedriger als in Haushalten mit nur einer erwachsenen Person (Kott, 2021). Besonders ausgeprägt sind Differenzen in der Armutsgefährdung zu Alleinerziehenden (Hochgürtel & Sommer, 2021). Inwiefern es in Paarhaushalten zu besseren finanziellen Ausgangssituationen kommt, ist allerdings von einer Vielzahl an weiteren Faktoren abhängig, wie beispielsweise der Kinderanzahl (Boehle, 2019, 60 f.) oder der Verteilung der Erwerbstätigkeit innerhalb der Partnerschaft, die ebenfalls nicht unabhängig von der Kinderanzahl ist (Pollmann-Schult, 2015, 628 ff.). Letztendlich ist eine Partnerschaft gesellschaftlich bedingt auch stets mit spezifischen Vorstellungen der Selbstdisziplinierung im Hinblick auf die Gesundheit verknüpft, die für den Ledigen-Status nicht in gleicher Weise gültig sind (Rapp & Klein, 2015, S. 778).

Empirische Forschung kommt im Hinblick auf die Gegenüberstellung zwischen Selektion und Protektionsthese bislang zu keinem eindeutigen Ergebnis, wodurch keine der beiden Perspektiven zur Erklärung von gesundheitlichen Vorteilen in Partnerschaften ausgeschlossen werden kann. Selektionseffekte scheinen insgesamt allerdings weniger bedeutsam zu sein als Protektionseffekte (Jungbauer-Gans, 2002).

Im Hinblick auf eine mögliche Protektion ist es wichtig zu betonen, dass positive Einflüsse der Partnerschaften auf die Gesundheit nicht bedingungslos wirken. Nicht jede Partnerschaft weist gesundheitlich vorteilhafte Elemente auf, was durch eine schlechte Beziehungsqualität oder fehlende Reziprozitätsverhältnisse in der Partnerschaft ausgelöst sein kann. In diesem Zuge kann das Leben in einer Partnerschaft durchaus auch gesundheitlich negative Auswirkungen haben (Rapp & Klein, 2015, S. 778). Eng damit verbunden zeigt beispielsweise Klein (2011), inwiefern Partnerschaften mit gesundheitlich unvorteilhafteren Ernährungs- und Bewegungsverhalten bzw. Übergewicht assoziiert sind.

Anders als in früheren Dekaden wird es bei der Erklärung der gesundheitlichen Relevanz von Partnerschaften zunehmend wichtiger, das Augenmerk auf Unterschiede zwischen differenzierten Formen der Partnerschaft zu legen. So sind Partnerschaften nicht mehr auf selbstverständliche Weise mit einer Ehe verknüpft (Grünheid, 2017). Auch das Leben von Paaren in getrennten Haushalten hat an Relevanz gewonnen. Ausgehend von solchen Dynamiken in den für Deutschland typischen Familienkonstellationen diskutieren Rapp und Klein (2015) gesundheitliche Unterschiede bei Partnerschaften in getrennten Haushalten und ohne Eheverhältnis. Grundsätzlich gibt es kaum Grund zur Annahme, dass die bis hier beschriebenen Erklärungsfaktoren zur gesundheitlichen Wirkung der Partnerschaft nicht auch jenseits der Ehe oder bei getrennten Haushalten wirken. Es sind allerdings Bedingungen und Einschränkungen zu erwarten. Vorteile in der ökonomischen Situation sind beispielsweise nur dann plausibel, wenn Personen in Partnerschaften auch tatsächlich zusammenleben. Soziale Kontrolle ist hingegen auch dann denkbar, wenn Personen in getrennten Haushalten leben, wenn auch in einem beschränkten Ausmaß. Klein, Rapp & Schneider (2013) leiten daraus ab, dass der Effekt der Partnerschaft im Hinblick auf Unterstützung und Kontrolle bei zusammenlebenden Partnern stärker ist als bei Individuen in Partnerschaften, die nicht zusammenleben. Doch auch letztgenannte profitieren gesundheitlich gegenüber Ledigen. Damit übereinstimmend fassen Becker und Loter (2019) mit Blick auf den Forschungsstand zur Rolle von Lebensformen für die Gesundheit zusammen, dass der gesundheitlich positive Effekt mit zunehmendem Institutionalisierungsgrad der Lebensform größer wird, ausgehend von bilokalen Partnerschaften bis hin zur Ehe.

4.5 Exkurs zu Faktoren jenseits sozialer Verhältnisse

In den vergangenen Kapiteln lag das Augenmerk auf sozialstrukturellen Faktoren, welche zur Erklärung der Gesundheit innerhalb der Bevölkerung beitragen. Im Fokus standen dabei Kerndimensionen sozialer Ungleichheiten als strukturierende Elemente der Gesundheit. Diskussionen zu den Wirkungsmechanismen zwischen sozioökonomischem Status und der Gesundheit verdienen davon ausgehend in sozialstrukturellen und gesundheitssoziologischen Analysen eine besondere Aufmerksamkeit. Weniger im Mittelpunkt stand bislang der Umstand, dass auch Faktoren jenseits der sozialen Verhältnisse und unabhängig vom individuellen Gesundheitsverhalten die Gesundheit des Einzelnen und damit ganzer Bevölkerungen bedingen. Darauf machen auch Hurrelmann und Richter (2013, S. 21) aufmerksam und betonen neben sozialwissenschaftlich begründeten Verhältnis- und Verhaltensfaktoren sogenannte personale Faktoren als relevant zur Erklärung der gesundheitlichen Situationen innerhalb einer Population. Anders als Verhaltensfaktoren, wie beispielsweise Ess- oder Sportgewohnheiten, und Verhältnisfaktoren, wie beispielsweise sozioökonomische Rahmenbedingungen, die ausgehend von den bisherigen Ausführungen eng miteinander verknüpft sind, beziehen sich personale Faktoren beispielsweise auf genetische Dispositionen oder die körperlich-psychische Konstitution (Hurrelmann & Richter, 2013, S. 23).

Nun ist augenscheinlich, dass es innerhalb einer Gesellschaft schon alleine aufgrund von Unterschieden in den personalen Faktoren zu gesundheitlichen Variationen kommen muss. Nicht jedes Individuum hat die gleichen genetischen Voraussetzungen, wodurch sich entsprechend nicht jegliche gesundheitliche Ereignisse allein im Kontext sozialer Verhältnisse oder ausgehend vom Gesundheitsverhalten erklären lassen. Dennoch sind auch personale Faktoren mit Blick auf die Gesundheit einer Population ohne die Berücksichtigung der Verhältnis- und Verhaltensfaktoren nur bedingt erklärungskräftig.

Wie in den bisherigen Ausführungen deutlich wurde, lässt sich beispielsweise die längere Lebensdauer von Frauen gegenüber Männern nicht ausschließlich durch genetische Unterschiede erklären, auch sozioökonomische Besonderheiten und die angeführten Determinanten sozialer Ungleichheit sind an der geschlechterspezifischen Mortalität beteiligt. Auf der anderen Seite kann ein guter Gesundheitsstatus allerdings auch nicht allein durch sozioökonomisch ausgelöste vorteilhafte Rahmenbedingungen in den Lebensverhältnissen verursacht werden. Diese können oftmals nur eine gesundheitliche Wirksamkeit entfalten, wenn individuelle Handlungsmuster auch an den Lebensverhältnissen tatsächlich ansetzen. Wie das in Abschnitt 2.3 beschriebene Mikro-Makro Modell hervorhebt, sind individuelle Ausgangsbedingungen nicht mit Handlungen gleichzusetzen.

Damit wird insgesamt klar, dass vollständige gesundheitliche Erklärungen sowohl soziale Verhältnisfaktoren, individuelle personale Faktoren und Verhaltensfaktoren berücksichtigen müssen, wobei letztgenannte zentral sind, um zu verstehen, inwiefern individuelle Rahmenbedingungen auch in gesundheitlich relevante Taten umgesetzt werden. In den Analysen der vorliegenden Arbeit stehen allerdings vornehmlich gesundheitliche Ungleichheiten und deren Dynamiken im Mittelpunkt, die insbesondere soziale Verhältnisse innerhalb einer Bevölkerung zur Erklärung der Gesundheit fokussieren. Die darauf bezogene Relevanz und zugehörige Wirkungszusammenhänge wurden in den bisherigen Ausführungen herausgestellt. Davon ausgehend muss im Hinblick auf die noch folgenden empirischen Analysen betont werden, dass diese aufgrund von deren Schwerpunktlegung auf gesundheitliche Ungleichheit als makrostrukturelles Phänomen und der selektiven Auswahl an mikrostrukturell fundierten Erklärungsfaktoren immer nur probabilistischer Natur sein können.

5 Erklärungsmodell zur gesundheitlichen Ungleichheit im Lebensverlauf und im Kohortenvergleich

Die bis hier beschriebenen Konzepte sind in unterschiedlichen Kontexten und teilweise getrennt voneinander als Erklärungsmuster zu gesundheitlichen Unterschieden entwickelt worden, dürfen allerdings nicht als konkurrierend verstanden werden. Ausgehend von diesem Gedanken gab es in vergangener Forschung vielfach Bemühungen darum, einzelne Erklärungsansätze in komplexere Modelle zur gesundheitlichen Ungleichheit zusammenzuführen. Damit wird der Überlegung Rechnung getragen, dass einzelne Erklärungsansätze stets nur einen Teil der relevanten sozialen Wirkungszusammenhänge zur Entstehung von Gesundheit und Krankheit offenlegen.

Als Ausgangspunkt der hier angestrebten theoretischen Modellierung, welche nachvollziehbar machen soll, inwiefern das Phänomen gesundheitlicher Ungleichheit empirisch zu analysieren ist, um gesundheitliche Ungleichheiten im Lebensverlauf und Kohortenvergleich abzubilden und die Relevanz demografischer Wandlungsprozesse für Veränderungen in den Morbiditätsverhältnissen innerhalb der Bevölkerung erkennbar zu machen, wird zuerst auf das vielfach zitierte Modell von Mackenbach (2006) eingegangen, welches vergleichsweise präzise die etablierten Erklärungsmuster zur gesundheitlicher Ungleichheit unter Berücksichtigung von deren Interdependenzen auf der Ebene von Individuen abbildet. Anschließend richtet sich der Fokus auf den allgemeineren Modellierungsansatz von Elkeles und Mielck (1997), der durch eine Mikro-Makro Logik hingegen anschlussfähiger für den hier zugrunde gelegten methodologischen Ausgangspunkt ist und die hinter dem SES liegenden Erklärungsmechanismen noch expliziter macht. Ein neues Modell zur Fortentwicklung der Gesundheit unter besonderer Berücksichtigung zeitlicher Dynamiken wird abschließend präsentiert.

Das Erklärungsmodell von Mackenbach (2006) kann als Systematisierung der *klassischen* Erklärungsansätze gesundheitlicher Ungleichheit aus Kapitel 3 verstanden werden und ist in Abbildung 5.1 dargestellt. Besonderheit des Modells ist die pfadanalytische Darstellung des Zusammenhangs zwischen sozioökonomischem Status und Gesundheit, wobei der SES nur indirekt gerichtet die Gesundheit beeinflusst. Materielle und psychosoziale Faktoren sowie das Gesundheitsverhalten sind als Mediatoren dargestellt. Nun lässt sich diskutieren, inwiefern die pfadanalytische Darstellung um weitere Erklärungsfaktoren zur gesundheitlichen Ungleichheit erweitert werden sollte und welche Wirkungszusammenhänge zwischen den einzelnen Faktoren vor dem Hintergrund vergangener Forschung am sinnvollsten erscheinen. Zentral ist aber das Anliegen der Modellierung, hervorzuheben, inwiefern in isolierten Analysen zu den klassischen Erklärungsansätzen stets von unbeobachteten Wirkungen der Variablen zu möglicherweise vernachlässigten Erklärungsmustern ausgegangen werden muss. Gesundheitsanalysen machen den Stellenwert solcher *unbeobachteter Drittvariablen* häufig nicht explizit, was im Hinblick auf die substantiellen Interpretationen der Analysen problematisch ist.[1] Selbst in Situationen, in denen das Interesse lediglich auf den Zusammenhang zwischen psychosozialen Faktoren und der Gesundheit oder bildungsbezogenen gesundheitlichen Ungleichheiten gerichtet ist, müssen alle dargestellten Wirkungspfade zumindest theoretisch mitgedacht werden.

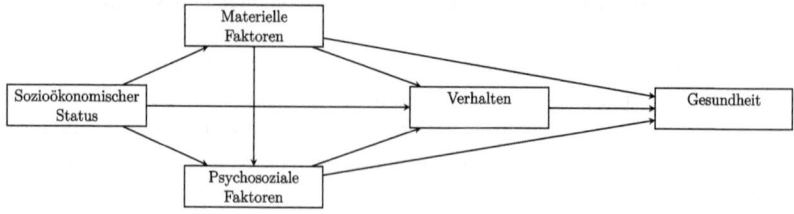

Abbildung 5.1 Diagramm zur Erklärung gesundheitlicher Ungleichheit. (Quelle: Darstellung in Anlehnung an Mackenbach (2006, S. 32))

Ein Modellierungsansatz von Elkeles und Mielck (1997), der vergleichbar ist mit jenem von Steinkamp (1999), ist an dieser Stelle erwähnenswert, da er im Gegensatz zum Modell von Mackenbach zur Erklärung gesundheitlicher Ungleichheiten zwischen einer Makro-, Meso- und Mikroebene unterscheidet (Lampert, 2016, S. 128). Dadurch wird die Modellierung zwar komplexer und aufgrund allgemeinerer Darstellungen schwieriger direkt in empirische Analysen zu übertragen, dafür greift das Modell detaillierter den theoretischen Wissensstand zur gesundheitlichen Ungleichheit auf und lässt sich auch mit allgemeineren methodologischen Ansätzen

---

[1] Dies gilt nicht nur für Gesundheitsanalysen.

5 Erklärungsmodell zur gesundheitlichen Ungleichheit ...

wie dem Mikro-Makro Modell im Rahmen soziologischer Erklärungen verknüpfen. Ausgehend von dem in Abbildung 5.2 gezeigten Modell bezieht sich die Makroebene, die in abgerundeten Rechtecken dargestellt ist, auf die Verteilung sozioökonomischer Faktoren auf Populationsebene, während die Mesoebene, die durch das Rechteck des Typs *dotted* hervorgehoben ist, als vermittelnde Instanz zwischen der sozialen Ungleichheit und gesundheitlichen Unterschieden auftritt. Die individuelle Gesundheit auf der Mikroebene wird als Resultat einer Ungleichverteilung von gesundheitlichen Opportunitäten und Restriktionen begriffen, die in sozialen Ungleichheiten ihren Ursprung finden. Gesundheitliche Ungleichheiten sind davon ausgehend wiederum als makrostrukturelles Phänomen zu fassen, welches sich aus dem sozial bedingten Gesundheitsgeschehen auf der Mikroebene ergibt. Anders als im Modell von Mackenbach wird auch eine Rückkopplung von gesundheitlichen Ungleichheiten auf den sozioökonomischen Status berücksichtigt, was in der Abbildung durch einen Pfad von der makrostrukturellen gesundheitlichen Ungleichheit zur sozialen Ungleichheit hervorgehoben ist.

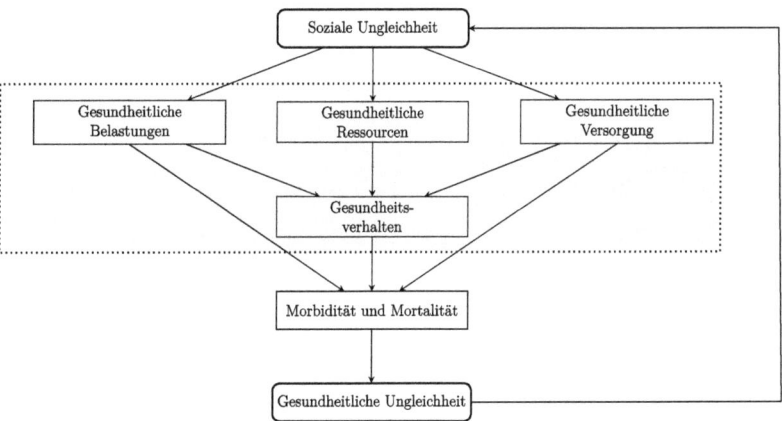

Abbildung 5.2 Mikro-Makro Modell zur Erklärung gesundheitlicher Ungleichheit. (Quelle: Darstellung in Anlehnung an Elkeles und Mielck (1997))

Bezugnehmend auf die Logik von Mikro-Makro-Erklärungen aus Abschnitt 2.3 und in Anlehnung an die Mehrebenenstruktur des Modells von Mielck bzw. Elkeles und des pfadanalytischen Verständnisses in der komplexen Zusammenhangsstruktur in gesundheitlichen Ungleichheiten aus dem Modell von Mackenbach greift das in Abbildung 5.3 dargestellte Modell zum Zusammenhang zwischen sozialer Ungleichheit und Gesundheit die in den vorangegangenen Kapiteln diskutierten

Dynamiken gesundheitlicher Ungleichheiten und deren Abhängigkeit von weiteren sozialstrukturellen Merkmalen auf, die als Determinanten sozialer Ungleichheit beschrieben wurden. Die Modellierung hebt (1) hervor, dass makrostrukturelle Rahmenbedingungen in Form von sozialstrukturellen Verhältnissen zwar den Ausgangspunkt für die Gesundheit innerhalb einer Population bilden, aber nur durch Prozesse auf der Mikroebene zu erklären sind. Dies wird vor dem Hintergrund der theoretischen Erklärungsmuster aus Kapitel 3 deutlich, die in der Abbildung durch einen gerichteten Pfad der makrostrukturellen sozialen Ungleichheit auf die individuelle Ausstattung im Hinblick auf Dimensionen sozialer Ungleichheit hervorgehoben sind. So wird die individuelle Gesundheit unter Berücksichtigung gesundheitlicher Verhältnisse bzw. Rahmenbedingungen auf Individualebene erklärbar, die von der persönlichen sozioökonomischen Ressourcenausstattung mitbedingt sind. Würde dieser mikrostrukturelle Teil der Modellierung, der durch die Linien des Typs (*solid*) hervorgehoben ist, sich durch ein mehrdimensionales Verständnis kennzeichnet und von makrostrukturellen Zusammenhängen (Linien des Typs (*dashed*)) abzugrenzen ist, ausgeblendet, wäre auf substantieller Ebene nicht verständlich, wieso ein sozialer Gradient in der makrostrukturellen Gesundheit existiert.

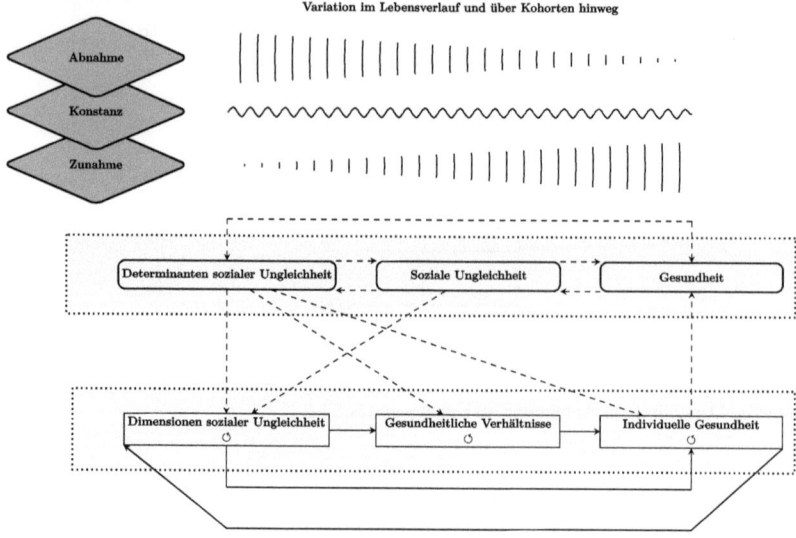

Abbildung 5.3 Mikro-Makro Modell zur gesundheitlichen Ungleichheit im Lebensverlauf und im Kohortenvergleich unter Berücksichtigung der Determinanten sozialer Ungleichheit. (Quelle: Eigene Darstellung)

5 Erklärungsmodell zur gesundheitlichen Ungleichheit ...

Nun berücksichtigt das Modell zusätzlich den Umstand (2), dass die Gesundheit auf Ebene des Individuums nicht ausschließlich durch soziale Ungleichheitsdimensionen zu erklären ist. Wie in Kapitel 4 hervorgehoben, sind auch weitere sozialstrukturelle Merkmale, wie das Geschlecht oder der Partnerschaftsstatus für die individuelle Gesundheit relevant. In der Abbildung wird dies durch einen gerichteten Pfad von den makrostrukturellen Verteilungen von Determinanten sozialer Ungleichheit zu den individuellen gesundheitlichen Verhältnissen und der Gesundheit auf der Mikroebene hervorgehoben. Gleichzeitig wird aber erkennbar, dass die Determinanten auch durch deren Eigenschaft zur Strukturierung der individuellen Ausstattung mit den Dimensionen sozialer Ungleichheit indirekt gesundheitlich relevant sind.

Die Beschreibung und Darstellung der mannigfaltigen (interdependenten) Beziehungen (3), die von den Determinanten und Dimensionen sozialer Ungleichheit ausgehen, ist nur schwer umfassend möglich. So sind die Wirkungsweisen der Determinanten sozialer Ungleichheit für die Gesundheit auch von Wechselwirkungen der Determinanten untereinander bedingt. Selbiges lässt sich auf die Dimensionen sozialer Ungleichheit übertragen, deren Wechselwirkungen beispielsweise anhand der Bedingtheit der Einkommensverhältnisse vom Bildungsniveau veranschaulicht werden können. Determinanten sozialer Ungleichheit werden wiederum in Teilen durch die Dimensionen sozialer Ungleichheit strukturiert, wenn die Entstehung von Partnerschaften von individuellen sozioökonomischen Rahmenbedingungen beeinflusst wird. Ausgehend von der vergangenen Forschung zur gesundheitlichen Ungleichheit sind letztendlich auch die Dimensionen und Determinanten sozialer Ungleichheit nicht unabhängig von der individuellen Gesundheit. Diese Komplexität wird in der Abbildung einerseits durch zirkulierende Pfeile in den dargestellten Rechtecken auf der Mikroebene hervorgehoben, aber auch durch Pfade von der Gesundheit hin zu den Determinanten- und Dimensionen sozialer Ungleichheit.

Ein Schwerpunkt der vorangegangenen Kapitel war die Frage nach Dynamiken in gesundheitlichen Ungleichheiten im Lebensverlauf und über Kohorten hinweg (4), die insbesondere im Hinblick auf demografische Wandlungsprozesse innerhalb der Bevölkerung für die prozesshafte Morbiditätsentwicklung relevant sind. Anders als in vergangenen Modellierungen zur gesundheitlichen Ungleichheit werden die Annahmen aus Abschnitt 3.2 in Abbildung 5.3 schematisch berücksichtigt. So ist für jegliche Prozesse im gezeigten Mikro-Makro Modell eine Kontinuität, Divergenz oder Konvergenz im Alterungsprozess aber auch im Kohortenvergleich möglich. Vergangene Forschung macht deutlich, dass keine der drei potentiellen Veränderungsprozesse in gesundheitlichen Analysen unter Berücksichtigung sozialer

Ungleichheiten ausgeschlossen werden kann. Sowohl die Lebensverlaufsperspektive als auch die Frage nach möglichen Dynamiken über Kohorten hinweg wurden in der Abbildung bewusst oberhalb der makrostrukturellen Ebene angeordnet, da es sich hierbei um gesellschaftsspezifische Phänomene für eine Population handelt.

Theoretische Modelle können die empirische Realität nie exakt widerspiegeln. Das ist allerdings auch nicht deren Ziel. Vielmehr können sie Forschungsstände systematisieren, Diskurse über Wirkungszusammenhänge anregen und bei der Spezifikation von empirischen Analysen handlungsleitend sein (Saam & Gautschi, 2015, S. 26f.). So weist auch die hier vorgenommene theoretisch angeleitete Modellierung nicht den Anspruch auf, jegliche relevante Zusammenhangsstrukturen zur gesundheitlichen Ungleichheit oder zur Gesundheit allgemein aufzugreifen. Sie lenkt aber den Fokus auf sowohl theoretisch als auch empirisch bekannte Zusammenhänge zur gesundheitlichen Ungleichheit und hilft bei der Systematisierung der darauf bezogenen geklärten und weniger gut geklärten Aspekte. Eine empirische Modellierung, die den Forschungsstand zur gesundheitlichen Ungleichheit ernst nimmt und dabei helfen soll, ein Verständnis für Wandlungsprozesse in der Morbidität innerhalb der Gesellschaft im Kontext demografischer Veränderungen herzuleiten, muss die im Modell beschriebenen Pfade, die in den vorangegangenen Abschnitten durch die Schritte 1 bis 4 inhaltlich erläutert wurden, möglichst umfassend berücksichtigen.

6 Resümee zu Teil I: Ausgangspunkt einer empirischen Analyse zu Dynamiken in gesundheitlichen Ungleichheiten

Im Rahmen des ersten Teils der Ausarbeitung wird die Komplexität des Phänomens der gesundheitlichen Ungleichheiten deutlich. Dies ist einerseits auf die Mehrdimensionalität sowohl der Gesundheit als auch der sozialen Ungleichheit zurückzuführen, andererseits auf die mannigfaltige Zusammenhangsstruktur des Phänomens und deren zeitliche Dynamik im Lebensverlauf und im Kohortenvergleich. Vergangene Forschung ist allerdings dazu in der Lage, diese Komplexität in vielerlei Hinsicht zu systematisieren und theoretisch sowie empirisch zu klären. Vor dem Hintergrund der Bedeutsamkeit der Kerndimensionen sozialer Ungleichheit für die Gesundheit in der Bevölkerung wird klar, dass Folgen demografischer Veränderungsprozesse für die Morbiditätsstrukturen einer Population auf Kenntnisse zu den Strukturen gesundheitlicher Ungleichheiten angewiesen sind. Nur so kann ein Verständnis für mögliche Expansions- oder Kompressionsprozesse der Morbidität hergeleitet werden.

In diesem Zusammenhang rückt insbesondere die Relevanz der Klärung bestehender Forschungslücken zu Dynamiken in gesundheitlichen Ungleichheiten in der Bevölkerung Deutschlands in den Mittelpunkt. So bleibt trotz einer Vielzahl an darauf bezogenen empirischen Studien weiter unklar, inwiefern sich der Zusammenhang zwischen sozialer Ungleichheit und Gesundheit im Lebensverlauf konkret verändert und wie sich derartige Zusammenhangsstrukturen in unterschiedlichen Kohorten voneinander unterscheiden. Insbesondere Kohortendifferenzen werden vor dem Hintergrund des demografischen Wandels in Deutschland zunehmend bedeutsam. Werden diese ernst genommen, muss für die künftigen Älteren innerhalb der Bevölkerung, die demografisch bedingt anteilsmäßig zunehmen werden, von anderen Strukturen gesundheitlicher Ungleichheit ausgegangen werden als für jene älteren Bevölkerungsteile, die aktuell empirisch beobachtet werden können.

Ausgehend von dem bis hier beschriebenen Forschungsstand und dem daraus abgeleiteten Modell zur gesundheitlichen Ungleichheit im Lebensverlauf und

Kohortenvergleich, welches sowohl die Gesundheit als auch soziale Ungleichheiten als mehrdimensionale interdependente Konstrukte versteht, die im Sinne von Mikro-Makro aufzuklären sind, lassen sich grundlegende Hypothesen und Annahmen für eine empirische Analyse ableiten. Deren Prüfung kann bestehende Forschungslücken zu Dynamiken in gesundheitlichen Ungleichheiten schließen und ein tieferes Verständnis für mögliche Veränderungsprozesse in der Morbidität in der Bevölkerung herleiten:

- Je höher der sozioökonomische Status, desto besser die Gesundheit im Lebensverlauf. Dabei gilt es zu berücksichtigen, dass es sich sowohl beim SES als auch bei der Gesundheit um mehrdimensionale Konstrukte handelt, deren Dimensionen untereinander in Wechselwirkungen stehen.
- Je besser die Gesundheit, desto höher der sozioökonomische Status im Lebensverlauf. Auch hier gilt es die Mehrdimensionalität der Konstrukte zu berücksichtigen. Vergangene Forschung kann keine endgültige Klarheit zur Wirkungsrichtung im Kontext gesundheitlicher Ungleichheiten liefern, wodurch diese in einem empirischen Modell simultan abgebildet werden sollten.
- Je höher das Alter, desto stärker der Zusammenhang zwischen sozioökonomischem Status und der Gesundheit. Damit angesprochen ist die Divergenzhypothese im Rahmen gesundheitlicher Ungleichheiten. Auch Konvergenz- und Kontinuitätstendenzen können ausgehend von der vergangenen Forschung für die weiteren empirischen Analysen nicht ausgeschlossen werden.
- Je jünger die Kohorte, desto stärker der Zusammenhang zwischen sozioökonomischem Status und der Gesundheit (und dessen Dynamik im Lebensverlauf). Damit angesprochen ist die Rising-Importance Hypothese, die in vergangener Forschung insbesondere im Hinblick auf bildungsbezogene gesundheitliche Ungleichheiten untersucht wurde. Unklar bleibt bislang der Stellenwert der weiteren Dimensionen sozialer Ungleichheit im Rahmen der Hypothese, wobei diese bislang auch nicht im Hinblick auf ein mehrdimensionales Verständnis der Gesundheit untersucht wurde.
- Die Gesundheit und deren unterschiedliche Dimensionen sind durch autoregressive Prozesse gekennzeichnet, darauf macht die Lebensverlaufsperspektive aufmerksam. Grundsätzlich sind derartige Prozesse aber auch für die Kerndimensionen sozialer Ungleichheit denkbar. Diese Überlegung gilt es in den zuvor beschriebenen Hypothesen grundsätzlich zu berücksichtigen.

Wie in den näheren Beschreibungen der Hypothesen bereits betont, ist für die weiteren Analysen die Annahme zentral, dass es sich sowohl bei dem sozioökonomischen Status als auch der Gesundheit um mehrdimensionale Phänomene handelt, die in komplexen Wechselwirkungen stehen. Vergangene Analysen zu gesundheitlichen Ungleichheiten im Lebensverlauf fokussieren in der Regel nur ausgewählte Dimensionen der Konstrukte, wodurch die Komplexität des Phänomens zumeist einfacher abgebildet wird als es aus theoretischer Perspektive erforderlich erscheint. Gleichzeitig vernachlässigt vergangene Forschung selbst unter einer Berücksichtigung der Lebensverlaufsperspektive in einer Mehrzahl empirischer Modelle autoregressive Prozesse in den analysierten Konstrukten, ohne deren Bedeutsamkeit kritisch zu reflektieren. Damit ist der durch die formulierten Hypothesen angestrebte Erkenntnisgewinn nicht alleine auf die Schließung der beschriebenen Forschungslücken beschränkt. Auch bereits empirisch vorliegende Befunde zu gesundheitlichen Ungleichheiten werden durch komplexere Modellierungen erneut auf den Prüfstand gestellt.[1]

Nicht in den Hypothesen explizit angeführt, aber dennoch bedeutsam für die weiteren empirischen Analysen zur gesundheitlichen Ungleichheit ist die Berücksichtigung verschiedener Determinanten sozialer Ungleichheit, deren Bedeutsamkeit für die individuelle Gesundheit in Kapitel 4 herausgestellt und in Abbildung 5.3 zusätzlich integriert wurde. Fokussiert wurden dabei der Migrationshintergrund, das Geschlecht, die Ost-West-Zugehörigkeit und Partnerschaften. Deren Kontrolle in Modellen zur gesundheitlichen Ungleichheit ist wichtig, um Dynamiken in den Einflüssen der Dimensionen sozialer Ungleichheit auf die Gesundheit im Lebensverlauf und im Kohortenvergleich möglichst isoliert offenzulegen. So können alle thematisierten Determinanten auch als potentiell vermittelnde Faktoren im Rahmen gesundheitlicher Ungleichheiten verstanden werden, während diese gleichzeitig indirekt über die Kerndimensionen sozialer Ungleichheit mit der Gesundheit assoziiert sein dürften. Deren Berücksichtigung ist letztendlich auch bedeutsam, um die Relevanz von sozialstrukturellen Veränderungen für Morbiditätsentwicklungen im Kontext demografischer Veränderungen nachvollziehen zu können.

Ausgehend von den bis hier beschriebenen Hypothesen und Annahmen zur gesundheitlichen Ungleichheit widmet sich der nachfolgende zweite Teil der Arbeit mit den methodischen Ansätzen, auf deren Basis gesundheitliche Ungleichheiten im Lebensverlauf und im Kohortenvergleich unter Berücksichtigung eines mehrdimensionalen Verständnisses des Phänomens empirisch untersucht werden können. Dabei wird auf Methoden zur Analyse von standardisiert erhobenen quantitativen Daten zurückgegriffen, die anschlussfähig an die Logik von Mikro-Makro-Erklärungen sind und einerseits eine direkte Spezifikation der Komplexität der gesundheitlichen

---

[1] In diesem Zusammenhang muss betont werden, dass die hier beschriebenen Hypothesen und angestrebten Analysen nicht die Mannigfaltigkeit der Erklärungsmechanismen zur gesundheitlichen Ungleichheit fokussieren. Vielmehr werden diese zur theoretischen Begründung der Zusammenhangsstrukturen gesundheitlicher Ungleichheiten benötigt.

Ungleichheit in einer formalen Modellbildung in Anlehnung an das eingeführte theoretische Modell zulassen und andererseits deren Implikationen für prozesshafte Veränderungen in der Morbidität mikrosimulativ darstellen können.

Teil II
Modellierungsstrategie zur Analyse gesundheitlicher Ungleichheit im Lebensverlauf und im Kohortenvergleich

7 Autoregressive latente Wachstumskurvenmodelle und multiple Gruppenanalyse

Das in Kapitel 5 hergeleitete Modell zur Analyse gesundheitlicher Ungleichheiten im Lebensverlauf und im Kohortenvergleich sowie die daraus resultierenden allgemeinen Hypothesen beziehen sich auf ein mehrdimensionales Verständnis von Gesundheit und sozialer Ungleichheit, wobei komplexe interdependente Wechselwirkungen zwischen den Dimensionen im Zeitverlauf angenommen werden, die sich mit Blick auf die theoretischen Hintergründe sowohl auf inter- als auch intraindividuelle Veränderungen beziehen können. Die Anforderungen an einen Analyseansatz zur Abbildung der damit verbundenen Annahmen sind entsprechend groß, wobei die Fokussierung auf individuelle Lebensverläufe die Notwendigkeit zur Verwendung von longitudinalen Analysemodellen nahelegt. Die nachfolgenden Abschnitte widmen sich davon ausgehend der Frage, welche Modellierungstechniken diesen Ansprüchen genügen.

Im Mittelpunkt stehen dabei multivariate Wachstumskurvenmodellierungen mit autoregressiven Prozessen und deren Herleitungen. So wird deutlich werden, inwiefern derartige Modelle flexibel in der Analyse von individuellen Lebensverläufen sind, wobei sowohl Zusammenhänge zwischen als auch innerhalb von Personen im Zeitverlauf abgebildet werden können. Da die Modelle in deren Spezifikation als komplex bezeichnet werden können, ist es zum Verständnis der noch folgenden empirischen Analyseergebnisse notwendig, jegliche relevanten Gleichungen der verwendeten Modelle einzeln einzuführen und zu erläutern. Zudem können für die empirische Analyse mehrere Wachstumskurvenmodellierungen in Erwägung gezogen werden, was nähere Begründungen zur Auswahl einer Modellvariante erfordert.

Neben der Herleitung und Erläuterung der Modellierungstechniken wird in den nachfolgenden Unterkapiteln zudem darauf eingegangen, wie Kohortenunterschiede anhand einer multiplen Gruppenanalyse in der Analyse berücksichtigt werden, denen ebenfalls im Rahmen der theoretischen Vorüberlegungen eine größere Bedeutsamkeit zugeordnet wurde, um einerseits Alters- und Kohorteneffekte zu trennen und andererseits gesundheitliche Ungleichheiten im Kohortenvergleich abbilden zu können. Da kein multivariates Analyseverfahren ohne Limitationen ist, werden auch Herausforderungen und Probleme zu den gewählten Modellierungstechniken thematisiert.

7.1 Latent Curve Model with Structured Residuals

Eine Vielzahl an etablierten Verfahren zur Analyse von Paneldaten kann immer nur einen Teil der Zusammenhänge und Strukturen abbilden, die durch das in Kapitel 5 beschriebene Erklärungsmodell angesprochen werden. So kennzeichnen sich beispielsweise *Fixed-Effects-Modelle* (FEM) (Allison, 2009) durch die Stärke, in der Modellierung von Längsschnitteffekten personenspezifische Variationen im Zeitverlauf zu fokussieren und Differenzen zwischen Personen auszuschalten.[1] Damit kann allerdings eine Vielzahl der potentiell zeitkonstanten Faktoren, die im hier zugrunde gelegten theoretischen Modell aufgegriffen sind, nicht berücksichtigt werden. *Random-Effects-Modelle* (REM) (Rabe-Hesketh & Skrondal, 2022; Hsiao, 2014) hingegen verarbeiten zusätzlich auch die Unterschiede zwischen Individuen, heben dabei allerdings eine klare Separierung von Individual- und Between-Effekten auf, sodass im Modell Verzerrungen durch unbeobachtete zeitkonstante Drittvariablen nicht mehr ausgeschlossen werden können. Auch diese Eigenschaft ist für die weiteren Analysen nicht wünschenswert. Im Kontrast zum FEM und REM sind einfache Formen von *Wachstumskurvenmodellierungen* (Bollen & Curran, 2006) dazu geeignet, Individuen im Hinblick auf deren Verläufe entlang einer Zeitachse zu modellieren, Eigenschaften der damit verbundenen Veränderungsprozesse herauszustellen und dabei auch Unterschiede in den Veränderungen zwischen Personen offenzulegen. Dadurch werden lebensverlaufsbezogene Prozesse, die ebenfalls in den Kapiteln 5 und 6 hervorgehoben sind, detailliert analysierbar. Die Relevanz zeitpunktspezifischer Dynamiken und der damit verbundenen Längsschnitteffekte rückt somit allerdings erneut in den Hintergrund. Letztendlich sind die hier beispielhaft genannten longitudinalen Modelle auch in unterschiedlichem Maße dazu geeignet, mehrere Phänomene simultan zu analysieren.

---

[1] Literaturverweise zu den im weiteren Verlauf thematisierten Modellen beziehen sich auf Autoren, welche die Modelle ausführlich beschreiben bzw. in der Modellbildung als zentrale Referenz dienen.

7.1 Latent Curve Model with Structured Residuals

Ein Ansatz zur Analyse für Längsschnittdaten, der alle in Abbildung 5.3 beschriebenen Zusammenhangsstrukturen simultan aufgreifen und separieren kann, ist das *Latent Curve Model with Structured Residuals* (LCM-SR), welches von Curran, Howard, Bainter, Lane und McGinley (2014) in die Methodendiskussion zu latenten Wachstumskurvenmodellierungen eingeführt wird. Es handelt sich um eine intuitive Erweiterung des *Autoregressive Latent Trajectory* (ALT) Modells (Bollen & Curran, 2004), welches entwickelt wurde, um *Autoregressive (simplex)* bzw. *Autoregressive Cross-Lagged* Modelle (ARCLM) und *Latent Curve* Modelle (LCM) in einem statistischen Modell miteinander zu verbinden. Beide Verfahren wurden bis dahin vielfach nur getrennt voneinander genutzt und oftmals sogar als konkurrierend betrachtet. Ausgehend von den Modellherleitungen von Bollen und Curran (2004) und Curran et al. (2014) werden im weiteren Verlauf in einem ersten Schritt das ARCLM und LCM skizziert, um anschließend auf das ALT-Modell eingehen zu können. Abschließend wird die Erweiterung zum LCM-SR erläutert, wodurch alle für die weiteren Analysen benötigten Gleichungen, darin genutzten Parameter und Hintergründe der Modelle thematisiert werden.

Autoregressive Cross-Lagged Model
Abbildung 7.1 zeigt in Anlehnung an Bollen und Curran (2004) das Pfaddiagramm eines autoregressiven Modells für den bivariaten Fall zum Zusammenhang zwischen einer Variable y und einer Variable x, die über vier Zeitpunkte t bei denselben Individuen erhoben wurden.[2] Damit handelt es sich hier um ein ARCLM. Berechnet werden in dem Modell *autoregressive Effekte* (AR) innerhalb und *kreuzverzögerte* bzw. *Cross-Lagged Effekte* (CL) zwischen den beiden Variablen. y_{it}, mit i als Personenindex und t als Zeitindex, ergibt sich demnach durch die Gleichung

$$y_{it} = \alpha_{y_t} + \rho_{y_t y_{t-1}} y_{i,t-1} + \rho_{y_t x_{t-1}} x_{i,t-1} + \epsilon_{y_{it}}, \tag{7.1}$$

wobei α_{y_t} die Regressionskonstante, $\rho_{y_t y_{t-1}}$ den autoregressiven Effekt von $y_{i,t-1}$, $\rho_{y_t x_{t-1}}$ den kreuzverzögerten Effekt von $x_{i,t-1}$ und $\epsilon_{y_{it}}$ das Residuum zur Voraussage von y_{it} repräsentiert. Alle genannten Elemente in der Modellvoraussage sind in der hier vorgenommenen Darstellung zeitpunktspezifisch geschätzt, werden oftmals allerdings auch mit Gleichheitsrestriktionen belegt. Äquivalent lässt sich die Gleichung auch für die Vorhersage von x_{it} formulieren, die weiteren Ausführungen beschränken sich der Einfachheit halber auf y_{it}. Ausgehend von der Modellspe-

---

[2] Im Hinblick auf die verwendeten Zeitpunkte t kann das Modell beliebig erweitert werden. Auch ist eine mögliche Modellierung nicht auf zwei Variablen y und x beschränkt. Im weiteren Verlauf wird zu illustrativen Zwecken aber nicht über den bivariaten Fall hinausgegangen.

zifikation wird insgesamt versucht, y_{it} durch $y_{i,t-1}$ und $x_{i,t-1}$ sowie durch die zugehörigen Koeffizienten zu erklären.

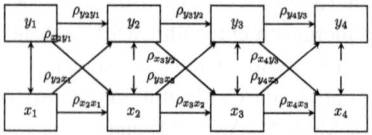

Abbildung 7.1 Bivariates Simplex Modell. (Quelle: Darstellung in Anlehnung an Bollen und Curran (2004, S. 341))

Auf substantieller Ebene postuliert das Modell, dass sich die individuellen Ausprägungen für y zu den einzelnen Messzeitpunkten t stets als Folge der Ausprägungen der im Modell berücksichtigen Variablen (hier x und y) zum jeweils vorgelagerten Zeitpunkt konstituieren. Längerfristige Entwicklungstrends in den Variablen werden somit ausgeblendet und zur Erklärung von y wird stets nur auf die nächstmöglich zurückliegenden Informationsquellen im Modell zurückgegriffen.[3] Auch wenn das Modell grundsätzlich eine Pfadabhängigkeit der einzelnen Variablen berücksichtigt, lassen sich letztendlich nur Hypothesen zu zeitpunktspezifischen Effekten abbilden. Eine Stärke des Modells ist dabei die Möglichkeit, bei der Beobachtung des gelaggten Effektes von x auf y für den autoregressiven Effekt von y kontrollieren zu können.

Insgesamt lässt sich für das Modell ein inhaltlicher Fokus auf die sogenannte Within-Ebene[4] festhalten. Es wird analysiert, inwiefern intraindividuelle Veränderungen zum Zeitpunkt t auf intraindividuelle Veränderungen zum Zeitpunkt $t-1$ zurückzuführen sind.[5]

---

[3] Grundsätzlich lassen sich im ARCLM natürlich auch Beziehungen zwischen den Variablen spezifizieren, die größere Lags aufweisen. Nichtsdestotrotz werden auch damit stets nur zeitpunktspezifische Beziehungen zwischen den Variablen angenommen und keine längerfristigen Entwicklungstrends abgebildet.

[4] Die Bezeichnung *Within-Ebene* bezieht sich auf den Umstand, dass bei Längsschnittdaten die *Overall-Varianz* einer Variable in eine *Between-* und *Within-Komponente* zerlegt werden kann. Die *Between-Varianz* fokussiert die Unterschiede zwischen Individuen, während die *Within-Varianz* die Variation auf Ebene des Individuums aufgreift.

[5] Diese Fokussierung ist im Kontext des Modells zumindest angedacht. Inwiefern dies technisch gelingt, ist von einer Vielzahl an Annahmen abhängig, bei denen im Regelfall davon ausgegangen werden kann, dass diese nicht zutreffen. Dadurch bleibt es im ARCLM letztendlich unklar, ob die spezifizierten Within-Effekte tatsächlich intraindividueller Natur sind oder durch interindividuelle Einflüsse verzerrt sind. Kritik an dem Modell ist alles andere als

Latent Growth Curve Model

Im Kontrast zum ARCLM werden zeitliche Dynamiken der im Modell enthaltenen Variablen im LCM durch latente Random-Effekte modelliert.[6] Das Pfaddiagramm in Abbildung 7.2 hebt visuell hervor, dass sich die Entwicklungstrends in y und x über die Analysezeitpunkte t hinweg nicht nur im Hinblick auf individuelle Veränderungen zwischen den einzelnen Messzeitpunkten ergeben können, sondern auch in Form von personenspezifischen Entwicklungstrends über den gesamten betrachteten Zeitraum hinweg. Die latenten Wachstumsparameter α_y bzw. α_x und β_y bzw. β_x bringen für die beiden Variablen y und x einen linearen Veränderungsprozess im Zeitraum $t = 1$ bis $t = 4$ ($T = 4$) zum Ausdruck, in denen sich die analysierten Individuen potentiell unterscheiden. Im Hinblick auf die Variable y wird dies im Rahmen von Strukturgleichungsmodellierungen[7] durch eine Spezifikation der Random Intercepts (α_{y_i}) und Random Slopes (β_{y_i}) als latente Variable mit den Faktorladungen 1 für das Random Intercept und 0, 1, 2, 3 für den Random Slope erzielt.[8] Wie im weiteren Verlauf noch aufgegriffen wird, sind grundsätzlich auch nicht-lineare Spezifikationen durch die Aufnahme weiterer Random-Effekte oder freie, ebenfalls nicht-lineare Schätzungen der Entwicklungsverläufe ohne Weiteres möglich. y_{it} ergibt sich im LCM durch die Gleichung

$$y_{it} = \alpha_{y_i} + \lambda_t \beta_{y_i} + \epsilon_{y_{it}}, \qquad (7.2)$$

---

neu (Rogosa & Willett, 1985), wodurch die auch heute noch häufige Anwendung erstaunlich ist. So zeigen Hamaker und Grasman (2015), dass Situationen, in denen das Modell angemessen ist, Spezialfälle sind. Das sogenannte *Random Intercept Cross-Lagged Panel Model* (RI-CLPM) (Mulder & Hamaker, 2021) bietet eine Alternative, welche dem eigentlichen Anspruch des ARCLM gerechter wird. Eng damit verbunden diskutieren Andersen und Mayerl (2022) allgemein, in welchen Situationen und Spezifikationen Panelmodelle mit autoregressiven Effekten legitim sind.

[6] Die Random-Effekte werden im LCM auch als Wachstumsparameter bezeichnet. In den weiteren Ausführungen werden die Begriffe im Hinblick auf Wachstumskurvenmodelle synonym verwendet.

[7] Latente Wachstumskurvenmodelle werden typischerweise durch *Structural Equation Modeling* (SEM) analysiert. Grundsätzlich ist auch eine Spezifikation als Mehrebenenmodell möglich (Bollen & Curran, 2006, S. 54 f.), die sich zur Herleitung der hier im weiteren Verlauf verwendeten Modelle aber nicht anbietet.

[8] Stark vereinfacht lässt sich die Vorgehensweise als Berechnung von personenspezifischen linearen Regressionsgeraden zur abhängigen Variable y bzw. x mit der Zeit t als unabhängige Variable verstehen, bei denen α_{y_i} bzw. α_{x_i} und β_{y_i} bzw. β_{x_i} individuelle Regressionskonstanten und Steigungsparameter darstellen.

wobei im Random-Intercept α_{y_i} das personenspezifische Ausgangsniveau in der Entwicklung von y erfasst ist und im Random-Slope β_{y_i} die Steigung von y im Zeitverlauf, welches mit den fixierten Werten in λ_t gewichtet wird.[9] Die Random Intercepts und Random Slopes für die Variable y ergeben sich im Rahmen der endogenen Spezifikation durch die Gleichung

$$\alpha_{y_i} = \mu_{y_\alpha} + \zeta_{y\alpha_i} \quad (7.3)$$

und

$$\beta_{y_i} = \mu_{y_\beta} + \zeta_{y\beta_i} \quad (7.4)$$

wodurch nun eine Differenzierung zwischen einer Level 1- und Level 2-Gleichung vorliegt. Es wird also für jedes in der Analyse berücksichtigte Individuum eine personenspezifische Wachstumskurve geschätzt, die sich als Abweichung vom Durchschnittswert der Wachstumsparameter (hier μ_{y_α} und μ_{y_β}) charakterisiert. Die entsprechende Variation kommt durch die Parameter $\zeta_{y\alpha_i}$ und $\zeta_{y\beta_i}$ zum Ausdruck. Zusammenhänge innerhalb eines Konstruktes[10] und zwischen zwei Konstrukten werden im LCM durch Korrelationen der Random-Effekte analysiert. Ausgehend von einem linearen Wachstum ergeben sich bei zwei Konstrukten die Korrelationen

$$COR(\alpha_{y_i}, \beta_{y_i}),$$
$$COR(\alpha_{x_i}, \beta_{x_i}),$$
$$COR(\alpha_{y_i}, \alpha_{x_i}), \quad (7.5)$$
$$COR(\alpha_{y_i}, \beta_{x_i}),$$
$$COR(\alpha_{x_i}, \beta_{y_i})$$

und

$$COR(\beta_{y_i}, \beta_{x_i}). \quad (7.6)$$

Darauf aufbauend können Fragestellungen behandelt werden, die an konstruktinternen Zusammenhängen oder an der gemeinsamen Entwicklung der Variablen y und x über den Analysezeitraum hinweg anknüpfen (Muniz-Terrera et al., 2017). So lässt sich beispielsweise prüfen, ob Personen, die überdurchschnittlich hohe Intercepts in y aufweisen, auch durch überdurchschnittlich hohe Slopes in y zu charakterisie-

---

[9] Im hier gewählten Beispiel einer linearen Veränderung enthält der Vektor λ_t entsprechend für den ersten Zeitpunkt den Wert 0, für den zweiten Zeitpunkt den Wert 1 bis zum vierten Zeitpunkt den Wert 3.

[10] Mit Konstrukten sind im weiteren Verlauf die Zusammenhangsstrukturen der zeitpunktspezifischen Messungen einer zeitveränderlichen Variable gemeint.

7.1 Latent Curve Model with Structured Residuals

ren sind. Richtet sich der Fokus auf Zusammenhänge zwischen zwei zeitveränderlichen Konstrukten, können die Assoziationen zwischen den Random-Intercepts oder Random-Slopes beider Konstrukte analysiert werden. Können Zusammenhangsstrukturen zwischen den Intercepts verschiedener Konstrukte beobachtet werden, deutet dies darauf hin, dass höhere Ausgangsniveaus im Konstrukt 1 (α_y) auch mit höheren Ausgangsniveaus in Konstrukt 2 (α_x) verbunden sind. Zusammenhänge zwischen Random Intercepts und Random Slopes bedeuten hingegen, höhere (oder niedrigere) Ausgangsniveaus in dem einen Konstrukt sind mit stärkeren (oder schwächeren) Steigungen in dem anderen Konstrukt verbunden. Zusammenhänge zwischen den Random Slopes lassen Rückschlüsse darüber zu, ob überdurchschnittlich starke Anstiege im Zeitverlauf in einem Konstrukt 1 auch mit überdurchschnittlich starken Anstiegen im Konstrukt 2 verbunden sind.

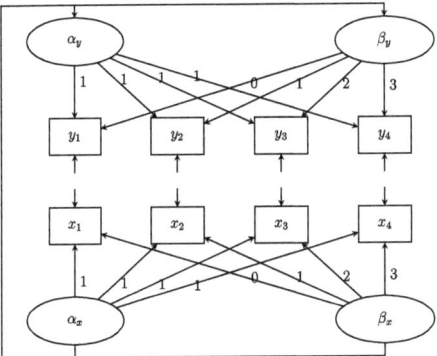

Abbildung 7.2 Bivariates LCM. (Quelle: Darstellung in Anlehnung an Bollen und Curran (2004, S. 345))

Anders als im ARCLM steht also ein interindividueller Vergleich im Zentrum, welcher sich auf den gesamten Analysezeitraum bezieht. In Kontrast zum ARCLM fokussiert das Modell damit die Between-Ebene gegenüber der Within-Ebene. Die Zusammenhänge zwischen zwei zeitveränderlichen Konstrukten können im Hinblick auf die Voraussage der Random-Intercepts und Random-Slopes einer zeitveränderlichen Variable y durch die Random-Intercepts einer zeitveränderlichen Variable x auch über die Gleichungen

$$\alpha_{y_i} = \mu_{y_\alpha} + \beta_{\alpha_y \alpha_x} \alpha_{x_i} + \zeta_{y\alpha_i} \qquad (7.7)$$

und

$$\beta_{y_i} = \mu_{y_\beta} + \beta_{\beta_y \alpha_x} \alpha_{x_i} + \zeta_{y \beta_i} \tag{7.8}$$

als gerichtet spezifiziert werden. Dadurch werden Regressionskoeffizienten geschätzt, die zum Ausdruck bringen, inwiefern auf Basis der Random-Intercepts von x die Random-Effekte von y vorausgesagt werden können. Der Spezifikation von gerichteten Zusammenhängen zwischen den Random-Effekten sind hier technisch nur bedingt Grenzen gesetzt. Dabei muss allerdings beachtet werden, dass derartige Zusammenhangsstrukturen nicht kausal zu interpretieren sind und weiter nur Differenzen zwischen Personen zum Ausdruck bringen.

Modelliert werden im LCM typischerweise alle spezifizierbaren Zusammenhänge zwischen den Random-Effekten, in der einfachsten Variante als Kovarianzen.[11] Die Interpretation von Zusammenhängen zwischen Random-Effekten sollte aber stets durch inhaltliche Vorüberlegungen untermauert werden. Insbesondere in Wachstumskurvenmodellen mit Random-Effekten höherer Ordnung, die in den hier vorgestellten Gleichungen zum LCM nicht berücksichtigt sind, ist die inhaltliche Bedeutung von deren Kovariationen nicht immer leicht zu begründen[12].

In den bisherigen Ausführungen zum ARCLM und LCM stehen ausschließlich univariate und bivariate Beziehungen im Hinblick auf zwei zeitlich veränderliche Variablen y und x im Mittelpunkt. Wichtig ist an dieser Stelle allerdings zu betonen, dass in den Level 2-Gleichungen 7.3 und 7.4 auch weitere zeitkonstante unabhängige Variablen integriert werden können, die im Kontext von Wachstumskurvenmodellierungen oftmals als *Time-Invariant Covariates* (TIC) bezeichnet werden und die Random-Effekte weiter erklären können. Anhand der Gleichungen

$$\alpha_{y_i} = \mu_{y_\alpha} + \gamma_{\alpha_y z} z_i + \zeta_{y \alpha_i} \tag{7.9}$$

und

$$\beta_{y_i} = \mu_{y_\beta} + \gamma_{\beta_y z} z_i + \zeta_{y \beta_i} \tag{7.10}$$

---

[11] Eine Nichtspezifikation würde bedeuten, der Zusammenhang wird auf den Wert 0 restringiert, was ohne entsprechende inhaltliche Vorüberlegungen nicht plausibel wäre. Auch wenn in der Regel alle Zusammenhänge im Modell spezifiziert werden, kann es im Rahmen der Modellschätzung aber notwendig werden, nicht signifikante Zusammenhänge zwischen den Random-Effekten auf den Wert 0 zu fixieren.

[12] Selten basieren Modelle auf theoretischen Vorüberlegungen, die beispielsweise Zusammenhänge zwischen quadratischen und kubischen Random-Effekten begründen könnten.

7.1 Latent Curve Model with Structured Residuals

kann damit beispielsweise geprüft werden, ob sich Individuen je nach Ausprägung in einer zeitkonstanten Variablen z auf unterschiedlichen Ausgangsniveaus in der modellierten zeitveränderlichen Variablen befinden und unterschiedliche Slopes aufweisen. TICs können aber auch direkt in der Level 1-Gleichung berücksichtigt werden, um deren T zeitpunktspezifische Einflüsse auf y zu berechnen, wie sich exemplarisch anhand der Gleichung

$$y_{it} = \alpha_{y_i} + \lambda_t \beta_{y_i} + \gamma_{y_t z} z_i + \epsilon_{y_{it}} \qquad (7.11)$$

formal beschreiben lässt.

Wird angenommen, dass der Einfluss einer TIC auf y über den Analysezeitraum hinweg nicht konstant ist, erscheint eine Integration in Gleichung 7.11 angemessener. Wie in Gleichung

$$y_{it} = \alpha_{y_i} + \lambda_t \beta_{y_i} + \gamma_{y_t x_t} x_{it} + \epsilon_{y_{it}} \qquad (7.12)$$

erkennbar wird, können ebenfalls *Time-Varying Covariates* (TVC) über die Level 1-Gleichung berücksichtigt werden, wobei hier beispielhaft die zeitveränderliche Variable x als exogene TVC in der Gleichung spezifiziert ist. In diesem Zusammenhang wird auch von einem *LCM mit Time-Varying Covariates* gesprochen. Anders als im bivariaten LCM aus Abbildung 7.2 wird dabei entsprechend in Kauf genommen, dass der Wachstumsprozess der TVC im Modell ignoriert wird.[13] Der Einfluss der TVC auf y ist in dem entsprechenden Modell damit ein nur schwer interpretierbarer Faktor in der Modellierung.[14]

Wie bereits betont, ist auch die Spezifikation eines nicht-linearen Veränderungsprozesses in einer zeitveränderlichen Variable im Rahmen eines LCM ohne weiteres möglich, auf die alle bisherigen Ausführungen zur Modellierung von multivariaten Wachstumskurvenmodellen und zur Integration von TICs und TVCs übertragen werden können. In Anlehnung an Bauldry und Bollen (2018) sei durch die Gleichung

$$y_{it} = \alpha_{y_i} + \lambda_{1t} \beta_{y_i} + \lambda_{2t} \beta_{y_i}^2 + \epsilon_{y_{it}}, \qquad (7.13)$$

exemplarisch auf die Spezifikation eines quadratischen Wachstums verwiesen. Im Unterschied zur Gleichung 7.2 beinhaltet Gleichung 7.13 nun einen dritten Wachs-

---

[13] An dieser Stelle muss beachtet werden, dass auch das bivariate LCM aus Abbildung 7.2 um weitere TVCs zur Erklärung von y_{it} und x_{it} ergänzt werden kann.
[14] Dies hat zur Folge, dass LCMs mit TVCs vergleichsweise selten empirische Anwendung finden. Die Modellierung ist mit zu vielen Unklarheiten im Hinblick auf die Auswirkungen auf die Modellschätzungen und die inhaltliche Bedeutung der TVCs verbunden.

tumsparameter $\beta_{y_i}^2$ im Rahmen der Voraussage von y_{it}, der mit dem Vektor λ_{2t} gewichtet wird. Letztgenannter enthält entsprechend die quadrierten Faktorladungen aus dem Vektor λ_{1t}. Die freie Schätzung eines Wachstumsprozesses wird unter Berücksichtigung von Gleichung 7.2 erzielt, wenn im Vektor λ_t lediglich zwei Faktorladungen auf die Werte 0 und 1 fixiert werden und die übrigen Ladungen in der SEM-Schätzung als freie Parameter spezifiziert werden (Bauldry & Bollen, 2018, S. 273 ff.). Auch wenn dies an diesem Punkt nicht formal dargestellt wird, lassen sich im LCM (Bollen & Curran, 2006, S. 245 ff.) und auch in den im weiteren Verlauf vorgestellten Modellen (Bianconcini & Bollen, 2018) ohne weiteres Modellierungen der Indikatoren der Wachstumsparameter als latente Variablen berücksichtigen.

Autoregressive Latent Trajectory Model
Aus den bisherigen Beschreibungen wird klar, inwiefern autoregressive Modellierungen und Wachstumskurvenmodelle unterschiedliche Veränderungsprozesse in zeitveränderlichen Variablen in den Blick nehmen. Während beim ARCLM der Versuch im Mittelpunkt steht, (gemeinsame) Within-Variationen zu verarbeiten, fokussiert das LCM Unterschiede zwischen Personen in deren individuellen Entwicklungsprozessen. Im Kontrast dazu ist die Grundprämisse des ALT-Modells, welches für den bivariaten Fall als Pfaddiagramm in Abbildung 7.3 zu sehen ist[15], die Annahme, dass zeitveränderliche Variablen sowohl durch autoregressive Prozesse als auch Wachstumsprozesse simultan geprägt sein können (Bollen & Curran, 2004). Es führt das ARCLM und LCM zu einem Modell zusammen und kann dabei helfen, entweder beide Prozesse gleichzeitig zu analysieren oder die am besten geeignetste Modellierung zum interessierenden zeitlichen Prozess zu identifizieren.[16]

---

[15] Das dargestellte Pfadmodell behandelt den ersten Messzeitpunkt $t = 1$ als exogen und damit als *predetermined*. Damit werden y_1 und x_1 nicht in die Berechnung der Random-Effekte einbezogen. Dies ist eine etablierte Vorgehensweise bei der Spezifikation eines ALT-Modells, da die Behandlung des Zeitpunktes $t = 1$ als endogen, so wie im LCM, potentiell zu Verzerrungen führen kann, da y und x zum Zeitpunkt $t = 1$ nicht durch einen vorgelagerten Zeitpunkt erklärt werden können (Bollen & Curran, 2004). Grundsätzlich können die ersten Messungen von y und x aber auch als endogen modelliert werden, was beispielsweise zur Identifikation des Modells bei weniger als vier Messzeitpunkten sinnvoll sein kann.
[16] Inwiefern diese Vorgehensweise zur Separierung des autoregressiven Prozesses von einem Wachstumskurvenprozess problematisch sein kann, zeigt Voelkle (2008). So muss im ALT-Modell stets bedacht werden, dass ein autoregressiver Prozess oftmals eine Fehlspezifikation des Wachstumskurvenprozesses verschleiert.

7.1 Latent Curve Model with Structured Residuals

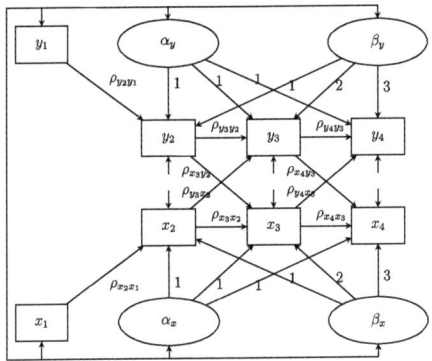

Abbildung 7.3 Bivariates ALT Modell. (Quelle: Darstellung in Anlehnung an Bollen und Curran (2004, S. 353))

Üblich ist die Verwendung des ALT-Modells zur bi- oder multivariaten Analyse verschiedener zeitveränderlicher Konstrukte. Durch die Synthese des autoregressiven Modells mit dem latenten Wachstumskurvenmodell kann auf substantieller Ebene einerseits der Zusammenhang zwischen den Wachstumsparametern verschiedener zeitveränderlicher Variablen untersucht werden und andererseits der Zusammenhang zwischen den Variablen zu den einzelnen vorliegenden Analysezeitpunkten. Der Vorteil des Modells liegt darin, dass diese Zusammenhänge jeweils unter Kontrolle der anderen im Modell berücksichtigten Prozesse geschätzt werden und sowohl die Between- als auch die Within-Ebene gleichzeitig berücksichtigt werden können.

Eine Voraussage von y_{it} ergibt sich im bivariaten ALT-Modell ohne TICs und TVCs durch die Level 1-Gleichung

$$y_{it} = \alpha_{y_i} + \lambda_t \beta_{y_i} + \rho_{y_t y_{t-1}} y_{i,t-1} + \rho_{y_t x_{t-1}} x_{i,t-1} + \epsilon_{y_{it}}, \quad (7.14)$$

wobei die Formel zur Berechnung der Random-Effekte auf Level 2 unverändert zum LCM bleibt. Sowohl Gleichung 7.14 als auch das Pfaddiagramm in Abbildung 7.3 machen leicht erkennbar, dass es sich bei dem bivariaten ALT-Modell um eine Kombination aus ARCLM und LCM handelt. So wird die Gleichung 7.2 des LCM um die Terme $\rho_{y_t y_{t-1}} y_{i,t-1}$ und $\rho_{y_t x_{t-1}} x_{i,t-1}$ erweitert, die bereits aus dem ARCLM bekannt sind. Das Modell schätzt die entsprechenden Zusammenhänge auf der Between- und Within-Ebene unter Kontrolle der jeweils anderen Modellebene. Inhaltlich lässt sich somit auf Konstruktebene herausstellen, inwiefern y jenseits des

Wachstumskurvenprozesses von einem autoregressiven Prozess bzw. jenseits des autoregressiven Prozesses von einem Wachstumskurvenprozess charakterisiert ist. Konstruktübergreifend hilft das Modell bei der Analyse von CL-Effekten zwischen y und x zu den verschiedenen Messzeitpunkten unter Kontrolle des Wachstums- und AR-Prozesses bzw. bei der Analyse der Zusammenhänge zwischen den Wachstumsprozessen unter Kontrolle der AR- und CL-Effekte.

Die somit im ALT-Modell explizit simultan erfolgende Analyse der Between- und Within-Ebene der zeitveränderlichen Variablen im Modell bedeutet nicht, dass beide Ebenen klar voneinander separiert werden. Dies wird in Abbildung 7.3 deutlich, da die Indikatoren des Konstruktes zur Variable y, also y_t, nicht nur durch die Indikatoren des Konstruktes zur Variable x, also x_t, beeinflusst werden, sondern indirekt auch durch die Wachstumsparameter α_x und β_x[17]. Die Indikatoren x_t sind im ALT-Modell somit Mediatoren und es findet keine klare Disaggregation zwischen Between- und Within-Ebene statt (Curran et al., 2014, S. 884). Kurz: Within- und Between-Variationen bleiben potentiell vermengt. Dieser Umstand darf nicht als Schwäche des ALT-Modells interpretiert werden, da die Bedingtheit der Effekte auf der Within-Ebene von der Between-Ebene von Forschungsinteressen sein kann.[18]

Liegen allerdings Hypothesen vor, die explizit Between- und Within-Effekte ansprechen und eine mögliche Verbindung beider Ebenen nicht berücksichtigen oder theoretisch nicht begründen können, kann das ALT-Modell zu Fehlschlüssen führen bzw. die Interpretation der Ergebnisse im Hinblick auf die interessierenden Hypothesen erschweren.[19] In der hier angestrebten Analyse zu den in Kapiteln 5 und 6 beschriebenen Annahmen ist eine eindeutige Separierung der Between- und Within-Ebene wünschenswert, um klar differenzieren zu können, ob gesundheitliche Ungleichheiten im individuellen Lebensverlauf in Form von personenspezifischen Dynamiken über die Zeit hinweg resultieren oder sich verstärkt durch Differenzen zwischen Individuen je nach SES charakterisieren und einen längerfristigen Charakter aufweisen. Beide Perspektiven haben unterschiedliche Implikationen für mittelfristige Veränderungsprozesse in der gesundheitlichen Ungleichheit und zur Aufdeckung von Kohortendifferenzen im Phänomen. Damit bleibt das ALT-Modell auch für das hier vorliegende Forschungsanliegen anwendbar, aber ist in

---

[17] Selbiges trifft auch umgekehrt für die Indikatoren des Konstruktes zur Variable x zu.

[18] Dies wäre beispielsweise der Fall, wenn theoretische Annahmen nahelegen, dass der Einfluss der zeitpunktspezifischen Messungen von x auf y auch den Einfluss des zeitlichen Prozesses hinter der Variable x transportiert. Auch könnte es im Rahmen einer Fragestellung offengelassen werden bzw. keine Relevanz haben, ob es sich bei dem zeitpunktspezifischen Einfluss von x auf y um einen *reinen* Within-Effekt handelt oder um einen Mediatoreffekt.

[19] Die Problematik verschärft sich mit zunehmender Modellkomplexität, beispielsweise in nicht-linearen multivariaten ALT-Modellen mit TICs.

der Interpretation fehleranfälliger als eine Modellvariante, die eine klare Trennung von Zusammenhängen auf der Between- und Within-Ebene ermöglicht.

Latent Curve Model with Structured Residuals
Ausgehend von den potentiellen Schwierigkeiten des ALT-Modells wurde das LCM-SR als intuitive Weiterentwicklung des ALT-Modells formuliert, um eine strikte Trennung der Between- und Within-Ebene in einem multivariaten latenten Wachstumskurvenmodell mit autoregressiven und kreuzverzögerten Effekten zu ermöglichen. Wie in Abbildung 7.4 ersichtlich, ist der zentrale Unterschied zwischen einem bivariaten ALT-Modell und LCM-SR eine Spezifikation der Within-Ebene auf der Ebene der Residuen der manifesten zeitpunktspezifischen Messungen der Variablen y und x. Dadurch wird die Within-Ebene von der Between-Ebene des Modells strikt disaggregiert. Die manifesten Variablen, die zur Modellierung der Wachstumsparameter herangezogen werden, sind modellintern nicht mehr mit den konstruktübergreifenden AR- und CL-Effekten auf Residualebene assoziiert.

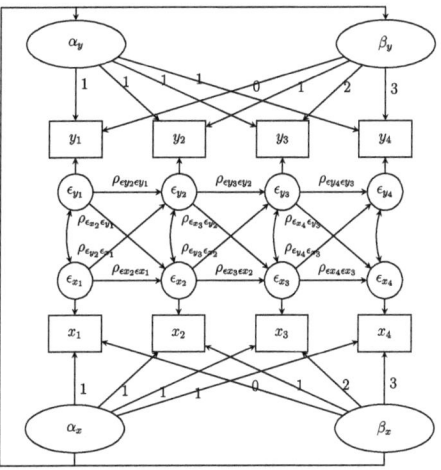

Abbildung 7.4 Bivariates LCM-SR Modell. (Quelle: Darstellung in Anlehnung an Curran, Howard, Bainter, Lane und McGinley (2014))

Eine Voraussage von y_{it} erfolgt im LCM-SR erneut durch die Gleichung 7.2, wobei die Modellierung von x_{it} weiter äquivalent erfolgt. Im Kontrast zum ALT-Modell befinden sich die autoregressiven und kreuzverzögerten Effekte nun allerdings in der Gleichung zur Erklärung des Parameters $\epsilon_{y_{it}}$ (bzw. $\epsilon_{x_{it}}$)

$$\epsilon_{y_{it}} = \rho_{\epsilon_{y_t}\epsilon_{y_{t-1}}} \epsilon_{y_{i,t-1}} + \rho_{\epsilon_{y_t}\epsilon_{x_{t-1}}} \epsilon_{x_{i,t-1}} + v_{y_{it}} \quad (7.15)$$

mit der Matrix

$$\begin{bmatrix} v_{y_{i1}} \\ v_{y_{i2}} \\ v_{y_{i3}} \\ v_{y_{i4}} \\ v_{x_{i1}} \\ v_{x_{i2}} \\ v_{x_{i3}} \\ v_{x_{i4}} \end{bmatrix} = \begin{bmatrix} \sigma^2_{v_{y1}} & & & & & & & \\ 0 & \sigma^2_{v_y} & & & & & & \\ 0 & 0 & \sigma^2_{v_y} & & & & & \\ 0 & 0 & 0 & \sigma^2_{v_y} & & & & \\ \sigma_{v_{x_1}y_1} & 0 & 0 & 0 & \sigma^2_{v_{x1}} & & & \\ 0 & \sigma_{v_{xy}} & 0 & 0 & 0 & \sigma^2_{v_x} & & \\ 0 & 0 & \sigma_{v_{xy}} & 0 & 0 & 0 & \sigma^2_{v_x} & \\ 0 & 0 & 0 & \sigma_{v_{xy}} & 0 & 0 & 0 & \sigma^2_{v_x} \end{bmatrix} \quad (7.16)$$

für den Fall, dass die Fehlervarianzen für die Zeitpunkte $t \geq 1$ gleichgesetzt sind (Curran et al., 2014).[20] Die Gleichung 7.16 macht deutlich, dass die Residuen v_y bzw. v_x und deren Varianzen $\sigma^2_{v_y}$ bzw. $\sigma^2_{v_x}$ und Kovarianzen $\sigma_{v_{xy}}$, die zur Fokussierung auf die Within-Ebene notwendig sind, im LCM-SR explizit werden. Dies ist in den zuvor beschriebenen Modellen nicht der Fall. Es handelt sich um die (Ko-)Varianzmatrix zu den Residuen, die resultieren, nachdem sowohl die Wachstumsparameter zur Erklärung der zu analysierenden Variablen berücksichtigt wurden als auch die autoregressiven und kreuzverzögerten Effekte zwischen den danach unerklärt gebliebenen Variationen der Variablen.

Anders als in den vorangegangenen Modellvarianten steht der Parameter $\epsilon_{y_{it}}$ im LCM-SR inhaltlich nun also für die zeitpunktspezifischen Anteile von y, die nicht durch die Random-Effekte, also den Between-Teil des Modells, erklärt werden können. Dies wird in Gleichung

$$\epsilon_{y_{it}} = y_{it} - (\alpha_{y_i} + \lambda_t \beta_{y_i}) \quad (7.17)$$

besonders augenscheinlich. Im LCM-SR findet damit eine Art Bereinigung der manifesten zeitveränderlichen Variablen um deren Between-Komponente statt, die anschließend im Rahmen von AR- und CL-Effekten weiter aufgeklärt werden kann, wobei diese ausschließlich individuelle Variationen im Zeitverlauf aufgreifen.[21] Der

---

[20] Eine Inklusion des ersten Zeitpunkts in die Gleichheitsrestriktion ist fraglich, da die erste Varianz nicht von vorherigen Messungen abhängig ist.
[21] Gemeint sind mit den individuellen Variationen die individuellen Abweichungen von den durch die Wachstumsparameter geschätzten personenspezifischen Wachstumsprozessen, also die Residuen ϵ.

7.1 Latent Curve Model with Structured Residuals

autoregressive Effekt auf der Residualebene (äquivalent nun also Within-Ebene) steht inhaltlich entsprechend für die Vorhersagekraft des Residuums zum Zeitpunkt $t-1$ für das Residuum zum Zeitpunkt t unter Kontrolle des CL-Effektes. Der kreuzverzögerte Effekt von x auf y steht für die Vorhersagekraft des Residuums von x zum Zeitpunkt $t-1$ für y zum Zeitpunkt t (bzw. äquivalent auch umgekehrt), wobei wiederum für den AR-Effekt kontrolliert wird. Nochmals: Beide Effekte werden nach der Bereinigung um die Between-Komponente der zeitveränderlichen Variablen geschätzt. Anders als im ALT-Modell können verschiedene Modellspezifikationen auf der Within-Ebene nun zu keinen Veränderungen mehr auf der Between-Ebene führen, die Ebenen sind strikt getrennt.

Wie bereits betont, sind die Gleichungen zu den Wachstumsparametern im LCM-SR äquivalent zum LCM und ALT-Modell. Genau wie in den zuvor dargestellten Modellen ist zudem die Aufnahme weiterer TICs oder TVCs möglich, entweder in Anlehnung an die Gleichungen 7.11, 7.12, 7.15 oder erneut direkt im Rahmen der Gleichungen der Wachstumsparameter 7.9 und 7.10. Auch wenn die Berücksichtigung von TVCs technisch möglich ist, bleiben die darauf bezogenen Schwierigkeiten, die bereits im Kontext des LCM thematisiert wurden, bestehen. Ob TICs in die Gleichung zur Erklärung der manifesten Variable y_{it} oder in die Gleichung zur Erklärung des Residuums $\epsilon_{y_{it}}$ integriert werden, führt in der entsprechenden Schätzung der Koeffizienten γ von z auf y zu nahezu identischen Ergebnissen. Damit die bis hier beschriebenen Interpretationen des LCM-SR ohne Anpassungen beibehalten werden können, ist allerdings eine Integration von TICs auf der Between-Ebene naheliegend.

Wichtig ist zu beachten, dass durch die Berücksichtigung von TICs in Gleichung 7.2 die Wachstumsparameter unter Kontrolle der unabhängigen zeitkonstanten Variablen interpretiert werden müssen. Die durch das LCM-SR geschätzten Wachstumsprozesse ergeben sich nicht mehr ausschließlich durch die Wachstumsparameter. Dies ist nur für Individuen der Fall, die in allen TICs den Wert 0 aufweisen. Wird beispielsweise zeitpunktspezifisch ein zeitunveränderlicher Prädiktor z mit den Ausprägungen 0 und 1 zur Erklärung von y_{it} integriert, bezieht sich die Voraussage von y auf der Between-Ebene auf die Wachstumsparameter, die um den Wert γ bei $z=1$ ergänzt werden. Variiert γ zeitpunktspezifisch (also $\gamma_{y_t z}$), resultieren daraus vorausgesagte Wachstumsprozesse auf der Between-Ebene, die nicht mehr strikt dem durch die Random-Effekte vorgegebenen Verlauf folgen. Ist der Effekt von γ zeitkonstant (also γ_{yz}), verschiebt sich der vorausgesagte Wachstumsprozess bei $z=1$ entsprechend global um den Effekt γ.[22]

---

[22] Analysen auf Basis von Wachstumskurvenmodellen basieren durch die Integration von TICs auf Ebene von Gleichung 7.9 und 7.10 vielfach auf letztgenannter Variante, was aller-

Zusammenfassend lässt sich festhalten, dass eine Modellierung im Rahmen eines LCM-SR dicht mit den in Kapitel 5 beschriebenen Modellannahmen zur gesundheitlichen Ungleichheit und den anschließend thematisierten Hypothesen zum Teil I der vorliegenden Arbeit korrespondiert. Gesundheitliche Ungleichheiten lassen sich durch die Spezifikationen umfassend im Hinblick auf inter- und intraindividuelle Entwicklungen im Lebensverlauf abbilden, wobei gleichzeitig TICs berücksichtigt werden können. Within- und Between-Variationen werden dabei strikt getrennt. Durch die Spezifikation im *Wide*-Format[23] ist das Modell zudem flexibel im Hinblick auf die Modellierung von Dynamiken im Zeitverlauf und es spiegeln sich sowohl Vorstellungen der Kumulationsthese als auch zum Modell kritischer Perioden im Modellaufbau wider. Warum eine ALT- oder LCM-SR Spezifikation im hier vorliegenden Forschungskontext Vorteile gegenüber verwandten Analyseverfahren aufweist, wird zudem vor dem Hintergrund der Mehrdimensionalität der Gesundheit und sozialen Ungleichheit deutlich. So weist Abbildung 5.3 auf Wechselwirkungen sowohl zwischen als auch innerhalb zeitveränderlicher Konstrukte zur Gesundheit und sozialen Ungleichheit hin. Durch die Flexibilität in der Spezifikation von Variablenzusammenhängen in den hier vorgestellten Modellen können diese in einer LCM-SR Analyse simultan berücksichtigt werden. Dadurch werden die bis hierhin beschriebenen und bewusst einfach gehaltenen Gleichungen zum LCM-SR komplexer, bleiben in deren Logiken aber bestehen.

Abbildung 7.5 zeigt entsprechend die vereinfachte Version eines Pfaddiagramms eines LCM-SR mit drei zeitlich veränderlichen Variablen y, x, und w mit fünf Messzeitpunkten und einem quadratischen Wachstum.[24] Wie in den kommenden Kapiteln noch gezeigt wird, erfordert die Operationalisierung der theoretischen Vorüberlegungen eine derartige Komplexitätssteigerung in der Modellbildung, die in den entsprechenden Abschnitten mit einem Verweis auf das hier gezeigte Modell noch näher erläutert wird.

---

dings nicht immer empirisch gerechtfertigt ist. So ist der kontinuierliche Einfluss einer zeitkonstanten Variable auf den Veränderungsprozess von y eine starke Annahme, die nicht ungeprüft akzeptiert werden sollte, um unnötig schlechte Modellanpassungen und Fehlinterpretationen zu vermeiden.

[23] Sowohl das *Wide*- als auch das *Long*-Format werden noch in den Ausführungen zur deskriptiven Analyse in Kapitel 10 näher erläutert.

[24] Aus Platzgründen wurde auf die Darstellung der Pfadkoeffizienten und (Fehler-)Varianzen auf Ebene der Residuen verzichtet. Auch können im Diagramm TICs integriert werden, die gerichtet auf die manifesten Variablen oder Wachstumsparameter wirken.

7.1 Latent Curve Model with Structured Residuals

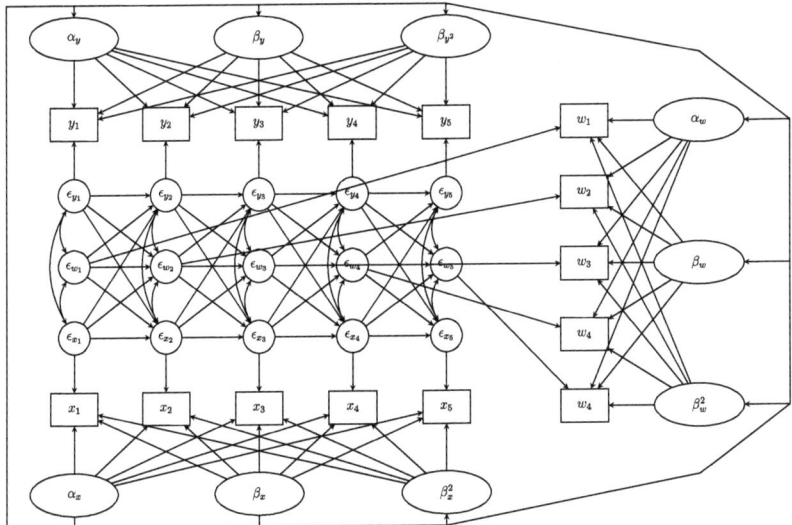

Abbildung 7.5 Trivariates LCM-SR Modell. (Quelle: Eigene Darstellung)

Im Hinblick auf Wachstumskurvenmodellierungen ist abschließend zu betonen, dass in den bisherigen Ausführungen nicht alle Parameter und deren Spezifikationen explizit benannt wurden, die in einem LCM, ALT-Modell und LCM-SR in einer SEM-Umgebung geschätzt werden.[25] So ist unter anderem zentraler Bestandteil der Modellschätzung die Matrix ψ, in welcher die (Ko-)Varianzen der latenten Wachstumsparameter festgehalten sind und welche im Hinblick auf Interpretationen zu den Zusammenhängen zwischen den Random-Effekten bedeutsam ist. Im trivariaten Fall eines Wachstumskurvenmodells mit quadratischen Wachstumsprozessen, welcher Abbildung 7.5 entspricht, ergibt sich die Matrix

---

[25] Die genaueren Modellspezifikationen sind für die inhaltliche Analyse nur bedingt relevant, spielen für die technische Umsetzung der Modelle hingegen eine große Rolle und können z. B. bei Bollen und Curran (2006) oder für das LCM-SR bei Curran et al. (2014) nachvollzogen werden. Eine einsteigerfreundliche Auseinandersetzung mit den thematisierten Modellen in deutscher Sprache findet sich bei Reinecke (2024).

$$\begin{bmatrix} \zeta_{y\alpha_i} \\ \zeta_{y\beta_i} \\ \zeta_{y\beta_i^2} \\ \zeta_{x\alpha_i} \\ \zeta_{x\beta_i} \\ \zeta_{x\beta_i^2} \\ \zeta_{w\alpha_i} \\ \zeta_{w\beta_i} \\ \zeta_{w\beta_i^2} \end{bmatrix} = \begin{bmatrix} \psi_{y_\alpha y_\alpha} \\ \psi_{y_\beta y_\alpha} & \psi_{y_\beta y_\beta} \\ \psi_{y_{\beta^2} y_\alpha} & \psi_{y_{\beta^2} y_\beta} & \psi_{y_{\beta^2} y_{\beta^2}} \\ \psi_{y_\alpha x_\alpha} & \psi_{x_\alpha y_\beta} & \psi_{x_\alpha y_{\beta^2}} & \psi_{x_\alpha x_\alpha} \\ \psi_{y_\beta y_\alpha} & \psi_{x_\beta y_\beta} & \psi_{x_\beta y_{\beta^2}} & \psi_{x_\beta x_\alpha} & \psi_{x_\beta x_\beta} \\ \psi_{y_{\beta^2} y_\alpha} & \psi_{x_{\beta^2} y_\beta} & \psi_{x_{\beta^2} y_{\beta^2}} & \psi_{x_{\beta^2} x_\alpha} & \psi_{x_{\beta^2} x_\beta} & \psi_{x_{\beta^2} x_{\beta^2}} \\ \psi_{y_\alpha y_\alpha} & \psi_{w_\alpha y_\beta} & \psi_{w_\alpha y_{\beta^2}} & \psi_{w_\alpha x_\alpha} & \psi_{w_\alpha x_\beta} & \psi_{w_\alpha x_{\beta^2}} & \psi_{w_\alpha w_\alpha} \\ \psi_{y_\beta y_\alpha} & \psi_{w_\beta y_\beta} & \psi_{w_\beta y_{\beta^2}} & \psi_{w_\beta x_\alpha} & \psi_{w_\beta x_\beta} & \psi_{w_\beta x_{\beta^2}} & \psi_{w_\alpha w_\beta} & \psi_{w_\beta w_\beta} \\ \psi_{y_{\beta^2} y_\alpha} & \psi_{w_{\beta^2} y_\beta} & \psi_{w_{\beta^2} y_{\beta^2}} & \psi_{w_{\beta^2} x_\alpha} & \psi_{w_{\beta^2} x_\beta} & \psi_{w_{\beta^2} x_{\beta^2}} & \psi_{w_\beta w_\beta} & \psi_{w_{\beta^2} w_\beta} & \psi_{w_{\beta^2} w_{\beta^2}} \end{bmatrix}$$
(7.18)

zu den latenten Beziehungen auf der Between-Ebene des Modells. Zudem sind je nach Modellvariante unterschiedliche Annahmen zu den Mittelwertsstrukturen der Random-Effekte, manifesten zeitveränderlichen Variablen sowie im LCM-SR zu den Residuen zu treffen. Im LCM-SR werden die Intercepts lediglich für die Wachstumsparameter geschätzt (s. o.) und in den übrigen Variablen auf den Wert 0 fixiert. Wie in den bisherigen Ausführungen bereits implizit klar wurde, werden auch die (Fehler)-Varianzen der manifesten zeitveränderlichen Variablen im LCM-SR auf den Wert 0 restringiert, sodass diese nur für die Residualebene geschätzt werden. Im Rahmen der SEM-Schätzung wird bei der Ermittlung der Modellparameter im einfachsten Fall auf *Maximum-Likelihood-Schätzverfahren* (ML) zurückgegriffen, je nach Verteilungen der manifesten Variablen und Skalenniveaus sind entsprechend alternative Schätzalgorithmen anwendbar.

7.2 Multiple Gruppenanalyse zur Analyse von Kohortendifferenzen

Die bisherigen Ausführungen zum LCM-SR machen deutlich, inwiefern das Modell dazu geeignet ist, die in Kapitel 5 beschriebenen Vorstellungen zu gesundheitlichen Ungleichheiten im Lebensverlauf analysieren zu können. Unklar bleibt bislang allerdings, inwiefern Veränderungen über unterschiedliche Kohorten hinweg berücksichtigt werden können, was vor dem Hintergrund der theoretischen Vorüberlegungen von zunehmender Forschungsrelevanz ist. So wird angenommen, dass gesundheitliche Ungleichheiten über Kohorten hinweg nicht identisch sind. Eine strikte lebensverlaufsbezogene Modellierung nach dem Pfaddiagramm in Abbildung 7.5 trennt Alterseffekte allerdings nicht von Kohorteneffekten, sodass unklar bleibt, inwiefern Dynamiken in gesundheitlichen Ungleichheiten durch Alterungsprozesse oder kohortenspezifische Unterschiede bedingt sind. Eine kontrollierte Trennung der Effekte lässt sich in der SEM-Umsetzung des LCM-SR durch eine

7.2 Multiple Gruppenanalyse zur Analyse von Kohortendifferenzen

multiple Gruppenanalyse[26] (MGA) erzielen, in welcher das Modell für unterschiedliche zuvor festgelegte Kohorten simultan geschätzt wird. Die Level 1- und Level 2-Gleichungen verändern sich für eine Variable y mit quadratischen Wachstum damit zu

$$y_{it}^g = \alpha_{y_i}^g + \lambda_{1t}^g \beta_{y_i}^g + \lambda_{2t}^g \beta_{y_i}^{2\,g} + \epsilon_{y_{it}}^g \tag{7.19}$$

bzw.

$$\epsilon_{y_{it}}^g = \rho_{\epsilon_{y_t} \epsilon_{y_{t-1}}}^g \epsilon_{y_i,t-1}^g + \rho_{\epsilon_{y_t} \epsilon_{x_{t-1}}}^g \epsilon_{x_i,t-1}^g + v_{y_{it}}^g, \tag{7.20}$$

wobei durch den neuen Parameter g im Index der bereits beschriebenen Modellparameter die Gruppendifferenzierung zum Ausdruck kommt, beispielsweise für $g = 1, 2, 3, 4$ bei vier unterschiedlichen Kohorten.[27] Die Spezifikation der Modellierung des LCM-SR bleibt damit für alle Gruppen identisch, die Schätzung erfolgt aber gruppenspezifisch und kann entsprechend hinsichtlich Unterschieden und Gleichheiten statistisch abgesichert werden. Eine multiple Gruppenanalyse führt damit letztendlich zu einer kontrollierten Separierung von Alters- und Kohorteneffekten.[28]

Die MGA erfüllt nicht nur den Zweck, Dynamiken in gesundheitlichen Ungleichheiten gleichzeitig lebensverlaufsbezogen und im Kohortenvergleich analysieren zu können. Durch die getrennte Modellierung der LCM-SR wird zudem berücksichtigt, dass auch Entwicklungsprozesse in der Gesundheit und im SES sowohl auf der Between- als auch auf der Within-Ebene im Lebensverlauf und in verschiedenen Kohorten nicht zwingend gleich sein müssen. Insbesondere für Wachstumskurvenmodellierungen, die Individuen aus vollkommen unterschiedlichen Lebensabschnitten berücksichtigen, ist eine Modellierung auf Basis eines übergreifenden Modells

---

[26] Die Technik wird für latente Wachstumskurvenmodelle von Bollen und Curran (2006, S. 170 ff.) als *Multiple-Group Analysis* formal beschrieben und in der deutschsprachigen Literatur, z. B. bei Reinecke (2014) und Reinecke (2024), auch als *multipler Gruppenvergleich* bezeichnet.

[27] Der Differenzierungsparameter g wird auch auf die Modellparameter angewandt, die nicht direkt in den Gleichungen 7.19 und 7.20 zu sehen sind, also beispielsweise konstruktintern auf die (Ko-)Varianzen der Random Effekte ($\psi_{\alpha_y \alpha_y}^g$, $\psi_{\beta_y \beta_y}^g$, $\psi_{\beta_y^2 \beta_y^2}^g$, $\psi_{\alpha_y \beta_y}^g$, $\psi_{\alpha_y \beta_y^2}^g$, $\psi_{\beta_y \beta_y^2}^g$) und der zeitpunktspezifischen (Fehler-)Varianzen $\sigma_{v_{y_t}}^2$, aber auch auf die konstruktübergreifenden Parameter.

[28] Je nach Spezifikation der Gruppenanalyse kann es weiter zu einer Vermischung kommen, wenn auch die Individuen innerhalb von Kohorten unterschiedliche Geburtsjahre aufweisen. Dies wird auch in der Analyse in Kapitel 12 der Fall sein. Durch die MGA lässt sich das Ausmaß der Überschneidung von Alters- und Kohorteneffekten aber bewusst kontrollieren. So lässt sich festlegen, für welche Geburtsjahrgangsspannen Vermischungen akzeptiert werden, die anschließend auch in der MGA noch näher evaluiert werden können.

mit wenigen verallgemeinernden Parametern sowohl inhaltlich als auch technisch als problematisch zu bewerten.

Vergangene Analysen zu kohortenspezifischen Dynamiken in gesundheitlichen Ungleichheiten separieren Alters- und Kohorteneffekte zumeist in Mehrebenenmodellen oder latenten Wachstumskurvenmodellen, indem entweder Interaktionen zwischen Alters- und Kohorteneffekten spezifiziert werden oder Analysen ohne statistische Absicherung getrennt nach Gruppen erfolgen (Lynch, 2003; Mirowsky & Ross, 2008; Leopold & Leopold, 2018). Der hier beschriebene MGA-Ansatz in einer SEM-Umgebung ist einerseits mit dem Vorteil verbunden, dass Kohortenunterschiede in der Analyse nicht nur im Hinblick auf gesundheitliche Ungleichheiten kontrolliert werden, sondern für die gesamte Modellspezifikation. Andererseits ermöglicht eine MGA inferenzstatistische Bewertungen dieser Unterschiede, was im Mehrebenenkontext nur bedingt bzw. selektiv erfolgt.

Mit Blick auf die Analyse der in Kapitel 5 beschriebenen theoretischen Annahmen und der anschließend besprochenen Hypothesen lässt sich resümieren, dass eine multivariate LCM-SR Analyse im multiplen Gruppenvergleich die nötige Flexibilität und Komplexität aufweist, um die mannigfaltigen Dynamiken und Wechselwirkungen in der mehrdimensional verstandenen gesundheitlichen Ungleichheit über weite Lebensphasen hinweg analysieren zu können. Dies bedeutet allerdings nicht, dass die beschriebenen Modellierungstechniken frei von Limitationen und Problemen sind. So sind komplexe multivariate Wachstumskurvenmodellierungen in der Spezifikation fehleranfällig und vergleichsweise rechenaufwendig, was Analysen anhand derartiger Modelle vor technische Herausforderungen stellt, die in einfacheren Regressionsanalysen so nicht gegeben sind. Dieses Problem verschärft sich im multiplen Gruppenvergleich, der für jegliche Forschungsvorhaben auf individuell erstellte Syntax angewiesen ist, deren Umfang je nach Modellierungen durchaus auf eine Anzahl an Programmzeilen im vierstelligen Bereich kommen kann. Zudem wachsen mit dem Komplexitätsgrad der Modelle in der SEM-Umgebung auch die Anforderungen an die zur Analyse verwendeten Daten, wodurch die Modellspezifikationen nicht immer bzw. nicht in jedem Teil des Modells rein inhaltlich geleitet werden können. Wie im weiteren Verlauf noch thematisiert wird, existieren zudem keine klaren Regeln zur Herleitung einer interpretierbaren Modellvariante eines LCM-SR, wodurch Anwendungen derartiger Modelle stets die Entwicklung einer individuellen Modellierungsstrategie benötigen.

Die dynamische Mikrosimulation 8

Das vorangegangene Kapitel beschreibt mit einem Fokus auf das LCM-SR die longitudinalen Wachstumskurvenmodelle, die zur empirischen Analyse des in Kapitel 5 hergeleiteten Modells und der damit verbundenen Hypothesen geeignet sind. Sollen aus den daraus resultierenden empirischen Ergebnissen allerdings Implikationen für makrostrukturelle Entwicklungen abgeleitet werden, die sich einerseits auf die im LCM-SR modellierten gesundheitlichen Dimensionen, aber auch auf Indikatoren zur Morbidität jenseits der LCM-SR Modellierung beziehen, werden weiterführende Modellierungstechniken benötigt. So lassen sich aus den Modelloutputs einer Wachstumskurvenmodellierung nur schwer Aussagen darüber ableiten, inwiefern die darin abgebildeten Prozesse unter alternativen Rahmenbedingungen verlaufen würden und welche Relevanz für Entwicklungen resultieren, die selbst nicht Gegenstand der Wachstumsmodellierung sind. Gerade solche Aussagen sind aber mit Blick auf die demografischen Wandlungsprozesse, welche zu veränderten Rahmenbedingungen innerhalb der Bevölkerung führen werden, inhaltlich erstrebenswert.

In den nachfolgenden Abschnitten wird davon ausgehend die Technik der dynamischen Mikrosimulation beschrieben, welche dazu geeignet ist, Makrostrukturen auf Basis von Individualdaten szenarienbasiert unter Verwendung verschiedener thematischer Module fortzuschreiben. Dabei kann im Fortschreibungsprozess eine beliebige Anzahl an Modulen berücksichtigt werden, wodurch sich isoliert voneinander geschätzte Modelle zu Individualhandlungen miteinander verknüpfen lassen, um daraus resultierende Entwicklungen in kollektiven Sachverhalten abzubilden. In einem ersten Schritt wird die dynamische Mikrosimulation und deren Funktionsweise allgemein erläutert. Anschließend erfolgt eine methodologische Einordnung, welche eng mit den Ausführungen aus Abschnitt 2.3 verknüpft ist und die Nähe der Modellierungstechnik zum theoretischen Modell zur gesundheitlichen Ungleichheit in Kapitel 5 offenlegt. In einem abschließenden Schritt wird auf die Implementation von Wachstumskurvenmodellierungen bzw. dem LCM-SR in die Mikrosimulation eingegangen, wodurch die Herleitung eines methodischen Fundaments für die weiteren empirischen Analysen abgeschlossen ist.

8.1 Allgemeine Funktionsweise und Umsetzungslogik

Bei *dynamischen Mikrosimulationen* (DMS) (Orcutt, 1957) handelt es sich um eine Technik zur Fortschreibung von Individualdatensätzen, die für den periodenorientierten Fall in der Regel einen Querschnittsmikrodatensatz als Ausgangsdatensatz in zumeist konstanten Zeitintervallen für einen zuvor festgelegten Simulationshorizont fortschreibt, sodass ein neuer fiktiver Längsschnittdatensatz resultiert, der anschließend analysiert werden kann.[1] Zentrales Ziel mikrosimulativer Fortschreibungen sind in der Regel Makrostrukturen, wobei der Simulationsprozess auf die Eigenschaften der Individualeinheiten im verwendeten Datensatz fokussiert ist. Im Gegensatz zu statischen Mikrosimulationen können sich die Eigenschaften der Mikroeinheiten im Ausgangsdatensatz in der DMS in den simulierten Zeitintervallen entsprechend regelmäßig verändern (Gilbert & Troitzsch, 2005, S. 60 f.).[2]

Stärke der Mikrosimulation ist einerseits die Flexibilität in der Auswertung der Simulationsergebnisse. Durch die Fortschreibung auf der Mikroebene können die simulierten fiktiven Datensätze im Hinblick auf jegliche in der Simulation berücksichtigten Eigenschaften der darin enthaltenen Individualeinheiten analysiert werden. Ähnlich bedeutsam sind andererseits Vorteile, die aus der modularen Struktur der DMS resultieren. So werden individuelle biographische Ereignisse, wie Geburten, das Schließen von Partnerschaften, Veränderungen im sozioökonomischen Status oder Berufswechsel, in separaten, thematisch zumeist einheitlich aufgebauten Modellen unter Berücksichtigung eines Zufallselementes simultan simuliert (Hannappel & Troitzsch, 2015, S. 151 ff.). Dabei können die Module im Simulationsprozess miteinander in Wechselwirkungen stehen. Auf diese Weise ermöglicht eine DMS die Fortschreibung von Individualdatensätzen unter Berücksichtigung einer beliebig großen Anzahl an Variablen, deren gegenseitige Bedingtheit und Folgen für

---

[1] An diesem Punkt wird bereits der Kontrast zu Makrosimulationen klar, die aggregierte Eigenschaften von Datensätzen fortschreiben und nicht deren Mikroeinheiten.

[2] Mikrosimulationen können auf Basis einer Vielzahl weiterer Modellierungskriterien weiter ausdifferenziert werden. Ein umfangreicher Überblick findet sich bei Hannappel (2015, S. 141 ff.), auf den sich auch in den nachfolgenden Abschnitten vielfach bezogen wird. Kompaktere Darstellungen präsentieren beispielsweise Spielauer (2009a) bzw. Spielauer (2009b) oder Troitzsch (2003).

8.1 Allgemeine Funktionsweise und Umsetzungslogik

Makrostrukturen im Zeitverlauf der Simulation abgebildet werden können, ohne die Variablen in geschlossenen statistischen Modellen miteinander verbinden zu müssen.

Was damit konkret gemeint ist, lässt sich an einem Beispiel zur gesundheitlichen Ungleichheit erläutern. Wird angenommen, dass die Verteilung von chronischen Erkrankungen innerhalb der Gesellschaft auf der Individualebene von der Ausstattung mit finanziellen Mitteln und dem Bildungsniveau bedingt ist, kann dies auf Basis einer entsprechenden statistischen Modellierung für einen Simulationszeitpunkt abgebildet werden. Gleichzeitig ist die makrostrukturelle Verteilung der Erkrankungen aber auch von Veränderungen in der demografischen Struktur bedingt, auf der Individualebene unter anderem von dem Auftreten des Ereignisses des Todes, welches wiederum von alters- und geschlechtsspezifischen Sterbewahrscheinlichkeiten abhängen kann. Nun ist eine Modellierung der chronischen Erkrankungen und des Ereignisses des Todes in einem einzigen statistischen Modell bzw. in einem einzelnen Modul nur bedingt sinnvoll. Der modulare Aufbau der DMS führt dazu, dass beide Ereignisse für einen Simulationszeitpunkt zunächst getrennt voneinander simuliert werden, im Resultat aber die Verteilung der chronischen Erkrankungen von den Ergebnissen in verschiedenen Modulen bedingt ist.

Die Flexibilität der Mikrosimulation wird weiter deutlich, wenn nicht nur Module zu chronischen Erkrankungen und zum Tod bedacht werden. In der Praxis liegt das Interesse einer Mikrosimulation an einer mannigfaltigen Anzahl an Ereignissen und Prozessen, die in geschlossenen statistischen Modellen nicht modellierbar sind und inhaltlich zudem nur bedingt oder implizit miteinander in Verbindung stehen, trotzdem aber makrostrukturelle Interdependenzen aufweisen können. So können vergleichsweise komplexe Variablenzusammenhänge auf der Individualebene zwar durchaus durch Techniken wie Pfadanalysen abgebildet werden. Doch solche Modelle können technisch bedingt weder eine beliebige Anzahl an Variablen verarbeiten, noch sind sie ab einem nicht festlegbaren Komplexitätsgrad einer sinnvollen Interpretation zugänglich. Nicht ohne Grund sollten Pfadanalysen stets dem Gebot der Modellsparsamkeit folgen. Die modulare Struktur der Mikrosimulation gewährleistet, dass die statistischen Modellierungen einzelner Teilbereiche der Simulation im Kontext demografischer Prozesse begreifbar bleiben, wobei gleichzeitig unter kontrollierbaren Bedingungen Wechselwirkungen zwischen unterschiedlichen Modulen analysiert werden können.

Die so beschriebene Logik der Simulation ist in Abbildung 8.1, welche sich an Leim (2008, S. 33) und Hannappel und Troitzsch (2015, S. 462) orientiert, dargestellt. Nach Festlegung eines Ausgangsdatensatzes wird durch einen Algorithmus der Ablauf der Simulation gesteuert. In periodenorientierten Mikrosimulationen muss entschieden werden, in welchen Zeitintervallen die Fortschreibung erfolgen soll. Im sozialwissenschaftlichen Kontext handelt es sich dabei zumeist um Einjahresintervalle, welche dem zeitlichen Rhythmus der meisten Mehrfacherhebungen entsprechen, dies ist aber nicht festgelegt. Anschließend muss für die modulare Fortschreibung entschieden werden, in welcher Abfolge die Individuen aus dem Ausgangsdatensatz die einzelnen Module durchlaufen und unter welchen Voraussetzungen ein Individuum in ein Modul eintritt.[3] Es stellt sich also die Frage, welches Ereignis bzw. welche Zustandsveränderung zuerst und für wen simuliert wird. Da die Module potentiell aufeinander bezogen sind, ist eine darauf bezogene Entscheidung alles andere als trivial und kann das Ergebnis der Simulation je nach Spezifikation beeinflussen.[4]

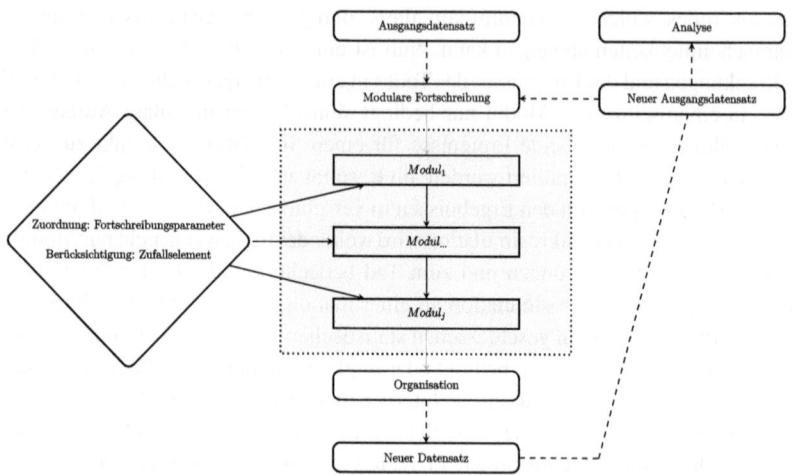

Abbildung 8.1 Vorgehensweise in der dynamischen Mikrosimulation. (Quelle: Eigene Darstellung in Anlehnung an Leim (2008, S. 33) und Hannappel und Troitzsch (2015, S. 462))

---

[3] So lässt sich beispielsweise darüber diskutieren, ob es sinnvoll ist, Individuen mit dem Familienstatus *Ledig* in einem Simulationsintervall die Möglichkeit zu geben, in den Status *Geschieden* überzugehen.

[4] Für die Problemstellung der Anordnung der Module in einer DMS existiert keine etablierte Strategie (Galler, 1997; Li & O'Donoghue, 2013; Burgard, Krause, Merkle, Münnich & Schmaus, 2020). Denkbar ist beispielsweise eine Festlegung der Reihenfolge der Module auf Basis von theoretischen Überlegungen oder empirischen Voranalysen. Grundsätzlich ist aber auch eine periodische zufällige Anordnung der Module möglich sowie eine zufällige Durchmischung der Module in unterschiedlichen Simulationsdurchläufen, um die Ergebnisse auf Robustheit zu prüfen.

8.1 Allgemeine Funktionsweise und Umsetzungslogik

Nachdem die Module auf alle Individuen im Ausgangsdatensatz angewandt wurden, wird der simulierte neue Datensatz neu organisiert und kann als Ausgangsdatensatz für das nächste Intervall genutzt werden. Was unter der Organisation zu verstehen ist, kann von Simulationsumgebung zu Simulationsumgebung variieren. Beispielsweise kann ein Interesse daran bestehen, nach jedem Simulationsintervall durch festgelegte Algorithmen Ergebnisse oder grafische Visualisierungen aus dem jeweiligen Durchlauf in externe Dateien zur Analyse abzulegen. Auch kann eine DMS so programmiert werden, dass Ergebnisse aus den Simulationsmodulen erst nachträglich nach Abschluss der Simulation erzeugt werden. So muss der hier dargestellte Simulationsablauf generell eher heuristisch verstanden werden, da die meisten Mikrosimulationen mittlerweile in flexiblen Programmiersprachen erstellt werden und trotz spezifisch festgelegter Charakteristika einer DMS nie identisch umgesetzt werden.

Offen bleibt bis hierhin die individuelle Fortschreibung innerhalb der Module, die je nach Forschungsinteresse und Analysedesign anders erfolgt. Im einfachsten Fall können individuelle Veränderungen in den Modulen durch deterministische Regeln umgesetzt werden. Dies ist beispielsweise gegeben, wenn festgelegt wird, dass alle Individuen ab einem Alter von 100 Jahren sterben und der Alterungsprozess auf Individualebene streng ausgehend von der Ausprägung des Simulationsintervalls geregelt wird. Soll eine Zustandsveränderung allerdings probabilistisch erfolgen, wird in historisch älteren Mikrosimulationen zumeist auf relative Häufigkeiten zu spezifischen Ereignissen zurückgegriffen, um diese fortzuschreiben. Diese können aus empirischem Datenmaterial abgeleitet und als Wahrscheinlichkeiten zur individuellen Fortschreibung mit einem Zufallselement abgeglichen werden.[5] Erst so erhält die DMS auch eine Zufallskomponente, welche eine Einschätzung zur Variabilität der Simulation möglich macht.

Neuere Mikrosimulationsmodelle basieren in der Umsetzung der Module allerdings zunehmend auf Fortschreibungsparametern, die sich aus komplexeren empirischen Regressionsmodellen ableiten (McLay, Lay-Yee, Milne & Davis, 2015). Dies ist mit einer Reihe an Vorteilen verbunden. Einerseits können so auch komplexere theoretische Zusammenhänge, die sich aus Individualhypothesen ableiten lassen, in der Simulation abgebildet werden (Leim, 2008, S. 12). Unter der Verwendung von

---

[5] In der Regel wird eine Zufallszahl aus einer Gleichverteilung zwischen den Werten 0 und 1 gezogen. Wird für ein Individuum das Ereignis der Arbeitslosigkeit simuliert, muss entsprechend zuerst die darauf bezogene Wahrscheinlichkeit ermittelt werden, die dann mit der Zufallszahl abgeglichen werden kann. Liegt die Zufallsziehung über der Wahrscheinlichkeit, wird das Individuum im Hinblick auf die Arbeitslosigkeit umkodiert.

relativen Häufigkeiten als Wahrscheinlichkeiten sind dem klare Grenzen gesetzt.[6] Damit eng verbunden eröffnen sich so andererseits eine Vielzahl an Möglichkeiten zur Spezifikation von Simulationsszenarien, da die Parameter der verwendeten Regressionsmodelle für die Simulation leicht zu manipulieren sind. Zeigt sich in einer einfachen OLS-Regression beispielsweise ein positiver Einfluss der Einkommenssituation auf die Gesundheit, kann dieser Effekt des Regressionsmodells im Fortschreibungsprozess künstlich erhöht werden, um veränderte gesellschaftliche Rahmenbedingungen zur gesundheitlichen Ungleichheit abzubilden. Auch mögliche politische Interventionen lassen sich über Regressionseffekte leichter abbilden als mit Manipulationen zu relativen Häufigkeiten. Speziell an dieser Stelle liegt ein erheblicher Kontrast zu Makrosimulationen vor, die bei der Fortschreibung in der Regel an schwer ausdifferenzierbaren makrostrukturellen Parametern, wie beispielsweise Pflegequoten nach Alter und Geschlecht, anknüpfen und die komplexen Prozesse auf der Ebene von Individuen vollständig übergehen.

Dynamische Mikrosimulationen zur Analyse von Implikationen komplexer statistischer Modellierungen
Mit Blick auf das hier vorliegende Forschungsziel sei darauf hingewiesen, dass dynamische Mikrosimulationen in vergangener Forschung vielfach als Instrument zur Analyse politischer Interventionen enggeführt werden. Damit wird das Potential der Verfahrenslogik aber unterschätzt, insbesondere auch in den Sozialwissenschaften.[7] So sind aktuelle soziologische Forschungsfragen zunehmend auf Unklarheiten zu mittelfristigen Wandlungsprozessen in gesellschaftlichen Phänomenen fokussiert, nicht nur im Zusammenhang mit demografischen Veränderungen. Dies wird unter anderem vor dem Hintergrund der mannigfaltigen Forschungsfragen im DFG-geförderten Projekt MikroSim (Münnich et al., 2020) deutlich.

Damit eng verbunden wird in der vorliegenden Arbeit die Annahme stark gemacht, eine DMS sei ein geeignetes Analyseinstrument, um Implikationen einzelner komplexer statistischer Modellierungen unter veränderten Rahmenbedingungen sichtbar zu machen, die aus einer alleinigen Evaluation der entsprechenden Outputs der Modellierung nur schwer begreifbar sind. Diese Anwendbarkeit der DMS erfährt in vergangener Forschung kaum Aufmerksamkeit. Werden komplexe statis-

---

[6] Dies wird deutlich, wenn beispielsweise das Ereignis des Todes von Variablen wie dem Alter, der gesundheitlichen Situation, dem sozioökonomischen Status, dem Geschlecht und dem Familienstand abhängig gemacht wird. In dieser Situation sind bedingte relative Häufigkeiten zu den möglichen Merkmalskombinationen der Variablen auf Basis geläufiger sozialwissenschaftlicher Datenquellen nicht mehr zu bestimmen.

[7] Dies wird auch vor dem Hintergrund der Auseinandersetzungen von Spielauer (2009b, S. 4 f.) und Hannappel (2015, S. 143) deutlich.

tische Modelle, wie sie beispielsweise in einem multivariaten LCM-SR vorgenommen werden, zur Vorhersage von den modellinternen Variablen verwendet, handelt es sich streng genommen bereits um eine DMS. Dies wird vor dem Hintergrund der Abbildung 7.5 erkennbar, in welcher die drei spezifizierten zeitveränderlichen Konstrukte auch als Module zu drei verschiedenen Phänomenen verstanden werden können, die sich theoretisch auch separat voneinander modellieren lassen.

Soll nun geprüft werden, wie sich solche modellspezifischen Vorhersagen innerhalb einer LCM-SR Umgebung unter szenarienbasierten Modifikationen der Modellparameter verändern, ist dies in der Logik einer dynamischen Mikrosimulation sinnvoll umsetzbar. Dies gilt insbesondere für den Fall, dass die Modellvorhersagen wiederum mit weiteren Ereignissen verknüpft werden sollen, die selbst nicht Teil der Wachstumskurvenmodellierung sind. Zusammenfassend lässt sich an dieser Stelle festhalten, dass eine mikrosimulative Fortschreibungstechnik auch bestens dazu geeignet ist, szenarienbasierte Implikationen eines empirisch geschätzten multivariaten LCM-SR sichtbar zu machen. Dies wird im Rahmen der methodologischen Einordnung der Technik in den nachfolgenden Abschnitten noch näher vertieft werden.

8.2 Szenarien in dynamischen Mikrosimulationen

Unabhängig vom konkreten Anwendungsbereich werden Mikrosimulationen in der Regel nicht verwendet, um Entwicklungen in Populationen präzise vorauszusagen. Wie bereits angedeutet, steht vielmehr die Modellierung von hypothetischen Szenarien im Mittelpunkt, die beispielsweise im sozialpolitischen Kontext verwendet werden, um mögliche Auswirkungen politischer Reformen auf eine Bevölkerung zu prüfen (Hannappel & Troitzsch, 2015, S. 455). Aus einer soziologischen bzw. sozialwissenschaftlichen Perspektive kann aber auch ein Interesse an der mikrosimulativen Analyse zu Entwicklungen einer Population unter veränderten Verhaltensweisen im Mittelpunkt stehen (Spielauer, 2009b, S. 5). Damit eng verbunden steht im hier vorliegenden Forschungskontext die Ableitung von Implikationen komplexer statistischer Modellierungen unter veränderten Rahmenbedingungen im Mittelpunkt. In diesem Zusammenhang stellt sich die Frage, wie eine darauf bezogene Szenarienbildung grundsätzlich erfolgen kann.

Zur Vorgehensweise bei der Szenarienbildung in einer Mikrosimulation existieren keine klaren Handlungsempfehlungen. Drei grundsätzliche Ansätze können aber im Hinblick auf die Strukturen vergangener Mikrosimulationsmodelle unterschieden werden, die an dem verwendeten Startdatensatz und den Fortschreibungsparametern ansetzen: *(1) Szenarien, die im Rahmen einer Mikrosimulation Gegebenhei-*

ten aus einer empirischen Datenbasis ohne weitere Modifikationen fortschreiben oder vergangene Entwicklungen replizieren. Derartige Szenarien werden oftmals als *Status-Quo Szenarien* bezeichnet und nehmen keine Veränderungen an den Verteilungen der zu simulierenden Variablen und den Fortschreibungsparametern vor. Zumeist dienen Status-Quo Szenarien als *Basisszenarien*, die einen Ausgangspunkt zum Vergleich mit komplexeren Szenarien bilden können.

(2) Szenarien, die theoriegeleitet empirische Gegebenheiten für die Fortschreibung modifizieren. Solche Szenarien können auch als *Theorie-Szenarien* bezeichnet werden und basieren in den Modifikationen in erster Linie auf theoretischen Vorüberlegungen. Der Aufbau der Szenarien ist damit zunächst unabhängig von empirischen Analysen, die mit der Simulation verbunden sind[8]. Bei der konkreten Umsetzung der Szenarien stehen oft dennoch Ergebnisse aus vorangegangenen empirischen Analysen im Mittelpunkt, vielfach aber auch rein theoretische Argumente. Ein vereinfachtes theoretisches Szenario liegt beispielsweise in folgender Situation vor: Integrationstheorien postulieren, Migrantinnen und Migranten der zweiten Generation passten sich in der Arbeitsmarktperformance an die nicht-migrierte Mehrheitsbevölkerung an. Eine Mikrosimulation könnte nun abbilden, inwiefern sich das Morbiditätsgeschehen in einer Population verändert, wenn sich Migrantinnen und Migranten im Zeitverlauf an die berufliche Platzierung der nicht-migrierten Mehrheitsbevölkerung anpassen, während gleichzeitig sowohl für Migrationserfahrungen als auch berufliche Platzierungen Zusammenhänge mit der Gesundheit in den Simulationsprozess integriert werden. Eine so umgesetzte Simulation wird schnell komplexer, wenn gleichzeitig Zusammenhänge zwischen der beruflichen Platzierung, der Einkommenssituation und dem Gesundheitsverhalten berücksichtigt werden. Dabei spielt es in einem derartigen theoretisch angeleiteten Szenario keine Rolle, ob die Anpassung der beruflichen Platzierung empirisch tatsächlich in vergangenen Datensätzen ermittelt werden kann.[9] Ebenfalls hier einzuordnen sind zudem Szenarien, die beispielsweise Auswirkungen politischer Interventionen prüfen.

(3) Szenarien, die ohne strenge theoretische Fundierung Rahmenbedingungen für die Fortschreibung an vergangene empirische Beobachtungen anpassen. Dieser Typ von Szenario kann entsprechend auch als *Empirisches-Szenario* oder *Technisches-Szenario* bezeichnet werden und ist in der Umsetzung vergleichbar mit Typ 2, begründet mögliche Anpassungen der Verteilungen der Variablen im Startdatensatz und der Fortschreibungsparameter aber stärker mit empirischen Beobachtun-

---

[8] Das bedeutet nicht, dass die theoretischen Vorüberlegungen nicht empirisch gestützt sind. Das Gegenteil ist zumeist der Fall.

[9] Damit wird an dieser Stelle leicht erkennbar, dass sich eine DMS bestens dazu eignet, die Konsequenzen konkurrierender Theorien zu evaluieren, die rein empirisch (noch) nicht analysiert werden können.

gen oder rein mechanischen Systematiken. Konkret können szenarienbasierte Modifikationen für die Simulation beispielsweise schrittweise an jenen Fortschreibungsparametern vorgenommen werden, die sich in empirischen Analysen als bedeutsam herausgestellt haben. Damit kann analysiert werden, wie sich ein Simulationsverlauf verändert, wenn spezifische Parameter künstlich verstärkt oder abgeschwächt werden. Ebenfalls könnten auch Verteilungen von unabhängigen Variablen modifiziert werden, bei denen aus einer empirischen Voranalyse bekannt ist, dass diese besonders stark mit den interessierenden Zielvariablen für die Simulation assoziiert sind. Anschließend könnte die gemeinsame Wirkung der Modifikationen szenarienbasiert geprüft werden. Ziel ist in einer derartigen Szenarienbildung zumeist, die Auswirkungen von empirisch bedeutsamen Faktoren für die Fortschreibung systematisch und pointiert aufzuzeigen, auch unabhängig von theoretischen Annahmen, welche die Veränderungen in den Faktoren konkret begründen.[10] Hier sind aber auch Szenarien zu verorten, die zeigen, inwiefern sich eine spezifische Population entwickelt hätte bzw. entwickeln könnte, wenn für diese alternative Zusammenhangsstrukturen und Rahmenbedingungen gelten würden, die aus anderen Populationen bekannt sind.

Die beschriebene Systematik zu Szenarien in einer Mikrosimulation ist nicht erschöpfend und hat eine rein heuristische Funktion. Sie kann dabei helfen, nachzuvollziehen, wozu Szenarien in Mikrosimulationen genutzt werden und durch welche Überlegungen deren Spezifikationen geprägt sind. In der praktischen Durchführung von Mikrosimulationen liegen in der Regel Mischformen der drei genannten Typen vor. Die hier eingeführte Systematik hilft in diesem Kontext, die noch zu präzisierende Szenarienbildung im Teil III der vorliegenden Arbeit einordnen und nachvollziehen zu können.

8.3 Methodologische Einordnung der dynamischen Mikrosimulation

Ausgehend von der bereits beschriebenen Grundlogik der DMS wird deren Nähe zum strukturell-individualistischen Forschungsprogramm und den darin verwendeten Mikro-Makro-Erklärungen deutlich (Spielauer, 2009b, S. 8f.; Hannappel, 2015, S. 144 ff.; Hannappel & Troitzsch, 2015, S. 459f.). Aus dieser Perspektive wird ver-

---

[10] In diesem Zusammenhang kann beispielsweise auf sogenannte *Extrem-Szenarien* verwiesen werden. Dabei ist es zumeist das Ziel, unabhängig von substantieller Sinnhaftigkeit zu zeigen, wie sich eine Population entwickeln würde, wenn alle Individuen im Simulationsprozess eine bestimmte Eigenschaft aufweisen, die im Ursprungsdatensatz ungleich verteilt ist. Ein Beispiel für solche Szenarien findet sich bei Frohn und Obersneider (2020).

tiefend nachvollziehbar, inwiefern eine DMS den Erkenntnisgehalt multivariater statistischer Analysemodelle erhöhen kann und im hier vorliegenden Forschungskontext besonders fruchtbar ist. So ist das Ziel von Mikrosimulationen einerseits, Verkettungen von Wechselwirkungen zwischen Makrostrukturen auf Basis von aggregierten individuellen Handlungen abzubilden. Andererseits werden diese Verkettungen als zeitlicher Prozess aufgefasst, indem die Ergebnisse der Modellierung zu einem Zeitpunkt t_i als Ausgangsbedingungen für Handlungen von Individuen zu einem Zeitpunkt t_{i+1} fungieren. Solche Prozesse können in einer DMS beliebig fortgesetzt werden, was in Abbildung 8.2 dargestellt wird, die an die Abbildungen 2.1 und 2.2 aus Abschnitt 2.3 angelehnt ist.[11] Mikrosimulationen erklären damit Verkettungen kollektiver Sachverhalte individualistisch, Makrostrukturen sind im Simulationsprozess das Ergebnis individueller Handlungen (bzw. Ereignisse oder Prozesse).

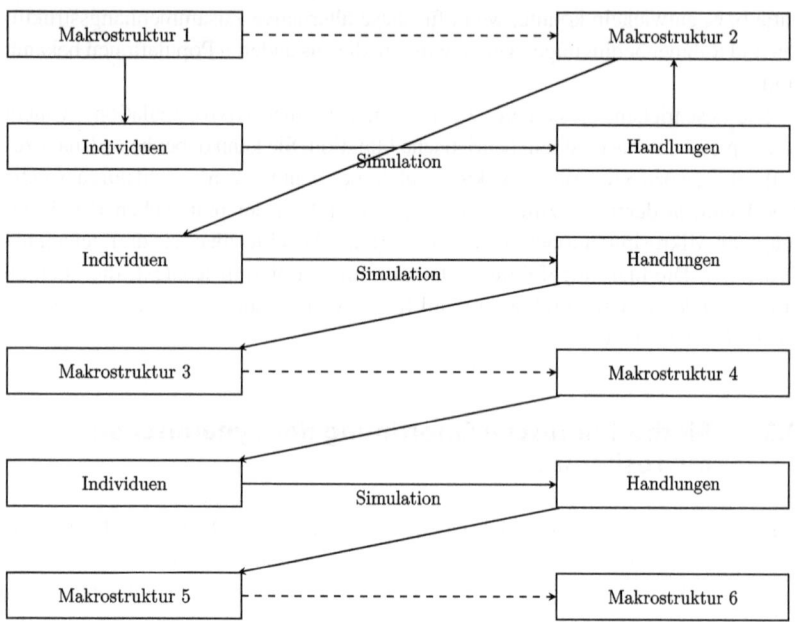

Abbildung 8.2 Mikro-Makro-Erklärung in der Logik einer Mikrosimulation. (Quelle: Eigene Darstellung)

---

[11] Eine ähnliche Erweiterung des Mikro-Makro Modells im mikrosimulativen Kontext findet sich bei Hannappel (2015, S. 150).

8.3 Methodologische Einordnung der dynamischen Mikrosimulation

Wie in den vorangegangenen Abschnitten deutlich wurde, ist die DMS ohne weitere statistische Analysen nicht dazu in der Lage, makrostrukturelle Entwicklungsprozesse abzubilden. Es handelt sich lediglich um eine Technik, die mit der Logik von Mikro-Makro-Erklärungen zwar eng assoziiert ist, ohne weitere Inputs aber nicht verarbeiten kann, wieso es auf der Individualebene zu Handlungen kommt. Wie ebenfalls bereits hervorgehoben, lässt sich dies allerdings durch multivariate Analyseverfahren ermitteln, die in vergangener Forschung zunehmend in das Gerüst der DMS implementiert werden. Hintergrund ist dabei zumeist das Ziel, eine möglichst flexible Simulationsumgebung zu schaffen, anhand welcher Entwicklungsprozesse innerhalb einer Population szenarienbasiert geprüft werden können. Statistische Verfahren, die an der Erklärung von Individualhandlungen ansetzen, sind in diesem Kontext nur Mittel zum Zweck zur Ermittlung von Fortschreibungsparametern für eine Simulation.

Diese Logik lässt sich allerdings auch umkehren. So kann eine DMS auch als Mittel zum Zweck genutzt werden, um Implikationen multivariater statistischer Modellierungen für makrostrukturelle Veränderungen im Kontext von Mikro-Makro-Erklärungen nachvollziehen zu können. Multivariate Analyseverfahren sind zumeist darauf ausgerichtet, individuelle Eigenschaften auf der Mikroebene zu erklären, wobei unklar bleibt, inwiefern daraus, losgelöst von Einzelfällen, neue Makrostrukturen resultieren. Es wird vielmehr implizit davon ausgegangen, dass die Replikation makrostruktureller Verteilungen durch Erklärungen auf der Individualebene ausreicht, um die Entstehungsprozesse dieser Verteilungen verstehen zu können. In vielen Situationen ist dies auch der Fall. Soll beispielsweise herausgestellt werden, wie das Ernährungsverhalten in einer Population verteilt ist, kann auf Basis einer multivariaten Analyse erklärt werden, welche individuellen Eigenschaften mit dem Verhalten assoziiert sind. Darauf aufbauend kann die entsprechende Verteilung der Population durch das statistische Modell vorausgesagt werden und die Entstehung des Makrophänomens wird nachvollziehbar. Inwiefern eine derartige Erklärung und Voraussage angemessen ist, lässt sich vor dem Hintergrund der Ergebnisoutputs der verwendeten multivariaten Verfahren diskutieren. Davon ausgehend kann anschließend auch abgeschätzt werden, unter welchen Bedingungen sich das Ernährungsverhalten innerhalb einer Population verändern würde.

Richtet sich der Fokus eines Forschungsanliegens allerdings auf makrostrukturelle Entwicklungen, für die demografische Prozesse relevant sind und die auf einer Vielzahl an dynamischen und in Wechselwirkung stehenden individuellen Handlungen und Eigenschaften basieren, die nur durch mehrere oder komplexe statistische Modelle erklärt werden können, reicht eine Auseinandersetzung mit den Modelloutputs einzelner multivariater Modelle oftmals nicht aus, um die daraus in der Gesamtheit resultierenden makrostrukturellen Konsequenzen vertiefend nachvollziehen zu können. So kann beispielsweise angenommen werden, dass die Verteilung von Adipositas innerhalb einer Population auf der Individualebene mit dem Ernährungsverhalten zusammenhängt. Dieses ist wiederum von zeitveränderlichen materiellen Ausgangsbedingungen und beruflichen Belastungen sowie Bildungsniveaus abhängig, die ebenfalls untereinander in Wechselwirkungen stehen. Liegt das Forschungsinteresse nun an der Entstehung und Fortentwicklung der Adipositasverteilung, wird unter alleiniger Betrachtung separierter Erklärungsmodelle auf der Individualebene schnell unklar, wie sich der Schritt von der Mikro-Ebene hin zur Makro-Ebene genau darstellt. Multivariate Modellierungen können diesbezüglich sicherlich zu angemessenen Einordnungen führen, diese bleiben aber ohne weitere statistische Modelle, welche den Schritt hin zur Makroebene modellinhärent abbilden, sehr abstrakt. Dies gilt insbesondere für Fragen, die sich auf Entwicklungsprozesse unter veränderten Rahmenbedingungen beziehen.[12]

Genau wie eine multivariate statistische Modellierung dazu geeignet ist, Fortschreibungsparameter für eine DMS zu generieren, ist auch eine DMS dazu geeignet, die impliziten makrostrukturellen Konsequenzen eines multivariaten statistischen Modells mit Individualdaten herauszustellen. Die Kombination von statistischen Analysen zur Erklärung von Individualhandlungen mit Mikrosimulationen kann damit als eine umfassende Umsetzung von Mikro-Makro-Erklärungen verstanden werden. Diese Perspektive wird in vergangener Forschung kaum aufgegriffen, obwohl der Schritt von der Mikro- zur Makro-Ebene im strukturell-individualistischen Forschungsprogramm als dessen größte Herausforderung aufgefasst wird (Esser, 1999, S. 96f.).[13]

An diesem Punkt muss abschließend festgehalten werden, dass sich die bisherigen Ausführungen auf Makrostrukturen innerhalb von Populationen beziehen, die sich aus aggregierten Individualhandlungen oder Eigenschaften ergeben. Oftmals ist

---

[12] Im Hinblick auf Wachstumskurvenmodellierungen muss in diesem Zusammenhang festgehalten werden, dass diese durch die Schätzung der durchschnittlichen Wachstumsparameter der modellierten zeitveränderlichen Variablen trotz der Modellierung auf Basis von Individuen im Ergebnisoutput schon vergleichsweise nahe an einer vollständigen Mikro-Makro-Erklärung ansetzen. Aber auch komplexere Wachstumskurvenmodelle basieren in der Regel auf Parametern, deren aggregierte Bedeutsamkeit erst nachträglich durch weitere Analysen eingeschätzt werden kann.

[13] In dem Zusammenhang muss erneut betont werden, dass Mikro-Makro-Erklärungen nicht auf eine mikrosimulative Modellierung als Ergänzung zu multivariaten Analyseverfahren angewiesen sind. Situationen, in denen eine Mikrosimulation Ergebnisse erzeugt, die sich nicht auch aus den Ergebnisoutputs der in der DMS implementierten statistischen Analysen ableiten lassen, dürften nur in seltenen Fällen vorkommen. Darauf bezogen stellt eine DMS vielmehr ein Hilfsmittel zur Interpretation und Quantifizierung der Implikationen komplexer statistischer Modellierungen dar.

der Entstehungsprozess allerdings komplexer. Die Adipositasverteilung innerhalb einer Population könnte beispielsweise von weiteren Faktoren bedingt sein, die sich nicht alleine aus Einzelhandlungen ergeben. So könnte das Gesundheitswesen einer Population ab einem gewissen Ausmaß an Adipositasfällen mit stärkeren Präventivmaßnahmen reagieren, wodurch der sozioökonomische Status an Erklärungskraft für das Ernährungsverhalten verlieren könnte. Solche Ereignisse können nur schwer durch multivariate Analyseverfahren oder eine DMS ohne explizite Modellierung identifiziert werden und müssen entsprechend vorher bekannt sein oder im Rahmen theoretischer Szenarien geprüft werden. So handelt es sich hierbei nicht um eine Schwäche von multivariaten Analyseverfahren oder einer DMS, sondern um eine Herausforderung für die theoretische Erklärung der Entstehungsprozesse spezifischer kollektiver Phänomene innerhalb einer Population.[14]

Die Technik der DMS sollte ausgehend von der hier vorgenommenen Einordnung resümierend nicht ausschließlich als ein Hilfsmittel zur szenarienbasierten Analyse von veränderten Rahmenbedingungen innerhalb einer Population verstanden werden. Dieser Eindruck kann vor dem Hintergrund der mannigfaltigen Anwendungen zur Analyse von möglichen (sozial-)politischen Interventionen innerhalb von Bevölkerungen leicht entstehen. Gerade im soziologischen Kontext, in welchem Makrostrukturen zentraler Analysegegenstand sind, und spezieller im strukturell-individualistischen Forschungsprogramm, in welchem Mikro-Makro-Erklärungen im Mittelpunkt stehen, können mikrosimulative Fortschreibungen, egal ob zukunftsbezogen, fiktiv oder retroperspektiv, dabei helfen, die Outputs der etablierten multivariaten Analyseverfahren im Hinblick auf deren Implikationen für makrostrukturelle Prozesse besser zu verstehen.

8.4 LCM-SR in der dynamischen Mikrosimulation

In den vorherigen Abschnitten wird die Technik der DMS allgemein und auch im Hinblick auf deren methodologische Einordnung vertieft, die auch in den nachfolgenden empirischen Analysen aufgegriffen wird. Dabei ist auch bereits die Stärke der dynamischen Mikrosimulation angeklungen, komplexe statistische Modelle in die Simulation implementieren zu können, indem diese zur Ermittlung von Fortschreibungsparametern verwendet werden. Daraus resultieren wiederum auch neue Möglichkeiten zur Interpretation der statistischen Modelle. Unklar ist bis hier, inwie-

---

[14] Wie herausfordernd und voraussetzungsvoll die Herleitung von Makrostrukturen auf Basis von Individualhandlungen ist, wird z. B. bei Esser (2002b) im Rahmen der Diskussion von Emergenzen und Transformationsregeln deutlich.

fern dies im Rahmen einer Wachstumskurvenmodellierung bzw. eines LCM-SR technisch umgesetzt werden kann. Während die Nutzung von Regressionsanalysen in der mikrosimulativen Modellierung mittlerweile weit verbreitet ist (McLay et al., 2015), stellt die Verwendung von Strukturgleichungsmodellierungen und spezieller Wachstumskurvenmodelle aber dennoch eine Neuheit dar, die mit noch nicht geklärten Herausforderungen verbunden ist.

Vor einer Vertiefung möglicher Schwierigkeiten sei die Grundlogik der Verwendung eines multivariaten LCM-SR in der Mikrosimulation kurz zusammengefasst, wobei sich die Ausführungen auf die periodische Simulation einer zeitveränderlichen Variable y beschränken. Tatsächlich erfolgt die Fortschreibung auch simultan für die anderen im LCM-SR enthaltenen Variablen (ausgehend von Abbildung 7.5 beispielsweise x und w), entsprechende Darstellungen wären aber äquivalent und erfolgen daher nachfolgend nicht noch einmal gesondert. Soll im Rahmen einer DMS ein Merkmal y durch ein LCM-SR fortgeschrieben werden, richtet sich der Fokus auf die Gleichungen 7.2 und 7.15 aus Abschnitt 7.1. Zur Fortschreibung müssen im Fall einer linearen Wachstumskurvenmodellierung entsprechend die individuellen Random-Effekte α_{yi} und β_{yi} sowie das Residuum $\epsilon_{y_{it}}$ ermittelt werden. Der Parameter λ_t entspricht bei einer linearen Wachstumsmodellierung den Simulationszeitpunkten $t - 1$, für nicht-lineare Prozesse muss t entsprechend weiter angepasst werden.[15]

Wird für die DMS die gleiche Datenbasis benutzt, die auch zur Modellschätzung herangezogen wurde, sind die individuellen Wachstumsparameter im Modell bekannt. Ansonsten können diese über Gleichung 7.3 und 7.4 bzw. im konditionellen Fall auf Basis der Gleichungen 7.9 und 7.10 geschätzt werden, wobei für jedes Individuum das Ergebnis einer Zufallsziehung aus einer Normalverteilung mit dem Erwartungswert $\mu = 0$ und der Varianz von $\psi_{\alpha\alpha}$ bzw. $\psi_{\beta\beta}$ herangezogen wird, welches zum Mittelwert des Random-Effektes ergänzt wird.[16]

---

[15] Bei einem quadratischen Wachstumsprozess wird $t - 1$ entsprechend quadriert. Schwieriger ist eine simulative Fortschreibung von λ_t im Falle einer freien Schätzung der Wachstumsparameter, da in diesem Zusammenhang unklar bleibt, wie sich der Parameter außerhalb des Analysezeitraums darstellt. Abhängig von den für das LCM-SR verwendeten Paneldaten kann die Zeit in einer Wachstumskurvenmodellierung auch anders kodiert sein als die periodische Fortschreibung in der DMS, dies muss bei der Implementation eines Wachstumskurvenmodells in einer DMS entsprechend berücksichtigt werden.

[16] Im konditionellen Fall erfolgt zudem eine weitere Gewichtung durch die Steigungskoeffizienten γ und den entsprechenden Prädiktoren in der Gleichung zur Vorhersage der Random-Effekte. Inwiefern eine Schätzung der Random-Effekte allerdings grundsätzlich nicht unproblematisch ist, zeigen Richiardi und Poggi (2014).

8.4 LCM-SR in der dynamischen Mikrosimulation

Für eine einzelne Simulationsiteration muss weiter der Parameter λ_t, der auf die Wachstumsparameter angewandt wird, anhand der Zeitachse innerhalb der Simulation aktualisiert werden (s. o.).

Anders als im ALT-Modell und LCM sowie den meisten Regressionstechniken im Kontext einer DMS, gilt es im LCM-SR zudem das Residuum $\epsilon_{y_{it}}$ anhand der Gleichung 7.15 durch die Parameter $\rho_{\epsilon_{y_t}\epsilon_{y_{t-1}}}$, $\rho_{\epsilon_{y_t}\epsilon_{x_{t-1}}}$ und $v_{y_{it}}$ zu bestimmen. Dabei muss hervorgehoben werden, dass die Voraussage zum Zeitpunkt $t = 1$ in der Simulation einen Sonderfall darstellt, da in dieser Situation keine Voraussage auf Basis autoregressiver und kreuzverzögerter Effekte erfolgen kann. So liegen zum Zeitpunkt $t = 1$ entsprechend keine gelaggten Ausprägungen der im Modell verwendeten Variablen vor. Gleichzeitig wird das Residuum ϵ_{yi1} allerdings für die Fortschreibung zum nächsten Simulationszeitpunkt benötigt, wodurch die Vorhersage zum Zeitpunkt $t = 1$ nicht übergangen werden kann. Erfolgt die DMS auf Basis der gleichen Daten wie die LCM-SR Schätzung, kann im einfachsten Fall für den Startdatensatz der Simulation eine empirische Modellvoraussage für ϵ_{yi1} genutzt werden[17]. Ansonsten ist auch eine Schätzung anhand von Gleichung 7.17 denkbar, was allerdings nur möglich ist, wenn y_{i1} im für die Simulation verwendeten Startdatensatz bereits enthalten ist.

Für die weiteren Iterationsschritte in der DMS erfolgt eine Fortschreibung von $\epsilon_{y_{it}}$ mit $t > 1$ durch die Gewichtung der gelaggten Ausprägungen für $\epsilon_{y_{i(t-1)}}$ und $\epsilon_{x_{i(t-1)}}$ mit den autoregressiven und kreuzverzögerten Effekten. Grundsätzlich kann an dieser Stelle aber ebenfalls Gleichung 7.17 zur Ermittlung von $\epsilon_{y_{it}}$ verwendet werden. Für die Simulation von y_{it} stehen damit alle benötigten Elemente der Gleichungen 7.2 und 7.15 zur Verfügung und die Voraussage wird abschließend um eine Ziehung eines Zufallselements aus einer Normalverteilung mit dem Erwartungswert $\mu = 0$ und der Fehlervarianz $\sigma_{v_{yt}}^2$ ergänzt. Hier liegt das zentrale Zufallselement in der Fortschreibung von Variablen anhand des LCM-SR.

Problem 1: Zeitpunktspezifische Schwankungen in den Parameterschätzungen
Schwer zu klärende Besonderheiten ergeben sich in der mikrosimulativen Fortschreibung auf Basis von Wachstumskurvenmodellierungen im SEM-Kontext einerseits durch zeitpunktspezifische Schätzungen der Modellparameter, die durch die Modellschätzungen auf Basis von Daten im sogenannten Wide-Format möglich werden. Im Kontext der multivariaten Datenanalyse ergeben sich dadurch potentielle Vorteile gegenüber Analysen von Längsschnittdaten im Long-Format. So erhöhen sich die Möglichkeiten zur Spezifikation verschiedener Modellannahmen deutlich,

---

[17] Dabei steht ϵ_{yi1} für den Startpunkt in der Simulation. Die genutzte Modellvoraussage kann auch ein anderer Zeitpunkt aus dem empirischen Modell sein.

beispielsweise im Hinblick auf zeitliche Dynamiken in den Effektkoeffizienten oder komplexer Fehlerstrukturen.[18] Dies wird in Gleichung 7.15 beispielsweise anhand der kreuzverzögerten Effekte zwischen x und y mit dem Subskript t für den Parameter $\rho_{\epsilon_{y_t}\epsilon_{x_{t-1}}}$ deutlich, für den beliebige zeitliche Variationen spezifiziert werden können[19]. Variiert ein derartiger Effekt zwischen zwei Konstrukten im Zeitverlauf auf eine unsystematische Weise, stellt sich die Frage, welcher der zeitpunktspezifischen Effektschätzungen für die Fortschreibung verwendet wird.

Eine mögliche Lösung zum Umgang mit zeitlich variierenden Effekten ist deren Gleichsetzung über den Zeitverlauf hinweg in einer Respezifikation des Ursprungsmodells, selbst dann, wenn dies mit der eigentlich vorgesehenen Modellspezifikation nicht vereinbar ist. Dies ist eine als pragmatisch zu bezeichnende Lösung, da dies eine potentiell bessere Modellspezifikation zugunsten der Vereinbarkeit mit der DMS übergeht. Alternativ lässt sich auch entweder der letzte geschätzte Regressionsparameter verwenden oder ein Durchschnittswert aus allen beobachtbaren variierenden Effekten.

Problem 2: Beschränktheit der Wachstumsparameter auf den Analysezeitraum
Ein weiteres mögliches Problem bei der Verwendung von Wachstumskurvenmodellen in einer DMS beruht auf den Wachstumsparametern im Modell, wenn die Fortschreibung über die in der empirischen Analyse berücksichtigten Lebensphasen für die einzelnen Individuen hinausgeht. So handelt es sich bei den individuellen Random-Effekten im Modell um Parameter, die sich aus den individuellen zeitlichen Trends der zeitveränderlichen Indikatoren im Analysezeitraum ergeben. Derartige Trends können nicht immer bedenkenlos fortgeschrieben werden, was vor dem Hintergrund der Einkommensentwicklung im Lebensverlauf verdeutlicht werden kann. Basiert ein Wachstumskurvenmodell auf Individuen im Alter zwischen 30 und 90 Jahren, werden für Individuen, die zum Startzeitpunkt der Analyse 30 Jahre alt waren und im Analysezeitraum um 10 Jahre altern, systematisch andere Random-Effekte geschätzt als für Individuen, die zum Startzeitpunkt bereits im Rentenalter waren. Aus empirischen Analysen und der Humankapitaltheorie (Becker, 1962; Becker, 1993) ist bekannt, dass in früheren Lebensphasen durchschnittliche Anstiege in den Einkommensverhältnissen zu erwarten sind. Im Alter hingegen stagniert die Ent-

---

[18] Auch Vorteile des Long-Formats gegenüber des Wide-Formats dürfen nicht ausgeblendet werden. Nennenswert ist beispielsweise der Umstand, dass die Anforderungen an längsschnittliche Daten im Kontext eines SEMs vergleichsweise hoch sind und Modelle schneller überkomplex werden.

[19] Zeitlich variieren können im Modell auch die autoregressiven Effekte oder die Einflüsse der TIC und TVC. Selbiges gilt für die Fehlervarianzen $\sigma_{v_{yt}}$, die zur Abschätzung der Simulationsschwankung benötigt werden.

wicklung oder ist sogar rückläufig. Durch die Berücksichtigung der individuellen Wachstumsparameter in der DMS würden sich ohne weitere Modellspezifikationen für jüngere Individuen entsprechend Einkommensentwicklungen ergeben, die potentiell stets positiv ausfallen, auch im höheren Alter. Es findet keine Korrektur der individuellen Wachstumsparameter für Simulationszeitpunkte statt, die außerhalb des Analysezeitraums liegen.

Bei dem so beschriebenen Modellierungsproblem im Kontext von nicht-linearen Effekten im Lebensverlauf handelt es sich um eine Problematik, die nicht nur unter Verwendung von Wachstumskurvenmodellen in einer DMS präsent ist. In Wachstumskurvenmodellierungen verschärft sich das Problem allerdings, da eine Korrektur der individuellen Wachstumskurven unter Berücksichtigung von Random-Effekten höherer Ordnung einen schwerwiegenden technischen Eingriff in die empirische Modellstruktur darstellt. Eine denkbare Lösung des Problems wäre die Implementation von Regeln in die DMS, die festlegen, dass ab einem spezifischen Alter oder Abschnitt im Lebensverlauf die Random-Effekte älterer Individuen auf jene der Jüngeren übertragen werden. In diesem Zusammenhang stellt sich allerdings die Frage, nach welchen Regeln diese Übertragung erfolgen sollte, so könnten die Random-Effekte auch unter den Älteren variieren.

Ist es nicht das Ziel einer Mikrosimulation, empirisch vorliegende Daten in die Zukunft fortzuschreiben, spielen beide genannten Schwierigkeiten kaum eine Rolle. Selbiges gilt für Situationen, in denen Individuen nicht über deren Lebensphasen, die empirisch beobachtbar sind, hinweg fortgeschrieben werden sollen. Ist dies für ein Forschungsvorhaben erforderlich, bleibt immer die Möglichkeit, die Wachstumsparameter und deren Veränderung außerhalb des empirischen Analysezeitraums selbst zu simulieren. Alternativ können für eine DMS auch die Durchschnittswerte der Random-Effekte auf die zu simulierenden Individuen übertragen werden, die auf Basis einer Modellierung über den gesamten Lebensverlauf geschätzt wurden.[20] Derartige Mittelwerte der Wachstumsparameter können bei Bedarf weiter an die individuell geschätzten Effekte angepasst werden, um eine darauf bezogene Variation beizubehalten. Generell muss allerdings festgehalten werden, dass zur Integration von komplexeren Wachstumskurvenmodellierungen in eine DMS noch ein hohes Ausmaß an Forschungsbedarf vorliegt.

---

[20] Dies setzt natürlich eine entsprechende Datenbasis für die Schätzung des verwendeten Wachstumskurvenmodells voraus, in welcher jegliche interessierenden Alterskategorien im Lebensverlauf durch Individuen abgedeckt werden.

9 Resümee zu Teil II: Zusammenfassung der methodischen Auseinandersetzung

Das in Kapitel 5 beschriebene Erklärungsmodell zur gesundheitlichen Ungleichheit im Lebensverlauf und Kohortenvergleich und die damit verbundenen aus Teil I abgeleiteten Hypothesen und Annahmen können auf Basis einer Wachstumskurvenmodellierung angemessen modelliert und empirisch analysiert werden, das wird in den vorangegangenen Abschnitten deutlich. Eine Modellierung in der Logik eines LCM-SR ist dabei besonders vielversprechend, da das Modell einerseits die Berücksichtigung einer mehrdimensionalen Perspektive auf die Phänomene der Gesundheit und sozialen Ungleichheit ermöglicht, die Implementation von TICs und TVCs zulässt und gleichzeitig eine klare Separierung von inter- und intraindividuellen Zusammenhängen und damit verbundenen Dynamiken im Lebensverlauf sicherstellt. Dabei können auch Kohortenunterschiede berücksichtigt werden, wodurch alle durch die forschungsleitenden Hypothesen angesprochenen Ebenen abgedeckt werden.

Ausgehend vom vorliegenden Forschungsinteresse zielt die empirische Analyse nicht ausschließlich darauf ab, gesundheitliche Ungleichheiten bzw. deren Dynamiken anhand von Effektkoeffizienten zu analysieren. Mit Blick auf die dritte Zielsetzung der Arbeit sollen die Ergebnisse auch mit manifesten makrostrukturellen Morbiditätsentwicklungen in Verbindung gebracht werden, die nicht Teil der LCM-SR Analysen sind, sich daraus aber als Implikationen ergeben. Es soll deutlich werden, welche Konsequenzen aus den empirischen Befunden zur gesundheitlichen Ungleichheit für demografisch bedingte Wandlungsprozesse innerhalb der Bevölkerung folgen, wobei für Deutschland insbesondere ein Konsens zur Zunahme der Relevanz späterer Lebensphasen für das Gesundheitsgeschehen vorliegt. Die vergangenen Abschnitte zeigen, dass eine dynamische Mikrosimulation dazu geeignet ist, solche Implikationen aus komplexen multivariaten Analysen abzuleiten, auch für Morbiditätsstrukturen jenseits der LCM-SR Spezifikation. Dadurch wird die empirische Wachstumskurvenmodellierung um eine Perspektive erweitert, welche der vollständigen Abbildung eines prozesshaften Mikro-Makro Modells entspricht.

Die Implementation von Wachstumskurvenmodellierungen in eine DMS ist grundsätzlich möglich, allerdings mit diversen spezielleren Herausforderungen verbunden. Solange eine Simulation nicht über den empirischen Analysezeitraum der Wachstumskurvenmodellierung hinausgeht, sind diese allerdings nur bedingt relevant. Wie die hier beschriebenen methodischen Ansätze zur weiteren Bearbeitung des Forschungsanliegens empirisch umgesetzt werden und welche Ergebnisse daraus resultieren, ist Gegenstand des dritten Teils der Arbeit.

Teil III
Empirische Analyse gesundheitlicher Ungleichheit im Lebensverlauf und im Kohortenvergleich

Deskriptive Analyse der verwendeten Datenbasis

10

Bevor in den weiteren Kapiteln die bis hier beschriebenen Techniken zur Analyse der Hypothesen und Annahmen aus Kapitel 5 und 6 zur Anwendung kommen können, muss zunächst die dazu verwendete empirische Datenbasis näher erörtert werden. Dies ist Gegenstand der nachfolgenden Ausführungen. Dabei wird einerseits gezeigt, inwiefern die in den theoretischen Hintergründen und Hypothesen konzipierten Begrifflichkeiten in den verwendeten Daten in Form von Variablen operationalisiert werden. Andererseits wird im Rahmen univariater deskriptiver Darstellungen ein vertiefendes Verständnis zu deren Verteilungen hergeleitet, welches notwendig ist, um einschätzen zu können, inwiefern die Variablen angemessen in den im methodischen Hintergrund vorgestellten Analyseverfahren zu implementieren sind. Kenntnisse über die Verteilungen der genutzten Variablen sind zudem bedeutsam, um die Ergebnisinterpretationen der multivariaten Analyse nachvollziehen zu können und mögliche Probleme in der Modellbildung zu identifizieren.

Da die multivariate Analyse auf Basis von komplexen Wachstumskurvenmodellierungen erfolgt, die längsschnittliche Daten verarbeiten, werden darüber hinaus zentrale Charakteristika der verwendeten Paneldaten beschrieben. Auch ein darauf bezogenes näheres Verständnis ist erforderlich, um die Modellspezifikationen der multivariaten Analyse nachvollziehen und kritisch bewerten zu können. In dem Zusammenhang wird ebenfalls klar werden, inwiefern in der Analyse der Faktor der Zeit berücksichtigt wird, der von der Operationalisierung verschiedener Kohorten und deren Altersstrukturen bedingt ist.

Ergänzende Information Die elektronische Version dieses Kapitels enthält Zusatzmaterial, auf das über folgenden Link zugegriffen werden kann https://doi.org/10.1007/978-3-658-46620-6_10.

© Der/die Autor(en), exklusiv lizenziert an Springer Fachmedien Wiesbaden GmbH, ein Teil von Springer Nature 2025, korrigierte Publikation 2025
C. Frohn, *Gesundheitliche Ungleichheit im Lebensverlauf und im Kohortenvergleich*, https://doi.org/10.1007/978-3-658-46620-6_10

Damit eng verbunden wird in den deskriptiven Darstellungen zwischen mehreren Perspektiven unterschieden. So können die Verteilungen der Variablen über alle Analysezeitpunkte und Kohorten hinweg betrachtet werden (Overall-Perspektive), innerhalb der Kohorten (Kohorten-Perspektive) und sowohl für die Overall- als auch Kohorten-Perspektive wiederum zeitpunktspezifisch.[1] Letztgenannte Differenzierung spielt in Wachstumskurvenmodellierungen, wie sie in den hier vorgenommenen Analysen spezifiziert werden, eine hervorstechende Rolle, da die Modellierungen im sogenannten Wide-Format erfolgen.[2]

Im Mittelpunkt der deskriptiven Darstellungen stehen unter anderem:

- Absolute und relative Häufigkeiten
- Mittelwerte, Standardabweichungen, Minima und Maxima
- Bei zeitveränderlichen Variablen: Between- und Within-Variationen
- Bei kategorialen Variablen visuell: Balkendiagramme zu den relativen Häufigkeiten
- Bei zeitveränderlichen metrischen Variablen visuell: Durchschnittliche Entwicklung im Analysezeitraum wellen- und altersspezifisch

Im Hinblick auf die absoluten und relativen Häufigkeiten steht für die deskriptive Analyse die Frage im Mittelpunkt, ob alle Variablen, die in den multivariaten Modellierungen verwendet werden sollen, in deren zeitpunktspezifischen Fallzahlen angemessen vertreten sind, um Analysen zu deren multivariaten Zusammenhangsstrukturen möglich zu machen. Damit verbunden sind auch deren Lage- und Streuungsparameter relevant, die zeigen, inwiefern die zu analysierenden Variablen überhaupt in den Daten variieren. In diesem Zusammenhang spielt bei der Analyse von längsschnittlichen Daten zudem eine Unterscheidung zwischen einer

---

[1] Daraus folgen zeitpunktspezifisch deskriptive Statistiken, welche sich auf die einmalig im Analysesample befindlichen Individuen zu den jeweiligen Analysezeitpunkten beziehen. Zeitpunktübergreifende Darstellungen können wiederum sowohl ausgehend von Personenjahren erfolgen als auch im Hinblick auf die einmalig im Sample auftretenden Personen bzw. Individuen, wobei letztgenannte Perspektive insbesondere für zeitkonstante Variablen aufschlussreich sein kann.

[2] Während Panelanalysen vielfach auf das sogenannte *Long*-Format zurückgreifen, in welchem jedes Personenjahr einer Zeile und jede in der Analyse verwendete Variable einer Spalte in der Datenmatrix entspricht, ist im *Wide*-Format jedes Individuum durch jeweils eine Zeile abgebildet, während die Variablen in zeitpunktspezifischen Spalten strukturiert sind. Dies hat zur Folge, dass die Verteilungen der zu analysierenden Variablen zu jedem einzelnen Zeitpunkt im verwendeten Paneldatensatz zu potentiellen Problemen in der Modellschätzung führen können, die es entsprechend vorab zu identifizieren gilt.

10 Deskriptive Analyse der verwendeten Datenbasis

Between- und Within-Ebene eine Rolle, die in der multivariaten Modellierung explizit separiert wird und daher auch in der deskriptiven Analyse aufzuzeigen ist.[3]

Alle deskriptiven Darstellungen erfolgen tabellarisch und, sofern sinnvoll, auch visuell. Dies ist insbesondere im Hinblick auf die zeitveränderlichen Variablen der Analyse hilfreich, um bereits vor der multivariaten Wachstumskurvenmodellierung deren zentralen Eigenschaften zu zeitlichen Veränderungen in den verwendeten Daten zu identifizieren, die sich in den Wachstumskurvenmodellen letztendlich widerspiegeln sollten. Hinsichtlich der zeitkonstanten Variablen sind visuelle Darstellungen hingegen als Hilfestellung zur Gewinnung eines schnelleren Überblicks über die Verteilung der entsprechenden Variablen zu verstehen. So resultieren deskriptive Analysen komplexer multivariater Modelle mit Längsschnittdaten in eine Vielzahl an tabellarischen Darstellungen mit Zellenumfängen, die ohne visuelle Unterstützung kaum übersichtlich abzubilden sind. In den nachfolgenden Ausführungen werden umfangreiche Tabellen daher auch grundsätzlich in den Anhang im elektronischen Zusatzmaterial verlegt. Dies ist nicht gleichzusetzen mit einer Abstufung von deren Bedeutsamkeit für die empirische Analyse.[4]

Im weiteren Verlauf wird zuerst auf die verwendete Datenbasis eingegangen, wobei anschließend auch explizit die darin enthaltene Kohorten-, Alters- und Panelstruktur thematisiert wird. In den deskriptiven Beschreibungen der Daten wird danach zuerst das Konstrukt der Gesundheit besprochen, nachfolgend der sozioökonomische Status. In einem weiteren Schritt wird auf die verwendeten Variablen zu den Determinanten sozialer Ungleichheit sowie auf die Operationalisierung chronischer Erkrankungen als weiteren Indikator zur Gesundheit eingegangen. Abschließend wird zudem selektiv auf die bivariaten Korrelationen der verwendeten Variablen eingegangen.[5]

---

[3] Zur Unterscheidung zwischen einer Variation auf Between- und Within-Ebene siehe Kapitel 7. So können bei zeitveränderlichen Variablen inter- und intraindividuelle Variationen differenziert werden.

[4] In den tabellarischen Darstellungen im Anhang sind zudem weitere Informationen zu den Lageparametern der verwendeten Variablen zu finden, wie die *Kurtosis* und *Skewness*. Sofern deren Ausprägungen für die Analyse nicht problematisch ausfallen, werden diese in den inhaltlichen Ausführungen aber nicht näher vertieft. Dennoch sei an dieser Stelle darauf hingewiesen, dass die Kenntnis über deren Ausprägung wichtig ist, um die Auswahl der Diskrepanzfunktionen zur Schätzung der angestrebten Wachstumskurvenmodellierung kritisch bewerten zu können.

[5] An dieser Stelle sei zudem darauf hingewiesen, dass die nachfolgenden deskriptiven Darstellungen ungewichtet erfolgen. So stehen die Variablen und deren Zusammenhangsstrukturen im Kontext der empirischen multivariaten Analysen im Mittelpunkt der Arbeit, deren Gewichtung nicht unumstritten ist.

10.1 Verwendete Daten

Umgesetzt wird die empirische Analyse anhand des *Sozio-oekonomischen Panels* (SOEP), v37. Dabei handelt es sich um eine multidisziplinäre Panelerhebung in Deutschland, die seit 1984 jährlich rund 30000 Individuen aus 15000 Haushalten wiederholt befragt (Goebel et al., 2019). Davon ausgehend beschreibt sich das SOEP selbst als optimal geeignet, gruppenspezifische Entwicklungen von Lebensverläufen zu analysieren, was der Zielsetzung der Fragestellung aus Kapitel 5 entspricht. Auch wenn das Thema der Gesundheit im SOEP kein hervorzuhebender Schwerpunkt ist, beinhaltet die Längsschnittbefragung mittlerweile eine Vielzahl an Fragestellungen zum Gesundheitszustand und zu gesundheitlich relevanten Verhaltensweisen (Kroll & Lampert, 2008, 33f.). Da gleichzeitig Fragen zur Familien-, Migrations- und Erwerbssituation sowie zum sozioökonomischen Status über die gesamte Lebensspanne Erwachsener hinweg erhoben werden, bietet sich die Befragung zur Analyse von Entwicklungspfaden in gesundheitsbezogenen Indikatoren und deren Bedingtheit von sozioökonomischen Rahmenbedingungen an.

Beim SOEP handelt es sich nicht um die einzige Datenquelle, welche zur Analyse von gesundheitlichen Entwicklungen im Lebensverlauf im deutschen Kontext analysiert werden kann. Nennenswert sind beispielsweise auch der *Survey of Health, Aging and Retirement in Europe* (SHARE) (Börsch-Supan et al., 2013) oder der Mikrozensus des Statistischen Bundesamtes (Wolf & Zimmermann, 2016). Die Datensätze weisen aber alle Einschränkungen auf, die eine Bearbeitung der hier zugrunde liegenden Fragestellung nur bedingt möglich machen. So beinhaltet kein anderer Längsschnittdatensatz mit ausreichend Messzeitpunkten für die deutsche Bevölkerung eine Vielzahl an Items sowohl zur Gesundheit als auch zur sozioökonomischen Situation, während gleichzeitig ein Großteil des Lebensverlaufs von Individuen im Kohortenvergleich betrachtet werden kann. Die SHARE-Daten fokussieren beispielsweise keine jüngeren Altersgruppen. Der Mikrozensus hingegen ist nur bedingt in ein Panel zu transformieren und deckt nicht die hier im Mittelpunkt stehende Mehrdimensionalität der Gesundheit ab.

Trotz diverser Vorteile darf auch die Verwendung von SOEP-Daten nicht grundsätzlich als unproblematisch aufgefasst werden. So kann davon ausgegangen werden, dass Personen mit niedrigem SES (Unger, 2003, S. 70) und besonders schlechtem gesundheitlichem Zustand (Heller & Schnell, 2000, S. 132) systematisch zur Panelmortalität im SOEP beitragen. Höhere Alterskategorien, die für das hier zugrundeliegende Forschungsinteresse relevant sind, dürften aufgrund vermehrt auftretender schwerwiegender gesundheitlicher Einschränkungen damit besonders stark von selektiven Ausfällen betroffen sein.

Um das Problem für die weiteren Analysen einschätzen zu können, findet sich in Anhang B im elektronischen Zusatzmaterial ein Ansatz zur Analyse der *Panelattrition* (Lynn, 2018) in den verwendeten SOEP-Daten, welcher alle für die noch folgenden multivariaten Analysen verwendeten Variablen als Prädiktoren für einen nicht geplanten Ausfall aus dem SOEP im Rahmen eines Logit-Modells berücksichtigt. Dabei zeigen sich auch in den hier verwendeten Daten selektive Panelausfälle, die in den weiteren Interpretationen berücksichtigt werden müssen. Darauf bezogene Korrekturen von Panelanalysen sind möglich, aber mit einer Vielzahl an kaum prüfbaren Annahmen verbunden, welche beispielsweise den Rückgriff auf Gewichtungsfaktoren zumindest fraglich erscheinen lassen.

Die Daten des SOEP sind in einer Vielzahl an Variablen auch bei Individuen, die nicht vorzeitig aus der Erhebung austreten, von Missings betroffen. In den weiteren Ausführungen werden ausschließlich Individuen aus dem Datensatz berücksichtigt, die in den zeitkonstanten Variablen für die angestrebten multivariaten Modellierungen keine fehlenden Werte aufweisen. So können diese bei der Modellschätzung nicht berücksichtigt werden und deren deskriptive Darstellung wäre für die Modellierungen zu den forschungsleitenden Hypothesen irrelevant. Missings in den zeitveränderlichen Variablen werden hingegen nicht ausgeschlossen, sofern die betreffenden Individuen im Datensatz nicht ausschließlich Missings in der entsprechenden Variable aufweisen. Wie im weiteren Verlauf noch beschrieben wird, können diese Personen zur Schätzung von Wachstumskurvenmodellen auch trotz fehlender Werte Erklärungsbeiträge leisten.

Ausgehend von den so beschriebenen Ausschlusskriterien der Missings resultiert für die Analyse ein Analysesample, welches sich auf die SOEP-Wellen 2002, 2004, 2006, 2008, 2010, 2012, 2014 und 2016 bezieht und aus 29228 Individuen mit 122301 Personenjahren besteht.[6] Durch welche fehlenden Werte in den verwendeten Variablen diese Eingrenzung zustande kommt, wird in den nachfolgenden Ausführungen dokumentiert.

10.2 Kohorten-, Alters- und Panelstruktur

Kohorten
Das SOEP beinhaltet Individuen aus Geburtsjahrgängen ab dem Jahr 1882. Diverse Argumente legen allerdings nahe, bei der Analyse von Veränderungen

---

[6] Die Festlegung auf die beschriebenen SOEP-Wellen ergibt sich aus den Erhebungsjahren zu den in der Analyse verwendeten gesundheitlichen Indikatoren, die in Abschnitt 10.3.1 näher erläutert werden.

gesundheitlicher Ungleichheiten über Kohorten hinweg eine nähere Eingrenzung der betrachteten Kohorten vorzunehmen. Aus technischer Perspektive fällt auf, dass die Fallzahlen der Individuen, die vor den 1930er Jahren geboren sind, zeitpunktspezifisch schwach ausfallen und für eine komplexe Wachstumskurvenmodellierung problematisch sind.[7]

Inhaltlich darf nicht ignoriert werden, dass Individuen, die noch vor dem Zweiten Weltkrieg geboren und bereits im jugendlichen Alter waren, in den aktuellen SOEP-Daten vermutlich eine stark selektive Gruppe darstellen (Leopold & Leopold, 2018, S. 99). Vergleiche im Hinblick auf das Phänomen der gesundheitlichen Ungleichheit mit jüngeren Kohorten sind damit fraglich. Davon ausgehend werden für die weiteren multivariaten Analysen Geburtskohorten ab 1933 berücksichtigt.[8] Damit wird sich in weiten Teilen kohortenspezifischen Analysen zu gesundheitlichen Ungleichheiten auf Basis des SOEP aus vergangener Forschung angeschlossen, die Kohorten ab den 1930er Jahren berücksichtigen (Leopold & Leopold, 2018; Spuling, Cengia & Wettstein, 2019).

Dabei wird ebenfalls die Strategie übernommen, Kohorten in Intervallen von 10 Jahren darzustellen. Dies hat den Vorteil gegenüber einer Operationalisierung in kleineren Intervallen, dass so einerseits inhaltlich relevante Gruppen entstehen, deren verschiedene Lebensphasen von ähnlichen Rahmenbedingungen geprägt waren und dahingehend interpretativ eingeordnet werden können. Zudem ist für Gruppenintervalle von 10 Jahren eine Separierung von Alters- und Kohorteneffekten weiterhin technisch handhabbar.[9] Letztendlich ermöglicht eine Orientierung an Operationalisierungen aus vergangenen Analysen zudem eine bessere Vergleichbarkeit der Analyseergebnisse und Interpretationen mit früheren Befunden.

Konkret festgelegt werden die Kohorten für die Analyse auf die Jahrgänge 1933 bis 1942, 1943 bis 1952, 1953 bis 1962 und 1963 bis 1972. Jüngere Kohorten werden nicht berücksichtigt, da die Bildungsverläufe in diesen Jahrgängen zum Startpunkt

---

[7] So liegen für Individuen aus Geburtskohorten, die zwischen 1920 und 1930 geboren sind, nach dem Ausschluss von für die weiteren Analysen relevanten Missings in der SOEP-Welle 2014 Fallzahlen unterhalb von 20 und in der Welle 2016 unterhalb von 10 vor.

[8] Durch die Festlegung der Untergrenze von 1933 werden Gruppen bis 1972 in identischen Intervallen gewährleistet. Die Festlegung der Obergrenze von 1972 wird im weiteren Verlauf des vorliegenden Abschnittes noch näher erläutert.

[9] Auch Nachteile dürfen an dieser Stelle nicht ausgeblendet werden. Eine Eingrenzung von kleinteiligen Gruppen hin zu größeren Intervallen kann nie ohne einen Rest an Willkür und Informationsverlust erfolgen. Dies ist auch hier der Fall, da beispielsweise kaum begründbar ist, warum Kohorten nicht in Intervallen von neun oder 11 Jahren erfolgen sollten. Ausschlaggebend zur Bewertung einer Kohortenbildung, wie sie hier vorgenommen wird, ist letztendlich die Frage nach der inhaltlichen Begründung und der Robustheit damit verbundener statistischer Analysen gegenüber alternativen Operationalisierungen.

10.2 Kohorten-, Alters- und Panelstruktur

der Analyse häufig noch nicht abgeschlossen sind.[10] Dies verhindert einen Vergleich mit älteren Kohorten im Kontext eines einheitlichen statistischen Analysegerüsts. Zudem sind Individuen aus jüngeren Geburtskohorten im Analysezeitraum teilweise noch nicht weit genug im Lebensverlauf fortgeschritten, um sinnvolle Vergleiche mit älteren Kohorten zu ermöglichen.[11]

Auch wenn die Kohorten nicht streng nach inhaltlichen Kriterien gebildet werden, können die vier Intervalle in ihrer inhaltlichen Relevanz vor dem Hintergrund der historischen Entwicklungen in Deutschland ab 1933 grob eingeordnet werden. Ausgehend von Leopold und Leopold (2018) lässt sich argumentieren, dass sich die *älteste Kohorte 1* durch eine Jugend in vergleichsweise stabilen und ökonomisch akzeptablen Lebensverhältnissen charakterisiert. Erst nach dem Krieg folgten Lebensabschnitte in prekären materiellen Verhältnissen, in schlechter medizinischer Versorgung und mit nur geringfügigen Bildungschancen. Das spätere Erwerbsleben war allerdings vom ökonomischen Aufschwung in Deutschland geprägt. *Kohorte 2* war insbesondere im frühen Kindesalter vom Kriegsgeschehen geprägt, was in überdurchschnittlichen Sterblichkeiten im Kindesalter und mangelhaften Bildungsmöglichkeiten mündete. In späteren Lebensphasen standen allerdings auch hier die positiven Effekte des wirtschaftlichen Aufschwungs im Mittelpunkt. Im Vergleich zu den beiden älteren Kohorten hat *Kohorte 3* in frühen Lebensphasen kontinuierlich unter guten ökonomischen Bedingungen gelebt und war geprägt von einer Ausweitung des Bildungssystems. Diese positive Entwicklung hatte in Deutschland aber auch zur Folge, dass sich die Bildung für die Kohorte weniger stark auf dem Arbeitsmarkt auszahlte als in älteren Kohorten. Ab den frühen 1970er Jahren war die Kohorte beim Einstieg in den Arbeitsmarkt zudem verstärkt von den ökonomischen Folgen der Öl-Krise betroffen. Die *jüngste Kohorte 4* konnte ähnlich wie die dritte Kohorte unter stabilen ökonomischen Verhältnissen aufwachsen und von Bildungsexpansionen profitieren. Da die Kohorte allerdings von sehr hohen Geburtenraten geprägt war und die wirtschaftlichen Krisen ab 1973 auch hier noch eine Auswirkung auf die Verhältnisse auf dem Arbeitsmarkt hatten, war die Kohorte im

---

[10] Diese Einschätzung basiert auf der Within-Variation des Bildungsindex *CASMIN*, welcher in den weiteren Analysen zur Operationalisierung des Bildungsniveaus verwendet wird (s. u.). Hier sind nach weiteren Zusammenfassungen der Kategorien des Indexes ab einem Alter von 30 Jahren keine Verweildauern unterhalb von 99 % der vorliegenden Beobachtungszeitpunkte zu erkennen.

[11] Bereits in der hier festgelegten Kohortenbildung fehlen teilweise Überschneidungen in den modellierbaren Lebensabschnitten zwischen jüngeren und älteren Kohorten. Dies ist technisch nicht problematisch, entfernt sich der Beobachtungszeitraum der jüngsten Kohorte der Analyse aber zu weit von jenem der ältesten Kohorte, sind Vergleiche zunehmend hypothetisch.

Hinblick auf das Erwerbsleben nicht ausschließlich von positiven Rahmenbedingungen geprägt.

Da die inhaltliche Einordnung der Kohorten für die weiteren Analysen nicht im Mittelpunkt steht, werden diese in den weiteren Ausführungen bewusst als Kohorte 1, Kohorte 2, Kohorte 3 und Kohorte 4 bezeichnet und nicht mit näheren inhaltlichen Labels belegt. Vielfach wird aber im weiteren Verlauf darauf hingewiesen, dass es sich bei Kohorte 1 um die älteste berücksichtigte Kohorte handelt und bei Kohorte 4 um die jüngste Kohorte.[12] Ausgehend von dem Ausschluss ungültiger Werte in den für die Analyse relevanten Variablen, die nicht in der Analyse verarbeitet werden können, zeigt Tabelle 10.1, wie sich die Fallzahlen des Analysesamples anteilsmäßig auf die vier Kohorten verteilen. „Abs.", „Rel." und „Cum." kürzt in den weiteren Darstellungen absolute, relative und kumulierte relative Häufigkeiten ab.[13]

Tabelle 10.1 Kohorten: Absolute, relative und kumulierte relative Häufigkeiten, overall

	Abs. P	Rel. P	Cum. P	Abs. I	Rel. I	Cum. I
Kohorte 1	23347	0.19	0.19	5299	0.18	0.18
Kohorte 2	26066	0.21	0.4	5885	0.20	0.38
Kohorte 3	33574	0.27	0.68	7921	0.27	0.65
Kohorte 4	39314	0.32	1	10123	0.35	1
N	122301	100.00		29228	100.00	

Anmerkungen: P = Personenjahre, I = Individuen
Quelle: Eigene Berechnungen anhand SOEP v37, Wellen 2002 bis 2016

Die zeitpunktspezifischen Fallzahlen sind in Tabelle C.14 in Anhang C.2 im elektronischen Zusatzmaterial einsehbar.[14] Ausgehend von vergangener Forschung zu

---

[12] Deren Vergleich steht mit Blick auf gesundheitliche Dynamiken im Lebensverlauf und im Kohortenvergleich im Mittelpunkt der mikrosimulativen Auseinandersetzungen.

[13] Tabelle 10.1 verdeutlicht, inwiefern im Hinblick auf die Fallzahlen zu den verwendeten Paneldaten zwischen Personenjahren und einmalig im Sample auftretenden Individuen, auf welche sich die Personenjahre beziehen, differenziert werden kann. So besteht Kohorte 1 aus 5299, Kohorte 2 aus 5885, Kohorte 3 aus 7921 und Kohorte 4 aus 10123 Personen. Da diese Individuen in den verwendeten Daten aufgrund von mehreren Analysezeitpunkten mehrfach auftreten, fallen die Fallzahlen zu den Personenjahren entsprechend größer aus. Dabei ergeben sich die Personenjahre aufgrund der bereits angeführten Panelattrition nicht direkt durch eine Multiplikation der Anzahl der Personen mit den Analysezeitpunkten.

[14] Auch in den weiteren Ausführungen sind zeitpunktspezifische Beschreibungen der Daten im Anhang zu finden. In den Häufigkeitstabellen ab Anhang C.3 im elektronischen Zusatzmaterial werden die Kohorten 1 bis 4 mit K 1, K 2, K 3 und K 4 abgekürzt. In diversen

10.2 Kohorten-, Alters- und Panelstruktur

den benötigten Fallzahlen für eine Wachstumskurvenmodellierung sind die hier vorliegenden Kennwerte als unproblematisch zu bewerten (Curran, Obeidat & Losardo, 2010, S. 3 f.), dies gilt sowohl aus einer Kohorten-Perspektive als auch für einen zeitpunktspezifischen Vergleich der Fallzahlen innerhalb der Kohorten.[15]

Altersstruktur
Aus den so operationalisierten Kohorten resultieren unterschiedliche Altersverteilungen innerhalb der vier Gruppen, deren Logik in Tabelle 10.2 dargestellt ist. Die jüngste Kohorte 4 deckt zum Beginn der Analyse in der Welle 2002 eine Altersspanne von 30 bis 39 Jahren ab, wobei bis zum Ende des Analysezeitraums eine Alterung um 14 Jahre möglich ist. Individuen in Kohorte 3 starten in die Analyse mit einem Alter zwischen 40 und 49 Jahren, Kohorte 2 mit einem Alter zwischen 50 und 59 Jahren und die älteste Kohorte 1 mit einem Alter zwischen 60 und 69 Jahren.

Für die multivariaten Wachstumskurvenmodellierungen werden die einzelnen SOEP-Wellen von 2002 bis 2016 als Zeitachse beibehalten.[16] Um in den entsprechenden Analysen für mögliche Einflüsse der Altersunterschiede innerhalb der Kohorten zu den einzelnen Wellen auf die zu schätzenden Veränderungsprozesse im Lebensverlauf zu kontrollieren, wird daher eine Altersvariable erstellt, welche das Startalter der Individuen zum Beginn des Analysezeitraums (2002) abbildet.[17] Die Variable wird als *alters* bezeichnet. Zudem wird diese Variable für jede Kohorte auf Werte zwischen 0 und 9 umkodiert, wobei 0 für die jüngste Altersgruppe innerhalb einer Kohorte steht und der Wert 9 für die älteste. Der Wert 0 steht entsprechend in der jüngsten Kohorte für ein Startalter von 30 Jahren, 1 für ein Startalter von 31 Jahren, wobei ein Wert von 9 schließlich für ein Startalter von 39 Jahren steht. Selbige Logik lässt sich auch auf die übrigen Kohorten übertragen. Dadurch werden die

---

Häufigkeitstabellen zu absoluten, relativen und kumulierten relativen Häufigkeiten werden die Kohorten auch nur mit den Werten 1, 2, 3 und 4 gekennzeichnet.

[15] Dies ist an dieser Stelle nur eine erste Einschätzung auf Basis absoluter Häufigkeiten der zu analysierenden Gruppen und bedeutet nicht, dass spezifische konditionelle Modellierungen im LCM-SR, insbesondere bei einem erhöhten Komplexitätsgrad, nicht aufgrund von Fallzahlen mit Schwierigkeiten verbunden sein könnten.

[16] Somit resultieren $T = 8$ Analysezeitpunkte, wobei der Zeitpunkt $t = 1$ entsprechend für das Jahr 2002 steht, der Zeitpunkt $t = 8$ für das Jahr 2016. Die verwendete Datenbasis enthält damit verbunden auch eine Variable *time*, die für Individuen innerhalb der einzelnen SOEP-Wellen keine Variation aufweist und in den weiteren deskriptiven Analysen daher nicht explizit thematisiert wird.

[17] Eine derartige Alterskontrolle für unterschiedliche Startalter ist in Wachstumskurvenmodellierungen etabliert und wird beispielsweise auch bei Bollen und Gutin (2021) zur Analyse von Wachstumsprozessen in der subjektiven Gesundheit angewandt.

Tabelle 10.2 Altersstruktur und Geburtsjahrgänge der operationalisierten Kohorten

Kohorte 4	2002	2004	...	2014	2016	Kohorte 3	2002	2004	...	2014	2016
1972	30	32	...	42	44	1962	40	42	...	52	54
1971	31	33	...	43	45	1961	41	43	...	53	55
1970	32	34	...	44	46	1960	42	44	...	54	56
1969	33	35	...	45	47	1959	43	45	...	55	57
1968	34	36	...	46	48	1958	44	46	...	56	58
1967	35	37	...	47	49	1957	45	47	...	57	59
1966	36	38	...	48	50	1956	46	48	...	58	60
1965	37	39	...	49	51	1955	47	49	...	59	61
1964	38	40	...	50	52	1954	48	50	...	60	62
1963	39	41	...	51	53	1953	49	51	...	61	63
Kohorte 2	2002	2004	...	2014	2016	Kohorte 1	2002	2004	...	2014	2016
1952	50	52	...	62	63	1942	60	62	...	72	74
1951	51	53	...	63	64	1941	61	63	...	73	75
1950	52	54	...	64	65	1940	62	64	...	74	76
1949	53	55	...	65	66	1939	63	65	...	75	77
1948	54	56	...	66	67	1938	64	66	...	76	78
1947	55	57	...	67	68	1937	65	67	...	77	79
1946	56	58	...	68	69	1936	66	68	...	78	80
1945	57	59	...	69	70	1935	67	69	...	79	81
1944	58	60	...	70	71	1934	68	70	...	80	82
1943	59	61	...	71	72	1933	69	71	...	81	83

Quelle: Eigene Darstellung

Ergebnisse der weiteren Analysen leichter vergleichbar und in den Modelloutputs besser interpretierbar.

Die in dieser Logik resultierende Altersstruktur für die Analysen ist in Abbildung 10.1 und den Tabellen 10.4 und 10.5 in Form von absoluten, relativen und kumulierten relativen Häufigkeiten in der Overall-Perspektive und je Kohorte dargestellt.[18] Auch wenn das Startalter keine Gleichverteilung aufweist, fallen für alle Kategorien kohortenübergreifend hohe Fallzahlen auf, sowohl mit Blick auf die einmalig auftretenden Individuen als auch auf die Personenjahre. Die zeitpunktspe-

---

[18] Abbildung 10.1 basiert auf den in Tabelle 10.4 angeführten kohortenspezifischen Personenjahren und nicht auf den in Tabelle 10.5 gezeigten Fallzahlen innerhalb der vier Kohorten für die einmalig im Analysesample auftretenden Individuen. So spielt letztgenannte Perspektive für die multivariate Modellierung eine geringfügigere Rolle als die Personenjahre. Diese Logik wird auch in den weiteren deskriptiven Darstellungen verfolgt.

10.2 Kohorten-, Alters- und Panelstruktur

Tabelle 10.3 Startalter: Absolute, relative und kumulierte relative Häufigkeiten, overall

	Abs. P	Rel. P	Cum. P	Abs. I	Rel. I	Cum. I
0	12410	0.1	0.1	3084	0.11	0.11
1	13425	0.11	0.21	3176	0.11	0.21
2	13508	0.11	0.32	3249	0.11	0.33
3	13115	0.11	0.43	3172	0.11	0.43
4	12757	0.1	0.53	3068	0.1	0.54
5	12170	0.1	0.63	2937	0.1	0.64
6	11757	0.1	0.73	2765	0.09	0.73
7	11162	0.09	0.82	2638	0.09	0.82
8	11380	0.09	0.91	2683	0.09	0.92
9	10617	0.09	1	2456	0.08	1
N	122301	100.00		29228	100.00	

Anmerkungen: P = Personenjahre, I = Individuen
Quelle: Eigene Berechnungen anhand SOEP v37, Wellen 2002 bis 2016

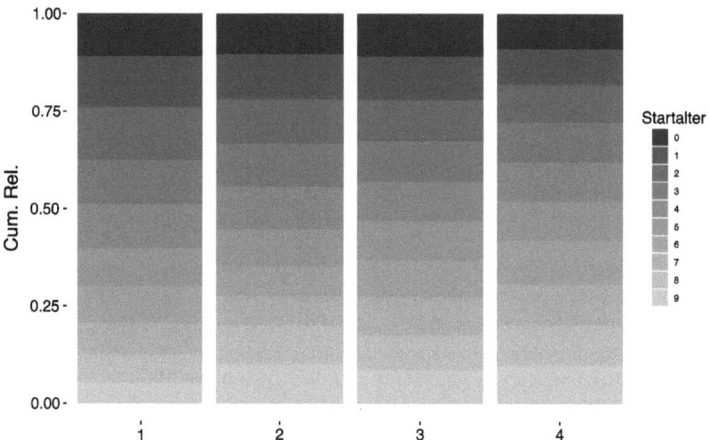

Abbildung 10.1 Startalter: Relative Häufigkeiten, kohortenspezifisch. (Quelle: Eigene Darstellung anhand SOEP v37, Wellen 2002 bis 2016)

zifischen Fallzahlen finden sich in den Tabellen C.15 (Overall-Perspektive) und C.25 (Kohorten-Perspektive) im Anhang und weisen auf stabile Verteilungen im Startalter über die Analysezeitpunkte hinweg hin. Nennenswert sind niedrigere Fallzahlen in den höheren Kategorien des Startalters. Die Tabellen C.2 und C.3 im Anhang zeigen

Tabelle 10.4 Startalter: Absolute, relative und kumulierte relative Häufigkeiten, Personenjahre kohortenspezifisch

	Abs. 1	Rel. 1	Cum. 1	Abs. 2	Rel. 2	Cum. 2	Abs. 3	Rel. 3	Cum. 3	Abs. 4	Rel. 4	Cum. 4
0	2540	0.11	0.11	2708	0.1	0.1	3665	0.11	0.11	3497	0.09	0.09
1	3064	0.13	0.24	3002	0.12	0.22	3757	0.11	0.22	3602	0.09	0.18
2	3136	0.13	0.37	2984	0.11	0.33	3532	0.11	0.33	3856	0.1	0.28
3	2685	0.12	0.49	2891	0.11	0.44	3531	0.11	0.43	4008	0.1	0.38
4	2642	0.11	0.6	2833	0.11	0.55	3342	0.1	0.53	3940	0.1	0.48
5	2263	0.1	0.7	2485	0.1	0.65	3440	0.1	0.63	3982	0.1	0.58
6	2219	0.1	0.79	2001	0.08	0.73	3154	0.09	0.73	4383	0.11	0.69
7	1847	0.08	0.87	1952	0.07	0.8	3276	0.1	0.82	4087	0.1	0.8
8	1696	0.07	0.95	2597	0.1	0.9	2981	0.09	0.91	4106	0.1	0.9
9	1255	0.05	1	2613	0.1	1	2896	0.09	1	3853	0.1	1
N	23347	100.00		26066	100.00		33574	100.00		39314	100.00	

Anmerkungen: Nummerierungen in Kopfzeilen differenzieren nach Kohorten
Quelle: Eigene Berechnungen anhand SOEP v37, Wellen 2002 bis 2016

Tabelle 10.5 Startalter: Absolute, relative und kumulierte relative Häufigkeiten, Individuen kohortenspezifisch

	Abs. 1	Rel. 1	Cum. 1	Abs. 2	Rel. 2	Cum. 2	Abs. 3	Rel. 3	Cum. 3	Abs. 4	Rel. 4	Cum. 4
0	557	0.11	0.11	652	0.11	0.11	914	0.12	0.12	961	0.09	0.09
1	679	0.13	0.23	662	0.11	0.22	897	0.11	0.23	938	0.09	0.19
2	693	0.13	0.36	681	0.12	0.34	857	0.11	0.34	1018	0.1	0.29
3	625	0.12	0.48	658	0.11	0.45	834	0.11	0.44	1055	0.1	0.39
4	602	0.11	0.6	642	0.11	0.56	787	0.1	0.54	1037	0.1	0.49
5	522	0.1	0.69	567	0.1	0.66	811	0.1	0.64	1037	0.1	0.6
6	492	0.09	0.79	441	0.07	0.73	732	0.09	0.74	1100	0.11	0.71
7	425	0.08	0.87	433	0.07	0.8	742	0.09	0.83	1038	0.1	0.81
8	404	0.08	0.94	565	0.1	0.9	705	0.09	0.92	1009	0.1	0.91
9	300	0.06	1	584	0.1	1	642	0.08	1	930	0.09	1
N	5299	100.00		5885	100.00		7921	100.00		10123	100.00	

Anmerkungen: Nummerierungen in Kopfzeilen differenzieren nach Kohorten
Quelle: Eigene Berechnungen anhand SOEP v37, Wellen 2002 bis 2016

zudem, dass die Individuen im Analysesample in allen vier Kohorten durchschnittlich ca. 4 Jahre positiv vom möglichen Minimalwert des Startalters in der jeweiligen Kohorte abweichen. Zur besseren Orientierung zu den konkreten Altersverteilungen im Analysesample sind in Anhang C.1 im elektronischen Zusatzmaterial zudem die Lage- und Streuungsparameter zur Variable *alter* angeführt, die sich auf das Alter der Individuen in Jahren beziehen.

10.2 Kohorten-, Alters- und Panelstruktur

An dieser Stelle muss kurz darauf hingewiesen werden, dass die Zeit in einer Wachstumskurvenmodellierung auch direkt über die Altersstruktur von Individuen in einem Längsschnittdatensatz berücksichtigt werden kann. In dieser Situation wäre es nicht notwendig, für unterschiedliche Startalter innerhalb einer Kohorte zu differenzieren. So wäre es möglich, den Datensatz so umzustrukturieren, dass die in der Analyse verwendeten Variablen im Wide-Format nicht mehr für die SOEP-Wellen stehen, sondern für die einzelnen Altersstufen innerhalb der Kohorten (Bollen & Curran, 2006, 73 ff.). Ausgehend von der hier vorliegenden Datenstruktur würden die Individuen innerhalb einer Kohorte immer nur einen Teil der möglichen Altersspanne der Kohorte abbilden, was letztendlich zu einem Missing-Data Problem führen würde, für das allerdings diverse Lösungsmöglichkeiten zur Verfügung stehen.

Diese Vorgehensweise ist im Rahmen der hier vorgesehenen multivariaten Analyse mit Schwierigkeiten verbunden, die im Rahmen der Wachstumskurvenmodellierung auf der Zeitachse auf Basis der SOEP-Wellen unter Berücksichtigung einer Alterskontrolle nicht gegeben sind. Soll die Wachstumskurvenmodellierung auf einer Zeitachse stattfinden, welche die gesamte Altersspanne innerhalb einer Kohorte abbildet, führt dies zu einer großen Anzahl an Analysezeitpunkten, die in der Modellschätzung verarbeitet werden müssen. Dabei wären die einzelnen Analysezeitpunkte, die für einzelne Altersstufen stehen, von vergleichsweise geringen Fallzahlen geprägt. Dies macht eine komplexe multivariate Modellschätzung unter Umständen nicht mehr möglich, insbesondere in höheren Alterskategorien, die generell in den Fallzahlen schwächer besetzt sind. Gleichzeitig ist in einer derartigen Modellierung nur schwer zwischen alters- und jahrgangsspezifischen Effekten innerhalb der operationalisierten Kohorten zu unterscheiden, wovon ausgehend sich für die weiteren Analysen gegen diese Vorgehensweise entschieden wird.

Panelstruktur

In Anbetracht der Dynamiken der absoluten Fallzahlen der Kohorten über die Analysezeitpunkte hinweg wird deutlich, dass es sich bei den verwendeten Daten um eine unbalancierte Panelstruktur handelt. So basieren die Fallzahlen nicht ausschließlich auf Personen, die vom ersten Zeitpunkt (2002) bis zum achten Zeitpunkt (2016) befragt wurden. Wie bereits im vorherigen Verlauf deutlich wurde, treten Individuen vielfach auch erst zu späteren Messzeitpunkten in das Analysesample ein oder verlassen das Panel, was in der multivariaten Analyse entweder durch eine *Multiple*

Imputation (Allison, 2002) oder *Full-Information-Maximum-Likelihood-Schätzung* (FIML) (Arbuckle, 1996) berücksichtigt werden kann.[19]

Tabelle 10.6 Anzahl an Wellenteilnahmen: Absolute, relative und kumulierte relative Häufigkeiten, overall

	Abs. P	Rel. P	Cum. P	Abs. I	Rel. I	Cum. I
1	5018	0.04	0.04	5018	0.17	0.17
2	7520	0.06	0.1	3760	0.13	0.3
3	17448	0.14	0.25	5816	0.2	0.5
4	13592	0.11	0.36	3398	0.12	0.62
5	10020	0.08	0.44	2004	0.07	0.68
6	11100	0.09	0.53	1850	0.06	0.75
7	10171	0.08	0.61	1453	0.05	0.8
8	47432	0.39	1	5929	0.2	1
N	122301	100.00		29228	100.00	

Anmerkungen: P = Personenjahre, I = Individuen
Quelle: Eigene Berechnungen anhand SOEP v37, Wellen 2002 bis 2016

In Tabelle 10.6 ist die Anzahl an Wellenteilnahmen in der Overall-Perspektive dargestellt. Abbildung 10.2, die auf den Tabellen 10.7 und 10.8 basiert, liefert einen Überblick zu den kumulierten relativen Häufigkeiten der Teilnahmen in den vier Kohorten.[20] Wie in Tabelle C.3 im Anhang gezeigt, liegen über alle Kohorten hinweg durchschnittlich 4.18 von möglichen 8 Teilnahmen pro Individuum vor. Diese schwanken über die Kohorten hinweg zwischen den Werten 3.88 und 4.43. Mit Blick auf die Wachstumskurvenmodellierung ist die Wellenteilnahme zufriedenstellend. So spricht aus den je Individuum durchschnittlich vorliegenden Wellen nichts dage-

---

[19] Die Logik der FIML-Schätzung lässt sich bei Bollen und Curran (2006, S. 52) umfassend im Hinblick auf Wachstumskurvenmodelle nachvollziehen. Kernidee der Technik ist, dass die Wachstumsparameter in der latenten Wachstumskurvenmodellierung wie latente Variablen in einer Faktorenanalyse behandelt werden, zu denen wiederum diverse etablierte Verfahren zur Schätzung der Faktoren unter dem Vorliegen fehlender Werte existieren. Davon ausgehend wird auch klar, warum in der Analyse Missings in zeitveränderlichen Variablen, zu denen Wachstumsparameter geschätzt werden, weniger relevant sind als Missings in TICs.

[20] Abweichend zu den vorherigen und nachfolgenden visuellen Darstellungen der zeitkonstanten Variablen wird bei der Anzahl an Wellenteilnahmen (Variable „*anzahl*") sowohl auf die Personenjahre als auch auf die einmalig auftretenden Individuen verwiesen. Dies ist an dieser Stelle notwendig, da ansonsten ein verzerrtes Bild zu den darauf bezogenen Verteilungen entsteht. So sind die Fallzahlen zu den Wellenteilnahmen eng mit den Personenjahren assoziiert, was sich in dieser Variable auch in der zeitpunktspezifischen Perspektive niederschlägt.

10.2 Kohorten-, Alters- und Panelstruktur

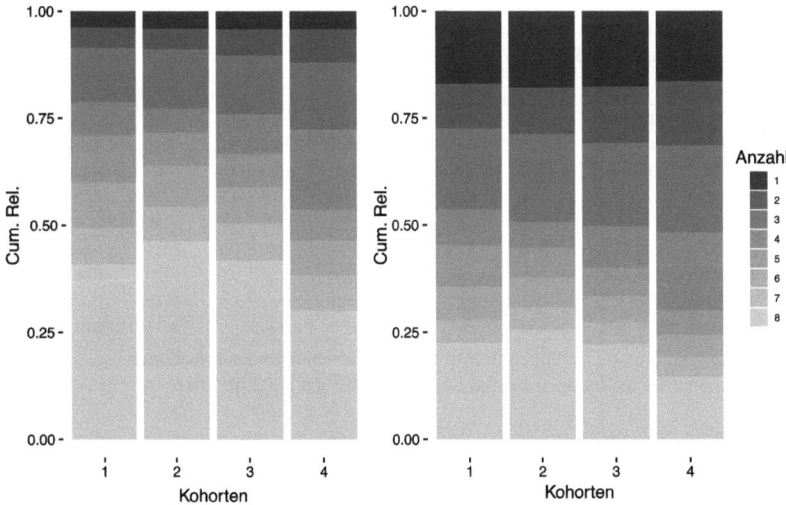

Abbildung 10.2 Anzahl an Wellenteilnahmen: Kumulierte relative Häufigkeiten, kohortenspezifisch. (Anmerkungen: Linkes Panel $N = 122301$ (Personenjahre), rechtes Panel $N = 29228$ (Individuen). Quelle: Eigene Berechnungen anhand SOEP v37, Wellen 2002 bis 2016)

gen, auch nicht-lineare Wachstumsprozesse in den zeitlich veränderlichen Variablen in den Wachstumsmodellierungen zu prüfen.[21]

Ausgehend von der Beobachtung, dass in den verwendeten SOEP-Daten nennenswerte Anteile an Individuen vorliegen, welche mindestens fünf oder mehr gültige Beobachtungswellen aufweisen, aber auch größere Anteile, die nur in maximal drei Wellen des Analysezeitraums vertreten sind, stellt sich auch hier die Frage nach einer gesundheitlichen oder sozioökonomischen Selektivität in der Wellenanzahl. Auch diese ist vor dem Hintergrund der bereits im vorherigen Verlauf angeführten Panelattrition zu verstehen, welche in Anhang B im elektronischen Zusatzmaterial unter Berücksichtigung der Fallauswahlen für die hier angestrebten multivariaten Analysen besprochen wird. In dem Zusammenhang muss davon ausgegangen wer-

---

[21] Je komplexer Wachstumsprozesse modelliert werden, desto mehr Analysezeitpunkte sind pro Individuum notwendig. Dies ist vor dem Hintergrund nachvollziehbar, dass Gleichungen mit Polynomen zweiten, dritten oder vierten Grades inhaltlich für Richtungsänderungen in den modellierten Wachstumsprozessen stehen. Eine vierfache Richtungsänderung eines Wachstumsprozesses kann nicht modelliert werden, wenn für ein Individuum nur zwei oder drei Analysezeitpunkte zur Verfügung stehen.

Tabelle 10.7 Anzahl an Wellenteilnahmen: Absolute, relative und kumulierte relative Häufigkeiten, Personenjahre kohortenspezifisch

	Abs. 1	Rel. 1	Cum. 1	Abs. 2	Rel. 2	Cum. 2	Abs. 3	Rel. 3	Cum. 3	Abs. 4	Rel. 4	Cum. 4
1	900	0.04	0.04	1053	0.04	0.04	1403	0.04	0.04	1662	0.04	0.04
2	1114	0.05	0.09	1278	0.05	0.09	2078	0.06	0.1	3050	0.08	0.12
3	2979	0.13	0.21	3615	0.14	0.23	4653	0.14	0.24	6201	0.16	0.28
4	1792	0.08	0.29	1444	0.06	0.28	3052	0.09	0.33	7304	0.19	0.46
5	2565	0.11	0.4	2005	0.08	0.36	2595	0.08	0.41	2855	0.07	0.54
6	2472	0.11	0.51	2514	0.1	0.46	2886	0.09	0.5	3228	0.08	0.62
7	1981	0.08	0.59	2093	0.08	0.54	2891	0.09	0.58	3206	0.08	0.7
8	9544	0.41	1	12064	0.46	1	14016	0.42	1	11808	0.3	1
N	23347	100.00		26066	100.00		33574	100.00		39314	100.00	

Anmerkungen: Nummerierungen in Kopfzeilen differenzieren nach Kohorten
Quelle: Eigene Berechnungen anhand SOEP v37, Wellen 2002 bis 2016

Tabelle 10.8 Anzahl an Wellenteilnahmen: Absolute, relative und kumulierte relative Häufigkeiten, Individuen kohortenspezifisch

	Abs. 1	Rel. 1	Cum. 1	Abs. 2	Rel. 2	Cum. 2	Abs. 3	Rel. 3	Cum. 3	Abs. 4	Rel. 4	Cum. 4
1	900	0.17	0.17	1053	0.18	0.18	1403	0.18	0.18	1662	0.16	0.16
2	557	0.11	0.28	639	0.11	0.29	1039	0.13	0.31	1525	0.15	0.31
3	993	0.19	0.47	1205	0.20	0.49	1551	0.20	0.51	2067	0.20	0.51
4	448	0.08	0.55	361	0.06	0.55	763	0.10	0.61	1826	0.18	0.69
5	513	0.10	0.65	401	0.07	0.62	519	0.07	0.68	571	0.06	0.75
6	412	0.08	0.73	419	0.07	0.69	481	0.06	0.74	538	0.05	0.80
7	283	0.05	0.78	299	0.05	0.74	413	0.05	0.79	458	0.05	0.85
8	1193	0.23	1	1508	0.26	1	1752	0.22	1	1476	0.15	1
N	5299	100.00		5885	100.00		7921	100.00		10123	100.00	

Anmerkungen: Nummerierungen in Kopfzeilen differenzieren nach Kohorten
Quelle: Eigene Berechnungen anhand SOEP v37, Wellen 2002 bis 2016

den, dass die Anzahl der pro Individuum vorliegenden Wellen sowohl gesundheitlich als auch sozioökonomisch variiert. Inwiefern dies für die variablenspezifischen Fallzahlen der noch folgenden multivariaten Analysen relevant sein könnte, wird in den weiteren deskriptiven Auseinandersetzungen deutlich werden.

10.3 Gesundheitsbezogene Lebensqualität als mehrdimensionales Gesundheitskonstrukt

Nach der Klärung der verwendeten Datenbasis und der darin eingenommenen Kohortenperspektive stellt sich für die nächsten Abschnitte die Frage, wie die durch die in Kapitel 5 beschriebenen Modellannahmen angesprochenen Variablen in den SOEP-Daten für die weiteren Analysen operationalisiert werden. Dazu richtet sich der Fokus zunächst auf die Operationalisierung der Gesundheit, die zuerst inhaltlich erläutert und anschließend deskriptiv dargestellt wird.

10.3.1 Operationalisierung: Gesundheit

Die in Abschnitt 2.1 herangezogene Definition zur Gesundheit gibt anspruchsvolle Kriterien zur Auswahl geeigneter Indikatoren zur Messung der Gesundheit innerhalb einer Population vor. Demnach erfordert eine Operationalisierung sowohl die Berücksichtigung einer Mehrdimensionalität des Phänomens als auch eine Messung auf einer kontinuierlichen Skala. Auch die Kenntnisnahme über mögliche Differenzen in der subjektiven Wahrnehmung und Fremdeinschätzung ist wünschenswert, da diese nicht zwingend übereinstimmen müssen. Ein Konstrukt, welches den Ansprüchen der Definition vergleichsweise nahekommt, ist die *gesundheitsbezogene Lebensqualität*, welche anhand des Short Form-36 (SF-36) Fragebogens (Ware & Sherbourne, 1992) bzw. der darauf bezogenen Kurzform SF-12 (Ware, Kosinski & Keller, 1995; Ware, Kosinski & Keller, 1996) ermittelt werden kann.[22] Das Instrument misst auf Basis von 36 Items die acht Subskalen *Physical Functioning*, *Role Physical*, *Bodily Pain*, *General Health*, *Vitality*, *Social Functioning*, *Role Emotional* und *Mental Health*, die wiederum zu den beiden Hauptdimensionen *Körperliche Skala* (*Physical Health Scale, PCS*) und *Psychische Skala* (*Mental Health Scale, MCS*) verdichtet werden können (Nübling et al., 2006). Das Instrument deckt damit eine Vielzahl an Indikatoren ab, die an unterschiedlichen Dimensionen der Gesundheit ansetzen, wobei die Hauptskalen PCS und MCS auf einer kontinuierlichen Skala gemessen werden und eine Schätzung der gesundheitsbezogenen Lebensqualität eines Individuums auf einer physischen und psychischen Dimension ermöglichen.

---

[22] Mittlerweile liegt sowohl für SF-36 als auch SF-12 eine zweite Version vor, was auf die hier vorgenommenen Beschreibungen zum Instrument allerdings keine Auswirkung hat.

Auch wenn das Instrument im Rahmen von Umfragen durch Individuen selbst bearbeitet wird und damit unumgänglich auf subjektiven Einschätzungen beruht[23], sprechen die einzelnen Items teilweise gesundheitliche Dimensionen an, die an Kriterien zur Beurteilung der Gesundheit ansetzen, die wenig Spielraum für subjektive Bewertungen lassen. So lässt sich beispielsweise zwischen Fragen unterscheiden, die bewusst auf subjektive Einschätzung der Gesundheit gerichtet sind und Fragen, die auf gesundheitsbedingte Probleme im Alltag abzielen. Damit lässt der SF-36 bzw. SF-12 zumindest Spielraum für Interpretationen, die von rein subjektiv geprägten Urteilen gelöst sind.[24]

Seit der Erhebungswelle 2002 beinhaltet das SOEP ein HEALTH-Modul, in welchem in einem zweijährigen Rhythmus der SF12v2-Fragebogen als Kurzversion des SF-36 erfragt wird (Grabka, 2022a; Nübling et al., 2006). Der SF-12 enthält nur 12 der Items, hat allerdings trotzdem den Anspruch, die 8 Subskalen und anschließend die zwei Hauptdimensionen abbilden zu können. Darüber hinaus unterscheiden sich die Frageformulierungen, Reihenfolgen und Layouts im SOEP teilweise zu den Fragen des SF-36 (Nübling et al., 2006, S. 2). Aus dem Erhebungsschema des HEALTH-Moduls folgt die Eingrenzung des Analysezeitraums auf die SOEP Wellen ab dem Jahr 2002 in einem zweijährigen Turnus, wodurch acht Analysezeitpunkte resultieren. Auf eine Berücksichtigung von Wellen nach 2016 wird für die multivariaten Wachstumskurvenmodellierungen verzichtet, da diese zu einem Analysezeitraum führen, welcher von zu wenig Individuen umfassend abgedeckt wird.[25] Dabei ist zu berücksichtigen, dass in den Jahren 2010 und 2012 nicht alle Sub-Samples des SOEP den gleichen Fragebogen erhalten haben, wodurch die Variablen PCS und MCS in diesen Jahren nicht in allen entsprechenden Samples des SOEP erhoben wurden (Grabka, 2022a, S. 3).[26]

---

[23] Das Konstrukt der gesundheitsbezogenen Lebensqualität ist letztendlich als ein subjektiver gesundheitsbezogener Indikator zu verstehen (Andersen, Mühlbacher & Nübling, 2007).

[24] Auch unabhängig von dem Umstand, dass der SF-36 bzw. SF-12 als Instrument zur Messung eines subjektiven Gesundheitszustandes konzipiert ist, muss klar bleiben, dass Umfragedaten, die durch die Befragten selbst bearbeitet werden, immer durch subjektive Sichtweisen geprägt sind. Selbst konkrete Fragen zum Vorliegen spezifischer Erkrankungen können subjektiv anders bewertet werden als durch Fremde. Dennoch lässt eine Frage zur Einschätzung der persönlichen Gesundheit mehr Spielraum für subjektive Einschätzungen als beispielsweise eine Frage zum Vorliegen einer chronischen Erkrankung.

[25] Gleichzeitig führt eine Berücksichtigung der SOEP-Wellen nach 2016 zu Altersstrukturen in den ältesten Kohorten, die von sehr schwachen Fallzahlen geprägt sind.

[26] Durch FIML-Schätzungen sind derartige Ausfälle in Wachstumskurvenmodellierungen kompensierbar, daraus resultierende Verzerrungen in den Schätzungen können an dieser Stelle aber nur schwer eingeschätzt werden.

Nübling et al. (2006) beschreiben in Anlehnung an Ware et al. (1995), wie die acht Subskalen und die beiden Hauptdimensionen der physischen und mentalen Gesundheit (PCS und MCS) im Rahmen der SOEP-Daten zu berechnen sind. Dazu werden zuerst für die Items der jeweiligen Subskalen Mittelwerte berechnet, die dann auf einen Wertebereich zwischen 0 und 100 transformiert werden. Anschließend erfolgt ein *Norm-Based-Scoring* (NBS) [27], wodurch die Erstellung der acht Subskalen abgeschlossen ist. Die Zuordnung der Einzelitems zu den acht Subskalen ist vorab festgelegt und inklusive der zugehörigen Erhebungsinstrumente in den Tabellen A.1 bis A.3 in Anhang A im elektronischen Zusatzmaterial einsehbar.

In einem letzten Schritt werden die beiden Hauptdimensionen PCS und MCS im Rahmen einer explorativen Faktorenanalyse mit Varimaxrotation berechnet. Nübling et al. (2006) zeigen für die SOEP-Welle aus dem Jahr 2004, dass die Faktorenanalyse die zwei latenten Hauptdimensionen der acht Subskalen bestätigt und schließen die Berechnung von PCS und MCS mit einem erneuten NBS ab. Durch das NBS sind die Ergebnisse der Gesundheitsdimensionen PCS und MCS potentiell mit Werten aus anderen Populationen vergleichbar. Mittlerweile stellt das SOEP für jede Erhebungswelle, in welcher das HEALTH-Modul eingesetzt wird, die Dimensionen PCS und MCS sowie die Subskalen bereits in den ausgelieferten Daten zur Verfügung. Die Variablen werden in den weiteren Analysen als *pcs* und *mcs* bzw. in deren logarithmierten Varianten pcs_{log} und mcs_{log} bezeichnet und inhaltlich durch PCS und MCS benannt.

Zur Analyse der Hypothesen der Arbeit werden PCS und MCS simultan in einem LCM-SR modelliert. Damit wird der Überlegung Rechnung getragen, dass die Gesundheit innerhalb einer Population als makrostrukturelles Phänomen nicht allein durch die Verteilung spezifischer Erkrankungen erfassbar gemacht werden kann, gleichzeitig aber rein subjektive und eindimensionale Einschätzungen zum allgemeinen Gesundheitszustand immer nur einen Teil des Phänomens abbilden. Dabei stehen unterschiedliche Dimensionen der Gesundheit potentiell in interdependenten Beziehungen untereinander. Eine Trennung nach physischer und mentaler Gesundheit greift ein Mindestmaß an Komplexität des Phänomens auf, welches gleichzeitig in einer Wachstumskurvenmodellierung noch handhabbar bleibt. Im weiteren Verlauf der Analysen wird inhaltlich in der Regel zwischen PCS und MCS unterschieden, auch wenn beide Konstrukte als gesundheitsbezogene Lebensqualität einheitlich benannt werden können.[28]

---

[27] Dabei handelt es sich um eine Normierung der berechneten Rohwerte auf einen Mittelwert von 50 und einer Standardabweichung von 10 für die SOEP-Welle 2004.

[28] In formalen Darstellungen wird PCS im weiteren Verlauf auch als Variable y gekennzeichnet und MCS als Variable x.

10.3.2 Deskriptive Darstellung: Gesundheitsdimensionen

Sowohl bei PCS als auch MCS handelt es sich um zeitveränderliche Konstrukte. Entsprechend gilt es im Rahmen der deskriptiven Analyse herauszustellen, inwiefern beide Variablen overall-, kohorten- und darin wiederum zeitpunktspezifisch verteilt sind, wobei im Hinblick auf die Variation zwischen intraindividuellen Veränderungen und interindividuellen Unterschieden differenziert werden kann. Aus einer Overall-Perspektive liegen sowohl für PCS als auch MCS im Analysesample 112879 gültige Beobachtungen vor, der Anteil an Missings beträgt ca. 8 %.[29] Ausgeschlossen sind bereits Individuen, die in beiden Konstrukten zu keiner vorliegenden SOEP-Welle gültige Werte aufweisen, dabei handelt es sich um 4312 Personen (ca. 12 %).

Die in Abbildung 10.3 dargestellten Histogramme liefern einen Eindruck zu den Verteilungen von PCS und MCS aus der Overall-Perspektive. Dabei differenziert die Darstellung zwischen den ursprünglichen Messungen für PCS und MCS im SOEP und den logarithmierten Werten, die für die Analyse verwendet werden.[30] Beide Gesundheitskonstrukte bewegen sich in einem vergleichbaren Wertebereich, was vor dem Hintergrund der beschriebenen Berechnungsalgorithmen von PCS und MCS nicht verwundert. Mittelwerte (M), Standardabweichungen (SD), Minima und Maxima (Min und Max) sowie die Kurtosis und Skewness sind in Anhang C.1 im elektronischen Zusatzmaterial in der Overall- und Kohorten-Perspektive für die Personenjahre im Analysesample zu finden, wobei auch hier die Resultate des NBS augenscheinlich werden.

In der Kohorten-Perspektive wird erkennbar, dass das NBS im Hinblick auf die gesamte SOEP-Population durchgeführt wird und verschiedene Lebensphasen von unterschiedlichen Verteilungen geprägt sind. Eine nähere Betrachtung der Histogramme in Abbildung 10.4 zeigt höhere PCS-Scores in den jüngeren Kohorten als in den älteren. Ein derartiger Trend ist für MCS nicht zu erkennen, das Gegenteil ist der Fall. In gemeinsamer Betrachtung mit Tabelle C.1 im Anhang sind in den älteren Kohorten die höchsten durchschnittlichen Scores in der mentalen Gesundheit zu sehen. Dabei fallen die Differenzen in den kohortenspezifischen Unterschieden der Mittelwerte bei MCS weniger stark aus als für PCS, was an diesem Punkt als ein Indiz für größere lebensverlaufsbezogene Dynamiken in der physischen als in der

---

[29] Dabei ist zu beachten, dass sich die so beschriebenen Missings auf Personenjahre beziehen und nicht auf Personen, zu denen keine gültigen Werte vorliegen.

[30] Dies ist hilfreich, um Schätzprobleme der SEM-Schätzung zu verhindern, die unter anderem durch unterschiedliche Skalierungen der Variablen ausgelöst werden können. Im Kontext der Wachstumskurvenmodellierungen wird sich ausschließlich auf die logarithmierten Varianten bezogen.

10.3 Gesundheitsbezogene Lebensqualität als mehrdimensionales ...

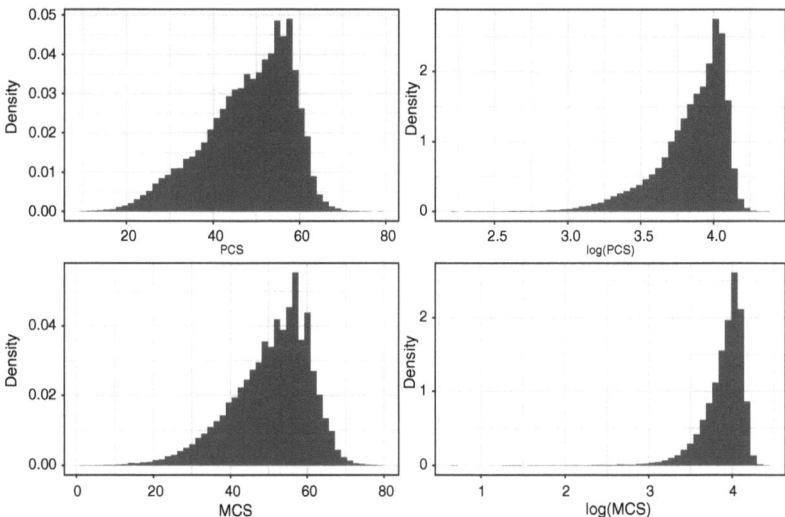

Abbildung 10.3 PCS, MCS, PCS (logarithmiert) und MCS (logarithmiert): Histogramme, overall. (Quelle: Eigene Berechnungen anhand SOEP v37, Wellen 2002 bis 2016)

mentalen Gesundheit gewertet werden kann. Dies deckt sich mit Beobachtungen vergangener Forschung, die bereits in Abschnitt 3.2.2 beschrieben wurden.

Generell wird bereits an dieser Stelle deutlich, inwiefern eine Abbildung des theoretischen Konstruktes der Gesundheit anhand eines spezifischen Indikators oder einer gesundheitlichen Dimension problematisch ist. PCS und MCS weisen trotz NBS unterschiedliche Verteilungen auf, die auch kohortenspezifisch von nicht gleichzusetzenden Systematiken geprägt sind. Dieser Eindruck wird auch im Hinblick auf die zeitpunktspezifischen Unterschiede in den beiden Gesundheitsdimensionen in den Tabellen C.4 bis C.13 im Anhang gestärkt, welche erneut Mittelwerte (M) und Standardabweichungen (SD) für die verwendeten Variablen zeitpunktspezifisch aus der Overall- und Kohorten-Perspektive für die acht Analysezeitpunkte beinhalten. Während die Durchschnittswerte für PCS offenbar über die acht Analysezeitpunkte hinweg kontinuierlich sinken, kommt es bei MCS zu einem Anstieg, wobei dieser unsystematischer wirkt und vergleichsweise schwach ausgeprägt ist.

Die bisherigen Darstellungen basieren auf der metrischen Skalierung von PCS und MCS. Davon ausgehend sind Aussagen über die Fallzahlen der Indikatoren in den unterschiedlichen Wertebereichen nur schwer zu treffen, auch wenn die Histogramme diesbezüglich visuelle Eindrücke liefern. Um diese näher zu vertie-

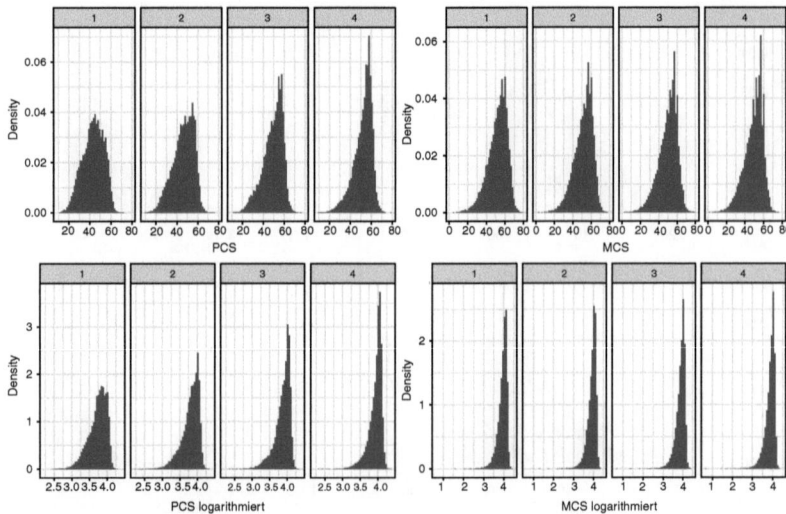

Abbildung 10.4 PCS, MCS, PCS (logarithmiert) und MCS (logarithmiert): Histogramme, kohortenspezifisch. (Quelle: Eigene Berechnungen anhand SOEP v37, Wellen 2002 bis 2016)

fen, wurde für eine tabellarische Darstellung der beiden Variablen zusätzlich eine kategoriale Version erstellt. Dabei werden PCS und MCS ausgehend vom 0.25-, 0.5- und 0.75-Quantil in vier Kategorien aufgeteilt, wobei die Quantile auf die Overall-Perspektive bezogen sind. In den Tabellen 10.9 und 10.10 sind die absoluten und relativen Fallzahlen in den kategorialen Varianten von PCS und MCS differenziert nach den vier operationalisierten Kohorten in Personenjahren dargestellt.[31] Zeitpunktspezifische Fallzahlen (Overall-Perspektive) sind in Tabellen C.16 und C.17 zu finden, die nach Kohorten differenzierten Ergebnisse befinden sich in den Tabellen in Abschnitt C.3 im Anhang. Eine Darstellung der Fallzahlen über alle Zeitpunkte und Kohorten hinweg entfällt durch die Kategorisierung der beiden Variablen auf Basis der Overall-Quantile.

Die tabellarischen Darstellungen der Verteilungen von PCS und MCS weisen für den angestrebten Kohortenvergleich trotz der Dynamiken von PCS und MCS

---

[31] Bei zeitveränderlichen Variablen entfällt eine tabellarische Darstellung der Fallzahlen im Hinblick auf die einmalig im Sample auftretenden Individuen. So weisen diese zu den unterschiedlichen Analysezeitpunkten potentiell variable Ausprägungen auf, was durch die zeitpunktspezifischen Darstellungen im Anhang im elektronischen Zusatzmaterial zum Ausdruck kommt.

10.3 Gesundheitsbezogene Lebensqualität als mehrdimensionales …

Tabelle 10.9 PCS, kategorial: Absolute, relative und kumulierte relative Häufigkeiten, kohortenspezifisch

	Abs. 1	Rel. 1	Cum. 1	Abs. 2	Rel. 2	Cum. 2	Abs. 3	Rel. 3	Cum. 3	Abs. 4	Rel. 4	Cum. 4
2. Quantil	9665	0.43	0.43	7701	0.31	0.31	6503	0.21	0.21	4352	0.13	0.13
3. Quantil	6475	0.29	0.72	6978	0.28	0.59	7840	0.25	0.46	6927	0.2	0.33
4. Quantil	4118	0.18	0.91	5939	0.24	0.83	8502	0.27	0.73	9730	0.28	0.61
5. Quantil	2059	0.09	1	4245	0.17	1	8568	0.27	1	13277	0.39	1
N	22317	100.00		24863	100.00		31413	100.00		34286	100.00	
Missings	1030	0.04		1203	0.05		2161	0.06		5028	0.13	

Anmerkungen: Nummerierungen in Kopfzeilen differenzieren nach Kohorten
Quelle: Eigene Berechnungen anhand SOEP v37, Wellen 2002 bis 2016

Tabelle 10.10 MCS, kategorial: Absolute, relative und kumulierte relative Häufigkeiten, kohortenspezifisch

	Abs. 1	Rel. 1	Cum. 1	Abs. 2	Rel. 2	Cum. 2	Abs. 3	Rel. 3	Cum. 3	Abs. 4	Rel. 4	Cum. 4
2. Quantil	4815	0.22	0.22	5591	0.22	0.22	8395	0.27	0.27	9421	0.27	0.27
3. Quantil	5067	0.23	0.44	5788	0.23	0.46	8136	0.26	0.53	9235	0.27	0.54
4. Quantil	5047	0.23	0.67	5979	0.24	0.7	7992	0.25	0.78	9195	0.27	0.81
5. Quantil	7388	0.33	1	7505	0.3	1	6890	0.22	1	6435	0.19	1
N	22317	100.00		24863	100.00		31413	100.00		34286	100.00	
Missings	1030	0.04		1203	0.05		2161	0.06		5028	0.13	

Anmerkungen: Nummerierungen in Kopfzeilen differenzieren nach Kohorten
Quelle: Eigene Berechnungen anhand SOEP v37, Wellen 2002 bis 2016

im zeitlichen Verlauf unproblematische Fallzahlen in allen Quantilen auf. Die Veränderungen scheinen nicht drastisch auszufallen. Missings kommen in den jüngeren Kohorten häufiger vor als in den älteren. Ähnlich wie bereits im Rahmen der Betrachtung der Histogramme fallen für PCS niedrigere Fallzahlen oberhalb des vierten Quantils in Kohorte 1 auf, was erwartungsgemäß auf einen schlechteren Zustand in der physischen Gesundheit in höheren Alterskategorien in den SOEP-Daten hinweist. Auch trotz des vergleichsweise niedrigen relativen Anteils an hohen PCS-Scores in der ältesten Kohorte sind ausgehend von den absoluten Fallzahlen keine Schätzprobleme für die Wachstumskurvenmodellierungen zu erwarten.[32] So sind zudem auch in den jüngeren Kohorten ausreichend Individuen mit niedrigen PCS-Scores vorhanden. Für MCS fällt die Verteilung der Fallzahlen in den Quantilen auffallend gleichmäßig über alle Kohorten hinweg aus, was nochmals die stärkere Dynamik in PCS hervorhebt. Trotzdem ist auch in der tabellarischen Darstellung in

---

[32] Dabei ist an dieser Stelle natürlich noch nicht klar, inwiefern die bedingten Verteilungen der PCS-Scores ausfallen.

der ältesten Kohorte ein besserer Zustand in der mentalen Gesundheit zu erkennen als in den jüngeren Kohorten, der insbesondere im vierten Quantil zum Ausdruck kommt.

Da für die Analyse die unbalancierten SOEP-Daten genutzt werden, stellt sich weiter die Frage nach der zeitpunktspezifischen Verteilung der beiden Variablen PCS und MCS. Insbesondere für die älteren Kohorten, die generell von niedrigeren Fallzahlen geprägt sind, ist die Fallzahlentwicklung an den Rändern der PCS-Verteilung über die acht Messzeitpunkte ein potentielles Problem. Dabei fallen im Hinblick auf PCS-Scores oberhalb des vierten Quantils vergleichsweise niedrige Fallzahlen auf, zum Zeitpunkt 8 sind nur noch 121 Individuen für die Analyse im Datensatz enthalten. Die Ergebnisse der multivariaten Analyse sind entsprechend in der ältesten Kohorte zu späteren Analysezeitpunkten nur unter größerer Vorsicht zu interpretieren. So dürften die bedingten Verteilungen noch problematischer ausfallen. Gegensätzlich fallen die Fallzahlen in den jüngeren Kohorten am unteren Ende des Wertebereichs von PCS zu frühen Messzeitpunkten vergleichsweise schwach aus, bewegen sich aber auf unbedenklichen Niveaus.

Für MCS stellt sich die Fallzahlentwicklung in den Quantilen über die Kohorten und Messzeitpunkte hinweg als unproblematisch dar. So lassen sich selbst in den älteren Kohorten kaum Zellen in Tabelle C.29 im Anhang feststellen, die unterhalb von 500 Fällen liegen.

Ausgehend von der Längsschnittcharakteristik der verwendeten SOEP-Daten ist weiter eine Differenzierung der Variation von PCS und MCS nach einer Overall-, Between- und Within-Komponente hilfreich. Damit lassen sich Dynamiken auf der Individualebene der Daten bewerten, die im Rahmen eines autoregressiven Wachstumskurvenmodells explizit aufgegriffen und von den Unterschieden zwischen Personen differenziert werden können. Dies ist eine zentrale Stärke der hier angestrebten Wachstumskurvenmodellierungen. Die Tabellen 10.11 und 10.12 beinhalten entsprechend neben den Overall-Mittelwerten Standardabweichungen, Minima und Maxima von PCS und MCS differenziert nach Kohorten sowie Between- und Within-Ebene.[33] Erkennbar werden ausgehend von den Standardabweichungen auf Individualebene sowohl für PCS als auch MCS Dynamiken im Zeitverlauf über alle Kohorten hinweg. Zudem charakterisieren sich die Längsschnittdaten durch Unterschiede zwischen den Individuen.

Eine visuelle Betrachtung der kohortenspezifischen Entwicklungen von PCS und MCS im Zeitverlauf trägt dazu bei, die bisherigen Darstellungen und Beschreibungen zu den durchschnittlichen Entwicklungen der Variablen und deren

---

[33] Inwiefern die beschriebenen Kennzahlen zu berechnen sind, lässt sich der Stata Dokumentation des Befehls xtsum entnehmen (StataCorp, 2023).

10.3 Gesundheitsbezogene Lebensqualität als mehrdimensionales ...

Tabelle 10.11 PCS: Mittelwerte, Standardabweichungen, Minima und Maxima unter Berücksichtigung der Panelcharakteristik, overall und kohortenspezifisch

Variable		Mean	Std. Dev.	Min	Max
pcs: OV	overall	50.64085	10.01439	1.917989	79.43243
	between		8.554314	4.161987	79.43243
	within		6.211566	5.796996	85.77466
pcs: K 1	overall	52.14936	10.21062	4.834514	79.33028
	between		8.760412	9.867678	75.15054
	within		6.373399	7.305507	86.97375
pcs: K 2	overall	51.7276	9.867344	3.533295	77.77406
	between		8.388968	13.40537	73.79686
	within		6.264631	8.870019	86.8614
pcs: K 3	overall	49.97117	10.00397	3.894608	79.43243
	between		8.482751	9.058051	79.43243
	within		6.226772	9.331095	81.0738
pcs: K 4	overall	49.48445	9.794832	1.917989	76.53947
	between		8.415132	4.161987	74.57188
	within		6.050445	10.13329	82.91124

Anmerkungen: OV = overall, K = Kohorte
Quelle: Eigene Berechnungen anhand SOEP v37, Wellen 2002 bis 2016

Längsschnittcharakteristik besser begreifbar zu machen. Als Voranalyse zur Wachstumskurvenmodellierung ist insbesondere die Frage interessant, inwiefern sich die Durchschnittsniveaus in den beiden Konstrukten über die Analysezeitpunkte hinweg verändern, aber auch welche Dynamiken innerhalb und zwischen den Individuen zu erwarten sind. Die Abbildungen 10.5 und 10.6 spiegeln in diesem Zusammenhang die bisherigen Ausführungen zu den zeitpunktspezifischen Entwicklungen und den Paneleigenschaften der Variablen wider.

Dargestellt werden einerseits die durchschnittlichen Entwicklungstrends in PCS und MCS für die einzelnen Kohorten (K1 bis K4) zu den Analysezeitpunkten und zu den Altersstufen innerhalb der Kohorten (Reihen 1 und 2, Linie „Mean (M.)"). Andererseits sind die individuellen Entwicklungsverläufe abgebildet, aus denen sich die Aggregatentwicklung konstituiert (Reihen 1 und 2, Linien „Individuen (Ind.)"). Insbesondere die Betrachtung der Entwicklungen auf der Altersachse ist hilfreich, da die vorangegangenen Ausführungen Dynamiken ausschließlich im Hinblick auf die Analysezeitpunkte hervorheben, die aufgrund der Operationalisierung der Kohorten

Tabelle 10.12 MCS: Mittelwerte, Standardabweichungen, Minima und Maxima unter Berücksichtigung der Panelcharakteristik, overall und kohortenspezifisch

Variable		Mean	Std. Dev.	Min	Max
mcs: OV	overall	48.20023	9.933548	9.208344	78.11298
	between		9.008903	9.9296	72.71964
	within		5.255119	14.68738	78.78573
mcs: K 1	overall	43.03715	9.955303	11.33632	71.66857
	between		8.857779	13.03839	70.9876
	within		5.417809	12.33392	73.62265
mcs: K 2	overall	46.22506	9.875987	9.208344	75.45564
	between		8.876935	14.05391	68.31836
	within		5.437674	14.07599	72.95842
mcs: K 3	overall	49.25857	9.397796	10.69833	76.42086
	between		8.517264	14.44463	72.71964
	within		5.281697	15.74572	74.70035
mcs: K 4	overall	52.02359	8.537697	9.9296	78.11298
	between		7.785841	9.9296	70.53542
	within		4.981603	18.59463	79.91127

Anmerkungen: OV = overall, K = Kohorte
Quelle: Eigene Berechnungen anhand SOEP v37, Wellen 2002 bis 2016

und deren Spannweite in den Geburtsjahrgängen nicht immer mit Alterungsprozessen gleichzusetzen sind.

Da die individuellen Verläufe für PCS und MCS in den Reihen 1 und 2 der Abbildung aufgrund der hohen Anzahl an Individuen im Datensatz stark verdichtet sind, finden sich in den Reihen 3 und 4 zusätzlich für jede Kohorte jeweils drei zufällig ausgewählte Individuen aus dem verwendeten Datensatz in deren Entwicklungen im Analysezeitraum, wobei in Reihe 3 eine Zufallsauswahl an Individuen betrachtet wird, für die im Datensatz in PCS und MCS Missings („NAs") vorliegen und in Reihe 4 ausschließlich Individuen, auf die dies nicht zutrifft („voll"). So soll deutlich werden, wie die empirisch beobachtbaren Entwicklungen in PCS und MCS auf der Individualebene einzuschätzen sind, die in deren Verläufen nicht den Aggregatentwicklungen entsprechen müssen. Die empirischen Entwicklungsverläufe der zufällig ausgewählten Individuen sind auf Basis des Linientyps „solid" hervorgehoben, die Linie „dashed" zeigt die daraus errechneten individuellen linearen Trends. Ebenfalls ist anhand der Linie „dotted" zum Vergleich ein quadratischer Trend in der Darstellung integriert.

10.3 Gesundheitsbezogene Lebensqualität als mehrdimensionales ...

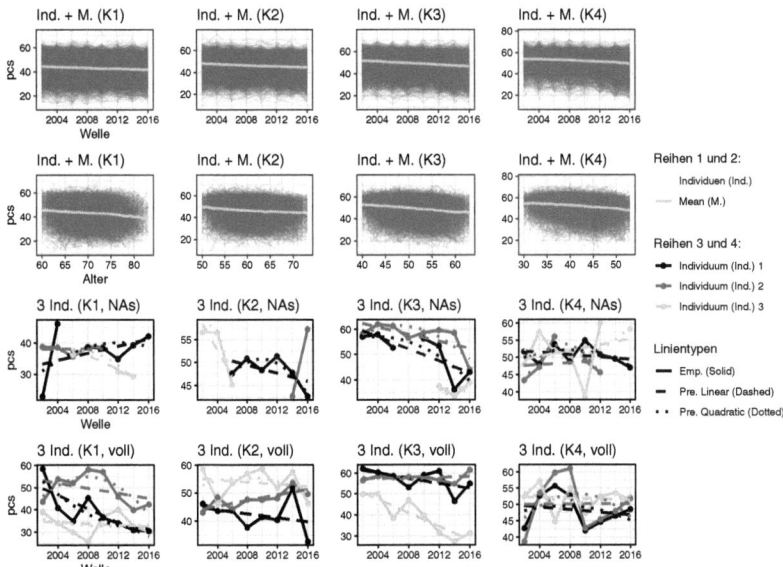

Abbildung 10.5 PCS: Individuelle und durchschnittliche Entwicklung, kohorten-, zeitpunkt- und altersspezifisch. (Anmerkungen: K = Kohorte, Emp. = Empirisch, Pre. = Modellvorhersage, NAs = Fälle mit Missings, voll = Fälle ohne Missings. Quelle: Eigene Berechnungen anhand SOEP v37, Wellen 2002 bis 2016)

Mit Blick auf die Abbildungen wird deutlich, dass PCS in allen vier Kohorten im Zeitverlauf durchschnittlich sinkt, dies zeigt sich sowohl durch die Entwicklung der durchschnittlichen Ausprägungen für PCS auf der Achse der SOEP-Wellen als auch anhand der durchschnittlichen Werte für die Altersjahre in den einzelnen Kohorten. Der Trend wirkt linear, was auch bereits in den tabellarischen Darstellungen erkennbar war. In MCS deutet sich hingegen ein Wachstum der wellen- und altersspezifischen Durchschnittswerte an, wobei der Trend in der ältesten Kohorte abzuflachen scheint. Generell wirkt der Trend im Aggregat für MCS über die Analysezeitpunkte hinweg und auch im Alterungsprozess nicht eindeutig linear. Die abgebildeten individuellen Entwicklungsverläufe weisen zusätzlich auf die individuelle Variation in den PCS- und MCS-Entwicklungen hin. Eine Variation in den individuellen Veränderungsprozessen ist in beiden Variablen klar zu erkennen.

Während eine Darstellung der Gesamtheit der individuellen Veränderungen visuell nur schwer interpretierbar ist, zeigen die Zufallsauswahlen in den Kohorten im Gegensatz zu den durchschnittlichen Overall-Trends auffallend inkonsistente

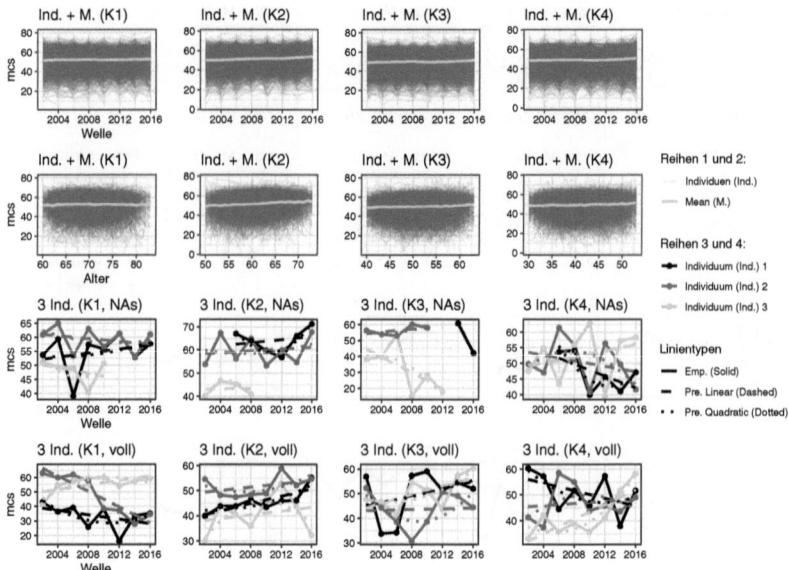

Abbildung 10.6 MCS: Individuelle und durchschnittliche Entwicklung, kohorten-, zeitpunkt- und altersspezifisch. (Anmerkungen: K = Kohorte, Emp. = Empirisch, Pre. = Modellvorhersage, NAs = Fälle mit Missings, voll = Fälle ohne Missings. Quelle: Eigene Berechnungen anhand SOEP v37, Wellen 2002 bis 2016)

Verläufe auf, das gilt sowohl für PCS als auch MCS und unabhängig vom Vorliegen von Missings für die Individuen. Dies hebt zusätzlich hervor, dass der allgemeine zeitliche Trend nicht grundsätzlich auf alle Individuen übertragen werden kann. Die individuellen Entwicklungsverläufe sind in beiden gesundheitsbezogenen Variablen nur bedingt als linear zu bezeichnen, teilweise werden die Verläufe durch die quadratische Modellierung besser abgebildet. Dabei wird aber gut erkennbar, dass ein quadratischer Verlauf offenbar die Unregelmäßigkeiten in den individuellen Trends aufzufangen scheint und nicht systematische Verläufe nach Polynomen höherer Ordnung abbildet.

Inwiefern sich aus den kohortenspezifischen durchschnittlichen Entwicklungstrends in PCS und MCS kohortenübergreifende Entwicklungstrends im Lebensverlauf konstituieren, wird abschließend in Abbildung 10.7 veranschaulicht. Hier sind die bereits in den vorherigen Abbildungen gezeigten durchschnittlichen Entwicklungen im Altersprozess auf einer gemeinsamen Altersachse geglättet dargestellt. Anders als in den bisherigen visuellen Darstellungen werden durch Überlappungen auf der Altersachse nun auch Differenzen in den Kohorten in verschiedenen Lebensphasen erkennbar. Auffallend ist eine vergleichsweise konsistente Entwicklung von PCS im Lebensverlauf, auch kohortenübergreifend. PCS scheint durchschnittlich stabil abzufallen. Lediglich Kohorte 2 liegt im altersspezifischen PCS-Niveau leicht über der ältesten Kohorte 1.

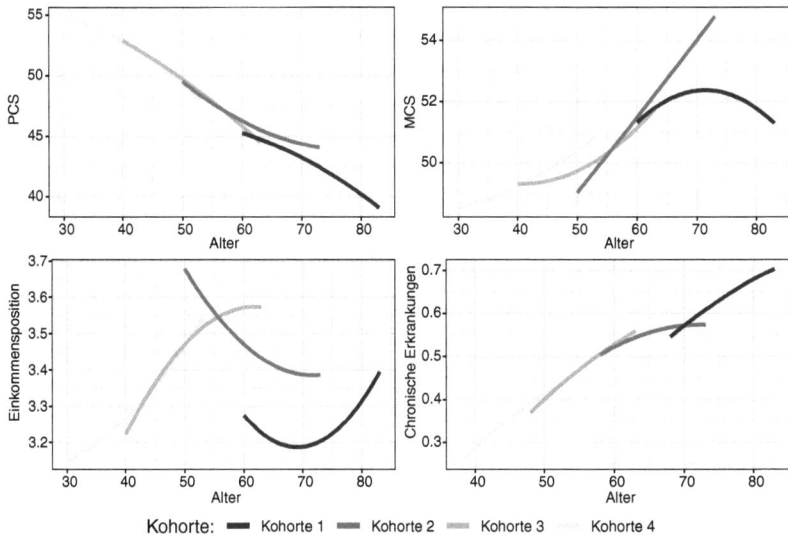

Abbildung 10.7 PCS, MCS, Einkommensposition und chronische Erkrankungen: Durchschnittliche Entwicklung, kohorten- und altersspezifisch. (Quelle: Eigene Berechnungen anhand SOEP v37, Wellen 2002 bis 2016)

Für MCS sind die gemeinsam abgebildeten Trends komplexer. Hier deutet sich ein quadratischer Verlauf im Alterungsprozess in einer Overall-Perspektive an, aber auch innerhalb der Kohorten. Zunächst steigt MCS im Lebensverlauf, in der ältesten Kohorte 1 setzt sich ein Abfall durch. Dabei ist auffallend, dass dieser Abfall in Kohorte 2 nicht zu erkennen ist, selbst in höheren Alterskategorien in der Kohorte. Auch die jüngste Kohorte 4 deutet einen positiveren Entwicklungstrend in MCS an als Kohorte 3. Ausgehend von den empirischen Daten kann an dieser Stelle aber noch nicht abgeleitet werden, inwiefern die jüngste Kohorte 4, aber auch Kohorte 3, künftig eher dem heute empirisch feststellbaren Trend von Kohorte 1 und Kohorte 2 entsprechen werden. Zudem muss erneut festgehalten werden, dass sich die durchschnittlichen Veränderungen von MCS im Alterungsprozess auf schwachen Niveaus abspielen.

Genau wie der konstante Abfall der physischen Gesundheit im Lebensverlauf ist auch die nicht-lineare Entwicklung der mentalen Gesundheit aus vergangener Forschung bekannt, dies wurde bereits in Abschnitt 3.2.2 thematisiert. Ferraro und Wilkinson (2013) zeigen für eine Reihe an psychischen Erkrankungen eine konstante oder sogar abnehmende Prävalenz im Lebensverlauf. Begründet wird dies unter anderem mit einer Zunahme an sozio-emotionalen Schutzfaktoren, aber auch durch Selektionseffekte. So wird aber ebenfalls festgestellt, dass Indikatoren der mentalen Gesundheit, wie die Lebenszufriedenheit, Einstellungen zur Sinnhaftigkeit des Lebens und Autonomie in den spätesten Lebensphasen erneut abfallen (Ferraro & Wilkinson, 2013, S. 188). Dies entspricht den empirischen Beobachtungen in den SOEP-Daten für MCS. Die Autoren kommen allerdings ebenfalls zu dem Schluss, letztendlich sei eine Differenzierung nach dem sozioökonomischen Status und sozialstrukturellen Faktoren wie dem Geschlecht oder Migrationshintergrund notwendig, um einschätzen zu können, wie sich ein Individuum in der mentalen Gesundheit im Lebensverlauf entwickelt. Darauf weist auch das Robert Koch-Institut (2021) mit einem Fokus auf die psychische Gesundheit hin, wobei die Trends je nach verwendeten Indikatoren zur mentalen Gesundheit im Lebensverlauf stark variieren können.

10.4 Sozioökonomischer Status als Messung der Kerndimensionen sozialer Ungleichheit

Gesundheitliche Ungleichheiten innerhalb einer Population beziehen sich auf den Zusammenhang zwischen Gesundheit und sozialer Ungleichheit. Genau wie bei der Gesundheit handelt es sich auch bei der sozialen Ungleichheit um ein komplexes theoretisches Konstrukt, welches vor dem Hintergrund der theoretischen Ausführungen durch eine Vielzahl an Dimensionen abgebildet werden kann. Ausgehend von den Annahmen und Hypothesen aus den Kapiteln 5 und 6 stehen für das hier vorliegende Forschungsziel insbesondere die Kerndimensionen sozialer Ungleichheiten im Mittelpunkt, die oft auf das Einkommen, die Bildung und die berufliche Stellung bezogen werden und in gebündelter Form als sozioökonomischer Status bekannt sind. Auch beim SES handelt es sich also um ein mehrdimensionales Phänomen, für dessen separate Dimensionen, ausgehend von den theoretischen Vorüberlegungen, unterschiedliche Einflüsse auf die gesundheitliche Situation eines Individuums erwartbar sind. So spricht der materielle Erklärungsansatz zur gesundheitlichen Ungleichheit verstärkt die finanzielle Situation von Individuen an, der

10.4 Sozioökonomischer Status als Messung der Kerndimensionen ...

kulturell- verhaltensbezogene Ansatz die Bildungssituation und psychosoziale Erklärungsansätze eine berufliche und ebenfalls finanzielle Dimension.[34]

Für die vorliegende Forschungsfrage ist eine Differenzierung nach den Erklärungsansätzen und den damit verbundenen Dimensionen des SES bedeutsam, da die besprochenen Hypothesen zu Dynamiken in der gesundheitlichen Ungleichheit im Lebensverlauf und im Kohortenvergleich nicht für alle Dimensionen gleichzeitig zutreffen müssen. Außerdem ist von inhaltlichem Interesse, die Wirkungsweisen der Dimensionen klar voneinander zu separieren und deren mögliche Wechselwirkungen zu berücksichtigen. Zudem weisen das Einkommen, die Bildung und der Beruf unterschiedliche Charakteristika im Rahmen zeitlicher Entwicklungen im Lebensverlauf auf. So sind für die Einkommensverhältnisse stärkere Dynamiken im Lebensverlauf zu erwarten als für das Bildungsniveau und den damit verbundenen Verhaltensweisen. Insbesondere solche Separierungen werden in vergangener Forschung oftmals vernachlässigt.

Ausgehend von diesen Vorüberlegungen wird der sozioökonomische Status in der Analyse einerseits über die Einkommensposition der Individuen operationalisiert, andererseits über das Bildungsniveau ausgehend von der CASMIN-Bildungsklassifikation (König, Lüttinger & Müller, 1988; Brauns, Scherer & Steinmann, 2003). Wie bereits angeklungen, ist auch die berufliche Stellung als Kerndimension sozialer Ungleichheit bedeutsam, im Hinblick auf eine Analyse zu verschiedenen Lebensphasen auch jenseits des Erwerbslebens aber nicht ohne weiteres integrierbar. So können Individuen, die bereits späte Lebensphasen erreicht haben, in deren beruflicher Position nicht mehr mit Individuen aus jüngeren Kohorten sinnvoll verglichen werden. Anders als bei Bildungs- und Einkommensverhältnissen stellt sich zudem die Frage nach der gesundheitlichen Relevanz des Berufs nach dem Eintritt in den Ruhestand, wobei hier mannigfaltige Differenzen je nach betrachteter Erwerbskarriere zu erwarten sind. Problematisch ist die berufliche Dimension für die vorliegende Analyse auch, wenn erwerbstätige Individuen mit nicht-erwerbstätigen verglichen werden, die nicht notwendigerweise aufgrund schlechter beruflicher Ausgangsbedingungen inaktiv auf dem Arbeitsmarkt sind. Dies trifft beispielsweise auf Hausmänner und Hausfrauen zu.

Auf eine Operationalisierung der beruflichen Stellung wird in den weiteren Ausführungen daher verzichtet. Es kann allerdings angenommen werden, dass sowohl Bildungs- als auch Einkommenseffekte gesundheitliche Einflüsse beruflicher Situationen transportieren, was ausgehend von dem beschriebenen Forschungsanliegen

---

[34] Inwiefern die Verwendung des Einkommens zur Bewertung der materiellen Situation eines Individuums allerdings auch kritisch diskutiert werden kann, wird bei Linder et al. (2022).

zur gesundheitlichen Ungleichheit in den weiteren Interpretationen berücksichtigt werden muss.

An dieser Stelle sei kurz darauf hingewiesen, dass in der sozialwissenschaftlich orientierten Forschung und auch explizit im SOEP weitere Indikatoren etabliert sind, die den Anspruch erheben, den SES als Index abbilden zu können. Dabei sei beispielhaft auf den *Internationalen sozio-ökonomischen Index des beruflichen Status* (ISEI) (Ganzeboom & Treiman, 1996) oder die *Standard International Occupational Prestige-Scale* (SIOPS) (Treiman, 1975) hingewiesen, die sowohl Informationen zur Bildung, zur beruflichen Stellung als auch zur Einkommenssituation von Individuen transportieren. Derartige Skalen werden für die nachfolgenden Analysen nicht berücksichtigt, da sie potentiell verhindern, die in Kapitel 3 herausgestellten Wirkungszusammenhänge zur gesundheitlichen Ungleichheit getrennt voneinander zu analysieren. Zudem sind individuelle Dynamiken in solchen Skalen in der Regel auf das Berufsleben bezogen, was nach den vorherigen Ausführungen ebenfalls problematisch ist.

10.4.1 Operationalisierung: Einkommensposition

Ausgangspunkt zur Operationalisierung der Einkommensposition als Dimension des sozioökonomischen Status ist das monatliche Haushaltsnettoeinkommen, welches im SOEP über die Frage

„Wenn man mal alle Einkünfte zusammennimmt: Wie hoch ist das monatliche Haushaltseinkommen aller Haushaltsmitglieder heute?"

ermittelt wird, zu welcher eine offene Angabe in Euro gemacht werden kann (Kantar Public, 2021, S. 12). Es ist auch möglich, keine Angabe zu machen. Das Haushaltseinkommen ist eine direkte Operationalisierung der finanziellen Situation eines Individuums und hat den Vorteil gegenüber dem persönlichen Erwerbseinkommen, dass damit auch die ökonomischen Verhältnisse von nicht-erwerbstätigen Personen abgebildet werden. So kann das personenbezogene Erwerbseinkommen beispielsweise bei Hausmännern, Hausfrauen, Personen in Ausbildung oder Personen im Ruhestand zu stark verzerrten Darstellungen von deren tatsächlicher finanzieller Situation führen.

Dennoch ist auch das Haushaltseinkommen nicht frei von Problemen zur Operationalisierung der Einkommensdimension im Rahmen des sozioökonomischen Status, insbesondere im zeitlichen Verlauf. So ist es auch unter einer Inflationsbereinigung, die in den weiteren Ausführungen auf Basis der vom Statistisches

10.4 Sozioökonomischer Status als Messung der Kerndimensionen …

Bundesamt (2023b) zur Verfügung gestellten jahresspezifischen Werte berücksichtigt wird, schwer, die Haushaltseinkommenssituation von Individuen über längere Zeiträume hinweg zu vergleichen. Insbesondere Periodeneffekte in den Einkommensverhältnissen können nachträglich nicht ohne weiteres erklärt werden. Unter der Betrachtung des Haushaltseinkommens stellt sich aus einer Längsschnittperspektive grundsätzlich folgende Frage: Verändert sich durch einen Anstieg (bzw. Abfall) des Haushaltseinkommens eines Individuums tatsächlich dessen materielle Situation im populationsbezogenen Ungleichheitsgefüge? Um diese Frage zu beantworten, müsste eine Vielzahl an Randbedingungen kontrolliert werden, die für die hier angestrebten komplexen Wachstumskurvenmodellierungen nur bedingt von Interesse sind und geprüft werden können.

Als Alternative zur direkten Verwendung des Haushaltseinkommens zur Operationalisierung des sozioökonomischen Status wird daher auf eine fünfstufige Umkodierung des Haushaltseinkommens zur Einkommensposition in der Population zurückgegriffen. Diese Strategie, die in der Sozialberichterstattung, beispielsweise bei Bünning (2021) oder in der Gesundheitsberichterstattung des Bundes (Lampert et al., 2017) geläufig ist, bringt verschiedene Vorteile mit sich. Einerseits werden Individuen zeitpunktspezifisch immer vor dem Hintergrund der aktuellen sozialstrukturellen Verhältnisse in ihrer finanziellen Situation bewertet. So verändert sich beispielsweise mit Blick auf relative Armutsrisiken stetig, welche Einkommensverhältnisse mit Armut zu assoziieren sind und welche nicht. Andererseits bereinigt eine derartige Kodierung die Einkommenssituationen um Inflations- und Periodeneffekte. Gleichzeitig kann auch eine fünfstufige Messung der Einkommensposition unter bestimmten Voraussetzungen noch als quasi-metrisch gehandhabt werden, was in einer Wachstumskurvenmodellierung keine weiteren Maßnahmen erforderlich macht.[35] Letztendlich führt eine Verwendung von Einkommenspositionen auch zu einer Vereinheitlichung der üblicherweise extrem schiefen Verteilung von Einkommensmessungen.[36]

---

[35] Grundsätzlich kann eine fünfstufige Messung der Einkommensposition in einem Wachstumskurvenmodell unter Spezifikation von Schwellenwerten und alternativen Schätzfunktionen auch als kategoriale Variable berücksichtigt werden. Je nach Eigenschaften der kategorialen Variable führt eine Integration in das Modell als metrische Variable aber oftmals zu sehr ähnlichen Ergebnissen.

[36] Auch die bis hier beschriebene Vorgehensweise zur Herleitung eines Indikators für die Einkommensdimension im SES kann sicher nicht jegliche Probleme zur Messung der materiellen Situation eines Individuums auflösen. Erwähnenswert ist in diesem Kontext beispielsweise auch die Frage, wie vermögend ein Individuum ist, was nicht direkt durch die Einkommenssituation abgebildet wird. Aufgrund der größeren methodischen Herausforderungen bei der Ermittlung des personenbezogenen Vermögens (Grabka & Halbmeier, 2019) wird auf die Berücksichtigung eines darauf bezogenen Indikators allerdings verzichtet.

Referenzpunkt ist bei der Generierung der Einkommensposition der jährliche Median im Haushaltsnettoeinkommen innerhalb der Bevölkerung Deutschlands im Zeitraum zwischen 2002 und 2016. Die Berücksichtigung einer Äquivalenzgewichtung mit Bezug auf die Haushaltsstruktur ist dabei zentral, da Haushaltseinkommen je nach Haushaltszusammensetzung zu unterschiedlichen finanziellen Möglichkeiten führen. In Anlehnung an die neue Skala der Organisation for Economic Cooperation and Development (2023) (OECD) wird der Haupteinkommensbezieher im Haushalt mit dem Faktor 1 gewichtet, alle weiteren Haushaltsmitglieder ab 14 Jahren mit dem Faktor 0.5 und jene unter 14 Jahren mit 0.3. In der Kodierung wird Individuen mit einem monatlichen äquivalenzgewichteten Haushaltsnettoeinkommen unterhalb von 60 % des Medians die unterste Einkommensposition zugeordnet (1).[37] Individuen mit einem Äquivalenzeinkommen größer als 60 % und kleiner als 80 % des Medians werden in der zweiten Stufe kodiert (2). Liegen Personen mit ihren Einkommen zwischen 80 % des Medians und unterhalb des Medians, wird die dritte Stufe zugeordnet (3), es folgen Individuen mit Einkommen oberhalb des Medians und unterhalb von Einkommenswerten von 150 % des Medians (4). Die höchste Einkommensposition wird Individuen zugeordnet, die ein Äquivalenzeinkommen oberhalb von 150 % des Medians aufweisen (5). Die Variable wird mit dem Namen *eink* gekennzeichnet und inhaltlich als Einkommensposition bezeichnet. In formalen Darstellungen wird die Variable auch als w dargestellt.

10.4.2 Operationalisierung: Bildungsniveau

Die *CASMIN*-Klassifikation als Bildungsindikator, deren Namen vom Projekt *Comparative Analysis of Social Mobility in Industrial Nations* abgeleitet ist, wurde für die vergleichende Forschung zur sozialen Mobilität im internationalen Kontext entwickelt und ist in der Anwendung mittlerweile weit verbreitet sowie als valide anerkannt (Schneider, 2015). So ist Hintergrundgedanke der Variable, Bildung sei der Ausgangspunkt für die Positionierung in der Sozialstruktur, wobei Bildungsabschlüsse darauf bezogene Selektionsprozesse steuern. Tabelle 10.13 zeigt die Kategorien der Variable, die anhand der Bildungsabschlüsse der Befragten zugeordnet werden können. Dabei beziehen sich die Ausprägungen in Kategorien 1 auf allgemeine Grundbildungen, die Kategorien 2 auf eine mittlere Bildung oder Berufsausbildung sowie allgemeinbildende Hochschulreife und die Ausprägungen in der Kategorie 3 auf eine Tertiärbildung oder universitäre Bildung (Schneider,

---

[37] Die Kategorie entspricht damit Einkommensverhältnissen unterhalb der relativen Armutsgefährdungsschwelle.

2015, S. 30). Das SOEP stellt den Index direkt in der Datenauslieferung zur Verfügung, sodass eine nachträgliche Berechnung auf Basis der Angaben der Befragten zu deren Bildungsabschlüssen nicht notwendig ist.

Tabelle 10.13 Kategorien der CASMIN-Klassifikation

(0) In School
(1a) Inadequately Completed
(1b) General Elementary School
(1c) Basic Vocational Qualification
(2b) Intermediate General Qualification
(2a) Intermediate Vocational
(2c_gen) General Maturity Certificate
(2c_voc) Vocational Maturity Certificate
(3a) Lower Tertiary Education
(3b) Higher Tertiary Education

Quelle: SOEP Group (2022a, S. 48 f.)

Ebenfalls zur Operationalisierung der Bildungsdimension im sozioökonomischen Status könnten direkt erfragte Bildungsabschlüsse oder die Internationale Standardklassifikation im Bildungswesen (*ISCED*-Klassifikation) herangezogen werden. Erstgenannte weisen keine Vorteile gegenüber Bildungsklassifikationen wie CASMIN oder ISCED auf, da letztgenannte auf den selbigen beruhen und diese, zumindest dem Anspruch nach, zusätzlich hierarchisch systematisieren. Die Operationalisierung des Bildungsniveaus direkt über Bildungsabschlüsse führt zwangsläufig zu einer starken Komplexitätsreduktion, da die Mannigfaltigkeit möglicher Abschlüsse kaum umfassend in eine Analyse zu überführen ist. Die Klassifikation des Bildungsniveaus nach ISCED[38] ist für die Analyse allerdings ähnlich gut geeignet. Als Vorteil von ISCED gegenüber CASMIN wird oftmals das Argument einer besseren Vergleichbarkeit des Indexes im internationalen Kontext vorgetragen. So wurde der Index in den 1970er Jahren auch explizit mit dem Ziel entwickelt, Bildungsstatistiken international vergleichen zu können. Dieser Aspekt spielt für die hier folgende Analyse aber keine wichtige Rolle. Aufgrund der Validität von CASMIN wird sich für diesen Index entschieden, da bereits vergangene Analysen zu

---

[38] Mittlerweile muss zwischen *ISCED-1997* und *ISCED-2011* unterschieden werden. Während ISCED-1997 zwischen den sieben Stufen *in school*, *inadequately*, *general elementary*, *middle vocational*, *vocational + Abi*, *higher vocational* und *higher education* unterscheidet, bezieht sich ISCED-2011 auf 9 Stufen, die insbesondere am oberen Ende die Bildungsabschlüsse genauer differenziert (Schneider, 2015).

Alters- und Kohorteneffekten zur gesundheitlichen Ungleichheit unter Verwendung von CASMIN vorliegen und eine erneute Verwendung die Ergebnisse in ein besseres Verhältnis bringen lässt.

Anschließend an die Analysen von Leopold und Leopold (2018) wird der CASMIN-Index für die weiteren Analysen daher auch in die drei Kategorien *Niedriges Bildungsniveau*, *Mittleres Bildungsniveau* und *Hohes Bildungsniveau* eingeteilt. Dabei werden die Kategorien 1a, 1b und 1c aus Tabelle 10.13 zum niedrigen Niveau umkodiert, die Kategorien 2b, 2a und 2c zum mittleren Niveau und die Kategorien 3 zu einem hohen Bildungsniveau. So sind unterschiedliche Effekte im Kontext gesundheitlicher Ungleichheit für die Zwischenstufen zwar grundsätzlich denkbar, theoretisch aber nicht begründet und so leichter als TIC in Wachstumskurvenmodelle zu integrieren.

Die dreistufige Variable wird für die nachfolgenden Analysen in Dummy-Variablen umkodiert, sodass jeweils die Effekte eines mittleren und hohen Bildungsniveaus nach CASMIN im Vergleich zum niedrigen Bildungsniveau (Referenzkategorie) interpretiert werden. Die Variablen werden als *caslow*, *casmid* und *cashigh* bezeichnet, die dreistufige Variable als *cas*. In rein inhaltlichen Auseinandersetzungen wird die Variable weiter als CASMIN bezeichnet. Zudem wird die Variable als zeitkonstant berücksichtigt, da die Within-Variation im Analysesample bei nahezu 100 % liegt. Dies trifft selbst für die ursprüngliche CASMIN-Variable mit 10 Kategorien zu. So wird für jedes Individuum im SOEP-Datensatz der CASMIN-Wert zugeordnet, der in den verwendeten SOEP-Wellen am häufigsten zu beobachten ist.[39]

10.4.3 Deskriptive Darstellung: Sozioökonomischer Status

Genau wie PCS und MCS wird auch die Einkommensposition in den Wachstumskurvenmodellierungen als zeitveränderliche Variable berücksichtigt und in der deskriptiven Darstellung im Hinblick auf kohorten- und zeitpunktspezifische Dynamiken, Fallzahlen und intra- sowie interindividuelle Variationen evaluiert. CASMIN wird hingegen als zeitunveränderliche TIC berücksichtigt, wodurch interindividuelle Variationen gegenüber Between-Differenzen in den Hintergrund rücken. Relevant ist hingegen auch hier die zeitpunktspezifische Verteilung der Variable über die Kohorten hinweg, die sich durch dynamische Fallzahlen in den verwendeten Daten innerhalb der Kohorten verändern können.

---

[39] Damit erhalten auch die wenigen Fälle in den verwendeten SOEP-Daten einen zeitkonstanten CASMIN-Wert, die in der Variable noch nach dem 30. Lebensjahr Änderungen im Zeitverlauf aufweisen.

10.4 Sozioökonomischer Status als Messung der Kerndimensionen ...

1382 Individuen (ca. 4 %) aus den zugrunde liegenden SOEP-Daten weisen zu keinem Zeitpunkt im Analysezeitraum gültige Werte in der Einkommensposition auf und werden entsprechend aus dem Analysesample ausgeschlossen. Wie in Tabelle 10.14 dargestellt, resultieren 117855 gültige Personenjahre, wobei weiterhin 4446 Missings (ebenfalls ca. 4 %) im Datensatz für die multivariaten Analysen enthalten sind. Im gesamten Sample scheinen höhere Einkommenspositionen häufiger vorzukommen als niedrigere. Missings im CASMIN-Index wurden bereits aus dem Analysesample ausgeschlossen und sind in Tabelle 10.15 daher nicht abgebildet. Im ursprünglichen Datensatz zu den vier Kohorten lagen vor der Bereinigung für 2237 Individuen Missings vor (ca. 6 %). Ausgehend von der Tabelle dominiert im Sample insgesamt der Anteil an Individuen mit einer niedrigen Bildung, wobei auch eine mittlere Bildung häufiger vorkommt als ein hohes Bildungsniveau.

Tabelle 10.14 Einkommensposition: Absolute, relative und kumulierte relative Häufigkeiten, overall

	Abs.	Rel.	Cum
Unter 0.6	13455	0.11	0.11
0.6 bis 0.8	19735	0.17	0.28
0.8 bis 1	21805	0.19	0.47
1 bis 1.5	35247	0.3	0.77
Über 1.5	27613	0.23	1
N	117855	100.00	
Missings	4446	0.04	

Quelle: Eigene Berechnungen anhand SOEP v37, Wellen 2002 bis 2016

Tabelle 10.15 CASMIN: Absolute, relative und kumulierte relative Häufigkeiten, overall

	Abs. P	Rel. P	Cum. P	Abs. I	Rel. I	Cum. I
Niedrige Bildung	47088	0.39	0.39	11624	0.4	0.4
Mittlere Bildung	44192	0.36	0.75	10513	0.36	0.76
Hohe Bildung	31021	0.25	1	7091	0.24	1
N	122301	100.00		29228	100.00	

Anmerkungen: P = Personenjahre, I = Individuen
Quelle: Eigene Berechnungen anhand SOEP v37, Wellen 2002 bis 2016

Die Verteilung der Einkommensposition, die in Form von kumulierten relativen Häufigkeiten für die einzelnen Kohorten in Abbildung 10.8 und als absolute, relative und kumulierte Häufigkeiten in Tabelle 10.16 aufgeführt ist, kann über die Kohorten hinweg als variabel bezeichnet werden. Lediglich der Anteil an Individuen in relativer Einkommensarmut ist auffallend stabil. Insgesamt treten hohe Einkommenspositionen in Kohorte 2 am häufigsten auf, dicht gefolgt von Kohorte 3. Dies bestätigt sich auch mit Blick auf die Mittelwerte in Tabelle C.1 im Anhang C im elektronischen Zusatzmaterial. Die Identifikation eines Entwicklungstrends in der Einkommensposition über die Kohorten hinweg scheint sich durch durchschnittlich höhere Positionen in den Kohorten 2 und 3 im Vergleich zur ältesten und jüngsten Kohorte zu charakterisieren.

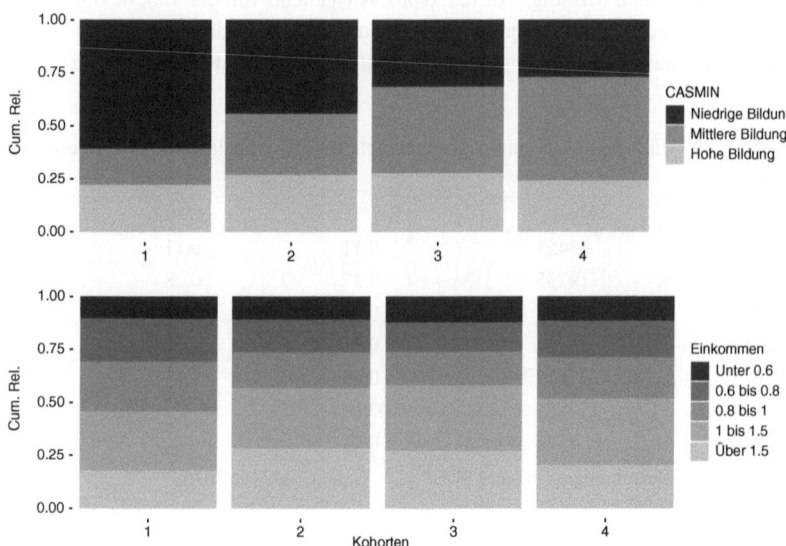

Abbildung 10.8 CASMIN und Einkommensposition: Kumulierte relative Häufigkeiten, kohortenspezifisch. (Quelle: Eigene Berechnungen anhand SOEP v37, Wellen 2002 bis 2016)

Tabelle 10.16 Einkommensposition: Absolute, relative und kumulierte relative Häufigkeiten, kohortenspezifisch

	Abs. 1	Rel. 1	Cum. 1	Abs. 2	Rel. 2	Cum. 2	Abs. 3	Rel. 3	Cum. 3	Abs. 4	Rel. 4	Cum. 4
Unter 0.6	2377	0.11	0.11	2722	0.11	0.11	3993	0.12	0.12	4363	0.12	0.12
0.6 bis 0.8	4609	0.2	0.31	3956	0.16	0.27	4501	0.14	0.26	6669	0.18	0.29
0.8 bis 1	5237	0.23	0.54	4194	0.17	0.43	5077	0.16	0.42	7297	0.19	0.48
1 bis 1.5	6302	0.28	0.82	7124	0.28	0.72	9975	0.31	0.73	11846	0.31	0.8
Über 1.5	3972	0.18	1	7102	0.28	1	8809	0.27	1	7730	0.2	1
N	22497	100.00		25098	100.00		32355	100.00		37905	100.00	
Missings	850	0.04		968	0.04		1219	0.04		1409	0.04	

Anmerkungen: Nummerierungen in Kopfzeilen differenzieren nach Kohorten
Quelle: Eigene Berechnungen anhand SOEP v37, Wellen 2002 bis 2016

10.4 Sozioökonomischer Status als Messung der Kerndimensionen ...

Mit Blick auf die zeitpunktspezifische Verteilung der Einkommensposition, die in den Tabellen C.18 (Overall-Perspektive) sowie C.4 bis C.13 (Kohorten-Perspektive) im Anhang zu sehen ist, deutet sich ein Anstieg der durchschnittlichen Einkommensposition in allen vier Kohorten im Zeitverlauf an, aber auch overall. Offenbar findet dieser aber nicht in jeder Kohorte auf dem gleichen Niveau statt und erfolgt auch innerhalb der Kohorten nicht linear. Dies ist vor dem Hintergrund der bereits beschriebenen Annahmen aus der Humankapitaltheorie insgesamt als erwartbar zu bezeichnen.

Für den CASMIN Index zeigt sich im Kohortenvergleich in den Tabellen 10.17 und 10.18 sowie der Abbildung 10.8, dass die Overall-Betrachtung aus Tabelle 10.15 nicht auf die einzelnen Kohorten zu übertragen ist. So kommt eine niedrigere Bildung in der jüngsten Kohorte 4 nur geringfügig häufiger vor als ein hohes Bildungsniveau. Im Vergleich der Kohorten zeigt sich eine deutliche Zunahme der Anteile an Individuen mit einem mittleren Bildungsniveau hin zu den jüngeren Kohorten, wobei die hohen Bildungsniveaus vergleichsweise stabil sind. Dies entspricht den bereits angeführten inhaltlichen Erläuterungen zu der Kohortenspezifikation und dürfte mit Blick auf demografische Wandlungsprozesse in der deutschen Bevölkerung potentiell Auswirkungen auf die gesundheitlichen Ungleichheitsverhältnisse in künftigen älteren Kohorten haben. So kann festgehalten werden, dass das Bildungsniveau in den jüngeren Kohorten höher ist bzw. niedrige Niveaus immer seltener vorkommen. Die Tabellen C.19, C.33 und C.34 im Anhang weisen darauf hin, dass die Verteilung der drei Kategorien der CASMIN-Variable über die Analysezeitpunkte hinweg stabil zu sein scheint.

Tabelle 10.17 CASMIN: Absolute, relative und kumulierte relative Häufigkeiten, Personenjahre kohortenspezifisch

	Abs. 1	Rel. 1	Cum. 1	Abs. 2	Rel. 2	Cum. 2	Abs. 3	Rel. 3	Cum. 3	Abs. 4	Rel. 4	Cum. 4
Niedrige Bildung	14205	0.61	0.61	11567	0.44	0.44	10663	0.32	0.32	10653	0.27	0.27
Mittlere Bildung	3966	0.17	0.78	7463	0.29	0.73	13613	0.41	0.72	19150	0.49	0.76
Hohe Bildung	5176	0.22	1	7036	0.27	1	9298	0.28	1	9511	0.24	1
N	23347	100.00		26066	100.00		33574	100.00		39314	100.00	

Anmerkungen: Nummerierungen in Kopfzeilen differenzieren nach Kohorten
Quelle: Eigene Berechnungen anhand SOEP v37, Wellen 2002 bis 2016

Tabelle 10.18 CASMIN: Absolute, relative und kumulierte relative Häufigkeiten, Individuen kohortenspezifisch

	Abs. 1	Rel. 1	Cum. 1	Abs. 2	Rel. 2	Cum. 2	Abs. 3	Rel. 3	Cum. 3	Abs. 4	Rel. 4	Cum. 4
Niedrige Bildung	3312	0.63	0.63	2754	0.47	0.47	2647	0.33	0.33	2911	0.29	0.29
Mittlere Bildung	921	0.17	0.8	1652	0.28	0.75	3155	0.4	0.73	4785	0.47	0.76
Hohe Bildung	1066	0.2	1	1479	0.25	1	2119	0.27	1	2427	0.24	1
N	5299	100.00		5885	100.00		7921	100.00		10123	100.00	

Anmerkungen: Nummerierungen in Kopfzeilen differenzieren nach Kohorten
Quelle: Eigene Berechnungen anhand SOEP v37, Wellen 2002 bis 2016

Da die Einkommensposition im Zeitverlauf variiert, ist auch hier eine Betrachtung der Between- und Within-Variation der Variable für die weiteren Analysen hilfreich. Dabei zeigt sich in Tabelle 10.19 für alle Kohorten sowohl eine Variabilität zwischen Personen als auch auf der Individualebene. Diese ist in der ältesten Kohorte erwartungsgemäß am schwächsten ausgeprägt und in den jüngeren Kohorten 3 und 4 am stärksten. Kohortenspezifische Variationen zwischen den Individuen sind zudem vergleichsweise stabil.

Eine visuelle Betrachtung der durchschnittlichen Entwicklung der individuellen Einkommenspositionen im Zeitverlauf in Abbildung 10.9, die im Aufbau den Darstellungen zu den visuellen Darstellungen von PCS und MCS entsprechen, hebt noch einmal besonders augenscheinlich hervor, dass sich die Position mit zunehmendem Alterungsprozess verbessert. Dieser Trend gilt insbesondere für die jüngeren Kohorten 4 und 3. In den Kohorten 2 und 1 ist die Einkommensentwicklung phasenweise rückläufig bzw. stagniert, wobei insbesondere zu den späteren Analysezeitpunkten bzw. in den höchsten Alterskategorien noch einmal leichte Anstiege zu verzeichnen sind. Dies ist inhaltlich nur schwer zu begründen, vermutlich verweilen Individuen mit hohen Einkommenspositionen aber länger im Panel, was eine positive Selektion im Hinblick auf die Einkommensposition zu späteren Analysezeitpunkten zur Folge hat.[40] Davon abgesehen entsprechen die beobachtbaren durchschnittlichen Trends den Annahmen, die sich aus den Beschreibungen aus Kapitel 5 ableiten lassen.

Anders als in den Darstellungen zu PCS und MCS zeigen sich für die Einkommensposition auf der Individualebene vergleichsweise konsistente Entwicklungsprozesse. Dies dürfte aber auch an der fünfstufigen Kodierung der

---

[40] Diese Annahme wird durch die in den bereits in Abschnitt 10.2 beschriebenen Analysen zur Panelmortalität bestärkt.

10.4 Sozioökonomischer Status als Messung der Kerndimensionen ...

Tabelle 10.19 Einkommensposition: Mittelwerte, Standardabweichungen, Minima und Maxima unter Berücksichtigung der Panelcharakteristik, overall und kohortenspezifisch

Variable		Mean	Std. Dev.	Min	Max
eink: OV	overall	3.371881	1.312284	1	5
	between		1.236213	1	5
	within		.5676851	−.1281193	6.746881
eink: K 1	overall	3.217051	1.251726	1	5
	between		1.192586	1	5
	within		.470572	−.2829488	6.502765
eink: K 2	overall	3.475257	1.334681	1	5
	between		1.266386	1	5
	within		.5674036	.100257	6.850257
eink: K 3	overall	3.466883	1.346172	1	5
	between		1.261931	1	5
	within		.5942867	−.033117	6.841883
eink: K 4	overall	3.314233	1.290696	1	5
	between		1.20991	1	5
	within		.5966245	−.185767	6.171376

Anmerkungen: OV = overall, K = Kohorte
Quelle: Eigene Berechnungen anhand SOEP v37, Wellen 2002 bis 2016

Variable liegen, die robust gegenüber zeitpunktspezifischen Variationen in den Antworten zur Frage nach dem Haushaltsnettoeinkommen sind. Die dennoch erkennbaren vereinzelten Schwankungen in den individuellen Verläufen führen auch hier zu einem Eindruck, nach welchem eine quadratische Modellierung besonders gut zur Abbildung der Trends geeignet ist.

Die altersspezifischen durchschnittlichen Entwicklungen innerhalb der Kohorten können in Abbildung 10.7 auch für die Einkommensposition eingesehen werden. Dabei zeigen sich die Trends zur Entwicklung des Einkommens im Lebensverlauf, welche sich aus der Humankapitaltheorie ableiten lassen, besonders deutlich. Während es im Alter von 30 bis ca. 60 Jahren zu Anstiegen im Einkommen kommt, ist die Entwicklung anschließend von einer Stabilität geprägt. Dabei fällt erneut der erklärungsbedürftige Anstieg der Einkommensposition in der ältesten Kohorte auf, wobei anhand der kohorten- und zeitpunktspezifischen Fallzahlen gut zu erkennen ist, dass insbesondere Individuen in schlechten Einkommenspositionen im späteren Verlauf des Analysezeitraums schwächer vertreten sind. Insgesamt spiegeln

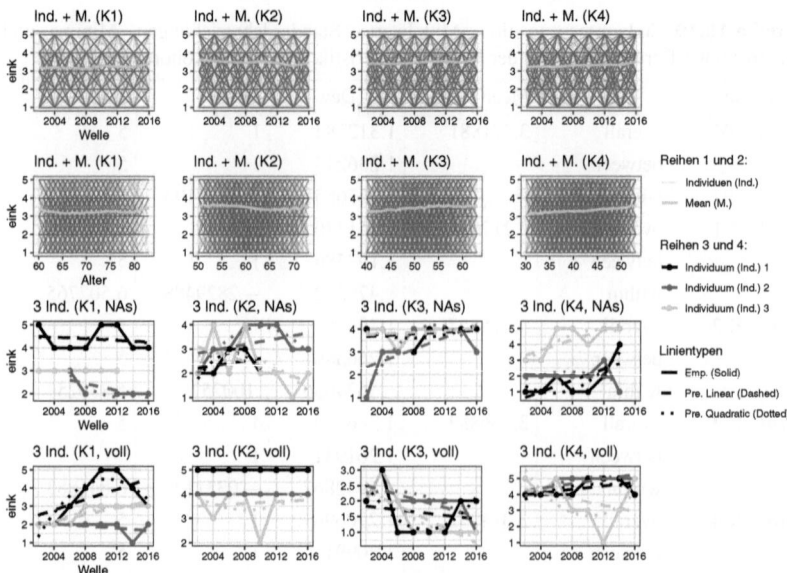

Abbildung 10.9 Einkommensposition: Individuelle und durchschnittliche Entwicklung, kohorten-, zeitpunkt- und altersspezifisch. (Anmerkungen: K = Kohorte, Emp. = Empirisch, Pre. = Modellvorhersage, NAs = Fälle mit Missings, voll = Fälle ohne Missings. Quelle: Eigene Berechnungen anhand SOEP v37, Wellen 2002 bis 2016)

sich auch hier die inhaltlichen Erläuterungen zu den vier operationalisierten Kohorten wider, welche für bessere ökonomische Ausgangsbedingungen in den jüngeren Kohorten sprechen.

10.5 Weitere Determinanten: Operationalisierungen und deskriptive Darstellungen

Mit PCS, MCS, CASMIN und der Einkommensposition sind die zentralen Variablen zur Prüfung der forschungsleitenden Hypothesen anhand der SOEP-Daten beschrieben. Da in den multivariaten Analysen allerdings auch Determinanten sozialer Ungleichheit berücksichtigt werden, für die sowohl gesundheitliche als auch sozioökonomische Relevanzen angenommen werden, widmen sich die weiteren Ausführungen den Operationalisierungen des Migrationshintergrundes (*keinmh*, *dirmh*, *indmh*), des Geschlechts (*mann*), der Ost-West-Zugehörigkeit (*west*) und des des

10.5 Weitere Determinanten: Operationalisierungen und deskriptive Darstellungen 165

Heiratsstatus (*verheiratet*). Wie zu sehen sein wird, handelt es sich dabei um zeitkonstante Merkmale, deren overall- und kohortenspezifische Verteilungen in den nachfolgenden Kapiteln dargestellt werden. Die auf die Personenjahre bezogenen kohortenspezifischen kumulierten relativen Häufigkeiten sind in Abbildung 10.10 visuell dargestellt, zeitpunktspezifische Verteilungen aus der Overall- und Kohorten-Perspektive, sowie Mittelwerte, Standardabweichungen, Minima, Maxima, Kurtosis und Skewness finden sich erneut in Anhang C im elektronischen Zusatzmaterial. Häufigkeitstabellen aus der Overall- und Kohortenperspektive, differenziert nach Personenjahren und Personen, sind in den Tabellen 10.20, 10.21 und 10.22 angeführt.

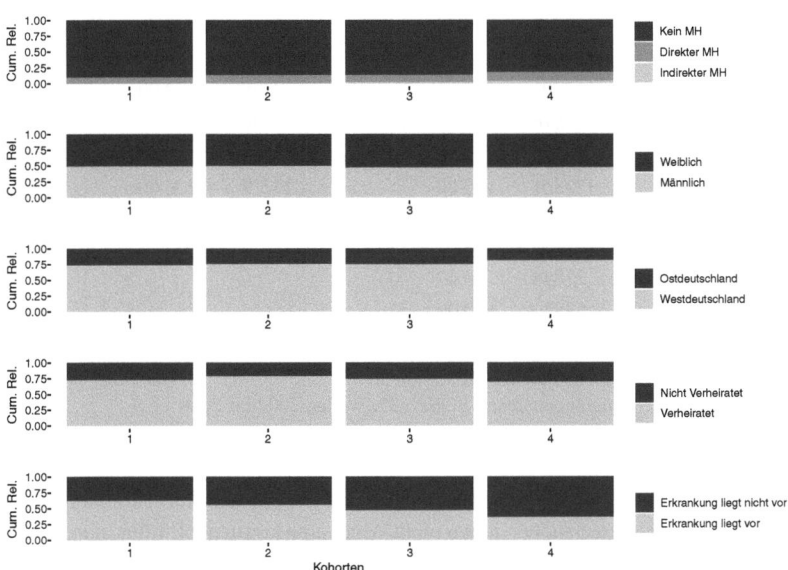

Abbildung 10.10 Migrationshintergrund, Geschlecht, Ost-West-Zugehörigkeit, Heiratsstatus und chronische Erkrankungen: Kumulierte relative Häufigkeiten, kohortenspezifisch. (Quelle: Eigene Berechnungen anhand SOEP v37, Wellen 2002 bis 2016)

Tabelle 10.20 Migrationshintergrund, Geschlecht, Ost-West-Zugehörigkeit, Heiratsstatus und chronische Erkrankungen: Absolute, relative und kumulierte relative Häufigkeiten, overall

	Abs. P	Rel. P	Cum. P	Abs. I	Rel. I	Cum. I
Kein MH	105304	0.86	0.86	24060	0.82	0.82
Direkter MH	15051	0.12	0.98	4651	0.16	0.98
Indirekter MH	1946	0.02	1	517	0.02	1
N	122301	100.00		29228	100.00	
Nicht Verheiratet	32583	0.27	0.27	8004	0.27	0.27
Verheiratet	89718	0.73	1	21224	0.73	1
N	122301	100.00		29228	100.00	
Ostdeutschland	28236	0.23	0.23	6165	0.21	0.21
Westdeutschland	94065	0.77	1	23063	0.79	1
N	122301	100.00		29228	100.00	
Weiblich	63516	0.52	0.52	15046	0.51	0.51
Männlich	58785	0.48	1	14182	0.49	1
N	122301	100.00		29228	100.00	
Erkrankung liegt nicht vor	30986	0.53	0.53			
Erkrankung liegt vor	27844	0.47	1			
N	58830	100.00				
Missings	63471	0.52				

Anmerkungen: P = Personenjahre, I = Individuen
Quelle: Eigene Berechnungen anhand SOEP v37, Wellen 2002 bis 2016

Da die Variablen als TICs für die multivariaten Wachstumskurvenmodellierungen genutzt werden sollen, bei denen nicht vorab eine konstante Einflussnahme auf die zeitveränderlichen Konstrukte postuliert wird, stellt sich insbesondere die Frage nach ausreichend großen Variationen und Fallzahlen der Variablen zu den einzelnen Analysezeitpunkten.

10.5 Weitere Determinanten: Operationalisierungen und deskriptive Darstellungen

Tabelle 10.21 Migrationshintergrund, Geschlecht, Ost-West-Zugehörigkeit, Heiratsstatus und chronische Erkrankungen: Absolute, relative und kumulierte relative Häufigkeiten, Personenjahre kohortenspezifisch

	Abs. 1	Rel. 1	Cum. 1	Abs. 2	Rel. 2	Cum. 2	Abs. 3	Rel. 3	Cum. 3	Abs. 4	Rel. 4	Cum. 4
Kein MH	21152	0.91	0.91	22680	0.87	0.87	29193	0.87	0.87	32279	0.82	0.82
Direkter MH	2151	0.09	1	3259	0.13	1	3963	0.12	0.99	5678	0.14	0.97
Indirekter MH	44	0	1	127	0	1	418	0.01	1	1357	0.03	1
N	23347	100.00		26066	100.00		33574	100.00		39314	100.00	
Nicht Verheiratet	6369	0.27	0.27	5511	0.21	0.21	8707	0.26	0.26	11996	0.31	0.31
Verheiratet	16978	0.73	1	20555	0.79	1	24867	0.74	1	27318	0.69	1
N	23347	100.00		26066	100.00		33574	100.00		39314	100.00	
Ostdeutschland	6194	0.27	0.27	6281	0.24	0.24	8298	0.25	0.25	7463	0.19	0.19
Westdeutschland	17153	0.73	1	19785	0.76	1	25276	0.75	1	31851	0.81	1
N	23347	100.00		26066	100.00		33574	100.00		39314	100.00	
Weiblich	11889	0.51	0.51	13153	0.5	0.5	17728	0.53	0.53	20746	0.53	0.53
Männlich	11458	0.49	1	12913	0.5	1	15846	0.47	1	18568	0.47	1
N	23347	100.00		26066	100.00		33574	100.00		39314	100.00	
Erkrankung liegt nicht vor	3792	0.38	0.38	5380	0.45	0.45	8238	0.53	0.53	13576	0.64	0.64
Erkrankung liegt vor	6274	0.62	1	6638	0.55	1	7283	0.47	1	7649	0.36	1
N	10066	100.00		12018	100.00		15521	100.00		21225	100.00	
Missings	13281	0.57		14048	0.54		18053	0.54		18089	0.46	

Anmerkungen: Nummerierungen in Kopfzeilen differenzieren nach Kohorten
Quelle: Eigene Berechnungen anhand SOEP v37, Wellen 2002 bis 2016

Tabelle 10.22 Migrationshintergrund, Geschlecht, Ost-West-Zugehörigkeit und Heiratsstatus: Absolute, relative und kumulierte relative Häufigkeiten, Individuen kohortenspezifisch

	Abs. 1	Rel. 1	Cum. 1	Abs. 2	Rel. 2	Cum. 2	Abs. 3	Rel. 3	Cum. 3	Abs. 4	Rel. 4	Cum. 4
Kein MH	4735	0.89	0.89	5007	0.85	0.85	6582	0.83	0.83	7736	0.76	0.76
Direkter MH	553	0.1	1	844	0.14	0.99	1228	0.16	0.99	2026	0.2	0.96
Indirekter MH	11	0	1	34	0.01	1	111	0.01	1	361	0.04	1
N	5299	100.00		5885	100.00		7921	100.00		10123	100.00	
Nicht Verheiratet	1424	0.27	0.27	1272	0.22	0.22	2109	0.27	0.27	3199	0.32	0.32
Verheiratet	3875	0.73	1	4613	0.78	1	5812	0.73	1	6924	0.68	1
N	5299	100.00		5885	100.00		7921	100.00		10123	100.00	
Ostdeutschland	1307	0.25	0.25	1331	0.23	0.23	1758	0.22	0.22	1769	0.17	0.17
Westdeutschland	3992	0.75	1	4554	0.77	1	6163	0.78	1	8354	0.83	1
N	5299	100.00		5885	100.00		7921	100.00		10123	100.00	
Weiblich	2651	0.5	0.5	2940	0.5	0.5	4130	0.52	0.52	5325	0.53	0.53
Männlich	2648	0.5	1	2945	0.5	1	3791	0.48	1	4798	0.47	1
N	5299	100.00		5885	100.00		7921	100.00		10123	100.00	

Nummerierungen in Kopfzeilen differenzieren nach Kohorten
Quelle: Eigene Berechnungen anhand SOEP v37, Wellen 2002 bis 2016

10.5 Weitere Determinanten: Operationalisierungen und deskriptive Darstellungen

10.5.1 Migrationshintergrund

Zur Operationalisierung des Migrationshintergrundes wird die Vorgehensweise des SOEP beibehalten. Dabei wird auf verschiedene Informationsquellen zur individuellen Zuordnung eines direkten, indirekten oder keines Migrationshintergrundes zurückgegriffen, die den in Abschnitt 4.1 angeführten Erläuterungen entspricht. Einerseits wird in diesem Zuge die Information zum Geburtsland benutzt, wobei eine Geburt in einem anderen Land als Deutschland prinzipiell zur Zuordnung in die Kategorie des direkten Migrationshintergrundes führt (SOEP Group, 2022b, S. 28 f.). Eine Geburt in Deutschland lässt hingegen weiter offen, ob ein indirekter oder kein Migrationshintergrund vorliegt. Dies wird über elterliche Informationen geprüft, wobei eine Geburt der Mutter oder des Vaters außerhalb Deutschlands zur Zuordnung in die Kategorie des indirekten Migrationshintergrundes führt. Sind beide Elternteile in Deutschland geboren, wird kein Migrationshintergrund zugeordnet. Informationen der Großeltern werden bei der Generierung der Variable nur genutzt, sofern zu den Eltern keine Informationen vorliegen. Da für Individuen, die in Deutschland geboren sind, nicht in jedem Fall bekannt ist, in welchem Land die (Groß-)Eltern geboren sind, kann von einer Unterschätzung der Kategorie des indirekten Migrationshintergrundes ausgegangen werden (SOEP Group, 2022b, S. 29) Missings liegen in der Variable nicht vor.

An dieser Stelle muss anschließend an die Ausführungen in Abschnitt 4.1 erneut betont werden, dass die Verwendung der Variable des Migrationshintergrundes nicht in jeder Hinsicht zufriedenstellend ist, wenn es darum geht, gesundheitliche oder sozioökonomische Relevanzen von Migrationsprozessen zu analysieren. So handelt es sich bei dem direkten und indirekten Migrationshintergrund um Sammelkategorien für äußerst heterogene Bevölkerungsgruppen, deren Konstruktion ohne die Sichtweisen der darin enthaltenen Individuen erfolgt. Vor dem Hintergrund der Migrationsgeschichte Deutschlands ist dieses Problem in jüngeren Kohorten vermutlich stärker ausgeprägt als in älteren Kohorten, in denen die Zusammensetzung der Kategorie des direkten Migrationshintergrundes aus einer quantitativen Perspektive leichter einzuordnen ist. Da die Fallzahlen des direkten und insbesondere des indirekten Migrationshintergrundes in allen verwendeten Kohorten vergleichsweise niedrig sind, was insbesondere in Anhang C.3 im elektronischen Zusatzmaterial, aber auch in den zeitpunktübergreifenden Tabellen 10.20, 10.21 und 10.22 deutlich wird, greifen die nachfolgenden Wachstumskurvenmodellierungen trotzdem auf den Migrationshintergrund als Kontrollvariable zurück. Die empirische Datenbasis des SOEP legt nahe, dass eine nähere Differenzierung nach Herkunftsländern zu keinen interpretierbaren Ergebnissen führen würde, die über die Verwendung des

Migrationshintergrundes als Sammelkategorie für sehr heterogene Bevölkerungsgruppen hinausgehen würden.

Dabei wird die Kategorie *Kein Migrationshintergrund* (*keinmh*) als Referenzkategorie verwendet, die Kategorien *direkter Migrationshintergrund* (*dirmh*) und *Indirekter Migrationshintergrund* (*indmh*) werden als dichotome Dummy-Variablen in die Analysen integriert. Darauf bezogene Interpretationen sind entsprechend mit Vorsicht vorzunehmen und dürfen keinesfalls auf spezifische Migrationsgruppen verallgemeinert werden.

Problematisch sind für die multivariate Analyse die zeitpunktspezifischen Fallzahlen der Kategorie des indirekten Migrationshintergrundes. Selbst in der jüngsten Kohorte 4 liegen zu den einzelnen Messzeitpunkten selten mehr als 200 Fälle vor. In der ältesten Kohorte sind weitestgehend Fallzahlen unterhalb von 10 Fällen zu beobachten, was darauf bezogene substantielle Interpretationen nicht möglich macht. Für den direkten Migrationshintergrund sind die Fallzahlen etwas größer, sodass in Wachstumskurvenmodellierungen keine schwerwiegenden Probleme zu erwarten sind. Mögliche Effekte des indirekten Migrationshintergrundes sind damit nur in den Kohorten 3 und 4 sinnvoll interpretierbar.

10.5.2 Geschlecht

Zu einer Mehrheit der Individuen im SOEP ist das Geschlecht getrennt nach *Männlich* und *Weiblich* bekannt. Eine diesbezügliche Angabe kann auch verweigert werden, diese Situation liegt im verwendeten Analysesample allerdings nicht vor. Missings spielen also auch für die Variable zum Geschlecht keine Rolle für die weiteren Analysen. Die Variable ist zeitkonstant und wird für das Geschlecht *Männlich* mit dem Wert 1 kodiert, für eine Zuordnung der Individuen in die Kategorie *Weiblich* mit dem Wert 0. Entsprechend wird die in der Analyse verwendete Variable im weiteren Verlauf auch mit *mann* gekennzeichnet.

Das so erhobene Geschlecht ist in den SOEP-Daten erwartungsgemäß relativ gleichmäßig verteilt, dies gilt sowohl overall, kohortenspezifisch als auch im Hinblick auf die unterschiedlichen Analysezeitpunkte. Auffallend sind lediglich leicht höhere Fallzahlen für die Kategorie *Weiblich* in den jüngeren Kohorten 3 und 4. Insgesamt ist nicht zu erwarten, dass aus den Verteilungen der Variable Schwierigkeiten für die multivariaten Analysen resultieren.

Wie ebenfalls bereits in Abschnitt 4.2 betont wurde, ist auch an dieser Stelle nochmals festzuhalten, dass sozialwissenschaftliche Forschung zunehmend darum bemüht ist, eine größere Heterogenität in der individuellen Zuordnung zu Geschlechterkategorien zuzulassen. Dies kann ausgehend von der verwendeten Datenbasis des

10.5 Weitere Determinanten: Operationalisierungen und deskriptive Darstellungen

SOEP allerdings noch nicht berücksichtigt werden, was nicht bedeutet, dass die Notwendigkeit einer differenzierteren Abbildung der Geschlechterkategorien für die hier angestrebten Analysen nicht wahrgenommen wird. So muss auch klar bleiben, dass Kategorisierungen zum Geschlecht in den SOEP-Erhebungen auf persönlichen Angaben beruhen und damit nicht zwingend das biologische Geschlecht abbilden. Dies gilt es bei möglichen Geschlechtereffekten in gesundheitlichen Analysen zu berücksichtigen, die sowohl biologisch als auch sozial bedingt sein können.

10.5.3 Ost-West-Zugehörigkeit

Die Ost-West-Zugehörigkeit wird im Rahmen der SOEP-Erhebung jährlich auf Haushaltsebene festgehalten, wobei die Grenzen von 1990 als Referenz zur Festlegung der Zugehörigkeit genutzt werden. Für Individuen, deren Haushalt in Berlin liegt, erfolgt die Zuordnung zu West- bzw. Ostdeutschland auf Basis der Postleitzahlen (Grabka, 2022b, S. 39). Auch wenn es sich bei der Ost-West-Zugehörigkeit grundsätzlich um ein zeitvariables Merkmal handelt, wird die Variable für die weiteren Analysen in eine zeitkonstante Variante umkodiert. So spielt Within-Variation nur eine geringfügige Rolle in der Variable, sodass Personen, deren Haushalt in den verfügbaren SOEP-Wellen zu einem Großteil in Westdeutschland zu lokalisieren waren, mit dem Wert 1 kodiert werden, ansonsten erfolgt eine Kodierung mit dem Wert 0 für eine Zugehörigkeit zu Ostdeutschland. Die so zeitkonstant kodierte dichotome Variable wird im weiteren Verlauf als *west* bezeichnet, eine Zugehörigkeit zu Ostdeutschland fungiert somit als Referenzkategorie. Damit wird in der Variable davon ausgegangen, dass kurzfristige Umzüge für die Modellschätzungen weniger relevant sind als die längerfristige Ost-West-Zugehörigkeit.

Mögliche Probleme in der hier vorgenommenen Variablenkodierung dürfen nicht ausgeblendet werden. Kurzfristige Effekte von Umzügen zwischen West- und Ostdeutschland werden durch die Variable nicht mehr aufgefangen. Ähnlich wie beim Migrationshintergrund handelt es sich zudem auch bei der Ost-West-Zugehörigkeit um eine sehr grobe Kategorisierung, durch die darauf bezogenen Interpretationen nur mit Vorsicht vorzunehmen sind. So sind für soziale Unterschiede zwischen Ost- und Westdeutschland auf niedrigeren regionalen Ebenen Unterschiede zu erwarten, welche durch die hier vorgenommene Variablenkodierung nicht erkennbar sind. Die Variable transportiert Effekte, die nicht pauschal auf die heterogenen Gebiete in West- und Ostdeutschland zu übertragen sind.

Eine Ost-Zugehörigkeit kommt im verwendeten Analysesample im Vergleich zur West-Zugehörigkeit seltener vor, das wird sowohl in den Häufigkeitstabellen overall als auch kohortenspezifisch deutlich. Dabei ist die Verteilung der Variable in den einzelnen Kohorten und zwischen den einzelnen Analysezeitpunkten vergleichsweise stabil. Im Hinblick auf die folgenden multivariaten Analysen ist davon ausgehend nicht mit Problemen zu rechnen. Missings liegen in der Variable nicht vor.

10.5.4 Partnerschaften

Eine Operationalisierung des Partnerschaftsstatus erfolgt in Form einer Berücksichtigung des Heiratsstatus in den multivariaten Analysen. Die diesbezügliche Variable leitet sich aus der im SOEP jährlich gestellten Frage zum Familienstand ab (Kantar Public, 2021, S. 33) und lautet

„*Wie ist Ihr Familienstand?*",

wobei die Antworten *Verheiratet, mit Ehepartner zusammenlebend, Eingetragene gleichgeschlechtliche Partnerschaft zusammenlebend, Verheiratet, dauernd getrennt lebend, Eingetragene gleichgeschlechtliche Partnerschaft getrennt lebend, Ledig, Geschieden / eingetragene gleichgeschlechtliche Lebenspartnerschaft aufgehoben, Verwitwet / Lebenspartner/-in aus eingetragener gleichgeschlechtlicher Lebenspartnerschaft verstorben* und *Keine Angabe* möglich sind.

Für die Wachstumskurvenmodelle wird eine dichotome Variable gebildet, in der eine Kodierung mit dem Wert 1 für *Verheiratet, mit Ehepartner zusammenlebend* oder *Eingetragene gleichgeschlechtliche Partnerschaft zusammenlebend* steht und eine 0 für die restlichen Kategorien. Erneut wird die Variable trotz potentieller zeitlicher Variation als zeitkonstant behandelt, indem eine Zuordnung zum Wert 1 nur für Individuen erfolgt, die zu einer Mehrzahl der individuell vorliegenden Analysezeitpunkte zusammenlebend verheiratet oder in eingetragener gleichgeschlechtlicher Lebenspartnerschaft waren. Inhaltlich steht die Kodierung mit dem Wert 1 damit für Individuen, die über einen größeren Zeitraum der Analyse zusammenlebend verheiratet oder in einer eingetragenen gleichgeschlechtlichen Lebenspartnerschaft waren als in einer der anderen Kategorie des Familienstands. Die Variable wird im weiteren Verlauf als *verheiratet* bezeichnet, die Kategorie *nicht Verheiratet* ist die entsprechende Referenzkategorie.

Die so vorgenommene Kodierung hat den Vorteil, dass der Heiratsstatus somit als TIC in den Wachstumskurvenmodellierungen integriert werden kann. Eine Aufnahme in das Modell als TVC stellt einerseits die Modellschätzung vor größere

Herausforderungen[41], die mit dem hier im Mittelpunkt stehenden Analyseziel nur bedingt verknüpft sind, erschwert allerdings auch die darauf bezogene Interpretation. Ausgehend von den theoretischen Hintergründen sind protektive Effekte des Heiratsstatus eher längerfristig plausibel und nicht zeitpunktspezifisch. So ist für die hier vorgenommene Kodierung des Heiratsstatus auch bei einem Wechsel des Familienstands unter Umständen eine positive Wirkung zu späteren Zeitpunkten zu erwarten.

Trotz aller Vorteile muss aber auch hier auf Schwächen der Kodierung der Variable zum Heiratsstatus hingewiesen werden. So sind beispielsweise auch für den Status *Ledig* oder *Geschieden* separate gesundheitlich relevante Effekte zu erwarten, die in der oben beschriebenen Vorgehensweise nicht explizit werden. Ähnlich, wie bereits im Rahmen der Kodierung der Ost-West-Zugehörigkeit beschrieben, werden durch die Kodierung als zeitkonstante Variable auch mögliche kurzfristige Effekte einer Trennung oder Verpartnerung überlagert. Zudem werden keine Informationen zur tatsächlichen Dauer der Heiratsbeziehung oder Beziehungsqualität verarbeitet. Letztendlich dient aber auch der Heiratsstatus in der Analyse als Kontrollvariable, der in den SOEP-Daten generell als eher stabil bezeichnet werden kann. So soll die Modellkomplexität der Wachstumskurvenmodelle nicht überstrapaziert werden.

Anders als beim Migrationshintergrund, Geschlecht und der Ost-West-Zugehörigkeit liegen in den SOEP-Daten für den Familienstand, und damit auch der kodierten Variable zum Heiratsstatus, Missings vor. Da diese in der Analyse nicht verarbeitet werden können, kommt es davon ausgehend zu einem Ausschluss von ca. 9 % der Individuen (3223 Fälle). Ausgehend von der overall- und kohortenspezifischen Betrachtung des Heiratsstatus zeigt sich ein größerer Anteil an Personenjahren mit dem Zustand *Verheiratet* als *Nicht verheiratet*. Dabei ist der Anteil in Kohorte 3 am größten, in Kohorte 4 findet sich der geringste Anteil. Dies dürfte in Teilen auf die Altersstruktur innerhalb der Kohorten zurückzuführen sein, aber auch auf einen Rückgang institutionalisierter Partnerschaften (Grünheid, 2017). In der zeitpunktspezifischen Betrachtung fällt die Stabilität der Anteilsverteilungen in der Variable auf, lediglich in der ältesten Kohorte nehmen die Anteile an Individuen in der Kategorie *Verheiratet* merklich ab. Zu erwarten gewesen wäre eine Zunahme an Individuen in der Kategorie in den jüngeren Kohorten im Zeitverlauf, dies bestätigt sich ausgehend von den Häufigkeitstabellen allerdings nicht.

---

[41] Wie komplex eine Berücksichtigung einer dichotomen zeitvarianten Variable, wie dem Heiratsstatus, in einer Wachstumskurvenmodellierung sein kann, wird in der Analyse von Curran, Muthén und Harford (1998) deutlich, in welcher zu jedem Zeitpunkt neue Random-Intercepts für die restlichen Analysezeitpunkte zum Heiratsstatus gebildet werden.

10.6 Operationalisierung und deskriptive Darstellung: Chronische Erkrankungen

Während die Analyse gesundheitsbezogener Lebensqualität, hier abgebildet durch PCS und MCS, dabei hilft, einschätzen zu können, inwiefern sich eine Population unabhängig von formal feststellbarer (Multi-)Morbidität mehrdimensional gesundheitlich entwickelt, bleibt in einer darauf beschränkten Perspektive unklar, welche Konsequenzen daraus für die Entwicklung von spezifischen Krankheitsbildern folgt, die stärker mit konkreten Versorgungsbedarfen und Belastungen für Bevölkerungen im Hinblick auf das Gesundheitswesen verknüpft sind. Darauf aufbauend ist es ein zentrales Ziel der weiteren multivariaten Analysen, die Implikationen von Entwicklungen in PCS und MCS für das Morbiditätsgeschehen abzubilden, wobei diesbezüglich auf das Vorliegen chronischer Erkrankungen als Indikator zurückgegriffen wird.

Chronische Erkrankungen sind innerhalb der Bevölkerung Deutschlands als Todesursache zunehmend bedeutsam (Scheidt-Nave, 2010). Gleichzeitig führen diese in Industriestaaten zu den größten Belastungen für das Gesundheitswesen (Heidemann et al., 2021). Gemeint sind in diesem Zusammenhang unter anderem Herz-Kreislauf-Erkrankungen, Krebserkrankungen, chronische Lungenerkrankungen, Erkrankungen des Muskel-Skelett-Systems, psychische Störungen oder auch Diabetes mellitus.

Ob für ein Individuum eine chronische Erkrankung vorliegt, wird im SOEP seit 2009 jährlich bzw. seit 2014 in einem zweijährigen Turnus auf Basis folgender Frage erhoben (Kantar Public, 2021, S. 26):

> *„Leiden Sie seit mindestens einem Jahr oder chronisch an bestimmten Beschwerden oder Krankheiten?"*

Entsprechend wird durch die Variable offengelassen, ob ein Individuum von Multimorbidität betroffen ist. Für die zeitveränderliche Variable sind die beiden Kategorien *Ja* (chronische Erkrankung oder dauerhafte Beschwerden/Krankheiten liegen vor) und *Nein* (chronische Erkrankungen oder dauerhafte Beschwerden/Krankheiten liegen nicht vor) möglich. Im weiteren Verlauf wird die Kategorie *Ja* mit dem Wert 1 kodiert, *Nein* mit dem Wert 0. Die so kodierte Variable wird als *chronisch* bezeichnet, womit gemeint ist, dass eine chronische Erkrankung oder dauerhafte Beschwerden/Krankheiten vorliegen.

Für die weiteren Analysen kommen grundsätzlich auch andere Variablen zur Messung der Gesundheit infrage, welche direkt mit dem Morbiditätsgeschehen einer

10.6 Operationalisierung und deskriptive Darstellung: Chronische Erkrankungen

Population zu assoziieren sind und auf Belastungen des Gesundheitswesens übertragen werden können. Für das SOEP kann beispielsweise auf Fragen zu Schwerbehinderungen, Erwerbsminderungen, zum Behinderungsgrad, zum Körpergewicht bzw. Body-Mass-Index oder zur Anzahl an Arzt- oder Krankenhausbesuchen verwiesen werden. Das Vorliegen chronischer Erkrankungen ist in dieser Hinsicht aber inklusiver und bildet ein breiteres mögliches Spektrum zur Morbidität ab. Zudem betont vergangene Forschung zu demografisch bedingten Veränderungen in der Gesundheit vielfach den Vormarsch chronischer Erkrankungen, die insbesondere im späteren Lebensverlauf eine große Rolle spielen und im hier vorliegenden Forschungskontext zur gesundheitlichen Ungleichheit als besonders relevant einzustufen sind.

Nichtsdestotrotz muss festgehalten werden, dass die hier vorgenommene Bezugnahme auf chronische Erkrankungen für die nachfolgenden Analysen nur eine Möglichkeit darstellt, die zugrunde liegende Fragestellung zu Implikationen der Veränderungen in PCS und MCS abschätzen zu können. Auch wenn jegliche hier vorgenommenen Operationalisierungen inhaltlich und methodisch begründbar sind, bleiben diese selektiv und können damit grundsätzlich auch anders vorgenommen werden. Letztendlich könnten an dieser Stelle auch diverse Indikatoren zur Morbidität einer Population mit PCS und MCS in Verbindung gebracht werden, im Rahmen des Forschungsziels führt dies an diesem Punkt aber zu keinem höheren Erkenntnisgewinn.

Auch für die Variable *chronisch* sind die auf Personenjahre bezogenen kohortenspezifischen kumulierten relativen Häufigkeiten in Abbildung 10.10 visuell angeführt, wobei in den Tabellen 10.20 und 10.21 die entsprechenden Häufigkeitsverteilungen einsehbar sind. Zeitpunktspezifische Verteilungen finden sich wiederum im Anhang im elektronischen Zusatzmaterial. Die Variable ist in den SOEP-Daten von Missings betroffen. Während die Anteile zu den Zeitpunkten 5, 6 und 8 bei ca. 2 bzw. ca. 3 % liegen, ist Zeitpunkt 7 mit rund 11 % von einem größeren Anteil an Missings geprägt. Zu den Zeitpunkten 1 bis 4 liegen keine gültigen Werte vor (s. o.). Im Hinblick auf die Fallzahlentwicklung über die Kohorten und Zeitpunkte hinweg deutet sich erwartungsgemäß eine Zunahme in den Anteilen an chronischen Erkrankungen innerhalb der Datenbasis zu späteren Zeitpunkten im Lebensverlauf an.

Da auch die Variable zur Messung der chronischen Erkrankungen zeitlich veränderlich ist, wird die durchschnittliche Entwicklung der Variable in Abbildung 10.11 visuell dargestellt, wobei der Aufbau der Abbildung den bereits zu PCS und MCS vorgenommenen Erläuterungen entspricht. Die zugehörigen zeitpunktspezifischen Mittelwerte befinden sich in den Tabellen C.6 bis C.13 im Anhang. Dabei bestätigt sich nochmals die Zunahme des Anteils an Individuen mit chronischen

Erkrankungen im Analysezeitraum, aber auch explizit im Alterungsprozess. Dies wird besonders in Abbildung 10.7 deutlich, welche altersspezifische Überlappungen zwischen den Kohorten erkennbar macht. Dabei zeigt sich eine über den Alterungsprozess konsistente Zunahme des Anteils an Individuen, denen laut SOEP-Daten eine chronische Erkrankung zugeordnet werden kann. Kohortenspezifisch fallen kaum Besonderheiten auf. Offenbar haben sich die altersbedingten Wahrscheinlichkeiten, in der SOEP-Befragung eine chronische Erkrankung anzugeben, über die Kohorten hinweg nicht schwerwiegend verändert.

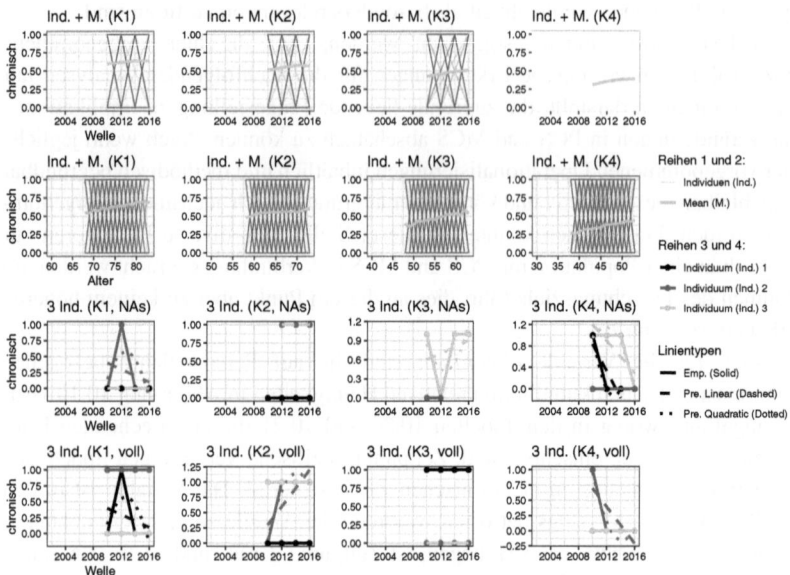

Abbildung 10.11 Chronische Erkrankungen: Individuelle und durchschnittliche Entwicklung, kohorten-, zeitpunkt- und altersspezifisch. (Anmerkungen: K = Kohorte, Emp. = Empirisch, Pre. = Modellvorhersage, NAs = Fälle mit Missings, voll = Fälle ohne Missings. Quelle: Eigene Berechnungen anhand SOEP v37, Wellen 2002 bis 2016)

10.7 Bivariate Korrelationen

Nachdem alle für die multivariate Analyse relevanten Variablen herausgestellt wurden, richtet sich der Fokus in einem letzten Schritt der deskriptiven Ausführungen auf die bivariaten Korrelationen der Variablen. Diese sind hilfreich, um bereits vor

10.7 Bivariate Korrelationen

der Wachstumskurvenmodellierung abschätzen zu können, ob für die angeführten Variablen auch aus empirischer Perspektive relevante Zusammenhänge erwartbar sind und wie die zeitveränderlichen Variablen im Analysezeitraum untereinander assoziiert sind, auch konstruktintern. Zudem liefert eine Betrachtung der bivariaten Korrelationen bereits erste Hinweise, inwiefern die berücksichtigen Determinanten sozialer Ungleichheit als Drittvariablen im Zuge der Analyse gesundheitlicher Ungleichheiten relevant sind. Die Korrelationsmatrix der verwendeten Variablen ist in Anhang F im elektronischen Zusatzmaterial zu finden.

Leicht erkennbar ist für PCS, MCS und die Einkommensposition eine interne Korrelationsstruktur der zeitpunktspezifischen Messungen über die Analysezeitpunkte und Kohorten hinweg. Davon ausgehend erscheint eine zeitbezogene Modellierung der Variablen sinnvoll, wobei die Korrelationen sowohl Spielraum für Spezifikationen von Wachstumsparametern als auch von autoregressiven Prozessen lassen. Die Korrelationen der zeitveränderlichen Variablen untereinander sind allerdings erwartungsgemäß weniger stark ausgeprägt, legen aber in der bivariaten Betrachtung dennoch Zusammenhänge nahe. An dieser Stelle ist aber noch nicht erkennbar, ob die konstruktübergreifenden Korrelationen durch Within- oder Between-Zusammenhänge zustande kommen. Dabei zeigen sich zudem deutliche Unterschiede im Kohortenvergleich, was eine MGA für die weiteren Analysen sinnvoll erscheinen lässt.

Auch die TICs scheinen vielfach mit PCS, MCS und der Einkommensposition zeitpunktspezifisch assoziiert zu sein, wobei die bivariaten Korrelationen teilweise mit Schätzungen unter dem Wert 0.1 sehr schwach ausfallen. Erhebliche zeitpunktspezifische Unterschiede deuten bereits an diesem Punkt an, dass die Zusammenhänge zwischen den Variablen vielfach nicht über den Analysezeitraum hinweg gleichzusetzen sind. Ausgehend von den in Abschnitt 7.1 eingeführten Gleichungen zur Spezifikation von Wachstumskurvenmodellen erscheint es damit zumindest bedenkenswert, verschiedene Varianten zur Berücksichtigung der TICs in der Modellierung zu testen.

Insgesamt zeigt die Korrelationsmatrix, dass die Spezifikation von Zusammenhängen zwischen allen dargestellten Variablen im LCM-SR sinnvoll ist und auf der Within-Ebene AR- und CL-Effekte zumindest nicht ausgeschlossen werden können. Auch Kohortendifferenzen müssen offenbar berücksichtigt werden, was bezüglich der konstruktübergreifenden Zusammenhangsstrukturen ausgehend vom vorliegenden Forschungsstand zu Dynamiken in gesundheitlichen Ungleichheiten nicht selbstverständlich ist. Zu beachten ist bereits an dieser Stelle, dass offenbar nicht alle TICs zu jeglichen Analysezeitpunkten mit den zeitveränderlichen Variablen assoziiert sind.

10.8 Resümee: Deskriptive Auseinandersetzung

Das SOEP stellt zur Bearbeitung der in den Kapiteln 5 und 6 beschriebenen Annahmen und Hypothesen eine umfassende Datenbasis zur Verfügung, die Operationalisierungen aller im theoretischen Hintergrund angeführten Konstrukte empirisch weitestgehend möglich macht. Durch die Längsschnitteigenschaft des SOEP können nach den hier vorgenommenen Operationalisierungen vier Kohorten über 16 Jahre im Lebensverlauf beobachtet werden und teilweise in sich überschneidenden Lebensphasen direkt miteinander verglichen werden. Dabei muss für die weiteren Analysen berücksichtigt werden, dass für die verwendeten Daten systematische Ausfälle der Individuen über den Analysezeitraum hinweg zu erwarten sind, die auch explizit Individuen mit schlechteren gesundheitlichen Niveaus und niedrigen sozioökonomischen Positionen betreffen.

Zur Operationalisierung der zugrunde liegenden Definition der Gesundheit als mehrdimensionales makrostrukturelles Konstrukt, welches sich im Zeitverlauf kontinuierlich verändern kann, hat sich die gesundheitsbezogene Lebensqualität in Form der Variablen PCS und MCS als geeignet herausgestellt. Dabei sind beide Konstrukte nicht direkt mit konkreten Morbiditätsstrukturen gleichzusetzen, was wiederum durch eine Berücksichtigung des Indikators zum Vorliegen chronischer Erkrankungen ermöglicht wird. Die Verwendung von PCS und MCS ist für die weiteren Analysen allerdings nicht frei von Einschränkungen. So decken PCS und MCS letztendlich nur zwei ausgewählte Dimensionen der Gesundheit ab, auch wenn die physische und psychische Gesundheit mindestens als zentral für den Gesundheitszustand aufgefasst werden können. Zudem findet das HEALTH-Modul, in welchem beide Variablen erhoben werden, erst seit 2002 und nur alle zwei Jahre in der SOEP-Erhebung Anwendung, was zu einem Ausschluss einer großen Anzahl an Personenjahren der SOEP-Daten führt, die für die multivariaten Analysen relevant wären.

Zur Operationalisierung sozialer Ungleichheiten kann auf Indikatoren des sozioökonomischen Status zurückgegriffen werden, welche die theoretischen Kerndimensionen sozialer Ungleichheit abbilden. Diese Vorgehensweise hat sich in vergangener Forschung etabliert und wird auch in den nachfolgenden Analysen aufgegriffen, um unterschiedliche Erklärungsansätze gesundheitlicher Ungleichheit differenziert berücksichtigen zu können. Einschränkend muss im Hinblick auf die weiteren Analysen nochmals betont werden, dass die berufliche Stellung, welcher in den Erklärungsansätzen ebenfalls eine wichtige Rolle zukommt, nicht berücksichtigt werden kann.

Auch zur Berücksichtigung sogenannter Determinanten sozialer Ungleichheit stehen auf Basis der SOEP-Daten mannigfaltige Möglichkeiten zur Verfügung. Wie

10.8 Resümee: Deskriptive Auseinandersetzung

die vorangegangenen deskriptiven Darstellungen zeigen, lassen sich diese für die weiteren Analysen als TICs in den Wachstumskurvenmodellierungen berücksichtigen. Dabei sind in den Operationalisierungen und deskriptiven Auseinandersetzungen vereinzelt Probleme aufgefallen, die in den weiteren Analysen nicht ausgeblendet werden dürfen. Nennenswert sind Einschränkungen in den Möglichkeiten zur Abbildung der Komplexität der Migrationsgruppen, sozialen Beziehungsstrukturen und regionalen Besonderheiten in Deutschland. Hinzu kommen im Hinblick auf den indirekten Migrationshintergrund schwache Fallzahlen in älteren Kohorten. Entsprechende Befunde in den nachfolgenden Analysen sind mit Vorsicht zu bewerten.

Generell darf nicht vergessen werden, dass die Operationalisierung komplexer theoretischer Modelle nie kompromisslos erfolgen kann. Kaum ein Verfahren zur statistischen Modellbildung ist dazu in der Lage, simultan jedes Spezialproblem in der Operationalisierung einzelner theoretischer Konstrukte umfassend berücksichtigen zu können. Dies ist allerdings auch nicht erforderlich, da dies zu kaum interpretierbaren Modellen führen würde, welche die Bearbeitung der eigentlich im Mittelpunkt stehenden Forschungshypothesen potentiell erschweren.

Analysestrategie 11

In Kapitel 7 wird deutlich, auf Basis welcher Modellierungstechniken das in Kapitel 5 vorgestellte Modell zur kohortenübergreifenden Analyse gesundheitlicher Ungleichheit im Lebensverlauf effektiv analysiert werden kann, wobei im vorangegangenen Abschnitt die empirische Datenbasis zur Umsetzung der Modelle beschrieben wurde. Unklar bleibt allerdings noch, wie genau die forschungsleitenden Hypothesen auf Basis der Operationalisierungen aus den vorherigen Kapiteln im Rahmen einer multiplen Gruppenanalyse zu einem LCM-SR spezifiziert werden können. Damit verbunden stellt sich auch die Frage nach einer Modellbildungsstrategie, die zu einem LCM-SR führt, welches einer sinnvollen Interpretation zugänglich ist. Damit beschäftigen sich die nachfolgenden Unterkapitel, die den Ausgangspunkt der weiteren multivariaten Analysen bilden.

11.1 Spezifikation der Hypothesen in der latenten Wachstumskurvenmodellierung

Ausgehend von der formalen Darstellung des LCM-SR in Abschnitt 7.1 und den Operationalisierungen der Variablen anhand des SOEP wird zur Prüfung der Annahmen und Hypothesen aus Kapitel 5 und 6 ein multivariates bzw. trivariates LCM-SR in Anlehnung an Abbildung 7.5 spezifiziert, in welchem PCS und MCS als Operationalisierungen der zeitveränderlichen mehrdimensionalen Gesundheit und die Einkommensposition als Operationalisierung der zeitlichen Dynamik im sozioökonomischen Status integriert werden. Dabei wird die Einkommensposition als quasi-metrische Variable behandelt.

Da sich die forschungsleitenden Hypothesen im Hinblick auf den sozioökonomischen Status nicht nur auf die zeitliche Dynamik einer materiellen Dimension beziehen, sondern auch explizit eine Bildungsdimension ansprechen, findet zudem eine Integration des Bildungsindex CASMIN als zeitkonstante Variable (TIC) in das Modell statt. Das multivariate LCM-SR bildet damit insgesamt die komplexen zeitbezogenen Wechselwirkungen zwischen der Gesundheit und den Kerndimensionen sozialer Ungleichheit ab, sowohl konstruktintern als auch konstruktübergreifend.

Bereits in Abschnitt 7.1 wurde die Komplexität formaler Darstellungen von Wachstumskurvenmodellierungen mit mehr als zwei zeitveränderlichen Konstrukten hervorgehoben. Daher wird sich bei der Beschreibung von Hypothesen, die sich auf sozioökonomische Einflüsse auf gesundheitsspezifische Modellelemente beziehen, im weiteren Verlauf exemplarisch auf die physische Gesundheit bezogen. Wie schon in Abschnitt 10.3.1 herausgestellt, wird diese generell als Variable y_{it} gekennzeichnet, wobei t für die Analysezeitpunkte $t = 1$ bis $t = 8$ $(T = 8)$ steht und i für die unterschiedlichen Individuen. Ist eine Unterscheidung zwischen der physischen und mentalen Gesundheit notwendig, erfolgt eine Differenzierung nach y_{it} (PCS) und x_{it} (MCS). Zudem wird sowohl für PCS als auch MCS in der Analyse auf die logarithmierten Varianten der Variablen zurückgegriffen. Auch dies wird in den weiteren Darstellungen nicht gesondert hervorgehoben. Die zeitveränderliche materielle Dimension sozialer Ungleichheit, operationalisiert durch die Einkommensposition, wird mit w_{it} gekennzeichnet.

TICs, zu denen auch das Bildungsniveau zählt, werden in den LCM-SR Spezifikationen in den weiteren Ausführungen formal allgemein als Variable z_{ji} gekennzeichnet, wobei das Subskript j als Laufzahl zur Unterscheidung der verschiedenen TICs verwendet wird. Sofern eine darüber hinausgehende inhaltliche Differenzierung notwendig ist, wird z durch die in Kapitel 10 eingeführte Namensgebung der Variablen ersetzt.

Die formale Umsetzung der Hypothesen aus Teil I der Arbeit erfolgt im LCM-SR für die vier festgelegten Kohorten anhand der nachfolgend beschriebenen Gleichungen, wobei mit dem Einfluss des Bildungsniveaus als eine Dimension sozialer Ungleichheit, operationalisiert über CASMIN, begonnen wird. Dabei wird in den weiteren Darstellungen der Hypothesen stets deren inhaltlicher Bezug ergänzt.[1]

(1) *Je höher das Bildungsniveau zu den einzelnen Analysezeitpunkten, desto höher die physische und mentale Gesundheit zu den einzelnen Analysezeitpunkten.* (Anknüpfungspunkt: Kulturell-verhaltensbezogener Erklärungsansatz. Bildungsbezogene gesundheitliche Ungleichheiten.)

---

[1] Auch wenn in den weiteren Ausführungen inhaltliche Bezüge der vorgenommenen Spezifikationen in Erinnerung gerufen werden, erfolgt keine erneute Vertiefung von deren theoretischen und empirischen Begründungen. Diesbezüglich sei nochmals auf die Kapitel 5 und 6 verwiesen.

11.1 Spezifikation der Hypothesen in der latenten Wachstumskurvenmodellierung

Die Hypothese lässt sich formal durch die Gleichung

$$y_{it} = \alpha_{y_i} + \lambda_t \beta_{y_i} + \gamma_{y_t z_1} z_{1i} + \gamma_{y_t z_2} z_{2i} + \epsilon_{y_{it}} \quad (11.1)$$

mit $z_{1i} = casmid_i$ und $z_{2i} = cashigh_i$ abbilden. Hervorzuheben sind in der Gleichung die Effekte $\gamma_{y_t z_1}$ und $\gamma_{y_t z_2}$ von z_{1i} und z_{2i} auf y_{it}, wobei y_{it} den Gesundheitszustand eines Individuums i zum Zeitpunkt t markiert und $\gamma_{y_t z_1}$ und $\gamma_{y_t z_2}$ die zugehörigen zeitpunktspezifischen bildungsbezogenen Effekte auf die Gesundheit. Hypothese 1 wird beibehalten, sofern die Effekte $\gamma_{y_t z_1}$ und $\gamma_{y_t z_2}$ positiv und statistisch signifikant von dem Wert 0 abweichen.[2] Im weiteren Verlauf wird im Rahmen der Bildungseffekte zur besseren Übersicht nicht mehr zwischen z_{1i} und z_{2i} unterschieden, die Spezifikationen erfolgen exemplarisch ausschließlich anhand von z_{1i}.

Im Kontext von Wachstumskurvenmodellen in einer SEM-Umgebung ist es reizvoll, den Einfluss unabhängiger zeitkonstanter Variablen direkt auf die Random-Effekte der interessierenden zeitveränderlichen Variablen zu prüfen. Im Falle eines linear spezifizierten Wachstums[3] mit α_{y_i} und β_{y_i} kann dies über die Gleichungen

$$\alpha_{y_i} = \mu_{y_\alpha} + \gamma_{\alpha_y z_1} z_{1i} + \zeta_{y\alpha_i} \quad (11.2)$$

und

$$\beta_{y_i} = \mu_{y_\beta} + \gamma_{\beta_y z_1} z_{1i} + \zeta_{y\beta_i} \quad (11.3)$$

erfolgen.

So kommt Hypothese 1 auch durch den Effekt $\gamma_{\alpha_y z_1}$ in Gleichung 11.2 zum Ausdruck.[4] Inhaltlich steht dieser für die Niveauverschiebung in den individuellen geschätzten Wachstumskurven zu den zeitveränderlichen Variablen, die durch TICs ausgelöst werden. Eine derartige Spezifikation ist insbesondere dann angemessen, wenn davon ausgegangen werden kann, dass der Einfluss der zeitkonstanten Variable (hier CASMIN) auf y_{it} zu jedem Zeitpunkt t identisch ist. In den nachfolgenden Analysen wird auf eine so vorgenommene Modellspezifikation zur Prüfung der

---

[2] Dazu wird sich in allen Hypothesen auf ein Signifikanzniveau von 5 % bezogen. Die Hypothese kann auch teilweise beibehalten werden, wenn beispielsweise nur das mittlere oder nur das hohe Bildungsniveau signifikante Parameterschätzungen aufweist oder statistisch bedeutsame Effekte nur zu spezifischen Zeitpunkten im Analysezeitraum vorliegen.

[3] Möglichkeiten zur Spezifikation von Wachstumsverläufen sind in Wachstumskurvenmodellen mannigfaltig. In den weiteren Ausführungen wird sich zur Komplexitätsreduktion daher zumeist auf eine formale Darstellung von linearen Wachstumskurven beschränkt. Eine Erweiterung zu komplexeren Modellierungen ist aber ohne Weiteres möglich.

[4] Streng genommen kommt die Hypothese auch durch Gleichung 11.3 zum Ausdruck, diese geht inhaltlich aber noch einen Schritt weiter (siehe Hypothese 2).

Einflüsse der zeitkonstanten unabhängigen Variablen verzichtet, da erstgenannte Variante für das hier im Mittelpunkt stehende Forschungsinteresse flexibler ist. Die Spezifikation wird aber noch eine Rolle zur Prüfung des Einflusses der Einkommensposition auf die gesundheitlichen Entwicklungen spielen.

(2) *Je später der Analysezeitpunkt, desto stärker der Einfluss des Bildungsniveaus auf die physische und mentale Gesundheit.* (Anknüpfungspunkt: Divergenz im Hinblick auf bildungsbezogene gesundheitliche Ungleichheiten.)

Hypothese 2 wird durch die Gleichung

$$\gamma_{y_t z_1} = \gamma_{y_1 z_1} + \kappa_{yz_1} \cdot t \qquad (11.4)$$

abgebildet und kann als eine speziellere Variante von Hypothese 1 aufgefasst werden, da dem zeitlich variablen Effekt $\gamma_{y_t z_1}$ von z_{1i} auf y_{it} nun zusätzlich eine Systematik unterstellt wird. Ausgehend von der Hypothese wird $\gamma_{y_t z_1}$ als linear abhängig von $\gamma_{y_1 z_1}$ und dem Parameter κ_{yz_1} spezifiziert, wobei $\gamma_{y_1 z_1}$ für den Einfluss des Bildungsniveaus auf die Gesundheit zum ersten Analysezeitpunkt steht und κ_{yz_1} für die Differenzen zwischen den Effekten $\gamma_{y_t z_1}$ zu den einzelnen jeweils benachbarten Analysezeitpunkten, die als konstant angenommen wird. Die Gewichtung von κ_{yz_1} mit den Zeitpunkten t führt zu der Spezifikation einer konstant linearen Veränderung des Einflusses von z_1 auf y_{it} über die Analysezeitpunkte hinweg, wobei sich die Veränderung aus den geschätzten Differenzen der Effekte aus benachbarten Analysezeitpunkten ergibt.[5]

Ein signifikant positiver Wert für κ_{yz_1} ist als Hinweis für die Divergenzhypothese zu werten.[6] Ein signifikant negativer Wert hingegen für die Konvergenzhypothese, nach welcher sich Bildungsunterschiede in der Gesundheit über die Zeit hinweg verringern. Ist κ_{yz_1} nicht signifikant, $\gamma_{y_t z_1}$ aber gleichzeitig über die Zeitpunkte t variabel, muss die Spezifikation der Hypothese ausgehend von den empirischen Analysen gegebenenfalls angepasst werden. So sind auch nicht lineare Veränderungen in $\gamma_{y_t z_1}$ denkbar, die sich allerdings nicht direkt aus dem vorliegenden Forschungsstand ergeben. Ist $\gamma_{y_t z_1}$ zeitlich nicht variabel, ist dies ein Indiz für die Kontinuitätshypothese.

---

[5] Die Vorgehensweise zur Spezifikation der Systematik im Effekt ist an die Beschreibungen von Curran et al. (2014) angelehnt.

[6] An dieser Stelle muss von einem Hinweis gesprochen werden, da der modellierte Bildungseffekt zeitpunktspezifisch dynamisch ist und nicht explizit im Hinblick auf die in Abschnitt 3.2.2 thematisierten Altersdifferenzen. Dies wird im nachfolgenden Absatz noch näher thematisiert.

Einschränkend muss an diesem Punkt festgehalten werden, dass durch die Spezifikationen der Gleichungen 11.1 und 11.4 keine unmittelbare Separierung von Perioden- und Alterseffekten für $\gamma_{y_t z_1}$ erfolgt. So verändern sich die modellierten Bildungseffekte durch die Verwendung von Kohorten in Intervallen von 10 Jahren und der SOEP-Wellen als Zeitachse in der Analyse (siehe Abschnitt 10.2) für alle Individuen zeitpunktspezifisch im gleichen Maße, unabhängig davon, ob sich ein Individuum am unteren oder oberen Ende der Altersvariation innerhalb der verschiedenen Kohorten zum Startpunkt des Analysezeitraums befindet. Die kohortenspezifische Altersheterogenität wird allerdings durch eine zeitpunktspezifische Kontrolle für das Alter zum Startpunkt der Analyse (s. u.) berücksichtigt, wodurch im Rahmen der verwendeten Gleichungen dennoch sinnvolle Interpretationen im Hinblick auf Kontinuitäts-, Divergenz- und Konvergenzprozesse erfolgen können.[7]

Auch die Hypothese 2 kann durch eine alternative Spezifikation in den Gleichungen zu den Random-Effekten getestet werden. So prüft der Effekt $\gamma_{\beta_y z_1}$ von z_{1i} auf β_{yi} in Gleichung 11.3 letztendlich eine Interaktion zwischen der Bildung und der Zeit im Kontext der spezifizierten Analysezeitpunkte (Bollen & Curran, 2006, S. 139 ff.). Im Rahmen der beispielhaften linearen Spezifikation der Wachstumsparameter würde ein signifikant positiver Effekt für die Variable z_{1i} bedeuten, dass Individuen mit mittleren Bildungsniveaus (bzw. für z_{2i} mit hohen Bildungsniveaus) positivere Random-Slopes aufweisen als Individuen mit einem niedrigen Bildungsniveau.

Eine derartige Spezifikation lässt wenig Spielraum für nicht-lineare Veränderungen des betrachteten Bildungseffektes über die Zeit hinweg. Gleichzeitig ist die Interpretation der Parameterschätzungen in Gleichung 11.3 schwer greifbar, wenn durch die Wachstumsparameter eine nicht-lineare Veränderung über die Zeit spezifiziert wird. So deutet bereits die deskriptive Analyse in Kapitel 10 nicht-lineare Prozesse im Rahmen von PCS und MCS an, was Gleichung 11.4 an dieser Stelle attraktiver macht. Ausgehend von dieser Gleichung ist die mögliche lineare Veränderung des Bildungseffektes auch dann erfassbar, wenn der spezifizierte Wachstumsprozess im LCM-SR nicht-linear ist.[8]

---

[7] Explizit lebensverlaufsbezogene Differenzen in den möglichen Prozessen werden so dennoch verstärkt im Kohortenvergleich deutlich, siehe dazu noch Hypothese 3.

[8] In den deskriptiven Analysen zu PCS, MCS und der Einkommensposition hat sich zudem angedeutet, dass nicht-lineare Veränderungsprozesse in den Variablen auf der Individualebene auch auf Unregelmäßigkeiten im Antwortverhalten der Befragten im SOEP zurückzuführen sein könnten. Ist dies tatsächlich der Fall, ist die Spezifikation des zeitpunktspezifischen Einflusses von CASMIN besonders sinnvoll. So würde eine Voraussage von Wachstumsparametern höherer Ordnung durch die Bildungsvariablen in dieser Situation inhaltlich kaum interpretierbar sein.

(3) *Je jünger die Kohorte, desto stärker die Zunahme des Einflusses des Bildungsniveaus zu den einzelnen Analysezeitpunkten auf die physische und mentale Gesundheit.* (Anknüpfungspunkt: Rising-Importance im Hinblick auf Divergenzprozesse in bildungsbezogenen gesundheitlichen Ungleichheiten.)

Auch Hypothese 3, welche durch die Ungleichungen

$$\kappa_{yz_1}^{gc} \neq \kappa_{yz_1}^{gc+1} \tag{11.5}$$

und

$$\kappa_{yz_1}^{gc} > \kappa_{yz_1}^{gc+1} \tag{11.6}$$

im LCM-SR zum Ausdruck kommt, stellt formal eine Erweiterung der Hypothesen 1 und 2 dar, da anknüpfend an Abschnitt 7.2 im Rahmen einer multiplen Gruppenanalyse nun zusätzlich zum Effekt κ_{yz_1} geprüft wird, ob dieser über die Kohorten c mit $c = 1, 2, 3, 4$ hinweg gleich ist und darüber hinaus in jüngeren Kohorten größer ist als in älteren Kohorten, wobei die Kohorten c die Gruppen g der MGA bilden.[9] So gilt für Ungleichung 11.6, dass c eine jüngere Kohorte repräsentiert als $c + 1$. Inhaltlich kann die Hypothese auch als Zunahme der bildungsbezogenen Divergenz hin zu jüngeren Kohorten verstanden werden. Die Prüfung auf Gleichheit der Parameter $\kappa_{yz_1}^{gc}$ erfolgt in der MGA im Kontext von *Likelihood-Ratio-Tests* (LRT).[10]

Sinnvoll prüfen lässt sich die Ungleichung 11.6 nur für signifikante Schätzungen für κ_{yz_1} in den einzelnen Kohorten (siehe Gleichung 11.4). Sofern κ_{yz_1} in verschiedenen Kohorten nicht signifikant ist, und die spezifizierten Systematiken in den Bildungseffekten damit nicht empirisch bestätigt werden können, wird durch die Ungleichung

$$\gamma_{y_t z_1}^{gc} \neq \gamma_{y_t z_1}^{gc+1} \tag{11.7}$$

---

[9] Eine Differenzierung zwischen Gleichung 11.5 und 11.6 ist an dieser Stelle hilfreich, da in einer multiplen Gruppenanalyse zunächst auf Gleichheit der interessierenden Parameter über die spezifizierten Gruppen hinweg geprüft wird und erst anschließend evaluiert wird, inwiefern sich die analysierten Gruppen konkret unterscheiden.

[10] Im Rahmen eines LRT kann in einer SEM-Analyse geprüft werden, ob das zu schätzende Modell durch spezifische Modellrestriktionen im Modellfit schlechter als eine Variante ohne die Restriktionen mit den verwendeten empirischen Daten vereinbar ist (Bollen, 1989). Im hier vorliegenden Fall wird geprüft, ob eine Gleichsetzung der statistisch relevanten Parameter κ_{yz_1} über die Kohorten hinweg zu einer Modellverschlechterung führt. Ist dies der Fall, kann untersucht werden, ob κ_{yz_1} in jüngeren Kohorten größer ist als in älteren Kohorten.

11.1 Spezifikation der Hypothesen in der latenten Wachstumskurvenmodellierung

zusätzlich geprüft, ob die zeitpunktspezifischen Effekte des Bildungsniveaus auf PCS und MCS über die Kohorten hinweg gleich sind. Davon ausgehend können die Ergebnisse des LCM-SR auch trotz Abwesenheit von linearen Systematiken Hinweise darauf geben, inwiefern sich die spezifizierten Bildungseffekte über die Kohorten hinweg verändern und von Rising-Importance-Prozessen oder alternativen Dynamiken in den Effekten gesprochen werden kann.

(4) *Je höher die individuelle Einkommensposition, desto höher die physische und mentale Gesundheit zum Startzeitpunkt des Analysezeitraums.* (Anknüpfungspunkt: Materieller Erklärungsansatz.[11] Einkommensbezogene gesundheitliche Ungleichheiten mit Fokus auf Ausgangsniveaus.)

Schwerpunkt der Hypothese 4 liegt auf der Ungleichung

$$Cor(\alpha_{y_i} \alpha_{w_i}) > 0, \tag{11.8}$$

in welcher w für die zeitveränderliche Einkommensposition steht und α_{w_i} entsprechend für die zugehörigen individuellen Random-Intercepts.

Während die Einflüsse des Bildungsniveaus auf PCS und MCS strikt auf die Between-Ebene des LCM-SR fokussiert sind, muss bei der Analyse des Einflusses der Einkommensposition auf die physische und mentale Gesundheit zwischen einer Between- und Within-Ebene differenziert werden. Eine Stärke des LCM-SR ist die Separierung beider Ebenen, was substantiell zu anderen Schlüssen führen kann als Modelle, die jeweils nur eine der beiden Ebenen berücksichtigen oder sogar vermengen. So richtet sich das Augenmerk im Rahmen der Hypothese 4 auf die Between-Ebene, indem angenommen wird, dass die individuellen Grundniveaus in den Einkommenspositionen zum Analysebeginn mit spezifischen Grundniveaus in den Gesundheitsindikatoren assoziiert sind. Die Hypothese fragt somit nicht nach Unterschieden in der Gesundheit, die sich durch Dynamiken auf der Individualebene im Zeitverlauf ergeben.

Wie in Ungleichung 11.8 hervorgehoben, kann die Hypothese durch eine Betrachtung der Korrelationen zwischen den Random-Intercepts der Einkommens-

---

[11] Die Bezugnahme auf den materiellen Erklärungsansatz ist an diesem Punkt eher heuristischer Natur. So sind einkommensbezogene Ungleichheiten in der Gesundheit grundsätzlich auch mit einer Vielzahl an Vorstellungen des psychosozialen Erklärungsansatzes gesundheitlicher Ungleichheit vereinbar. Diese Differenzierung wird hier in den weiteren Formulierungen nicht umgesetzt, muss aber in inhaltlichen Interpretationen möglicher Befunde mitgedacht werden.

und Gesundheitskonstrukte beurteilt werden.[12] Liegt eine signifikant positive Korrelation zwischen den Intercepts vor, bedeutet dies inhaltlich, dass überdurchschnittlich hohe Ausgangsniveaus in der individuellen Einkommensposition auch mit überdurchschnittlich hohen Ausgangsniveaus in der Gesundheit assoziiert sind, unabhängig von der Within-Ebene und den TICs.[13]

Die Spezifikation der Hypothese kann grundsätzlich auch über Gleichung 11.2 erfolgen, wobei die individuellen Random-Intercepts zur Einkommensposition als Prädiktoren der Random-Intercepts von PCS und MCS zu spezifizieren sind. Dies kommt durch Gleichung

$$\alpha_{y_i} = \mu_{y_\alpha} + \gamma_{\alpha_y \alpha_w} \alpha_{w_i} + \zeta_{y\alpha_i} \qquad (11.9)$$

zum Ausdruck und führt inhaltlich zu keiner anderen Interpretation als die Evaluation der Korrelation $Cor(\alpha_{y_i} \alpha_{w_i})$, kann aber beispielsweise im Rahmen einer modellbasierten Voraussage der Random-Intercepts der Gesundheitsindikatoren durch die Random-Intercepts der Einkommensposition vorteilhaft sein.[14]

(5) *Je höher die individuelle Einkommensposition zum Startzeitpunkt des Analysezeitraums, desto positiver die Entwicklung in der physischen und mentalen Gesundheit im Zeitverlauf.* (Anknüpfungspunkt: Divergenz im Hinblick auf einkommensbezogene gesundheitliche Ungleichheiten mit Fokus auf Ausgangsniveaus im Einkommen und Gesundheitsentwicklungen im Lebensverlauf.)

Auch im Rahmen von Hypothese 5 stehen im Kontext der Ungleichung

$$Cor(\alpha_{w_i} \beta_{y_i}) > 0 \qquad (11.10)$$

Zusammenhänge zwischen Wachstumsparametern im Mittelpunkt, der Fokus richtet sich nun allerdings auf die Korrelation zwischen den Random-Intercepts der Ein-

---

[12] Die in den weiteren Ausführungen vorgenommenen Bezugnahmen auf Korrelationen lassen sich entsprechend auch auf die in LCM-SR Analysen geschätzten Kovarianzen übertragen.

[13] So sind die Entwicklungen in den zeitveränderlichen Variablen im Modell auf der Between-Ebene auch von den Ausprägungen der TICs bedingt. Die Betrachtung der Korrelationen zwischen den Random-Intercepts erfolgt allerdings unter Kontrolle der TICs.

[14] Dieser Vorteil wird noch im Rahmen der DMS aufgegriffen. Dabei ist wichtig zu beachten, dass bei der Modellspezifikation zur Hypothese in keiner der beiden Varianten ein kausaler Zusammenhang impliziert wird. Egal, ob Gleichung 11.2 oder Ungleichung 11.8, geschätzt werden Parameter, die auf Unterschieden zwischen Personen beruhen.

11.1 Spezifikation der Hypothesen in der latenten Wachstumskurvenmodellierung

kommensposition (α_{w_i}) und den Random-Slopes der Gesundheitsindikatoren (β_{y_i}). Liegt ein signifikant positiver Zusammenhang zwischen beiden Wachstumsparametern vor, ist dies als ein Hinweis für eine lebensverlaufsbezogene gesundheitliche Divergenz im Hinblick auf Unterschiede in der Einkommensposition zum Startzeitpunkt des Analysezeitraums zu deuten. Der soziale Gradient in der Gesundheit nimmt im Zeitverlauf zu, wobei dies an dieser Stelle mit den personenspezifischen Unterschieden in den Startniveaus im Einkommen assoziiert wird. Damit wird auch klar, dass zeitliche Veränderungen der Einkommensposition in Hypothese 5 erneut keine Rolle spielen. Wie bereits im Rahmen von Gleichung 11.3 thematisiert, ist eine Spezifikation auch anhand von Gleichung

$$\beta_{y_i} = \mu_{y\beta} + \gamma_{\beta_y \alpha_w} \alpha_{w_i} + \zeta_{y\beta_i} \quad (11.11)$$

möglich.

Werden in der Spezifikation des LCM-SR Wachstumsparameter höherer Ordnung berücksichtigt, verkompliziert sich die Interpretation von gesundheitlichen Divergenzprozessen im Hinblick auf Unterschiede in den Ausgangsniveaus in der Einkommensposition. In diesem Fall gilt es auch die Korrelationen zwischen den Random-Intercepts zur Einkommensposition und den Wachstumsparametern höherer Ordnung der Gesundheitsindikatoren zu prüfen. Im Falle eines quadratischen Wachstumsprozesses in der physischen und mentalen Gesundheit ergeben sich verschiedene Situationen, welche die Interpretation von Divergenzprozessen potentiell zulassen und formal durch die Ungleichung

$$(Cor(\alpha_{w_i}\beta_{y_i}) = 0 \,\&\, Cor(\alpha_{w_i}\beta_{y_i}^2) > 0) \,|$$
$$(Cor(\alpha_{w_i}\beta_{y_i}) > 0 \,\&\, Cor(\alpha_{w_i}\beta_{y_i}^2) = 0) \,| \quad (11.12)$$
$$(Cor(\alpha_{w_i}\beta_{y_i}) > 0 \,\&\, Cor(\alpha_{w_i}\beta_{y_i}^2) > 0)$$

evaluiert werden können.

Die alleinige Interpretation der Korrelationen ausgehend von der Ungleichung 11.12 kann die Divergenzhypothese für Unterschiede in den Einkommensausgangsniveaus aber nicht in jedem Fall sicher bestätigen, da nur schwer einzuschätzen ist, inwiefern sich die betrachteten Korrelationen im Rahmen der nicht-linearen Veränderungsprozesse der Gesundheitskonstrukte konkret entfalten. Problematisch ist die Bewertung der Hypothese insbesondere dann, wenn die Korrelation $Cor(\alpha_{w_i}\beta_{y_i})$ negativ ausfällt und die Korrelation $Cor(\alpha_{w_i}\beta_{y_i}^2)$ positiv bzw. der umgekehrte Fall eintritt. In dieser Situation wäre es denkbar, dass weite Teile des Analysezeitraums von Konvergenzprozessen (bzw. Divergenzprozessen) in einkommensbedingten Unterschieden in der Gesundheit geprägt sind, die sich allerdings gegen Ende des Analysezeitraums umkehren. Entsprechend wäre es nur schwer einzuordnen, inwiefern sich die untersuchten Dynamiken zur gesundheitlichen Ungleichheit auf der Between-Ebene eher durch eine Konvergenz-, Kontinuität- oder Divergenz charakterisieren. Hilfreich sind in diesem Zusammenhang modellbasierte Voraussagen von PCS und MCS unter Berücksichtigung unterschiedlicher Ausgangsniveaus für die Einkommensposition.

(6) *Je positiver die Entwicklung in der Einkommensposition, desto positiver die Entwicklung in der physischen und mentalen Gesundheit im Zeitverlauf.* (Anknüpfungspunkt: Divergenz im Hinblick auf einkommensbezogene gesundheitliche Ungleichheiten mit Fokus auf Einkommens- und Gesundheitsentwicklungen im Lebensverlauf.)

Wie durch die Ungleichung

$$Cor(\beta_{w_i}\beta_{y_i}) > 0 \qquad (11.13)$$

erkennbar wird, kann eine Divergenz in der gesundheitlichen Ungleichheit im Hinblick auf die Einkommensposition auf der Between-Ebene auch unabhängig von den Zusammenhängen der Random-Intercepts der Konstrukte zum Ausdruck kommen, wenn Individuen, die bezüglich der Wachstumsparameter überdurchschnittlich positive Trends in der Einkommensposition aufweisen, auch von überdurchschnittlich positiven Wachstumsprozessen in den Indikatoren zur Gesundheit geprägt sind. Entsprechend wird auch die Korrelation zwischen den Slopes der Einkommensposition und der physischen und mentalen Gesundheit im Modell berücksichtigt. Auch an dieser Stelle muss darauf hingewiesen werden, dass in nicht-linearen Wachstumsmodellierungen zusätzlich die Korrelationen zwischen den Random-Effekten höherer Ordnung berücksichtigt werden müssen, im Falle eines quadratischen Wachstums in den Konstrukten $Cor(\beta_{w_i}^2\beta_{y_i})$, $Cor(\beta_{w_i}\beta_{y_i}^2)$ und $Cor(\beta_{w_i}^2\beta_{y_i}^2)$.[15] Zudem bleibt erneut zu beachten, dass die korrelativen Zusammenhänge zwischen den Entwicklungsprozessen im Einkommen und der Gesundheit auf globale individuelle Lebensverläufe zu beziehen sind und nicht spezifische intraindividuelle Veränderungen im Zeitverlauf ansprechen.

---

[15] An dieser Stelle wird auf eine differenzierte Darstellung der Ungleichungen zur Prüfung der Hypothese 6 im Falle nicht-linearer Wachstumsmodellierungen verzichtet, es sei aber zumindest auf die Logik der Ungleichung 11.12 verwiesen. So gilt es auch hier zu evaluieren, inwiefern die Korrelationen zwischen den linearen und quadratischen Slopes der unterschiedlichen Konstrukte in deren Gesamtheit mit Divergenz- oder Konvergenzprozessen oder einer Kontinuität zu assoziieren sind.

11.1 Spezifikation der Hypothesen in der latenten Wachstumskurvenmodellierung

(7) *Je jünger die Kohorte, desto stärker der Einfluss des Ausgangsniveaus in der Einkommensposition auf das Ausgangsniveau in der physischen und mentalen Gesundheit.* (Anknüpfungspunkt: Rising-Importance im Hinblick auf einkommensbezogene gesundheitliche Ungleichheiten mit Fokus auf Ausgangsniveaus.)

(8) *Je jünger die Kohorte, desto positiver der Einfluss des Ausgangsniveaus in der Einkommensposition auf die Entwicklung in der physischen und mentalen Gesundheit im Zeitverlauf.* (Anknüpfungspunkt: Rising-Importance im Hinblick auf Divergenzprozesse in einkommensbezogenen gesundheitlichen Ungleichheiten mit Fokus auf Ausgangsniveaus im Einkommen und Gesundheitsentwicklungen im Lebensverlauf.)

(9) *Je jünger die Kohorte, desto stärker der Zusammenhang zwischen der Entwicklung in der Einkommensposition und der Entwicklung in der physischen und mentalen Gesundheit im Zeitverlauf.* (Anknüpfungspunkt: Rising-Importance im Hinblick auf Divergenzprozesse in einkommensbezogenen gesundheitlichen Ungleichheiten mit Fokus auf Einkommens- und Gesundheitsentwicklungen im Lebensverlauf.)

Auch für die Hypothesen 4 bis 6 sind ausgehend vom theoretischen Hintergrund zunehmende Bedeutsamkeiten in jüngeren Kohorten denkbar, was durch die Hypothesen 7, 8 und 9 aufgegriffen und anhand der Ungleichungen

$$Cor(\alpha_{w_i}\alpha_{y_i})^{g_c} \neq Cor(\alpha_{w_i}\alpha_{y_i})^{g_{c+1}} \tag{11.14}$$

und

$$Cor(\alpha_{w_i}\alpha_{y_i})^{g_c} > Cor(\alpha_{w_i}\alpha_{y_i})^{g_{c+1}}, \tag{11.15}$$

$$Cor(\alpha_{w_i}\beta_{y_i})^{g_c} \neq Cor(\alpha_{w_i}\beta_{y_i})^{g_{c+1}} \tag{11.16}$$

und

$$Cor(\alpha_{w_i}\beta_{y_i})^{g_c} > Cor(\alpha_{w_i}\beta_{y_i})^{g_{c+1}} \tag{11.17}$$

sowie

$$Cor(\beta_{w_i}\beta_{y_i})^{g_c} \neq Cor(\beta_{w_i}\beta_{y_i})^{g_{c+1}} \tag{11.18}$$

und

$$Cor(\beta_{w_i}\beta_{y_i})^{g_c} > Cor(\beta_{w_i}\beta_{y_i})^{g_{c+1}}, \tag{11.19}$$

evaluiert werden kann. Im Rahmen des LCM-SR werden die Ungleichungen 11.14 bis 11.19 erneut im Rahmen einer multiplen Gruppenvergleichs analysiert, wobei c in der formalen Darstellung für eine jüngere Kohorte als $c+1$ steht (s. o.). Halten die

Korrelationen Gleichheitsrestriktionen über die Kohorten hinweg stand, müssen die Hypothesen abgelehnt werden. Ist eine Gleichsetzung nicht angemessen, können die Korrelationen im Hinblick auf Systematiken näher interpretiert werden.[16]

Die inhaltliche Relevanz der Hypothesen wird insbesondere vor dem Hintergrund der Rising-Importance Hypothese deutlich, die zunehmende Bildungsdifferenzen in der Gesundheit unter anderem mit materiellen Faktoren begründet oder beide Dimensionen der sozialen Ungleichheit in substantiellen Auseinandersetzungen zumindest nicht eindeutig trennt (siehe Abschnitt 3.2.3). Eine differenzierte Prüfung dieser Hypothese mit einem Fokus auf materielle Unterschiede über Kohorten hinweg ist in der bisherigen Forschung für den deutschen Kontext noch nicht erfolgt.

(10) *Je höher die Abweichung der Einkommensposition vom individuellen Grundniveau[17] zum Zeitpunkt t − 1, desto höher die Abweichung der physischen und mentalen Gesundheit vom individuellen Grundniveau zum Zeitpunkt t.* (Anknüpfungspunkt: Materieller Erklärungsansatz: Einkommensbezogene gesundheitliche Ungleichheiten mit Fokus auf Veränderungen im individuellen Lebensverlauf.)

Während die bisherigen Hypothesen zum Zusammenhang zwischen der Einkommensposition und der physischen und mentalen Gesundheit auf der Between-Ebene des LCM-SR geprüft werden, bezieht sich Hypothese 10, welche durch Gleichung

$$\epsilon_{y_{it}} = \rho_{y_t y_{t-1}} \epsilon_{y_{i,t-1}} + \rho_{y_t w_{t-1}} \epsilon_{w_{i,t-1}} + v_{y_{it}} \qquad (11.20)$$

für die weiteren Analysen formal abgebildet wird, auf den Zusammenhang der Konstrukte auf der Within-Ebene. So stellt sich nicht nur die Frage, ob unterschiedliche Ausgangs- und lebensverlaufsbezogene Entwicklungsniveaus in der materiellen Situation mit gesundheitlichen Unterschieden assoziiert sind, sondern auch, ob individuelle Veränderung der Einkommensposition im Zeitverlauf jenseits der modellierten Wachstumsprozesse mit Veränderungen in der Gesundheit auf Individualebene verbunden sind. Ein signifikant positiver zeitpunktspezifischer Effekt $\rho_{y_t w_{t-1}}$ in der Modellschätzung zeigt, dass die Within-Komponente der Einkom-

---

[16] Die Darstellung der Ungleichungen zur Prüfung der Hypothesen 8 und 9 fallen unter Berücksichtigung nicht-linearer Wachstumskurvenmodellierungen entsprechend komplexer aus. In diesem Fall gilt es auch die Korrelationen zwischen den konstruktspezifischen Intercepts, linearen Slopes und Slopes höherer Ordnung in der MGA zu vergleichen.

[17] Das individuelle Grundniveau bezieht sich in diesem Zusammenhang auf die Between-Ebene im LCM-SR.

11.1 Spezifikation der Hypothesen in der latenten Wachstumskurvenmodellierung

mensposition dazu beiträgt, die Within-Komponente der Gesundheitskonstrukte zum nachfolgenden Zeitpunkt vorherzusagen und damit die Einkommensposition jenseits der Between-Ebene die Gesundheit im Zeitverlauf beeinflusst.[18]

Eine Stärke des LCM-SR ist die Möglichkeit, wechselseitige Einflüsse der Konstrukte auf der Within-Ebene simultan prüfen zu können, während gleichzeitig ausgeschlossen werden kann, dass Within-Effekte durch die Between-Ebene moderiert werden. Anders als auf der Between-Ebene kann somit differenziert werden, ob der Zusammenhang zwischen zwei Konstrukten im Zeitverlauf eher durch eine Bedingtheit des Konstruktes 2 durch Konstrukt 1 geprägt ist, der umgekehrte Fall zutrifft oder möglicherweise auch nur ein Konstrukt Vorhersagekraft im individuellen Lebensverlauf für das jeweils andere Konstrukt besitzt. Diese Stärke kann in den weiteren Analysen genutzt werden, um den theoretischen Vorüberlegungen Rechnung zu tragen, nach denen auch eine Wirkung der Gesundheit auf die Einkommensposition im Zeitverlauf denkbar ist (Selektionsthese). Entsprechend richtet sich die Aufmerksamkeit auch auf den Parameter $\rho_{w y_t}$ in Gleichung

$$\epsilon_{w_{it}} = \rho_{w_t y_{t-1}} \epsilon_{w_{i,t-1}} + \rho_{w_t y_{t-1}} \epsilon_{y_{i,t-1}} + v_{w_{it}} \quad (11.21)$$

zur Vorhersage der Einkommensposition. In der bisherigen Forschung zur gesundheitlichen Ungleichheit wird dieser Effekt in statistischen Analysen nur selten von einem möglichen Between-Effekt separiert und kaum simultan mit diesem herausgestellt. Das erschwert die inhaltliche Einordnung vergangener Befunde, da Effekte materieller Unterschiede auf Individualebene im Zeitverlauf zu anderen Konsequenzen im Umgang mit dem Phänomen der gesundheitlichen Ungleichheit führen können als Personendifferenzen als Ausgangspunkt der Zusammenhangsstruktur. Kenntnisse über die Beschaffenheit derartiger Effekte sind zentral, um den Stellenwert materiell bedingter gesundheitlicher Ungleichheit für künftige Gesundheitsprozesse im Kontext demografischer Veränderungsprozesse verstehen und möglicherweise beeinflussen zu können.

---

[18] Die beschriebene Interpretation von Within-Effekten auf der Residualebene wirkt zunächst sperrig. Eine formal korrekte Beschreibung der Modellimplikationen ist aber notwendig, um irreführende Interpretationen auszuschließen. So sei an diesem Punkt nochmals betont: Die Between-Ebene des LCM-SR fängt personenspezifische Entwicklungstrends im Analysezeitraum auf. Die Within-Ebene bezieht sich hingegen auf jene individuelle Variationen der zeitveränderlichen Variablen im Modell, die nicht durch die individuellen Entwicklungstrends erklärt werden können. Dieser individuelle Rest kann auf der Within-Ebene durch autoregressive Prozesse und die Within-Ebene anderer zeitveränderlicher Konstrukte weiter erklärt werden.

(11) Mit zunehmendem Alter nimmt der Einfluss der Abweichungen der Einkommensposition vom individuellen Grundniveau zum Zeitpunkt $t-1$ auf die Abweichungen der physischen und mentalen Gesundheit vom individuellen Grundniveau zum Zeitpunkt t zu. (Anknüpfungspunkt: Divergenz im Hinblick auf einkommensbezogene gesundheitliche Ungleichheiten mit Fokus auf Veränderungen im individuellen Lebensverlauf.)

Auch der kreuzverzögerte Residualeffekt der Einkommensposition auf die Gesundheitsindikatoren kann auf zeitliche Dynamiken geprüft werden. So ist ausgehend von vergangener Forschung denkbar, dass der Effekt $\rho_{y_t w_{t-1}}$ im Zeitverlauf zunimmt (Divergenz), abnimmt (Konvergenz) oder gleich bleibt (Kontinuität). Die Spezifikation erfolgt ähnlich wie bereits in Hypothese 2 zur Voraussage eines dynamischen Bildungseffektes im Zeitverlauf anhand eines zusätzlichen Parameters κ_{yw} (Curran et al., 2014, S. 887) auf Basis der Gleichung

$$\rho_{y_t w_{t-1}} = \rho_{y_2 w_1} + \kappa_{yw} \cdot t, \qquad (11.22)$$

wobei $\rho_{y_2 w_1}$ für den CL von ϵ_{w_1} auf ϵ_{y_2} steht und κ_{yw} für die als konstant angenommene Differenz der Effekte $\rho_{y_t w_{t-1}}$ von zwei benachbarten Zeitpunkten im Analysezeitraum. Zentral zur Prüfung der Hypothese ist die Signifikanz des Parameters κ_{yw}, der auch hier über die Analysezeitpunkte hinweg mit dem jeweils vorliegenden Zeitpunkt t gewichtet und zum Effekt $\rho_{y_2 w_1}$ addiert wird, um eine lineare Veränderung des Effekts $\rho_{y_t w_{t-1}}$ im Zeitverlauf zu modellieren. Ist der Parameter trotz statistisch bedeutsamer CL-Effekte nicht signifikant, gilt es wiederum zu evaluieren, ob eine alternative Systematik über die Zeitpunkte hinweg vorliegt oder diese von einer Kontinuität geprägt sind. Die potentielle Effektdynamik wird erneut zusätzlich im Hinblick auf die Selektionsthese geprüft. Auch für Hypothese 11 muss auf die Einschränkungen zur Separierung von Perioden- und Alterseffekten hingewiesen werden, die bereits im Rahmen von Hypothese 2 thematisiert wurden.

(12) Je jünger die Kohorte, desto stärker die Zunahme des Einflusses der Abweichungen der Einkommensposition vom individuellen Grundniveau zum Zeitpunkt $t-1$ auf die Abweichungen der physischen und mentalen Gesundheit vom individuellen Grundniveau zum Zeitpunkt t. (Anknüpfungspunkt: Rising-Importance im Hinblick auf Divergenzprozesse in einkommensbezogenen gesundheitlichen Ungleichheiten mit Fokus auf Veränderungen im individuellen Lebensverlauf.)

Sofern sich Hypothese 11 kohortenintern bestätigt, wird Hypothese 12 im Rahmen einer multiplen Gruppenanalyse und unter Rückgriff auf LRT anhand der Ungleichungen

$$\kappa_{yw}^{g_c} \neq \kappa_{yw}^{g_c+1} \qquad (11.23)$$

und

$$\kappa_{yw}^{g_c} > \kappa_{yw}^{g_c+1} \qquad (11.24)$$

geprüft (siehe Hypothese 3). Ähnlich, wie bereits im Kontext der Bildungseffekte erläutert, wird zudem bei einer fehlenden linearen Systematik in den CL-Effekten zusätzlich über die Kohorten hinweg auf Gleichheit der zeitpunktspezifischen kreuzverzögerten Effekte zwischen der Einkommensposition, PCS und MCS geprüft. Damit kann auch an dieser Stelle möglichen nicht-linearen oder konstanten Effekten im Zeitverlauf und über Kohorten hinweg anhand der Ungleichung

$$\rho_{y_t w_{t-1}}^{g_c} \neq \rho_{y_t w_{t-1}}^{g_c+1} \qquad (11.25)$$

nachgegangen werden, die ebenfalls auf eine Rising-Importance hindeuten können.

Ausgehend von dem bereits besprochenen Stellenwert diverser Kontrollvariablen im Teil I der Arbeit, welcher in den Kapiteln 5 und 6 resümiert ist, werden neben den Hypothesen 1 bis 12 im LCM-SR zudem die zeitpunktspezifischen Effekte der TIC auf PCS, MCS und die Einkommensposition unter Verwendung von Gleichung 11.1 geprüft, wobei die Laufzahl j von z_{ji} auf die Variablen $dirmh_i$, $indmh_i$, $mann_i$, $west_i$ und $verheiratet_i$ verweist. Die zugehörigen Effekte $\gamma_{y_t dirmh}$, $\gamma_{y_t indmh}$, $\gamma_{y_t mann}$, $\gamma_{y_t west}$ und $\gamma_{y_t verheiratet}$ werden ebenfalls auf Gleichheit im Zeitverlauf getestet, in einer multiplen Gruppenanalyse aber auch über die Kohorten hinweg. Zudem erfolgen alle Modellschätzungen unter Kontrolle des Startalters im Analysezeitraum, welches über den Parameter $\gamma_{y_t alters}$ und die Variable $alters_i$ in die Wachstumskurvenmodelle integriert wird. Sofern sich autoregressive Effekte in der Modellbildung im Rahmen von Gleichung 11.20 für die zeitveränderlichen Konstrukte als statistisch bedeutsam herausstellen, was ausgehend von Teil I der vorliegenden Arbeit erwartbar ist, werden auch diese im Rahmen der Prüfung der vorgestellten Hypothesen und ausgehend von den Ausführungen in Abschnitt 7.1 kontrolliert und inhaltlich interpretiert.

11.2 Modellbildungsstrategie

Die Spezifikation und Schätzung der LCM-SR erfolgt im Rahmen von Strukturgleichungsmodellen (Bollen, 1989). In dem Zusammenhang stellt sich die Frage, wie ein Modell hergeleitet werden kann, welches die Bearbeitung der im vorangegangenen Kapitel dargestellten Hypothesen ermöglicht. So ist eine rein theoriegeleitete Modellbildung von komplexen Strukturgleichungsmodellen nur bedingt möglich, die Zusammenhangsstruktur der verwendeten Variablen im LCM-SR weist trotz theoretischer Vorüberlegungen zu viele Unklarheiten auf und auch die Hypothesen selbst können teilweise nur im Modellbildungsprozess geprüft werden und nicht in der substantiellen Interpretation einer finalen Modellvariante.

Bezüglich komplexerer Wachstumskurvenmodellierungen ist es nicht möglich, losgelöst von spezifischen Forschungsvorhaben verallgemeinerbare Strategien zu entwickeln. In der vergangenen Forschung haben sich dennoch verschiedene Techniken zur Modellbildung im SEM-Kontext etabliert, die in der Entwicklung einer auf das vorliegende Forschungsvorhaben zugeschnittenen Modellbildungsstrategie hilfreich sein können. Erwähnenswert sind die *one-step rule* (Hayduk & Glaser, 2000), die *two-step rule* (Herting & Costner, 2000) und die *four-step rule* (Mulaik & Millsap, 2000), die sich im Wesentlichen darin unterscheiden, ob im Modellbildungsprozess zuerst die Frage beantwortet wird, wie viele latente Variablen im Strukturgleichungsmodell modelliert werden sollen, ob das verwendete Messmodell dieser Variablen einer separaten Evaluation unterzogen wird oder, ob sofort eine volle Modellspezifikation stattfindet, die anschließend evaluiert wird und gegebenenfalls anhand von Modifikationsindizes angepasst wird.

Auch wenn die drei Ansätze nicht direkt im Kontext von latenten Wachstumskurvenmodellen entwickelt wurden, bieten sie zumindest Anknüpfungspunkte. Während eine Suche nach latenten Variablen im hier vorliegenden Kontext nicht notwendig ist, da die Theorie bzw. Forschungsfrage vorgibt, welche latenten Wachstumsparameter im Modell spezifiziert werden und ansonsten keine latenten Variablen berücksichtigt werden, ist es in Anlehnung an die *two-step rule* sinnvoll, die Wachstumsparameter in einem ersten Schritt im Hinblick auf das Messmodell der Modellierungsumgebung näher zu untersuchen.[19]

1: Univariate Modellbildung: Between-Ebene
Dabei wird zuerst für die in der Analyse berücksichtigten zeitveränderlichen Konstrukte getrennt für jede Kohorte herausgestellt, durch welche zeitliche Dynamik sich diese auf der Between-Ebene im Rahmen einer LCM-Modellierung am besten charakterisieren lassen. Ausgehend von den vorangegangenen deskriptiven Analysen ist in diesem Zusammenhang mindestens eine alleinige Modellierung durch ein Random Intercept (*Intercept Only*, IO-Modell), eine lineare Veränderung, ein

---

[19] Inwiefern Wachstumskurvenmodelle auch jenseits der Wachstumsparameter latente Variablen enthalten können, wird im *Latent Variable-Autoregressive Latent Trajectory Model* (LV-ALT) (Bianconcini & Bollen, 2018) deutlich. In diesem Fall kann die Logik der *four-step rule* wiederum hilfreich sein, um Fehlspezifikationen in der Modellierung frühzeitig zu identifizieren. Dies trifft im vorliegenden Forschungsvorhaben nicht zu, da weder die Indikatoren noch TICs oder TVCs als latente Variablen modelliert werden.

11.2 Modellbildungsstrategie

quadratisches Wachstum und eine freie Parameterschätzung zum Wachstumsprozess zu prüfen.[20] Wachstumskurven höherer Ordnung werden nicht berücksichtigt, da deren Modellierung zwar die Modellgüte im SEM-Kontext verbessern kann, in der Interpretation ohne spezifische Forschungshypothese jedoch nicht zielführend ist.[21] In allen Modellvarianten zur Between-Ebene wird zudem für das Startalter zum Beginn des Analysezeitraums zeitpunktspezifisch kontrolliert. So kann bei der Spannweite von 10 Jahren in den einzelnen Kohorten nicht davon ausgegangen werden, dass die Wachstumskurven für jüngere Personen identisch sind mit jenen der älteren Individuen im Analysesample.

Nach der Identifikation der am besten geeigneten Wachstumsparameter auf der Between-Ebene wird das Modell schrittweise weiter evaluiert. In dem Zusammenhang wird zuerst geprüft, ob ein autoregressiver Effekt zu den zeitpunktspezifischen Residuen auf der Within-Ebene der berücksichtigten zeitveränderlichen Konstrukte zu einer Modellverbesserung führt.[22] Hintergrund ist dabei nicht alleinig die Hoffnung, durch die autoregressive Modellierung eine verbesserte Modellgüte zu erzielen, sondern auch die in den Teilen I und II der Arbeit theoretisch und methodisch begründete Annahme, dass sowohl die Indikatoren zur Gesundheit als auch zur Einkommensposition auf Konstruktebene zum Zeitpunkt t nicht unabhängig von deren Ausprägung zum Zeitpunkt $t-1$ sind. Führt die Modellierung von autoregressiven Strukturen zu einer Modellverbesserung, wird zudem geprüft, ob der autoregressive Effekt im Zeitverlauf konstant ist oder variiert.[23]

Zusätzlich zu den autoregressiven Strukturen wird auf Konstruktebene in einem weiteren Schritt getestet, ob die zeitpunktspezifischen Fehlervarianzen $\sigma^2_{v_y}$ (bzw.

---

[20] Ähnlich gehen auch Curran et al. (2014) in einer beispielhaften Anwendung des LCM-SR vor.

[21] Gerade im sozialwissenschaftlichen Kontext, in welchem Modellierungen inhaltlich stets erklärbar sein sollten, ist die Spezifikation von nicht-linearen Prozessen, die nicht explizit theoretisch begründbar sind, als problematisch zu bewerten. Zudem liegen in der hier durchgeführten Analyse lediglich acht Analysezeitpunkte vor, bei denen Wachstumskurven höherer Ordnung vermutlich zu einem Overfitting führen würden.

[22] Auch dabei handelt es sich um eine etablierte Vorgehensweise, welche aus der Entwicklung des ALT-Modells abgeleitet wird (Bollen & Curran, 2004). Grundsätzlich könnten auch Modellvarianten mit ausschließlich autoregressiven Prozessen separat geprüft werden, was aufgrund der Zielsetzung zur Verbindung der Between- und Within-Ebene im vorliegenden Forschungskontext aber nicht hilfreich ist.

[23] Die Prüfung von konstanten oder sich über die Zeit hinweg verändernden autoregressiven Strukturen ist in der hier beschriebenen Vorgehensweise nicht theoriegeleitet und eher explorativer Natur. Dies liegt daran, dass vergangene Forschung diesbezüglich auf theoretischer Ebene kaum Anknüpfungspunkte liefert, die ein Überspringen dieses Modellierungsschrittes ersparen würden.

$\sigma_{v_x}^2$ und $\sigma_{v_w}^2$) über den Analysezeitraum hinweg konstant sind. Inhaltlich würde dies bedeuten, dass die Erklärungskraft des LCM-SR für die zeitpunktspezifischen Messungen der verwendeten Variablen auf der Within-Ebene im Zeitverlauf nicht variiert. Abschließend wird ebenfalls eine Gleichheitsrestriktion für die zeitpunktspezifische Alterskontrolle geprüft. Kann diese angenommen werden, verlaufen die geschätzten Wachstumskurven für die einzelnen Individuen in den Kohorten parallel zueinander, in Abhängigkeit des Alterseffektes. Ist eine Gleichheit des Alterseffektes nicht mit den verwendeten Daten vereinbar, resultieren daraus Veränderungsprozesse auf der Between-Ebene, die je nach Startalter unterschiedliche Formen aufweisen können.

2: Univariate multiple Gruppenanalyse
Bevor die zu den einzelnen Konstrukten getrennt voneinander geschätzten Modelle in ein multivariates Modell zusammengeführt werden, werden diese in einer multiplen Gruppenanalyse auf kohortenübergreifende Gemeinsamkeiten untersucht. Dabei wird sowohl auf Gleichheit der Wachstumsparameter, Fehlervarianzen, autoregressive Effekte und Alterseffekte geprüft. Die MGA erfolgt abschnittsweise, d. h. zuerst werden Gleichheitsrestriktionen zu den Mittelwerten der einzelnen spezifizierten Wachstumsparameter schrittweise im Vergleich zu einem Ausgangsmodell mit freier Schätzung geprüft, anschließend wird das daraus resultierende Ergebnis in einem neuen Modell als Zwischenschritt zusammengeführt. Dieses fungiert nachfolgend als Referenz, um schrittweise auf Gleichheit in den Korrelationsstrukturen der Wachstumsparameter zu prüfen. Auch dieses Ergebnis wird anschließend in einem neuen Modell als Zwischenschritt festgehalten, um dieses wiederum als Referenz zur Prüfung von Gleichheiten in den Fehlervarianzen zu prüfen usw.[24] Somit wird das Modell, welches zum Beginn der MGA ausschließlich aus freien Parameterschätzungen zwischen den Kohorten besteht, kontinuierlich um Gleichheitsrestriktionen in den einzelnen Modellabschnitten (Mittelwerte der Random-Effekte, Varianzen der Random-Effekte, autoregressive Effekte, Fehlervarianzen und Alterseffekte) erweitert.[25]

---

[24] Möglichkeiten zur Prüfung von Gleichheitsrestriktionen über die Kohorten hinweg sind nicht unabhängig von den in Schritt 1 ermittelten Ergebnissen auf Kohortenebene. So stellt sich in einem ersten Schritt die Frage, ob beispielsweise die Fehlervarianzen in den einzelnen Kohorten variabel oder konstant sind. Erst anschließend zeigt sich, inwiefern Vergleiche über die Kohorten hinweg in einer MGA sinnvoll sind.

[25] Dabei ist es wichtig zu beachten, dass Gleichheitsrestriktionen in den Fehlervarianzen erneut geprüft werden sollten, wenn zusätzliche Prädiktoren der zeitpunktspezifischen Residualwerte in die Modelle integriert werden.

11.2 Modellbildungsstrategie

3: Multivariate Modellbildung: Between-Ebene und Within-Ebene
Nach der Festlegung eines separat optimierten Modells für jede zeitlich veränderbare Variable im Modell, werden diese auf Ebene der Kohorten in einem multivariaten Modell zusammengeführt, um auch diesbezüglich in einer schrittweisen Vorgehensweise ein Modell zu finden, welches möglichst gut an die empirische Datenbasis angepasst ist. In Anlehnung an die *two-step rule* werden zuerst Beziehungen zwischen den latenten Konstrukten, also den Wachstumsparametern, zugelassen. Dies geschieht in Form von Korrelationen zwischen den Random-Effekten. Ebenfalls berücksichtigt werden Korrelationen auf der Within-Ebene zwischen den zeitpunktspezifischen Residuen, die zudem auf Gleichheit über den Analysezeitraum hinweg geprüft werden. Ausgehend von den so erzeugten Ergebnissen werden anschließend auch kreuzverzögerte Beziehungen auf der Residualebene zugelassen, die ebenfalls zunächst frei geschätzt und anschließend auf Gleichheit geprüft werden.

Unabhängig von den Ergebnissen der Gleichheitsrestriktionen zu den CL-Effekten wird zudem geprüft, ob sich deren Beziehung im Zeitverlauf systematisch verändert. Dies stellt bereits einen Schritt hin zur formalen Prüfung von Hypothese 10 dar, wodurch erkennbar wird, dass die Hypothesen nicht ausschließlich in einer finalen Modellvariante zu prüfen sind, sondern teilweise eng mit dem Modellbildungsprozess verknüpft sind. Dabei ist es allerdings auch möglich, dass sowohl eine Modellvariante mit Gleichheitsrestriktionen als auch eine Variante mit linearem Wachstum der CL-Effekte zu keiner signifikanten Modellverschlechterung führt. In diesem Fall stellt sich die Frage, ob der Parameter κ_{yw}, welcher die Differenz in den Effekten zwischen zwei Zeitpunkten zum Ausdruck bringt, statistisch signifikant ist und welche Variante, ausgehend von den weiteren im SEM-Kontext zu berücksichtigenden Goodness-of-Fit Indizes (s. u.), besser abschneidet.

In einem letzten Schritt der multivariaten Modellbildung auf Kohortenebene werden die TICs in das bis hier erneut abschnitt- und schrittweise erzeugte Modell integriert, zunächst als freie Schätzungen, dann mit Gleichheitsrestriktionen. Die Bewertung der Gleichheitsrestriktionen einzelner TICs erfolgt stets im Vergleich mit den kohortenspezifischen Modellergebnissen der bis hier beschriebenen Modellbildungsstrategie mit freier Schätzung der Effekte der TICs.[26] Auch hier wird unabhängig von der Gleichheitsrestriktion im Hinblick auf die Bildungsindikatoren auf zeitliche Dynamiken der Effekte geprüft, was für die in Abschnitt 11.1 beschriebenen Hypothesen zu den Bildungseffekten ein inhaltlich bedeutsamer Schritt in der Modellbildung ist.

---

[26] Ebenfalls wäre es möglich, einzelne Gleichheitsrestriktionen sukzessiv mit den Ergebnissen der bereits zuvor erfolgten Restriktionen der TICs zu vergleichen. Dadurch reduziert sich allerdings die Wiederverwendbarkeit des Programmcodes zur Umsetzung der Analyse, wobei die Vorgehensweise kaum zu nennenswerten Abweichungen in den Modellbefunden führt.

4: Multivariate multiple Gruppenanalyse
Da für die Analyse der Hypothesen und zur Ableitung von Implikationen des Modells für künftige Entwicklungen auch kohortenübergreifende Unterschiede relevant sind, erfolgt abschließend die Zusammenführung der kohortenspezifischen multivariaten LCM-SR im Rahmen einer finalen MGA. In dem Zusammenhang liegt der Fokus zuerst auf Gleichheitsrestriktionen zu den Korrelationen zwischen den Wachstumsparametern der drei modellierten Konstrukte (Between-Ebene). Anschließend werden die kreuzverzögerten Beziehungen auf Gruppenunterschiede geprüft (Within-Ebene), abschließend die Bildungseffekte. Welche Gleichheitsrestriktionen im Kohortenvergleich konkret zur Anwendung kommen, hängt von den Ergebnissen der kohortenspezifischen Ergebnisse zu den CL- und Bildungseffekten ab.[27] Ähnlich wie die Prüfung der kohortenspezifischen Gleichheitsrestriktionen der TICs, erfolgt die Modellbildung auch an diesem Punkt stets im Vergleich zu einem identischen Ausgangsmodell, welches auf den vorherigen Ausführungen zur uni- und multivariaten Modellbildung beruht. Erst danach werden diese in einer finalen Modellvariante zusammengeführt. Das Ergebnis der damit abgeschlossenen Modellbildung ist eine MGA zu den vier analysierten Kohorten, welche inhaltlich interpretiert wird.

Tabelle 11.1 fasst die Modellierungsschritte zusammen. Der Aufbau wirkt aufgrund der Vielzahl an möglichen Modellrestriktionen im LCM-SR komplex, folgt aber einer intuitiven Logik eines schrittweisen Modellaufbaus. Ausgehend von der vorangegangenen Beschreibung erfolgt in einem ersten Schritt eine univariate Modellierung (Ebene 1), zunächst auf Kohortenebene (Ebene 1.1) und dann im Rahmen einer MGA kohortenübergreifend (Ebene 1.2). Die daraus resultierenden Erkenntnisse werden in einem zweiten Schritt in eine multivariate Modellierung übertragen (Ebene 2), ebenfalls zunächst kohortenspezifisch (Ebene 2.1) und dann in einer MGA (Ebene 2.2). Auf der unteren Ebene 1.1.1 werden zuerst für alle zeitveränderlichen Variablen (PCS, MCS und Einkommensposition) des angestrebten LCM-SR separat optimale Modellierungen des jeweiligen zeitlichen Prozesses gesucht, anschließend erfolgt die Modellierung als LCM-SR (Ebene 1.1.2), wobei auch hier eine für die Daten gut vereinbare Modellierung im Mittelpunkt steht. In den univariaten MGA (Ebene 1.2) werden Gleichheiten zwischen den Kohorten auf Variablenebene gesucht, getrennt nach Between- und Within-Ebene (Ebene 1.2.1 und 1.2.2). Im Rahmen der multivariaten Modellbildung werden auf Kohortenebene (Ebene 2.1) Gleichheiten und Systematiken in den Beziehungen zwischen den Kon-

---

[27] Zeigt sich in den kohortenspezifischen Ergebnissen beispielsweise eine Gleichheit in den Bildungseffekten im Zeitverlauf für die Kohorten 1 und 2 und eine lineare Systematik in den Kohorten 3 und 4, werden in der MGA die Kohorten 1 und 2 und Kohorten 3 und 4 separat auf Gleichheiten in den Effekten geprüft.

Tabelle 11.1 Modellbildungsstrategie zur Herleitung des LCM-SR

Ebene				Spezifikation	Hypothesen	Anmerkungen
1				Univariate Modellierung		
	1			Kohortenebene		
		1		LCM		Bewertung nach globalen GOF-Indizes
			1	Intercept Only Modell		
			2	Lineares Wachstum		
			3	Quadratisches Wachstum		
			4	Freie Schätzung		
		2		LCM-SR		
			1	Freie Schätzung: AR		Vergleich mit Ergebnis von 1.1.1.1 bis 1.1.1.4
			2	Gleichheit: AR		Vergleich mit 1.1.2.1
			3	Gleichheit: Residuen		Vergleich mit 1.1.2.2
			4	Gleichheit: Alterseffekte		Vergleich mit 1.1.2.3
	2			MGA		
		1		Freie Schätzung: Between-Ebene		Basiert auf 1.1.2 bis 1.1.2.4
			1	Gleichheit: Mittelwerte RE		Vergleich mit 1.2.1
			2	Gleichheit: Varianzen RE		Vergleich mit 1.2.1.1
			3	Gleichheit: Kovarianzen RE		Vergleich mit 1.2.1.2
		2		Freie Schätzung: Within-Ebene		Basiert auf 1.2.1 bis 1.2.1.3
			1	Gleichheit: AR		Kohorten- oder Zeitpunktspezifisch, Vergleich mit 1.2.2
			2	Gleichheit: Residuen		Kohorten- oder Zeitpunktspezifisch, Vergleich mit 1.2.2.1
			3	Gleichheit: Alterseffekte		Kohorten- oder Zeitpunktspezifisch, Vergleich mit 1.2.2.2

(Fortsetzung)

Tabelle 11.1 (Fortsetzung)

Ebene				Spezifikation	Hypothesen	Anmerkungen
2						
	1			Multivariate Modellierung		
				Kohortenebene		
		1		Freie Schätzung: Korrelationen RE und Residuen	4, 5, 6	Basiert auf 1
			1	Gleichheit: Korrelationen Residuen		Vergleich mit 2.1.1
		2		Freie Schätzung: CL	10	Basiert auf 2.1–2.1.1
			1	Gleichheit		Vergleich mit 2.1.2
			2	Systematische Veränderung	11	Evaluation des Parameter κ
		3		Freie Schätzung: TIC	1	Basiert auf 2.1–2.1.2.2
			1	Gleichheit		Vergleich mit 2.1.3
			2	Systematische Veränderung der Bildungseffekte	2	Evaluation des Parameter κ
	2			MGA		
		1		Freie Schätzung: Korrelationen RE und Residuen		Basiert auf 2
			2	Gleichheit: RE	7, 8, 9	Vergleich mit 2.2.1
			3	Gleichheit: Residuen		Vergleich mit 2.2.1
		2		Freie Schätzung: CL		Basiert auf 2
			2	Gleichheit in konstanten Effekten		Sofern laut 2.1.2.1 vorhanden, Vergleich mit 2.2.2
			3	Gleichheit in systematischen Veränderungen	12	Sofern laut 2.1.2.2 vorhanden, Vergleich mit 2.2.2
		3		TIC: Bildung		Basiert auf 2
			2	Gleichheit in konstanten Effekten	3	Sofern laut 2.1.3.1 vorhanden, Vergleich mit 2.2.3
			3	Gleichheit in systematischen Veränderungen	3	Sofern laut 2.1.3.2 vorhanden, Vergleich mit 2.2.3

Anmerkungen: RE = Random-Effekte
Quelle: Eigene Darstellung

11.2 Modellbildungsstrategie

strukten geprüft (Ebene 2.1.1 und 2.1.2) und die TICs integriert (Ebene 2.1.3). Eine multivariate MGA (Ebene 2.2) führt zur finalen Modellvariante, indem abschließend auf kohortenübergreifende Gleichheiten in den Zusammenhangsstrukturen der zeitveränderlichen Variablen (Ebene 2.2.1 und 2.2.2) und den Bildungseffekten (Ebene 2.2.3) im Modell getestet wird.

Entscheidungen zwischen konkurrierenden Modellierungen der Wachstumsparameter (Ebene 1.1.1) werden auf Basis der in SEM-Analysen etablierten *Goodness-of-Fit* Indizes (GOF-Indizes) getroffen, also dem χ^2-*Test*, dem *Comparative Fit Index* (CFI), dem *Tucker-Lewis Index* (TLI), dem *Akaike Information Criterion* (AIC), dem *Bayesian Information Criterion* (BIC), dem *Root Mean Square Error of Approximation*[28] (RMSEA) und dem *Standardized Root Mean Square Residual* (SRMR).[29] Bei den weiteren Modellvergleichen handelt es sich stets um genestete Modellvarianten, wodurch LRT zur Auswahl herangezogen werden. Finale Modellvarianten werden wiederum durch die beschriebenen GOF beurteilt, um einschätzen zu können, wie gut die Varianten mit den verwendeten empirischen Daten vereinbar sind.

---

[28] Ist im weiteren Textverlauf die Rede vom RMSEA ist damit in der Regel der Wert 1−RMSEA angesprochen.

[29] Umfassende Überblicke zu den GOF finden sich unter anderem bei Reinecke (2014) oder Kline (2023). So können diese durchaus getrennt voneinander diskutiert werden, aufgrund von deren Stärken und Schwächen im Rahmen der Bewertung einer SEM-Modellierung ist aber insbesondere eine zusammenfassende Betrachtung unterschiedlicher Indizes hilfreich.

12 Ergebnisse der latenten Wachstumskurvenmodellierungen

Die Präsentation der Ergebnisse der LCM-SR Schätzungen gliedert sich in zwei Teile. Ausgehend von der in Abschnitt 11.2 beschrieben Modellbildungsstrategie wird zuerst die schrittweise Herleitung der univariaten Modelle beschrieben. Wie Tabelle 11.1 zeigt, erfolgt in diesem Zusammenhang die Spezifikation einer Vielzahl an verschiedenen Modellvarianten. Wie im Kontext von SEM-Analysen üblich, werden diese im weiteren Verlauf nicht alle detailliert aufgegriffen, vielmehr erfolgt ein Fokus auf die Darstellung der GOF der Modelle und auf die Ergebnisse der LRT. Somit wird so sparsam wie möglich, aber detailliert wie nötig die Herleitung interpretierbarer LCM-SR Modelle nachvollziehbar gemacht.

Nachdem für alle zeitvarianten Variablen zufriedenstellende LCM-SR Modellierungen gefunden wurden, richtet sich das Augenmerk in einem zweiten Teil der Ergebnispräsentation auf die multivariate Zusammenführung dieser Modelle im Rahmen einer MGA, die anschließend mit einem Fokus auf die Hypothesen aus Abschnitt 11.1 interpretiert werden.[1]

Alle Modelle werden mit *Maximum-Likelihood-Diskrepanzfunktionen mit robusten (Huber-White) Standardfehlern* und skalierter Test-Statistik, die asymptotisch gleich mit der Yuan-Bentler Test-Statistik ist, (MLR) in dem R-Paket

---

[1] Die R^2-Werte der LCM-SR Analysen werden im weiteren Verlauf nicht näher vertieft, da diese im Rahmen der Modellierung der Residualebene an Aussagekraft verlieren.

Ergänzende Information Die elektronische Version dieses Kapitels enthält Zusatzmaterial, auf das über folgenden Link zugegriffen werden kann https://doi.org/10.1007/978-3-658-46620-6_12.

lavaan (Rosseel, 2012) geschätzt.[2] Dabei erfolgen die Maximum-Likelihood-Schätzungen fallweise, wodurch auch von einer *Full-Information-Maximum-Likelihood-Schätzung* (FIML) gesprochen werden kann.[3]

12.1 Univariate Modelle

Die nachfolgenden Unterkapitel widmen sich den Modellierungen der univariaten LCM-SR für die zeitvarianten Variablen des Modells, d. h. PCS, MCS und der Einkommensposition. Diese Modelle sind vor dem Hintergrund des eigentlichen Forschungsinteresses in deren substantiellen Interpretationen nur bedingt relevant. So werden die in Abschnitt 11.1 beschriebenen Hypothesen erst in der multivariaten MGA bearbeitet. Die Herleitung eines Verständnisses zu den univariaten Modellen ist allerdings essentiell, um die komplexeren multivariaten Modelle in deren Struktur nachvollziehen zu können.

So wird in der Betrachtung der univariaten Modelle zunächst gezeigt, welche Modellierung der Between- und Within-Ebene für die Variablen PCS, MCS und der Einkommensposition auf Basis der verwendeten Daten am geeignetsten ist. So stellt sich die Frage, ob sich die Variablen eher durch einfache zeitliche Prozesse modellieren lassen oder komplexere Wachstumsstrukturen notwendig sind. Auch gilt es zu klären, ob autoregressive Prozesse für die Variablen eine Rolle spielen und inwiefern sich die einzelnen Jahrgänge der definierten Kohorten in den Modellen unterscheiden. Dabei handelt es sich um Fragen, die für das vorliegende Forschungsinteresse kohortenübergreifend beantwortet werden müssen und allein vor dem Hintergrund der deskriptiven Analysen nicht zu klären waren. Vergangene sozialwissenschaftliche Forschung bietet kaum genug Anknüpfungspunkte, um diese Aspekte allein theoriegeleitet zu behandeln.

Die weiteren Ausführungen zu den univariaten Modellen sind für PCS ausführlicher gehalten als für MCS und die Einkommensposition. So dienen die Erläuterun-

---

[2] Genutzt wurde R Version 4.1.2 (2021-11-01) und lavaan Version 0.6.12.

[3] Im weiteren Verlauf wird in diesem Zusammenhang auch von einer MLR-Schätzung unter Berücksichtigung fehlender Werte gesprochen. Die FIML-Schätzung wurde bereits in Kapitel 10 aufgegriffen. Dabei ist zu beachten, dass eine FIML-Schätzung streng genommen einen *missing completely at random* (MCAR) oder *missing at random* (MAR) (Rubin, 1987) Mechanismus in den Missings der zeitveränderlichen Variablen im Wachstumskurvenmodell voraussetzt. Schafer und Graham (2002) zeigen allerdings, dass eine FIML-Schätzung selbst unter Vorliegen eines *missing not at random* (MNAR) Mechanismus einem listenweisen Fallausschluss in der Schätzung der Populationsparameter überlegen ist.

gen zu den empirischen Ergebnissen für PCS auch als Referenz zur Besprechung der danach anschließenden Ergebnisse. Ist im weiteren Verlauf die Rede von PCS und MCS, sind in der Regel die logarithmierten Varianten der Variablen gemeint.

12.1.1 Ergebnisse: Physische Gesundheit

Modellbildung: Between-Ebene
Im Vergleich der GOF-Indizes[4] zwischen IO-Modell, LCM mit linearem Wachstum, LCM mit quadratischem Wachstum und LCM mit freier Schätzung in Tabelle 12.1 erweist sich für PCS in allen Kohorten das LCM mit quadratischem Wachstum als am besten mit den verwendeten Daten vereinbar. Dies gilt für alle betrachteten GOF und deckt sich mit den Beobachtungen aus den deskriptiven Analysen. Das Modell mit freier Schätzung der Wachstumskurve über die Analysezeitpunkte hinweg schneidet hingegen besser ab als das Modell, welches eine lineare Veränderung für die Individuen über die Zeitpunkte hinweg schätzt. Wie ebenfalls bereits aus der deskriptiven Analyse bekannt ist, hängt dies vermutlich mit den Schwankungen in den individuellen zeitpunktspezifischen Angaben zu den zeitveränderlichen Variablen im Modell zusammen und darf im Hinblick auf nicht-lineare Veränderungen in PCS nicht überinterpretiert werden.

Auffallend ist das vergleichsweise schlechtere Abschneiden des IO-Modells in allen betrachteten Kohorten. Auch dies kann vor dem Hintergrund der deskriptiven Analyse in Kapitel 10 und den theoretischen Vorüberlegungen allerdings nicht verwundern, die eine Konstanz in PCS im Lebensverlauf nicht plausibel machen. Grundsätzlich muss aber festgehalten werden, dass jenseits des χ^2-Werts alle geschätzten Modellvarianten zu akzeptablen Anpassungen führen.

Modellbildung: Within-Ebene und Alterseffekt
Ausgehend von den Modellvergleichen auf der Between-Ebene setzen die nächsten Schritte in der Modellbildung des LCM-SR an den kohortenspezifischen LCM mit quadratischem Wachstumsprozess an. Dabei sind die weiteren Modellvarianten hierarchisch aufgebaut, sodass diese durch LRT verglichen werden können, die in

---

[4] Bei den in den weiteren Ausführungen angeführten GOF-Indizes handelt es sich stets um die skalierten Teststatistiken.

Tabelle 12.1 Vergleich der Goodness-of-Fit Indizes der Wachstumskurvenmodellierungen zu log(PCS), kohortenspezifisch

	χ^2	df	BIC	CFI	TLI	1−RMSEA
Kohorte 1						
Intercept Only	612.86	34.00	−8960.45	0.93	0.93	0.06
Linear Growth	152.08	31.00	−9529.31	0.98	0.98	0.03
Linear Quadratic Growth	78.98	27.00	−9588.93	0.99	0.99	0.02
Free Growth	126.32	25.00	−9518.22	0.99	0.98	0.03
Kohorte 2						
Intercept Only	883.06	34.00	−12216.67	0.90	0.89	0.06
Linear Growth	171.40	31.00	−13194.43	0.98	0.98	0.03
Linear Quadratic Growth	80.80	27.00	−13286.62	0.99	0.99	0.02
Free Growth	138.91	25.00	−13196.90	0.99	0.98	0.03
Kohorte 3						
Intercept Only	969.46	34.00	−21023.08	0.90	0.89	0.06
Linear Growth	180.74	31.00	−22225.27	0.98	0.98	0.02
Linear Quadratic Growth	55.26	27.00	−22381.27	1.00	1.00	0.01
Free Growth	168.44	25.00	−22203.42	0.98	0.98	0.03
Kohorte 4						
Intercept Only	864.91	34.00	−28684.95	0.86	0.86	0.05
Linear Growth	165.21	31.00	−29847.37	0.98	0.97	0.02
Linear Quadratic Growth	71.30	27.00	−29968.19	0.99	0.99	0.01
Free Growth	166.31	25.00	−29813.13	0.98	0.97	0.02

Anmerkungen: $N_{Kohorte1} = 5299$, $N_{Kohorte2} = 5885$, $N_{Kohorte3} = 7921$, $N_{Kohorte4} = 10123$. Schätzung: MLR unter Berücksichtigung fehlender Werte und unter Kontrolle des Alters zum ersten Analysezeitpunkt
Quelle: Eigene Berechnungen anhand SOEP v37, Wellen 2002 bis 2016

Tabelle 12.2 dargestellt sind.[5] Referenzpunkt des ersten LRT je Kohorte sind die in Tabelle 12.1 angeführten kohortenspezifischen LCM mit quadratischem Wachstum, anschließend erfolgen die Tests zeilenweise.

---

[5] Dabei handelt es sich in den gezeigten LRT um spezielle skalierte Differenzstatistiken für die Standard-Teststatistiken zu den χ^2-Werten der verglichenen Modelle (Satorra & Bentler, 2001). Ob Anpassungen in den Modellvarianten, die in Tabelle 12.2 in der linken Spalte beschrieben sind, in der weiteren Modellbildung berücksichtigt werden, hängt, ausgehend von der Anzahl an Freiheitsgraden (Spalte 2) der verglichenen Modelle, von der statistischen Bedeutsamkeit der Differenz der χ^2-Werte (Spalte 6) der Modelle ab. Dabei wird auf einem Signifikanzniveau von 5 % geprüft (letzte Spalte).

12.1 Univariate Modelle

Tabelle 12.2 Likelihood-Ratio-Tests zu log(PCS), kohortenspezifisch

	df	AIC	BIC	χ^2	χ^2_{Diff}	df_{Diff}	p-Value
Kohorte 1							
ρ_{AR} Free	20.00	−9818.03	−9607.62	23.40	53.03	7.00	0.00
ρ_{AR} Equal	26.00	−9817.93	−9646.98	35.49	8.14	6.00	0.23
ρ_{AR} Equal	26.00	−9817.93	−9646.98	35.49	45.28	1.00	0.00
σ^2_v Equal	32.00	−9814.30	−9682.80	51.12	7.28	6.00	0.30
γ_{alters} Equal	33.00	−9790.65	−9665.72	76.77	38.90	7.00	0.00
Kohorte 2							
ρ_{AR} Free	20.00	−13512.39	−13298.63	39.53	44.42	7.00	0.00
ρ_{AR} Equal	26.00	−13511.55	−13337.86	52.38	7.85	6.00	0.25
ρ_{AR} Equal	26.00	−13511.55	−13337.86	52.38	36.36	1.00	0.00
σ^2_v Equal	32.00	−13490.43	−13356.83	85.49	13.74	6.00	0.03
γ_{alters} Equal	33.00	−13518.31	13391.39	59.61	7.12	7.00	0.42
Kohorte 3							
ρ_{AR} Free	20.00	−22605.98	−22382.71	18.87	34.74	7.00	0.00
ρ_{AR} Equal	26.00	−22609.70	−22428.29	27.15	4.56	6.00	0.60
σ^2_v Equal	32.00	−22515.26	−22375.71	133.59	41.08	6.00	0.00
γ_{alters} Equal	33.00	−22591.44	−22458.87	59.41	31.33	7.00	0.00
Kohorte 4							
ρ_{AR} Free	20.00	−30208.66	−29977.53	44.66	35.53	7.00	0.00
ρ_{AR} Equal	26.00	−30211.19	−30023.40	54.13	4.63	6.00	0.59
σ^2_v Equal	32.00	−30104.11	−29959.66	173.21	38.24	6.00	0.00
γ_{alters} Equal	33.00	−30205.29	−30068.06	74.03	19.73	7.00	0.01

Anmerkungen: $N_{Kohorte1} = 5299$, $N_{Kohorte2} = 5885$, $N_{Kohorte3} = 7921$, $N_{Kohorte4} = 10123$. Schätzung: MLR unter Berücksichtigung fehlender Werte und unter Kontrolle des Alters zum ersten Analysezeitpunkt
Quelle: Eigene Berechnungen anhand SOEP v37, Wellen 2002 bis 2016

Die Aufnahme eines autoregressiven Effektes auf der Ebene der Residuen führt im Vergleich zur Ausgangsvariante in allen Kohorten zu einer erheblichen Verbesserung des Modellfits, dies kommt durch den Wert für χ^2_{Diff} in den Zeilen „ρ_{AR}" sowie den zugehörigen „p-Values" zum Ausdruck. Offenbar können die zeitlich jeweils vorgelagerten Residuen in PCS, die nach Berücksichtigung der Wachstumsparameter und der Alterskontrolle in den Vorhersagen resultieren, die zeitpunktspezifischen Modellvoraussagen weiter verbessern. Wird dieser Effekt innerhalb der Kohorten über den Untersuchungszeitraum gleichgesetzt (Zeile „ρ_{AR} Equal"), kommt es zu keinen signifikanten Modellverschlechterungen, die Restriktion wird entsprechend beibehalten. In den Kohorten 1 und 2 ist diese zudem notwendig, damit das Modell konvergiert. Weitere Tests auf Gleichheit der zeitpunktspezifischen Fehlervarianzen $\sigma_{v_{y_t}}^2$ und der Alterseffekte (Zeilen „σ_v^2 Equal" und „γ_{alters} Equal") führen wiederum weitestgehend zu Verschlechterungen in den Modellen zu den einzelnen Kohorten.[6] Daraus lässt sich schließen, dass die Bedeutsamkeit des Startalters für personenspezifische Differenzen in PCS in den betrachteten SOEP-Daten über den Analysehorizont von 2002 bis 2016 hinweg schwankt.

Modellbildung: Univariate MGA

Da die substantielle Interpretation der zeitveränderlichen Konstrukte PCS, MCS und der Einkommensposition in einer kohortenvergleichenden multiplen Gruppenanalyse erfolgt, ist es sinnvoll, bereits an dieser Stelle konstruktintern Ähnlichkeiten bzw. Unterschiede zwischen den bis hier beschriebenen Modellparametern in den einzelnen Gruppen anhand von LRT in einer MGA herauszustellen.[7]

Die diesbezüglichen Ergebnisse sind für PCS in Tabelle 12.3 dargestellt und zeigen, dass Gleichsetzungen der Mittelwerte μ_{y_α}, μ_{y_β} und $\mu_{y_{\beta 2}}$ in den Wachstumsparametern über alle Kohorten hinweg zu Verschlechterungen in der Modellanpassung führen.[8] Im Hinblick auf die durchschnittlichen Random-Intercepts μ_{y_α} war dies aufgrund der bereits in Kapitel 10 beobachteten kontinuierlichen Abnahme von PCS im Alterungsprozess erwartbar, der konkrete Verlauf dieses Prozesses scheint sich aber trotz deskriptiv herausgestellten Ähnlichkeiten innerhalb der Kohorten zu unterscheiden. Ein genauerer Blick auf die LRT in Tabelle 12.3 zeigt allerdings, dass die Unterschiedlichkeit trotz signifikanter LRT überschaubar ist (χ_{Diff}^2 liegt für μ_{y_β} bei ca. 31, bei $\mu_{y_{\beta 2}}$ bei ca. 20).

Die Varianzen sind hingegen von stärkerer Homogenität über die Kohorten hinweg geprägt, was insbesondere für die linearen- und quadratischen Random-Slopes ($\psi_{\beta_y\beta_y}$ und $\psi_{\beta_y^2\beta_y^2}$) gilt, die bei einer Gleichsetzung zu keinen signifikanten Modellverschlechterungen führen. Die Variation in den Random-Intercepts ist hingegen nicht mit Gleichheitsrestriktionen vereinbar. Offenbar sind die Differenzen in den Ausgangsniveaus von PCS in den Kohorten unterschiedlich verteilt. Ähnlich verhält es sich mit den Kovarianzen der Random-Effekte, die über die Kohorten hinweg nur

---

[6] Eine Ausnahme bildet die Gleichsetzung der Varianzen in Kohorte 1 und der Alterseffekte in Kohorte 2, die mit den verwendeten Daten vereinbar ist.

[7] Dies könnte grundsätzlich auch in einer simultanen Modellierung der drei Konstrukte erfolgen, was aufgrund der damit verbundenen erhöhten Modellkomplexität allerdings zu erheblich komplizierteren Interpretationen führen würde.

[8] Ausgangspunkt der LRT der univariaten MGA zu den Mittelwerten der Wachstumsparameter sind die kohortenspezifischen Modellvarianten aus Tabelle 12.2 mit den besten Modellanpassungen. Die Zeile zum Modell „μ" der Tabelle beinhaltet nur die Modellgüte des Ausgangsmodells, da die Gleichheitsrestriktionen in den Mittelwerten ausschließlich zu Modellverschlechterungen führen und das Ausgangsmodell somit beibehalten wird.

12.1 Univariate Modelle

Tabelle 12.3 Likelihood-Ratio-Tests zu log(PCS), multiple Gruppenanalyse

	df	AIC	BIC	χ^2	χ^2_{Diff}	df_{Diff}	p-Value
μ_α Equal	120.00	−75472.27	−74743.37	879.25	632.22	3.00	0.00
μ_β Equal	120.00	−76129.60	−75400.71	221.91	30.83	3.00	0.00
μ_{β^2} Equal	120.00	−76139.83	−75410.94	211.68	19.94	3.00	0.00
Modell „μ"	117.00	−76153.51	−75399.76	192.01	0.00	0.00	
$\psi_{\alpha\alpha}$ Equal	120.00	−75845.35	−75116.46	506.16	236.36	3.00	0.00
$\psi_{\beta\beta}$ Equal	120.00	−76158.08	−75429.19	193.43	0.92	3.00	0.82
$\psi_{\beta^2\beta^2}$ Equal	120.00	−76158.07	−75429.18	193.44	0.92	3.00	0.82
Modell „$\psi 1$"	123.00	−76152.97	−75448.92	204.55	7.60	6.00	0.27
$\psi_{\alpha\beta}$ Equal	126.00	−76149.06	−75469.86	214.46	5.81	3.00	0.12
$\psi_{\alpha\beta^2}$ Equal	126.00	−76129.60	−75450.40	233.91	17.93	3.00	0.00
$\psi_{\beta\beta^2}$ Equal	126.00	−76137.61	−75458.41	225.90	12.67	3.00	0.00
Modell „$\psi 2$"	126.00	−76149.06	−75469.86	214.46	5.81	3.00	0.12
ρ_{AR} Equal	129.00	−76153.75	−75499.40	215.76	0.71	3.00	0.87
σ_v^2 Equal	141.00	−75861.58	−75306.62	531.94	111.66	15.00	0.00
γ_{alters} Equal	145.00	−76110.67	−75588.85	290.84	65.97	19.00	0.00
Finales Modell	129.00	−76153.75	−75499.40	215.76	0.71	3.00	0.87

Anmerkungen: $N_{Kohorte1} = 5299$, $N_{Kohorte2} = 5885$, $N_{Kohorte3} = 7921$, $N_{Kohorte4} = 10123$. Schätzung: MLR unter Berücksichtigung fehlender Werte und unter Kontrolle des Alters zum ersten Analysezeitpunkt. Modell „μ", Modell „$\psi 1$" und Modell „$\psi 2$" beziehen sich auf die Vergleichsmodelle für die jeweils folgenden LRT, siehe Spalte „Anmerkungen" in Tabelle 11.1
Quelle: Eigene Berechnungen anhand SOEP v37, Wellen 2002 bis 2016

beim Zusammenhang zwischen Intercept und Slope gleichgesetzt werden können identisch sind. Die autoregressiven Effekte ρ_{AR}, die bereits in den gruppenspezifischen LRT gleichgesetzt werden konnten, halten auch Gleichsetzungen über die Kohorten hinweg stand. Anders verhält es sich bei den auf Kohortenebene zumeist zeitlich variablen Fehlervarianzen $\sigma^2_{v_{y_t}}$ und Alterseffekten $\gamma_{y_t alters}$.

Finale univariate Modellvariante: Interpretation
Die finale Modellvariante im Rahmen der univariaten Modellbildung zu PCS weist im multiplen Gruppenvergleich mit einem $\chi^2(129) = 145.73$, $p = 0.15$, BIC von −75499.40, CFI von 0.999, TLI von 0.999, RMSEA von 0.004 und SRMR von 0.017 eine exzellente Modellanpassung auf und ist in den inhaltlich bedeutsamen Parametern in Tabelle 12.4 dargestellt, z-Werte sind in Klammern hinter den Parametern angeführt.[9]

---
[9] Auf eine zusätzliche Anführung der p-Value-Werte wird daher verzichtet. Die beschriebenen GOF-Indizes beziehen sich an dieser Stelle erneut auf die skalierten Varianten.

Tabelle 12.4 Multiple Gruppenanalyse zum finalen univariaten LCM-SR für die Variable log(PCS)

	Parameter	Kohorte 1	Kohorte 2	Kohorte 3	Kohorte 4
1	$\psi_{\alpha_y \alpha_y}$	0.04 (27.96)	0.03 (26.04)	0.02 (20.7)	0.01 (13.46)
2	$\psi_{\beta_y \beta_y}$	0.01 (6.88)	0.01 (6.88)	0.01 (6.88)	0.01 (6.88)
3	$\psi_{\beta_y^2 \beta_y^2}$	0 (4.97)	0 (4.97)	0 (4.97)	0 (4.97)
4	$\psi_{\alpha_y \beta_y}$	0 (−1.82)	0 (−1.82)	0 (−1.82)	0 (−1.82)
5	$\psi_{\alpha_y \beta_y^2}$	0 (−1.61)	0 (−1.31)	0 (1.24)	0 (2.69)
6	$\psi_{\beta_y \beta_y^2}$	0 (−4.96)	0 (−5.05)	0 (−5.23)	0 (−5.5)
7	μ_{α_y}	3.8 (563.56)	3.87 (742.39)	3.95 (880.72)	3.99 (999.05)
8	μ_{β_y}	−0.02 (−2.22)	−0.05 (−10.21)	−0.03 (−4.22)	0 (−0.46)
9	$\mu_{\beta_y^2}$	0 (−1.02)	0 (1.42)	0 (−1.82)	−0.01 (−4.37)
10	$\rho_{y_2 y_1}$	0.12 (11.32)	0.12 (11.32)	0.12 (11.32)	0.12 (11.32)
11	$\rho_{y_3 y_2}$	0.12 (11.32)	0.12 (11.32)	0.12 (11.32)	0.12 (11.32)
12	$\rho_{y_4 y_3}$	0.12 (11.32)	0.12 (11.32)	0.12 (11.32)	0.12 (11.32)
13	$\rho_{y_5 y_4}$	0.12 (11.32)	0.12 (11.32)	0.12 (11.32)	0.12 (11.32)
14	$\rho_{y_6 y_5}$	0.12 (11.32)	0.12 (11.32)	0.12 (11.32)	0.12 (11.32)
15	$\rho_{y_7 y_6}$	0.12 (11.32)	0.12 (11.32)	0.12 (11.32)	0.12 (11.32)
16	$\rho_{y_8 y_7}$	0.12 (11.32)	0.12 (11.32)	0.12 (11.32)	0.12 (11.32)
17	$\gamma_{y_1 alters}$	−0.01 (−5.19)	0 (−5.15)	−0.01 (−6.96)	0 (−3.95)
18	$\gamma_{y_2 alters}$	−0.01 (−6.84)	0 (−5.15)	−0.01 (−6.1)	0 (−5.34)
19	$\gamma_{y_3 alters}$	−0.01 (−7.67)	0 (−5.15)	−0.01 (−8.89)	0 (−7.06)
20	$\gamma_{y_4 alters}$	−0.01 (−9.07)	0 (−5.15)	−0.01 (−8.15)	−0.01 (−7.04)
21	$\gamma_{y_5 alters}$	−0.01 (−10.17)	0 (−5.15)	−0.01 (−7.87)	−0.01 (−7.77)
22	$\gamma_{y_6 alters}$	−0.01 (−10.31)	0 (−5.15)	−0.01 (−9.08)	−0.01 (−7.53)
23	$\gamma_{y_7 alters}$	−0.02 (−10.76)	0 (−5.15)	−0.01 (−8.63)	−0.01 (−7.42)
24	$\gamma_{y_8 alters}$	−0.02 (−9.64)	0 (−5.15)	−0.01 (−6.55)	−0.01 (−7.18)
25	$\sigma^2_{v_{y_1}}$	0.02 (15.49)	0.02 (13.26)	0.01 (13.57)	0.01 (13.58)
26	$\sigma^2_{v_{y_2}}$	0.02 (42.39)	0.02 (21.04)	0.02 (20.57)	0.01 (17.18)
27	$\sigma^2_{v_{y_3}}$	0.02 (42.39)	0.02 (20.16)	0.02 (22.99)	0.01 (20.8)
28	$\sigma^2_{v_{y_4}}$	0.02 (42.39)	0.02 (19.82)	0.02 (23.53)	0.01 (18.12)
29	$\sigma^2_{v_{y_5}}$	0.02 (42.39)	0.02 (15.87)	0.02 (18.34)	0.01 (16.38)
30	$\sigma^2_{v_{y_6}}$	0.02 (42.39)	0.02 (19.47)	0.02 (17.57)	0.02 (18.39)
31	$\sigma^2_{v_{y_7}}$	0.02 (42.39)	0.02 (17.64)	0.02 (18.84)	0.02 (23.12)
32	$\sigma^2_{v_{y_8}}$	0.02 (42.39)	0.02 (15.04)	0.02 (15.32)	0.02 (17.41)

Anmerkungen: $N_{Kohorte1} = 5299$, $N_{Kohorte2} = 5885$, $N_{Kohorte3} = 7921$, $N_{Kohorte4} = 10123$. Schätzung: MLR unter Berücksichtigung fehlender Werte und unter Kontrolle des Alters zum ersten Analysezeitpunkt
Quelle: Eigene Berechnungen anhand SOEP v37, Wellen 2002 bis 2016

12.1 Univariate Modelle

In den vier spezifizierten Kohorten zeigen sich überwiegend signifikante Varianzen in den Wachstumsparametern, $\psi_{\alpha_y\alpha_y}$, $\psi_{\beta_y\beta_y}$ und $\psi_{\beta_y^2\beta_y^2}$. Auf der Between-Ebene des LCM-SR variieren die Individuen offenbar in den geschätzten Wachstumsverläufen. Die Kovarianzen der Random-Effekte ($\psi_{\alpha_y\beta_y}$, $\psi_{\alpha_y\beta_y^2}$ und $\psi_{\beta_y\beta_y^2}$) sind hingegen vielfach nicht signifikant, statistisch bedeutsame Zusammenhänge finden sich nur durchgängig im Hinblick auf die Kovarianzen der Random-Slopes.

Die Mittelwerte μ_{y_α}, μ_{y_β} und $\mu_{y_{\beta^2}}$ weisen in allen Kohorten auf durchschnittlich signifikante Abfälle in PCS im Zeitverlauf hin, wobei für die jüngeren Kohorten erwartungsgemäß im Durchschnitt höhere Ausgangsniveaus in PCS geschätzt werden als für die älteren Kohorten. Die durchschnittlich negativen Verläufe von PCS im Zeitverlauf sind ausgehend von den Mittelwerten in den Wachstumsparametern nur für die jüngste Kohorte 4 deutlich durch eine quadratische Veränderung geprägt. Wie bereits mehrfach betont, darf die quadratische Modellierung auf der Between-Ebene aber nicht überinterpretiert werden.[10] Ebenfalls muss an dieser Stelle beachtet werden, dass die individuellen Modellvoraussagen, die durch die Random-Effekte in Tabelle 12.4 impliziert werden, nur direkt auf Individuen übertragbar sind, die im Startalter den Wert 0 aufweisen, also Individuen der jüngsten Geburtsjahrgänge je Kohorte. Dies wird vor dem Hintergrund von Gleichung 7.11 deutlich. Grundsätzlich konstituieren sich aber auch die wachstumsspezifischen Voraussagen der Älteren innerhalb der Kohorten durch die Random-Effekte, in der hier vorgenommenen Spezifikation wird damit aber nur ein Teil der Between-Ebene aufgegriffen.[11]

Alle Kohorten kennzeichnen sich auf der Within-Ebene des LCM-SR durch stabile signifikante autoregressive Effekte $\rho_{y_t y_{t-1}}$ in den Residuen zu PCS, die sich aus den zuvor besprochenen Gleichheitsrestriktionen ergeben. Positive Residuen eines Individuums zu einem Zeitpunkt t, die nach der Berücksichtigung der Wachstumsparameter und TIC zur Voraussage von PCS resultieren, sind damit also auch mit positiven Residuen zu einem Zeitpunkt $t + 1$ assoziiert.[12] Die autoregressiven Effekte zeigen, dass die Entwicklungsverläufe der Individuen nicht alleine durch

---

[10] In diesem Zusammenhang ist es schwer zu sagen, ob der modellierte quadratische Verlauf der Veränderung in PCS substantielle inhaltliche Bedeutung hat oder eher individuelle Inkonsistenzen in der turnusmäßigen SOEP-Erhebung auffängt. Klar ist nur, dass PCS im Zeitverlauf durchschnittlich sinkt und die dahinter liegenden individuellen Verläufe nicht als strikt linear zu bezeichnen sind bzw. einzelne Richtungswechsel aufweisen.

[11] So müsste für Individuen, die vom Startalter Wert 0 abweichen, noch der Effekt des Alters zur vollständigen Voraussage der Between-Ebene des besprochenen LCM-SR addiert werden.

[12] Dies wird vor dem Hintergrund der Gleichungen 7.2 und 7.15 deutlich. Die Voraussage für PCS ergibt sich durch die Wachstumsparameter, die um das zeitpunktspezifische Residuum ergänzt werden. Das zeitpunktspezifische Residuum bezieht sich hingegen auf jene Variation in PCS, die nicht durch die Wachstumsparameter erklärt werden kann.

die für den Analysehorizont globalen Between-Effekte zu erklären sind und auch Abhängigkeiten zwischen den unerklärten Anteilen von PCS zu benachbarten Zeitpunkten bestehen. Individuelle Abweichungen in der physischen Gesundheit vom personenspezifischen Entwicklungstrend zu einem Zeitpunkt t sind nicht unabhängig von individuellen Abweichungen vom personenspezifischen Entwicklungstrend zum Zeitpunkt $t-1$. Kurz: Veränderungen in PCS auf der Individualebene zu einem Zeitpunkt $t-1$ sind nicht folgenlos für die physische Gesundheit zu einem Zeitpunkt t, unabhängig vom personenspezifischen Entwicklungstrend.

Diese Beobachtung der MGA ist insbesondere vor dem Hintergrund der in Abschnitt 3.2.1 behandelten These zu gesundheitlichen Kumulationsprozessen im Lebensverlauf plausibel, die auch aus vergangener Forschung bekannt ist. So bringen die stabilen autoregressiven Effekte zum Ausdruck, dass jegliche zurückliegende Veränderungen in der Gesundheit den diesbezüglichen Fortentwicklungsprozess auf der Individualebene mitbestimmen, unabhängig von einer globalen Betrachtung eines gesundheitlichen Entwicklungsprozesses eines Individuums. Dabei schließen die autoregressiven Effekte nicht das Modell kritischer Perioden aus, welches vor dem Hintergrund der Gleichheitsrestriktionen für die autoregressiven Effekte aber weniger augenscheinlich in den hier analysierten Daten auftritt.

Erwartungsgemäß weist das Startalter zum Analysebeginn, dargestellt als $\gamma_{y_t, alters}$, zu allen Zeitpunkten und in allen Kohorten einen signifikant negativen Wert auf. Dieser Effekt ist aus nahezu jeglicher Forschung zur physischen Gesundheit gut bekannt. Ähnlich wie der autoregressive Effekt lässt sich das Startalter als TIC im Modell auch als eine Korrektur der Voraussage von PCS auf alleiniger Basis der Wachstumsparameter interpretieren.[13] Auch dies wird vor dem Hintergrund von Gleichung 7.11 deutlich, nach welcher sich die Voraussage durch die Wachstumsparameter, das Residuum und weitere TICs konstituiert. Ein höheres Alter zum Startzeitpunkt der Analyse führt damit, ausgehend von den Zeilen 17 bis 24 in Tabelle 12.4, zu einer Verschiebung der Modellvoraussage in einen niedrigeren Bereich als ohne die Berücksichtigung des Alters. Die Schätzungen auf Within-Ebene des Modells bleiben davon unberührt.

Abschließend kann für alle Zeitpunkte und Kohorten von vergleichbaren Fehlervarianzen für PCS ausgegangen werden, auch wenn diese laut vorherigen LRT nicht gleichgesetzt werden sollten. Unter Berücksichtigung sowohl der Between- als auch der Within-Ebene bleibt Spielraum für weitere Aufklärungen der Modellvoraussagen und der tatsächlichen Ausprägungen für PCS.

---

[13] Wie oben bereits erläutert, ist diese zusätzliche Berücksichtigung des Alterseffekts für Personen mit einem Startalter 0 irrelevant.

12.1 Univariate Modelle

Visuelle Betrachtung

Die Bedeutsamkeit der Modellparameter lässt sich durch die Betrachtung der visuellen Implikationen des Modells näher hervorheben. Abbildung 12.1 zeigt einerseits die durch das Modell vorausgesagte durchschnittliche Entwicklung der logarithmierten Werte von PCS im Analysezeitraum („Time") für die vier Kohorten (Linientyp *dashed*, „Pre. (M.)"). Linien des Typs *solid* heben die vorausgesagten Entwicklungen auf Ebene der Individuen aus dem Analysesample hervor („Pre. (Ind.)"), stellen also deren Lebensverläufe im Beobachtungszeitraum dar. Die Linien *dotted* verweisen zum Vergleich auf die durchschnittliche empirische Entwicklung von PCS in den SOEP-Daten in den vier Kohorten hin („Emp. (M.)").[14] Deutlich wird der durchschnittliche Abfall der physischen Gesundheit im Zeitverlauf, wobei die

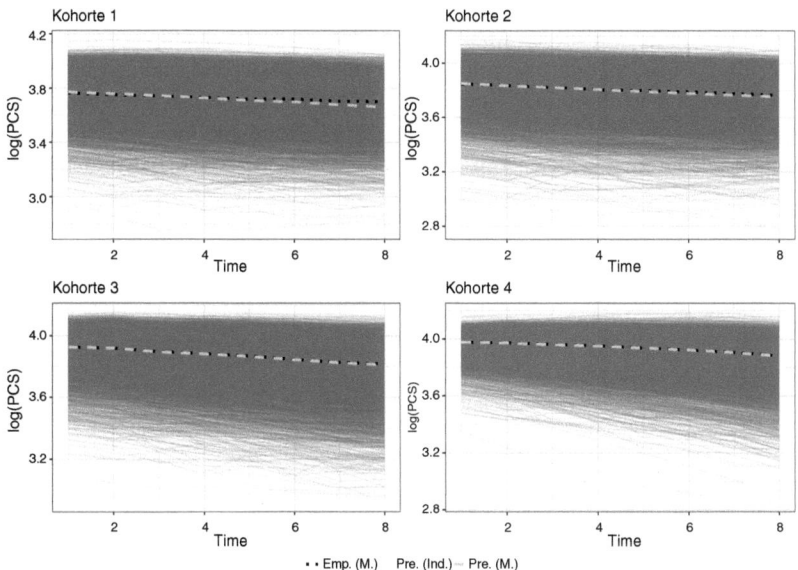

Abbildung 12.1 Modellbasierte Voraussage der durchschnittlichen Entwicklung von log(PCS), kohorten- und zeitpunktspezifisch. (Anmerkungen: Pre. (M.) = Modellbasierte Voraussage der durchschnittlichen Entwicklung, Emp. (M.) = Empirische durchschnittliche Entwicklung, Pre. (Ind.) = Modellbasierte Voraussage auf Individualebene, Quelle: Eigene Berechnung anhand SOEP v37, Wellen 2002 bis 2016)

---

[14] Abweichungen zwischen den modellspezifischen und empirischen durchschnittlichen Entwicklungsverläufen resultieren an diesem Punkt in weiten Teilen aus der FIML-Schätzung des LCM-SR.

Trends in allen Kohorten ähnlich ausfallen. Charakteristisch für die Unterschiede in den Kohorten sind allerdings in erster Linie die unterschiedlichen Ausgangsniveaus in PCS, welche in Tabelle 12.4 durch die Zeile 7 des Parameters μ_{y_α} zum Ausdruck kommen. Sehr gut erkennbar ist zudem die deutliche Variation der Entwicklungsverläufe der Individuen.

Insgesamt sind die visuellen Darstellungen der durchschnittlichen Entwicklungen vergleichbar mit jenen aus den deskriptiven Analysen. Unterschiede sind insbesondere in den individuellen Entwicklungsprozessen zu erkennen, die durch die LCM-SR Schätzung idealtypischer wirken als in den empirischen Daten.

Die Bedeutsamkeit des Alters zum Startpunkt der Analyse kommt durch Abbildung 12.2 zum Ausdruck. Dargestellt sind erneut die durchschnittlichen Modellvoraussagen auf Basis der Wachstumsparameter, Alterseffekte und autoregressiven Effekte. Individuelle Entwicklungsverläufe werden in der Darstellung ausgeblendet. Anders als in der vorherigen Abbildung werden die durchschnittlichen zeitpunktspezifischen Modellvoraussagen nun getrennt für die 10 Geburtsjahrgänge innerhalb der vier Kohorten abgebildet. Über alle Kohorten hinweg kommt ein Altersgradient in der durchschnittlichen Entwicklung von PCS zum Ausdruck, der allerdings nicht in allen Kohorten gleichermaßen stark ausfällt. Insbesondere Individuen in der

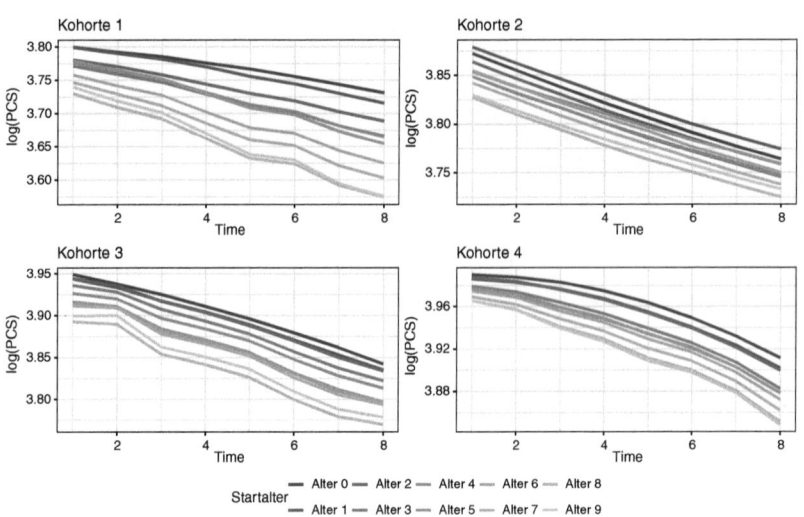

Abbildung 12.2 Modellbasierte Voraussage der durchschnittlichen Entwicklung von log(PCS) nach Startalter, kohortenspezifisch. (Quelle: Eigene Berechnung anhand SOEP v37, Wellen 2002 bis 2016)

12.1 Univariate Modelle

ältesten Kohorte werden bei einem hohen Startalter deutlich in einen negativeren Bereich von PCS über den Analysezeitraum hinweg korrigiert. Generell wird an diesem Punkt die Bedeutsamkeit der Alterskontrolle im Modell augenscheinlich. So reicht eine Differenzierung nach Kohorten nicht aus, um die altersspezifischen Unterschiede in den PCS-Entwicklungen aufzufangen. Die unterschiedlichen Entwicklungsverläufe je nach Startalter über die Kohorten hinweg zeigen zudem, dass selbst eine engere Eingrenzung der Kohorten die Altersunterschiede nur bedingt eliminieren könnte.

Während die bisherigen Darstellungen die Ergebnisse der MGA separiert für die Kohorten präsentieren, verbindet Abbildung 12.3 die geschätzten durchschnittlichen Entwicklungsverläufe („Pre. (M.)") in PCS auf einer gemeinsamen Zeitachse für das Alter. Zusätzlich sind für jede Kohorte zufällig ausgewählte individuelle Lebensverläufe („Individuen") für den Analysezeitraum integriert, um den Unterschied zwischen durchschnittlichen Voraussagen und individuellen Verläufen zu illustrieren. Ebenfalls abgebildet sind die durchschnittlichen empirischen Entwicklungen („Emp. (M.)") je Kohorte. Insgesamt wird erkennbar, inwiefern das Modell

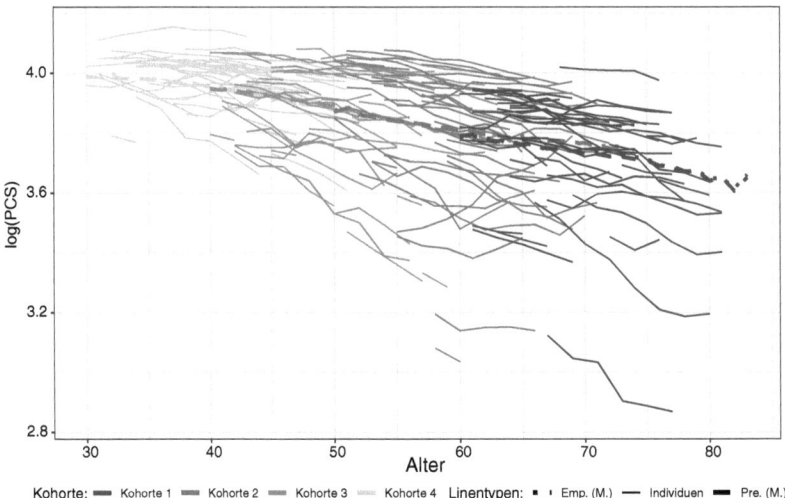

Abbildung 12.3 Modellbasierte Voraussage der durchschnittlichen Entwicklung von log(PCS), kohorten- und altersspezifisch. (Anmerkungen: Emp. (M.) = Empirische durchschnittliche Entwicklung, Individuen = Empirische Entwicklungen zufälliger Individuen, Pre. (M.) = Modellbasierte Voraussage der durchschnittlichen Entwicklung, Quelle: Eigene Berechnung anhand SOEP v37, Wellen 2002 bis 2016)

trotz getrennt analysierter Kohorten dazu in der Lage ist, durchschnittliche Entwicklungsniveaus über verschiedene, kohortenübergreifende Lebensphasen hinweg vorauszusagen und dabei durch Überschneidungen in den Altersspannen der Kohorten gleichzeitig Kohortenunterschiede für gleiche Alterskategorien aufzuzeigen. Dabei sind die Befunde weiterhin vergleichbar zu jenen aus der deskriptiven Analyse. So zeigen sich im Rahmen des Indikators PCS nur geringfügige Unterschiede in den sich überschneidenden Lebensphasen, auch die durchschnittlichen Entwicklungstrends sind vergleichsweise konsistent. Auffallend ist das tendenziell höhere Entwicklungsniveau von PCS in Kohorte 2 gegenüber der ältesten Kohorte 1. Dies lässt Spielraum für die Annahme, aktuell jüngere Kohorten könnten in späteren Lebensphasen höhere gesundheitliche Ausgangsniveaus in PCS aufweisen als die aktuell älteste Kohorte. Im Hinblick auf das vorliegende empirische Datenmaterial lässt sich dies aber nicht endgültig bestätigen.

Zur abschließenden Beschreibung der MGA für PCS richtet sich der Fokus in Abbildung 12.4 auf die Individualebene der Modellvoraussage. Dadurch wird das Verständnis für die Modellschätzung und Voraussage des LCM-SR noch einmal besonders augenscheinlich. Gezeigt ist ein zufälliges Individuum aus Kohorte 4, für das einerseits der empirische Entwicklungsverlauf in PCS dargestellt ist („Empirisch"), andererseits aber auch modellbasierte Voraussagen, die entweder nur die Wachstumsparameter des LCM-SR berücksichtigen („Wachstum"), die Wachstumsparameter inklusive Alterskontrolle („Wachstum + Alter") oder alle genutzten Modellparameter inklusive autoregressivem Effekt („AR").

Die Darstellung zeigt eingängig, inwiefern sich die LCM-SR Schätzung von den beobachtbaren empirischen Entwicklungsverläufen der Individuen unterscheidet. So zeigt sich für das Individuum im hier vorliegenden Fall empirisch zunächst ein Abfall der Gesundheit vom Zeitpunkt $t = 1$ zu $t = 2$, anschließend kommt es zu einem Anstieg hin zu $t = 3$, danach lässt sich erneut ein Abfall bei $t = 4$ erkennen. Die geschätzte Wachstumskurve stellt nun eine Annäherung dieses wechselhaften Verlaufs über den Analysezeitraum dar, der durch den spezifizierten quadratischen Verlauf eine Richtungsänderung berücksichtigt. Die Kontrolle für das Alter senkt das Niveau dieser globalen Wachstumskurve des Individuums (Between-Ebene) zeitpunktspezifisch, wodurch die Anpassung für PCS zu den einzelnen Analysezeitpunkten verbessert werden soll. So hebt die Abbildung hervor, dass die isoliert betrachtete Wachstumskurve auf den Gesamtverlauf des Individuums in PCS gerichtet ist und zwischenzeitliche Schwankungen vor dem Hintergrund der Spezifikation des Wachstums geglättet werden. Der autoregressive Effekt führt nun zu einer weiteren Anpassung an die zeitpunktspezifischen Messungen, indem die Voraussage auf Between-Ebene um Informationen zur Variation von PCS auf Within-Ebene ergänzt wird. Positive Abweichungen der Modellvoraussage auf Basis der Between-Ebene

12.1 Univariate Modelle

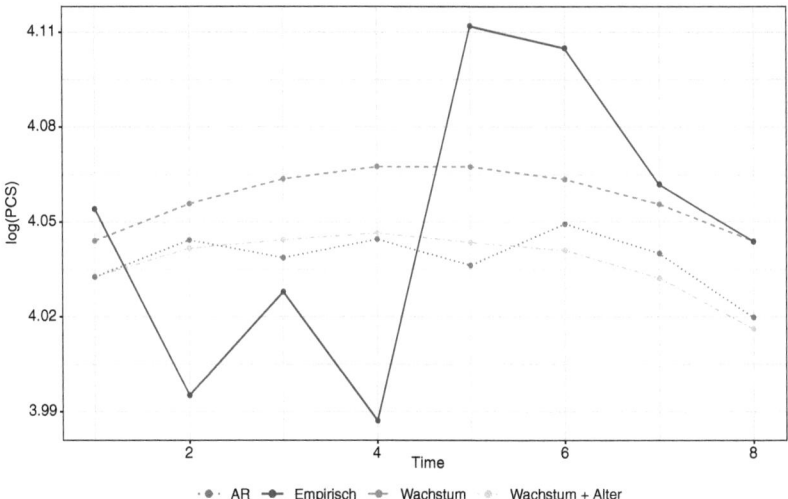

Abbildung 12.4 Ausgewählte Varianten modellbasierter Voraussagen eines zufällig ausgewählten Individuums aus Kohorte 4. (Anmerkung: AR = Modellbasierte Voraussage unter Berücksichtigung aller Modellparameter, Empirisch = Empirische individuelle Ausprägungen, Wachstum = Modellbasierte Voraussage unter alleiniger Berücksichtigung der Wachstumsparameter, Wachstum + Alter = Modellbasierte Voraussage unter Berücksichtigung der Wachstumsparameter und Alterseffekte, Quelle: Eigene Berechnung anhand SOEP v37, Wellen 2002 bis 2016)

von den empirischen Messungen zu einem Zeitpunkt t führen zu positiven Korrekturen der Voraussage zum Zeitpunkt $t + 1$ (und umgekehrt).

12.1.2 Ergebnisse: Mentale Gesundheit

Modellbildung: Between-Ebene
Analog zum Vergleich der GOF-Indizes der Wachstumskurvenmodelle für PCS zeigt sich in Tabelle 12.5 auch beim Gesundheitsindikator MCS die beste Modellanpassung im Modell mit linearem quadratischen Slope. Das IO-Modell schneidet ausgehend vom skalierten χ^2-Wert erneut deutlich schlechter ab als die alternativen Modellvarianten. Die freie Parameterschätzung für die Wachstumsverläufe ist wiederum besser geeignet als eine lineare Modellierung. Genau wie bei PCS sind die individuellen Wachstumskurven in MCS offenbar geprägt von einzelnen Rich-

Tabelle 12.5 Vergleich der Goodness-of-Fit Indizes der Wachstumskurvenmodellierungen zu log(MCS), kohortenspezifisch

	χ^2	df	BIC	CFI	TLI	1−RMSEA
Kohorte 1						
Intercept Only	313.45	34.00	−8862.86	0.93	0.92	0.04
Linear Growth	121.70	31.00	−9146.67	0.98	0.97	0.02
Linear Quadratic Growth	53.62	27.00	−9223.87	0.99	0.99	0.01
Free Growth	105.24	25.00	−9148.11	0.98	0.97	0.02
Kohorte 2						
Intercept Only	350.93	34.00	−11286.56	0.92	0.91	0.04
Linear Growth	138.60	31.00	−11627.36	0.97	0.97	0.02
Linear Quadratic Growth	65.01	27.00	−11712.85	0.99	0.99	0.01
Free Growth	134.17	25.00	−11601.25	0.97	0.96	0.03
Kohorte 3						
Intercept Only	392.95	34.00	−10790.93	0.93	0.92	0.04
Linear Growth	139.13	31.00	−11179.78	0.98	0.97	0.02
Linear Quadratic Growth	84.85	27.00	−11231.35	0.99	0.98	0.02
Free Growth	111.80	25.00	−11182.53	0.98	0.97	0.02
Kohorte 4						
Intercept Only	331.44	34.00	−10351.73	0.93	0.92	0.03
Linear Growth	127.57	31.00	−10678.76	0.98	0.97	0.02
Linear Quadratic Growth	60.95	27.00	−10753.00	0.99	0.99	0.01
Free Growth	115.91	25.00	−10657.77	0.98	0.97	0.02

Anmerkungen: $N_{Kohorte1} = 5299$, $N_{Kohorte2} = 5885$, $N_{Kohorte3} = 7921$, $N_{Kohorte4} = 10123$. Schätzung: MLR unter Berücksichtigung fehlender Werte und unter Kontrolle des Alters zum ersten Analysezeitpunkt
Quelle: Eigene Berechnungen anhand SOEP v37, Wellen 2002 bis 2016

tungswechseln in den Entwicklungsverläufen, was an dieser Stelle trotz der weniger stark ausgeprägten Dynamik von MCS im Zeitverlauf aber nicht überrascht.

Modellbildung: Within-Ebene und Alterseffekt
Ebenfalls sehr ähnlich zu den LRT im Rahmen von PCS weisen diese auch bei MCS in Tabelle 12.6 darauf hin, dass die Aufnahme eines autoregressiven Effektes auf Ebene der Residuen das LCM mit quadratischem Wachstumsprozess erheblich verbessert. Auch MCS ist in den SOEP-Daten damit offenbar nicht alleine durch Wachstumskurven optimal abzubilden, zeitpunktspezifische Dynamiken auf der Within-Ebene spielen eine Rolle. Ausgehend von dem Modellvergleich kann zudem erneut eine Gleichheitsrestriktion für die autoregressiven Effekte beibehalten

12.1 Univariate Modelle

Tabelle 12.6 Likelihood-Ratio-Tests zu log(MCS), kohortenspezifisch

	df	AIC	BIC	χ^2	χ^2_{Diff}	df_{Diff}	p-Value
Kohorte 1							
ρ_{AR} Free	20.00	−9425.78	−9215.37	33.88	25.62	7.00	0.00
ρ_{AR} Equal	26.00	−9414.79	−9243.83	56.88	11.26	6.00	0.08
σ_v^2 Equal	32.00	−9416.21	−9284.70	67.46	2.60	6.00	0.86
γ_{alters} Equal	39.00	−9362.12	−9276.64	135.54	32.00	13.00	0.00
Kohorte 2							
ρ_{AR} Free	20.00	−11937.73	−11723.96	33.75	36.83	7.00	0.00
ρ_{AR} Equal	26.00	−11935.44	−11761.76	48.04	7.25	6.00	0.30
σ_v^2 Equal	32.00	−11819.31	−11685.70	176.18	31.03	6.00	0.00
γ_{alters} Equal	33.00	−11887.01	−11760.09	110.47	69.39	7.00	0.00
Kohorte 3							
ρ_{AR} Free	20.00	−11463.33	−11240.06	62.71	36.12	7.00	0.00
ρ_{AR} Equal	26.00	−11452.33	−11270.92	85.71	11.02	6.00	0.09
σ_v^2 Equal	32.00	−11447.99	−11308.44	102.06	3.64	6.00	0.73
γ_{alters} Equal	39.00	−11409.61	−11318.90	154.44	26.49	13.00	0.01
Kohorte 4							
ρ_{AR} Free	20.00	−10987.22	−10756.10	32.83	35.00	7.00	0.00
ρ_{AR} Equal	26.00	−10984.44	−10796.66	47.60	7.54	6.00	0.27
σ_v^2 Equal	32.00	−10961.43	−10816.98	82.62	6.54	6.00	0.37
γ_{alters} Equal	39.00	−10931.58	−10837.69	126.46	26.20	13.00	0.00

Anmerkungen: $N = 5299$. Schätzung: MLR unter Berücksichtigung fehlender Werte und unter Kontrolle des Alters zum ersten Analysezeitpunkt
Quelle: Eigene Berechnungen anhand SOEP v37, Wellen 2002 bis 2016

werden, dies gilt für alle Kohorten. Anders als in den LRT für PCS stellen sich bei MCS allerdings auch Gleichheitsrestriktionen für die zeitpunktspezifischen Fehlervarianzen $\sigma_{v_{x_t}}^2$ als mit den Daten vereinbar heraus (eine Ausnahme bildet Kohorte 2). Alterseffekte können wiederum in keiner Kohorte ohne eine signifikante Verschlechterung des Modells gleichgesetzt werden.

Modellbildung: Univariate MGA
Auch der inhaltlichen Interpretation der multiplen Gruppenanalyse zu MCS gehen LRT voraus, um auf Konstruktebene Unterschiede in den Kohorten zu identifizieren. Ausgehend von Tabelle 12.7 führen Restriktionen zu den Mittelwerten (μ_{x_α}, μ_{x_β} und $\mu_{x_{\beta2}}$) der Random-Effekte zu Modellverschlechterungen, was vor dem Hintergrund der deskriptiven Analysen nicht überrascht. So hat sich bereits herausgestellt, dass die mentale Gesundheit in verschiedenen Lebensabschnitten, die

Tabelle 12.7 Likelihood-Ratio-Tests zu log(MCS), multiple Gruppenanalyse

	df	AIC	BIC	χ^2	χ^2_{Diff}	df_{Diff}	p-Value
μ_α Equal	125.00	−43720.05	−43032.57	347.18	46.94	3.00	0.00
μ_β Equal	125.00	−43735.06	−43047.58	332.18	32.44	3.00	0.00
μ_{β^2} Equal	125.00	−43707.45	−43019.97	359.78	61.98	3.00	0.00
Modell „μ"	122.00	−43761.06	−43048.73	300.18	0.00	0.00	
$\psi_{\alpha\alpha}$ Equal	125.00	−43754.89	−43067.41	312.34	5.96	3.00	0.11
$\psi_{\beta\beta}$ Equal	125.00	−43764.73	−43077.25	302.51	1.21	3.00	0.75
$\psi_{\beta^2\beta^2}$ Equal	125.00	−43763.34	−43075.86	303.90	1.81	3.00	0.61
Modell „$\psi 1$"	131.00	−43749.87	−43112.09	329.37	12.99	9.00	0.16
$\psi_{\alpha\beta}$ Equal	134.00	−43745.27	−43132.34	339.96	4.84	3.00	0.18
$\psi_{\alpha\beta^2}$ Equal	134.00	−43749.89	−43136.96	335.35	3.17	3.00	0.37
$\psi_{\beta\beta^2}$ Equal	134.00	−43745.70	−43132.77	339.53	5.34	3.00	0.15
Modell „$\psi 2$"	140.00	−43720.42	−43157.18	376.81	21.69	9.00	0.01
ρ_{AR} Equal	143.00	−43714.76	−43176.37	388.48	5.24	3.00	0.15
σ_v^2 Equal	144.00	−43683.73	−43153.62	421.51	8.66	4.00	0.07
γ_{alters} Equal	164.00	−43622.00	−43257.55	523.24	148.25	24.00	0.00
Finales Modell	143.00	−43714.76	−43176.37	388.48	5.24	3.00	0.15

Anmerkungen: $N_{Kohorte1} = 5299$, $N_{Kohorte2} = 5885$, $N_{Kohorte3} = 7921$, $N_{Kohorte4} = 10123$. Schätzung: MLR unter Berücksichtigung fehlender Werte und unter Kontrolle des Alters zum ersten Analysezeitpunkt. Modell „μ", Modell „$\psi 1$" und Modell „$\psi 2$" beziehen sich auf die Vergleichsmodelle für die jeweils folgenden LRT, siehe Spalte „Anmerkungen" in Tabelle 11.1
Quelle: Eigene Berechnungen anhand SOEP v37, Wellen 2002 bis 2016

durch die Kohorten abgebildet werden, unterschiedliche Ausgangsniveaus aufweist. Die Varianzen $\psi_{x_\alpha x_\alpha}$, $\psi_{x_\beta x_\beta}$ und $\psi_{x_{\beta^2} x_{\beta^2}}$ können hingegen gleichgesetzt werden. Selbiges trifft für die Kovarianzen $\psi_{x_\alpha x_\beta}$, $\psi_{x_\alpha x_{\beta^2}}$ und $\psi_{x_\beta x_{\beta^2}}$ zu. Hinsichtlich der Between-Ebene zeigt sich damit ein anderes Muster als in der Variable PCS, die für MCS in der (Ko-)Varianzstruktur offenbar von einer höheren Stabilität über die Kohorten hinweg geprägt ist.

Eine Gleichsetzung der autoregressiven Effekte über die Kohorten hinweg, die kohortenintern bereits gleichgesetzt sind, ist mit den empirischen Daten erneut in Analogie zu den Ergebnissen zu PCS kompatibel. Da sich im Rahmen der kohortenspezifischen Modelle zudem Gleichheitsrestriktionen für die zeitpunktspezifischen Fehlervarianzen in weiten Teilen als mit den Daten vereinbar herausgestellt haben, können auch diese über die Kohorten hinweg auf Gleichheit geprüft werden. Diese

12.1 Univariate Modelle

Restriktion kann ausgehend vom LRT für die Kohorten 1, 3 und 4 beibehalten werden.[15] Alterseffekte können hingegen nicht gleichgesetzt werden.

Finale univariate Modellvariante: Interpretation
Die finale Modellvariante zu MCS weist im multiplen Gruppenvergleich mit einem $\chi^2(143) = 186.774$, $p = 0.008$, BIC von -43382, CFI von 0.997, TLI von 0.997, RMSEA von 0.009 und SRMR von 0.034 erneut eine sehr gute Modellanpassung auf und ist in den inhaltlich bedeutsamen Parametern in Tabelle 12.8 dargestellt.

Auch bei MCS zeigen sich in den vier betrachteten Kohorten in der finalen Modellvariante überwiegend signifikante Mittelwerte und Varianzen in den Wachstumsparametern μ_{x_α}, μ_{x_β}, $\mu_{x_{\beta^2}}$, $\psi_{\alpha_x \alpha_x}$, $\psi_{\alpha_x \beta_x}$, $\psi_{\alpha_x \beta_x^2}$ und $\psi_{\beta_x \beta_x^2}$. Die Vielzahl an Gleichheitsrestriktionen für die Random-Effekte im MCS-Konstrukt sind also nicht nur durch statistisch unbedeutende Effekte bedingt.[16] Lediglich Kohorte 3 weist in den Mittelwerten der Random-Slopes keine signifikanten Werte auf, die offenbar dennoch zwischen den Individuen variieren.[17] Unter isolierter Betrachtung der durchschnittlichen Random-Effekte, die auch hier nur direkt auf Individuen mit einem Startalter 0 zu übertragen sind, fällt im Kontrast zu den Ergebnissen zu PCS ein Anstieg der individuellen Ausgangsniveaus (μ_{x_α}) von den jüngeren Kohorten hin zu den älteren auf. Dies entspricht den bereits in Kapitel 10 beschriebenen Beobachtungen der SOEP-Datenbasis, nach welchen sich die mentale Gesundheit im Lebensverlauf tendenziell verbessert.

Die zumeist signifikanten linearen und quadratischen Random-Slopes, die über die Kohorten hinweg nicht immer das gleiche Vorzeichen aufweisen, machen auf komplexere Veränderungsmuster von MCS im Zeitverlauf aufmerksam. Dies wurde ebenfalls bereits in der deskriptiven Darstellung deutlich. Grundsätzlich zeichnet sich durch die Parameter in Tabelle 12.8 ein Anstieg von MCS in jüngeren Kohorten und ein Abfall in der ältesten Kohorte ab, wobei diese Veränderungen einer nichtlinearen Logik folgen, die eher schwach ausgeprägt ist. Anders als in der Betrachtung der PCS-Entwicklungen erscheint hier eine visuelle Evaluation der Ergebnisse

---

[15] In den weiteren Modellvarianten wird auf die Gleichheitsrestriktion der Fehlervarianzen über die Kohorten hinweg dennoch verzichtet, da diese in Kombination mit den Restriktionen zu den AR-Effekten zu einer deutlichen Verschlechterung des finalen Modells führt.

[16] Oftmals sind Gleichheitsrestriktionen, die zu keinen Modellverschlechterungen führen, in Wachstumskurvenmodellierung durch Parameter bedingt, die nicht statistisch signifikant von dem Wert 0 abweichen.

[17] Ein nicht-signifikanter Mittelwert in einem Wachstumsparameter bei einer gleichzeitig signifikanten Varianz lässt darauf schließen, dass sich die Individuen im jeweiligen Parameter unterscheiden, allerdings verteilt um den Wert 0. Auch damit wird erneut klar, dass von den Mittelwerten der Random-Effekte nicht zwingend auf Wachstumsverläufe der Individuen geschlossen werden kann.

Tabelle 12.8 Multiple Gruppenanalyse zum finalen univariaten LCM-SR für die Variable log(MCS)

	Parameter	Kohorte 1	Kohorte 2	Kohorte 3	Kohorte 4
1	$\psi_{\alpha_x \alpha_x}$	0.02 (21.35)	0.02 (21.35)	0.02 (21.35)	0.02 (21.35)
2	$\psi_{\beta_x \beta_x}$	0.01 (3.44)	0.01 (3.44)	0.01 (3.44)	0.01 (3.44)
3	$\psi_{\beta_x^2 \beta_x^2}$	0 (2.25)	0 (2.25)	0 (2.25)	0 (2.25)
4	$\psi_{\alpha_x \beta_x}$	0 (−1.32)	0 (−1.32)	0 (−1.32)	0 (−1.32)
5	$\psi_{\alpha_x \beta_x^2}$	0 (−1.16)	0 (−1.16)	0 (−1.16)	0 (−1.16)
6	$\psi_{\beta_x \beta_x^2}$	0 (−2.4)	0 (−2.4)	0 (−2.4)	0 (−2.4)
7	μ_{x_α}	3.92 (607.97)	3.88 (624.09)	3.88 (715.69)	3.87 (612.58)
8	μ_{x_β}	0.04 (4.9)	−0.02 (−2.34)	0 (0.26)	−0.02 (−2.22)
9	$\mu_{x_{\beta^2}}$	−0.01 (−4.36)	0.02 (6.15)	0 (0.32)	0.01 (3.83)
10	$\rho_{x_2 x_1}$	0.1 (9.62)	0.1 (9.62)	0.1 (9.62)	0.1 (9.62)
11	$\rho_{x_3 x_2}$	0.1 (9.62)	0.1 (9.62)	0.1 (9.62)	0.1 (9.62)
12	$\rho_{x_4 x_3}$	0.1 (9.62)	0.1 (9.62)	0.1 (9.62)	0.1 (9.62)
13	$\rho_{x_5 x_4}$	0.1 (9.62)	0.1 (9.62)	0.1 (9.62)	0.1 (9.62)
14	$\rho_{x_6 x_5}$	0.1 (9.62)	0.1 (9.62)	0.1 (9.62)	0.1 (9.62)
15	$\rho_{x_7 x_6}$	0.1 (9.62)	0.1 (9.62)	0.1 (9.62)	0.1 (9.62)
16	$\rho_{x_8 x_7}$	0.1 (9.62)	0.1 (9.62)	0.1 (9.62)	0.1 (9.62)
17	$\gamma_{x_1 alters}$	0 (0.31)	0 (3.41)	0 (0.7)	0 (−0.35)
18	$\gamma_{x_2 alters}$	0 (0.01)	0.01 (5.39)	0 (1.3)	0 (2.39)
19	$\gamma_{x_3 alters}$	0 (−2.69)	0.01 (8.03)	0 (1.22)	0 (1.98)
20	$\gamma_{x_4 alters}$	0 (−3.23)	0.01 (9.38)	0 (3.04)	0 (3.12)
21	$\gamma_{x_5 alters}$	−0.01 (−5.31)	0.01 (6.48)	0 (0.45)	0 (0.39)
22	$\gamma_{x_6 alters}$	−0.01 (−7.46)	0 (4.29)	0 (−0.81)	0 (−0.4)
23	$\gamma_{x_7 alters}$	−0.01 (−5.11)	0 (2.47)	0 (2.1)	0 (−0.63)
24	$\gamma_{x_8 alters}$	0 (−2.68)	0 (−0.04)	0 (3.95)	0 (1)
25	$\sigma^2_{v_{x_1}}$	0.03 (13.44)	0.03 (10.29)	0.03 (15.66)	0.03 (14.8)
26	$\sigma^2_{v_{x_2}}$	0.03 (31.67)	0.03 (11.69)	0.03 (35.8)	0.03 (34.97)
27	$\sigma^2_{v_{x_3}}$	0.03 (31.67)	0.03 (15.43)	0.03 (35.8)	0.03 (34.97)
28	$\sigma^2_{v_{x_4}}$	0.03 (31.67)	0.02 (18.17)	0.03 (35.8)	0.03 (34.97)
29	$\sigma^2_{v_{x_5}}$	0.03 (31.67)	0.03 (13.59)	0.03 (35.8)	0.03 (34.97)
30	$\sigma^2_{v_{x_6}}$	0.03 (31.67)	0.02 (14.83)	0.03 (35.8)	0.03 (34.97)
31	$\sigma^2_{v_{x_7}}$	0.03 (31.67)	0.02 (16.6)	0.03 (35.8)	0.03 (34.97)
32	$\sigma^2_{v_{x_8}}$	0.03 (31.67)	0.02 (12.21)	0.03 (35.8)	0.03 (34.97)

Anmerkungen: $N_{Kohorte1} = 5299$, $N_{Kohorte2} = 5885$, $N_{Kohorte3} = 7921$, $N_{Kohorte4} = 10123$. Schätzung: MLR unter Berücksichtigung fehlender Werte und unter Kontrolle des Alters zum ersten Analysezeitpunkt
Quelle: Eigene Berechnungen anhand SOEP v37, Wellen 2002 bis 2016

12.1 Univariate Modelle

vielversprechend, um die Implikationen der Modellparameter besser einschätzen zu können. Zu den Schwierigkeiten der rein parameterbasierten Modellinterpretation tragen auch die Alterseffekte $\gamma_{x_t alters}$ in den Zeilen 17 bis 24 bei, die zeitpunktspezifisch über die Kohorten uneinheitlich ausfallen. So deutet sich für die ältesten Kohorte ein negativer Effekt des Startalters zu späteren Zeitpunkten an, in den jüngeren Kohorten ist der Effekt zumeist positiv, vielfach aber auch nicht signifikant.

Die über die Zeitpunkte und Kohorten hinweg zeitkonstanten autoregressiven Effekte $\rho_{x_t x_{t-1}}$ auf der Within-Ebene des Modells weisen erneut eine signifikante Erklärungskraft auf, sodass auch hier die Bedeutsamkeit sowohl von Wachstumsprozessen als auch autoregressiven Prozessen bestätigt werden kann. Letztendlich lassen sich hier die Interpretationen von PCS übertragen. Auch für MCS als Gesundheitsindikator ist eine lebensverlaufsbezogene Abhängigkeit von kurzfristig zurückliegenden Ereignissen, die zu Veränderungen in MCS geführt haben, erwartbar, die über die Entwicklungsprozesse im gesamten Beobachtungszeitraum hinausgeht.

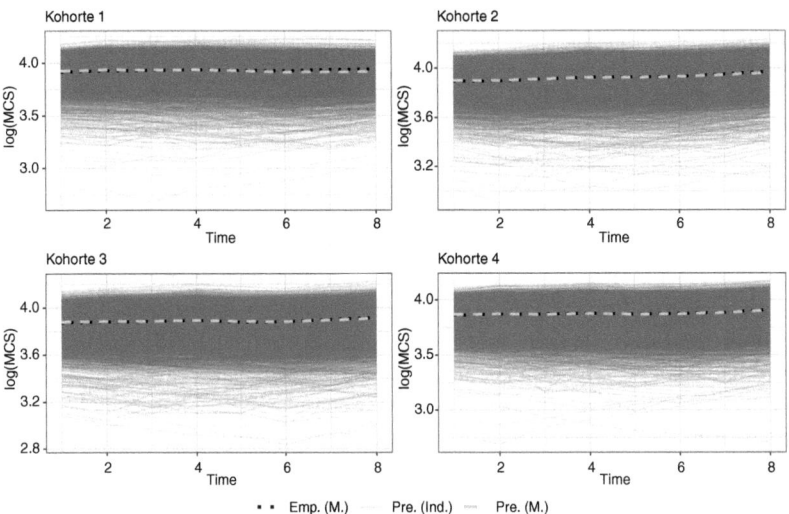

Abbildung 12.5 Modellbasierte Voraussage der durchschnittlichen Entwicklung von log(MCS), kohorten- und zeitpunktspezifisch. (Anmerkungen: Pre. (M.) = Modellbasierte Voraussage der durchschnittlichen Entwicklung, Emp. (M.) = Empirische durchschnittliche Entwicklung, Pre. (Ind.) = Modellbasierte Voraussage auf Individualebene, Quelle: Eigene Berechnung anhand SOEP v37, Wellen 2002 bis 2016)

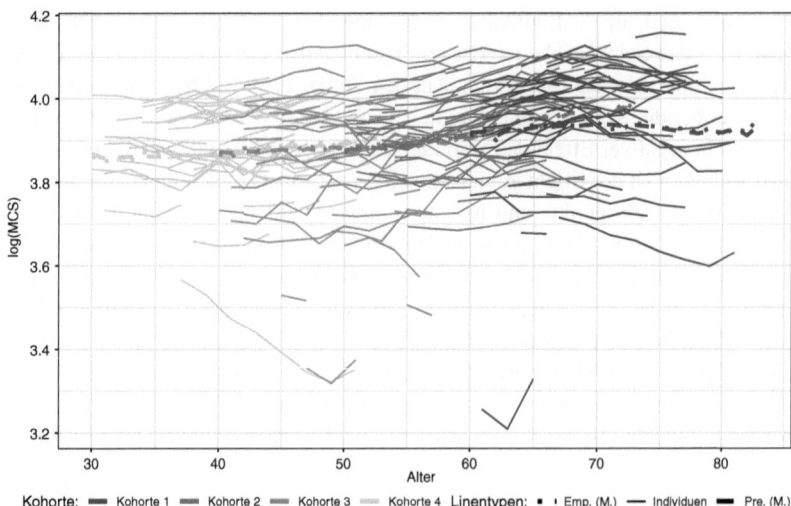

Abbildung 12.6 Modellbasierte Voraussage der durchschnittlichen Entwicklung von log(MCS), kohorten- und altersspezifisch. (Anmerkungen: Emp. (M.) = Empirische durchschnittliche Entwicklung, Individuen = Empirische Entwicklungen zufälliger Individuen, Pre. (M.) = Modellbasierte Voraussage der durchschnittlichen Entwicklung, Quelle: Eigene Berechnung anhand SOEP v37, Wellen 2002 bis 2016)

Visuelle Betrachtung

Abbildung 12.5 verdeutlicht die Implikationen der Random-Effekte aus Tabelle 12.8. So kommt in allen Kohorten über den Analysezeitraum hinweg insgesamt ein positiver Trend in MCS zum Ausdruck. Unter Betrachtung der altersspezifischen durchschnittlichen Entwicklung in einer gemeinsamen Darstellung für die vier Kohorten in Abbildung 12.6 zeigt sich allerdings, dass der Entwicklungsverlauf in MCS in der ältesten Kohorte verschiedene Richtungswechsel aufweist. Substantielle Interpretationen sind vor dem Hintergrund der niedrigeren Fallzahlen in hohen Alterskategorien der Kohorte 1 und den zu erwartenden selektiven Ausfällen der Befragten im SOEP aber fraglich, obwohl ein Rückgang der mentalen Gesundheit in hohen Alterskategorien bekannt ist. Ein genereller durchschnittlicher Anstieg der mentalen Gesundheit im Lebensverlauf ist also nicht von der Hand zu weisen, wobei gleichzeitig Unterschiede zwischen den Kohorten in den Überschneidungen auf der Altersachse hervorstechen. So deuten sich trotz ähnlicher Trends höhere Niveaus für Individuen in den jüngeren Kohorten an, insbesondere Kohorte 2 bewegt sich auf einem höheren Grundniveau als die älteste Kohorte 1. Dabei sind die Unterschiede allerdings schwach ausgeprägt. Resümierend lässt sich im Gegensatz zu

PCS ein komplexerer Entwicklungsverlauf sowohl in der zeitpunktspezifischen als auch altersspezifischen Betrachtung festhalten, wobei die Dynamik in MCS nicht mit jener in PCS vergleichbar ist.

12.1.3 Ergebnisse: Einkommensposition

Modellbildung: Between-Ebene
Drittes zeitvariantes Konstrukt im LCM-SR ist die Einkommensposition als eine Kerndimension sozialer Ungleichheit. Im Rahmen der Modellierung als latentes Wachstumskurvenmodell zeigt sich in Tabelle 12.9 das gleiche Ergebnis, welches auch schon für PCS und MCS beschrieben wurde. Ein quadratisches Wachstum stellt sich in allen Kohorten am besten vereinbar mit den empirischen Daten heraus, dafür sprechen alle betrachteten GOF-Indizes. Auffallend ist allerdings die Tatsache, dass es in der ältesten Kohorte für die Fit-Indizes offenbar eine geringfügigere Rolle spielt, ob die Modellierung der Wachstumsparameter linear, quadratisch oder frei erfolgt. In den jüngeren Kohorten lassen sich jedoch vergleichsweise große Differenzen in den Modellanpassungen feststellen, wobei auch hier insgesamt resümiert werden kann, dass alle LCM-Modellierungen mit den Daten vereinbar sind. Damit bestätigt sich erneut der Eindruck aus der deskriptiven Analyse, nach welcher durchschnittliche Veränderungsprozesse in der Einkommensposition stabiler wirken als für PCS und MCS, insbesondere in den späteren Lebensphasen. Diese sind dennoch zu dynamisch, um eine Modellierung im Rahmen eines IO-Modells zu rechtfertigen.

Modellbildung: Within-Ebene und Alterseffekt
Weitere LRT, die in Tabelle 12.10 einsehbar sind, weisen auf bedeutsame Unterschiede in der Modellierung der Einkommensposition gegenüber jener von PCS und MCS hin. So führt die Überführung des LCM in ein LCM-SR mit autoregressiver Struktur zwar erneut in allen Kohorten zu einer erheblichen Modellverbesserung, die AR können aber nicht über die betrachtete Zeit hinweg mit Gleichheitsrestriktionen belegt werden, ohne eine Modellverschlechterung akzeptieren zu müssen. Offenbar sind die autoregressiven Effekte im betrachteten Analysezeitraum für die Einkommensposition nicht stabil, was vor dem Hintergrund der verwendeten Zeitachse in der Wachstumskurvenmodellierung auf periodische Besonderheiten im Analysezeitraum von 2002 bis 2016 zurückzuführen sein könnte.[18] Grundsätzlich könnte

---

[18] Die LCM-SR Modellierung kann solche Effekte zwar andeuten, schätzt diese aber nicht explizit in Form weiterer Modellparameter. Neuere Methodenforschung knüpft zunehmend auch an der zusätzlichen Berücksichtigung solcher Effekte im Zeitverlauf an (Zyphur et al., 2020).

Tabelle 12.9 Vergleich der Goodness-of-Fit Indizes für die Wachstumskurvenmodellierungen zur Einkommensposition, kohortenspezifisch

	χ^2	df	BIC	CFI	TLI	1−RMSEA
Kohorte 1						
Intercept Only	506.71	34.00	50356.96	0.96	0.96	0.05
Linear Growth	235.84	31.00	49972.05	0.98	0.98	0.04
Linear Quadratic Growth	151.79	27.00	49877.93	0.99	0.99	0.03
Free Growth	177.45	25.00	49907.40	0.99	0.98	0.03
Kohorte 2						
Intercept Only	967.31	34.00	64190.53	0.93	0.93	0.07
Linear Growth	386.98	31.00	63439.58	0.97	0.97	0.04
Linear Quadratic Growth	186.52	27.00	63204.13	0.99	0.98	0.03
Free Growth	256.59	25.00	63283.03	0.98	0.98	0.04
Kohorte 3						
Intercept Only	1891.95	34.00	85698.21	0.89	0.89	0.08
Linear Growth	452.75	31.00	83809.70	0.98	0.97	0.04
Linear Quadratic Growth	213.75	27.00	83532.26	0.99	0.99	0.03
Free Growth	381.66	25.00	83748.00	0.98	0.97	0.04
Kohorte 4						
Intercept Only	1851.05	34.00	101292.58	0.90	0.90	0.07
Linear Growth	646.02	31.00	99887.02	0.97	0.96	0.04
Linear Quadratic Growth	215.33	27.00	99398.73	0.99	0.99	0.03
Free Growth	677.90	25.00	99880.02	0.97	0.95	0.05

Anmerkungen: $N_{Kohorte1} = 5299$, $N_{Kohorte2} = 5885$, $N_{Kohorte3} = 7921$, $N_{Kohorte4} = 10123$. Schätzung: MLR unter Berücksichtigung fehlender Werte und unter Kontrolle des Alters zum ersten Analysezeitpunkt
Quelle: Eigene Berechnungen anhand SOEP v37, Wellen 2002 bis 2016

die Inkonsistenz auch auf die Einkommensmessung zurückzuführen sein, was an diesem Punkt aber nicht abschließend zu klären ist. Da auch Gleichheitsrestriktionen in den Fehlervarianzen und den Alterseffekten zu Modellverschlechterungen führen, werden für die Einkommensposition in der weiteren Analyse konstruktintern keine Restriktionen vorgenommen.

In der Betrachtung der separaten Kohortenmodelle fällt zur Einkommensposition generell eine schlechtere Modellanpassung auf als in den Gesundheitskonstrukten. Dabei muss allerdings betont werden, dass dies nicht auf die Modellierung der Einkommenssituation als quasi-metrische Variable mit fünf Kategorien zurückzuführen

Tabelle 12.10 Likelihood-Ratio-Tests zur Einkommensposition, kohortenspezifisch

	df	AIC	BIC	χ^2	χ^2_{Diff}	df_{Diff}	p-Value
Kohorte 1							
ρ_{AR} Free	20.00	49613.43	49823.84	124.27	56.47	7.00	0.00
ρ_{AR} Equal	26.00	49630.83	49801.79	153.66	15.16	6.00	0.02
σ_v^2 Equal	26.00	49645.95	49816.91	168.78	22.75	6.00	0.00
γ_{alters} Equal	27.00	49809.89	49974.27	334.72	190.63	7.00	0.00
Kohorte 2							
ρ_{AR} Free	20.00	62854.44	63068.21	56.94	112.43	7.00	0.00
ρ_{AR} Equal	26.00	62911.45	63085.13	125.95	41.26	6.00	0.00
σ_v^2 Equal	26.00	62905.94	63079.63	120.44	42.31	6.00	0.00
γ_{alters} Equal	27.00	62972.23	63139.23	188.73	136.48	7.00	0.00
Kohorte 3							
ρ_{AR} Free	20.00	83137.88	83361.15	50.16	154.62	7.00	0.00
ρ_{AR} Equal	26.00	83163.47	83344.88	87.75	24.14	6.00	0.00
σ_v^2 Equal	26.00	83162.54	83343.95	86.82	24.89	6.00	0.00
γ_{alters} Equal	27.00	83230.32	83404.75	156.60	106.00	7.00	0.00
Kohorte 4							
ρ_{AR} Free	20.00	99026.20	99257.32	54.49	140.69	7.00	0.00
ρ_{AR} Equal	26.00	99037.37	99225.16	77.66	15.66	6.00	0.02
σ_v^2 Equal	26.00	99068.23	99256.02	108.52	43.08	6.00	0.00
γ_{alters} Equal	27.00	99091.23	99271.80	133.52	79.43	7.00	0.00

Anmerkungen: $N_{Kohorte1} = 5299$, $N_{Kohorte2} = 5885$, $N_{Kohorte3} = 7921$, $N_{Kohorte4} = 10123$. Schätzung: MLR unter Berücksichtigung fehlender Werte und unter Kontrolle des Alters zum ersten Analysezeitpunkt
Quelle: Eigene Berechnungen anhand SOEP v37, Wellen 2002 bis 2016

ist, für die im Rahmen des SEM-Ansatzes auch eine Schätzung als ordinale Variable via *Diagonally-Weighted-Least-Squares* Schätzung (DWLS) infrage kommen würde. So wurden in Voranalysen auch Modellierungen anhand der Einkommenssituation als metrische Variable über die inflationsbereinigten, äquivalenzgewichteten Haushaltsnettoeinkommen durchgeführt, die auch unter Berücksichtigung von Ausreißern zu sehr ähnlichen Ergebnissen führten. Das Haushaltseinkommen scheint in der hier vorgenommenen Modellbildungsstrategie tatsächlich schlechter in eine Wachstumskurvenmodellierung integrierbar zu sein als PCS und MCS. Ausgehend von Tabelle 12.10 bewegt sich diese Diskussion aber auf einem sehr kritischen Niveau, da bereits die vorangegangenen Modellanpassungen für PCS und MCS als exzellent zu bewerten sind.

Modellbildung: Univariate MGA
Auch in der multiplen Gruppenanalyse zur Einkommensposition, deren Ergebnisse in Tabelle 12.11 einsehbar sind, können Modellmodifikationen ausgemacht werden, welche die Modellstruktur vereinfachen und gleichzeitig nicht zu Modellverschlechterungen führen. Dies trifft auf der Between-Ebene des Modells sowohl für diverse Kovarianzen der Random-Effekte als auch auf die kohortenspezifischen Random-Slopes μ_{w_β} zu, was aufgrund des quadratischen Random-Effektes im Modell, der wiederum nicht über die Kohorten hinweg gleichzusetzen ist, allerdings nicht auf einheitliche durchschnittliche Veränderungsprozesse in der Einkommensposition in den vier Kohorten schließen lässt. Auf Within-Ebene können allerdings weder die autoregressiven Effekte noch die Fehlervarianzen und Alterseffekte gleichgesetzt werden, wobei diese Gleichsetzungen nicht mit den Restriktionen in den Modellen zu PCS und MCS zu verwechseln sind. Wie oben bereits beschrieben, variieren die Effekte bzw. Parameter auf der Within-Ebene im LCM-SR zur Einkommensposition über die Analysezeitpunkte hinweg, wodurch sich die angeführten Gleichheitsrestriktionen ausschließlich auf zeitpunktspezifische Parameter beziehen.

Finale univariate Modellvariante: Interpretation
Die finale Modellvariante zur Einkommensposition weist mit einem $\chi^2(86) = 237.527$, $p = 0.001$, BIC von 295642, CFI von 0.998, TLI von 0.996, RMSEA von 0.016 und SRMR von 0.012 eine gute Modellanpassung auf und ist in den inhaltlich bedeutsamen Parametern in Tabelle 12.12 dargestellt.[19]

In den vier spezifizierten Kohorten zeigen sich fast ausnahmslos signifikante Mittelwerte und Varianzen in den Wachstumsparametern μ_{w_α}, μ_{w_β}, $\mu_{w_{\beta^2}}$, $\psi_{\alpha_w\alpha_w}$, $\psi_{\alpha_w\beta_w}$, $\psi_{\alpha_w\beta_w^2}$ und $\psi_{\beta_w\beta_w^2}$, eine Ausnahme bildet der quadratische Slope $\mu_{w_{\beta^2}}$

---

[19] Gegen die Interpretation einer sehr guten Modellanpassung spricht der signifikante χ^2-Wert ($p = 0.001$). Ausgehend von der Modellkomplexität der multiplen Gruppenanalyse und der Anzahl an Restriktionen führen hier allerdings schon geringfügige Fehlspezifikationen, die in der substantiellen Modellinterpretation kaum von Relevanz sein sollten, zu signifikanten Abweichungen. Nichtsdestotrotz muss das Ergebnis ernst genommen werden, sodass eine nähere Betrachtung der Residualmatrizen der einzelnen Gruppenschätzungen sinnvoll ist. Dabei fällt auf, dass die Abweichungen zwischen empirischer und geschätzter Varianz-Kovarianz-Matrix im finalen Modell zur Einkommensposition in jedem Element kleiner als 0.1 sind. Dies verdeutlicht, dass das Modell trotz des signifikanten p-Wertes von χ^2 sehr gut dazu in der Lage ist, die empirische Datenbasis zu reproduzieren. Weitere hier nicht dargestellte Evaluationen des Modells zeigen zudem, dass ein nicht-signifikanter p-Wert zu erreichen ist, wenn zusätzlich Kovarianzen zwischen den Fehlervarianzen mit einem zeitlichen Abstand von $t - 2$ zugelassen werden.

12.1 Univariate Modelle

Tabelle 12.11 Likelihood-Ratio-Tests zur Einkommensposition, multiple Gruppenanalyse

	df	AIC	BIC	χ^2	χ^2_{Diff}	df_{Diff}	p-Value
μ_α Equal	83.00	294762.10	295797.50	422.02	129.18	3.00	0.00
μ_β Equal	83.00	294632.25	295667.61	292.16	5.89	3.00	0.12
μ_β^2 Equal	83.00	294648.07	295683.43	307.98	20.61	3.00	0.00
Modell „μ"	83.00	294632.25	295667.61	292.16	5.89	3.00	0.12
$\psi_{\alpha\alpha}$ Equal	86.00	294641.23	295651.74	307.14	12.45	3.00	0.01
$\psi_{\beta\beta}$ Equal	86.00	294641.81	295652.32	307.71	10.75	3.00	0.01
$\psi_{\beta^2\beta^2}$ Equal	86.00	294646.71	295657.22	312.62	15.26	3.00	0.00
Modell „$\psi 1$"	83.00	294632.25	295667.61	292.16	0.00	0.00	
$\psi_{\alpha\beta}$ Equal	86.00	294631.87	295642.38	297.77	4.03	3.00	0.26
$\psi_{\alpha\beta^2}$ Equal	86.00	294631.13	295641.64	297.04	3.64	3.00	0.30
$\psi_{\beta\beta^2}$ Equal	86.00	294642.62	295653.13	308.52	11.57	3.00	0.01
Modell „$\psi 2$"	86.00	294631.87	295642.38	297.77	4.03	3.00	0.26
ρ_{AR} Equal	107.00	294654.00	295490.57	361.91	38.45	21.00	0.01
σ_v^2	110.00	295116.84	295928.57	830.75	346.11	24.00	0.00
γ_{alter} Equal	110.00	294856.44	295668.16	570.35	274.48	24.00	0.00
Finales Modell	86.00	294631.87	295642.38	297.77	0.00	0.00	

Anmerkungen: $N_{Kohorte1} = 5299$, $N_{Kohorte2} = 5885$, $N_{Kohorte3} = 7921$, $N_{Kohorte4} = 10123$. Schätzung: MLR unter Berücksichtigung fehlender Werte und unter Kontrolle des Alters zum ersten Analysezeitpunkt. Modell „μ", Modell „$\psi 1$" und Modell „$\psi 2$" beziehen sich auf die Vergleichsmodelle für die jeweils folgenden LRT, siehe Spalte „Anmerkungen" in Tabelle 11.1
Quelle: Eigene Berechnungen anhand SOEP v37, Wellen 2002 bis 2016

in Kohorte 2[20]. Damit kann für alle Gruppen unter Alterskontrolle von individuell variierenden, statistisch bedeutsamen quadratischen Wachstumskurven auf der Between-Ebene ausgegangen werden, was auch bereits in der deskriptiven Analyse erkennbar wurde.

Vergleichbar zum Modell zu MCS ist der Effekt $\gamma_{w_t alters}$ im Modell zur Einkommensposition weitestgehend in allen Kohorten und über die Zeitpunkte hinweg statistisch bedeutsam, weist aber in den Kohorten 1 und 2 eine andere Tendenz auf als in den Kohorten 3 und 4. In letztgenannten ist der Effekt über alle Zeitpunkte hinweg

---

[20] Ähnlich wie bereits in der Betrachtung des Modells zu MCS kann ausgegangen von einem nicht-signifikante Mittelwert in $\mu_{w_{\beta^2}}$ aufgrund einer signifikanten Varianz im Parameter aber nicht darauf geschlossen werden, dass in der Kohorte 2 kein quadratisches Wachstum zu beobachten ist.

Tabelle 12.12 Multiple Gruppenanalyse zum finalen univariaten LCM-SR für die Einkommensposition

	Parameter	Kohorte 1	Kohorte 2	Kohorte 3	Kohorte 4
1	$\psi_{\alpha_w \alpha_w}$	1.41 (34.73)	1.5 (35.47)	1.46 (35.88)	1.32 (32.05)
2	$\psi_{\beta_w \beta_w}$	0.32 (6.18)	0.52 (8.43)	0.46 (7.78)	0.51 (8.62)
3	$\psi_{\beta_w^2 \beta_w^2}$	0.02 (3.61)	0.05 (7.21)	0.04 (4.73)	0.04 (4.64)
4	$\psi_{\alpha_w \beta_w}$	−0.17 (−4.48)	−0.17 (−4.48)	−0.17 (−4.48)	−0.17 (−4.48)
5	$\psi_{\alpha_w \beta_w^2}$	0.03 (2.69)	0.02 (1.85)	0.01 (1.32)	0.01 (0.69)
6	$\psi_{\beta_w \beta_w^2}$	−0.08 (−5.01)	−0.15 (−7.71)	−0.11 (−5.83)	−0.12 (−6.24)
7	μ_{w_α}	3.32 (103.28)	3.49 (109.31)	3.15 (110.07)	2.98 (107.12)
8	μ_{w_β}	−0.06 (−3.58)	−0.06 (−3.58)	−0.06 (−3.58)	−0.06 (−3.58)
9	$\mu_{w_{\beta^2}}$	0.02 (3.83)	0.01 (1.23)	0.08 (12.75)	0.08 (12.02)
10	$\rho_{w_2 w_1}$	−0.09 (−0.9)	−0.08 (−0.68)	−0.08 (−0.84)	−0.1 (−1.09)
11	$\rho_{w_3 w_2}$	0.2 (4.69)	0.16 (4.02)	0.21 (6.21)	0.19 (5.68)
12	$\rho_{w_4 w_3}$	0.2 (5.08)	0.17 (4.69)	0.22 (6.96)	0.28 (9.82)
13	$\rho_{w_5 w_4}$	0.01 (0.17)	0.07 (1.56)	0.18 (4.55)	0.19 (5.45)
14	$\rho_{w_6 w_5}$	0.07 (0.91)	0.23 (4.64)	0.16 (4.14)	0.17 (4.38)
15	$\rho_{w_7 w_6}$	0.17 (3.01)	0.18 (4.75)	0.18 (5.47)	0.09 (2.51)
16	$\rho_{w_8 w_7}$	0.15 (1.4)	−0.31 (−1.69)	v0.03 (−0.23)	0.21 (3.08)
17	$\gamma_{w_1 alters}$	−0.04 (−6.38)	0 (0.57)	0.04 (6.23)	0.02 (4.01)
18	$\gamma_{w_2 alters}$	−0.03 (−4.1)	0 (0.33)	0.04 (6.58)	0.02 (4.34)
19	$\gamma_{w_3 alters}$	−0.03 (−4.86)	−0.01 (−2.06)	0.03 (6.18)	0.01 (2.62)
20	$\gamma_{w_4 alters}$	−0.04 (−6.76)	−0.02 (−3.62)	0.03 (5.61)	0.02 (3.1)
21	$\gamma_{w_5 alters}$	−0.01 (−1.94)	0 (−0.13)	0.04 (7.5)	0.03 (6.79)
22	$\gamma_{w_6 alters}$	−0.03 (−4.79)	−0.01 (−1.98)	0.02 (4.28)	0.03 (5.92)
23	$\gamma_{w_7 alters}$	−0.04 (−5.84)	−0.03 (−3.92)	0 (0.58)	0.02 (3.25)
24	$\gamma_{w_8 alters}$	−0.02 (−2.04)	0 (−0.31)	0 (−0.66)	0.02 (3.76)
25	$\sigma^2_{v_{w_1}}$	0.26 (7.02)	0.26 (6.63)	0.31 (8.1)	0.32 (8.32)
26	$\sigma^2_{v_{w_2}}$	0.29 (11.06)	0.36 (12.04)	0.38 (13.43)	0.4 (13.5)
27	$\sigma^2_{v_{w_3}}$	0.29 (18.98)	0.42 (21.38)	0.43 (23.82)	0.5 (26.38)
28	$\sigma^2_{v_{w_4}}$	0.23 (15.76)	0.38 (19.38)	0.41 (21.28)	0.41 (22.93)
29	$\sigma^2_{v_{w_5}}$	0.19 (11.2)	0.32 (14.9)	0.4 (19.54)	0.38 (21.62)
30	$\sigma^2_{v_{w_6}}$	0.22 (12.74)	0.37 (21.3)	0.42 (21.87)	0.36 (22.16)
31	$\sigma^2_{v_{w_7}}$	0.24 (10.77)	0.28 (9.73)	0.32 (11.07)	0.41 (17.52)
32	$\sigma^2_{v_{w_8}}$	0.24 (5.69)	0.09 (0.88)	0.19 (2.39)	0.37 (8.72)

Anmerkungen: $N_{Kohorte1} = 5299$, $N_{Kohorte2} = 5885$, $N_{Kohorte3} = 7921$, $N_{Kohorte4} = 10123$. Schätzung: MLR unter Berücksichtigung fehlender Werte und unter Kontrolle des Alters zum ersten Analysezeitpunkt
Quelle: Eigene Berechnungen anhand SOEP v37, Wellen 2002 bis 2016

12.1 Univariate Modelle

positiv, in den Kohorten 1 und 2 durchgehend negativ.[21] Daraus lässt sich schließen, dass die Wachstumskurven auf der Between-Ebene in den jüngeren Kohorten bei steigendem Alter zum Startpunkt des Analysezeitraums nach oben korrigiert werden, während in den älteren Kohorten, insbesondere in Kohorte 1, das Gegenteil der Fall ist. Zum Ausdruck kommen damit Mechanismen zur Einkommensentwicklung im Lebensverlauf, die aus vergangener Forschung wohl bekannt sind. Vor dem Rentenalter ist bei steigendem Alter durchschnittlich mit Zugewinnen in der Einkommensposition zu rechnen, während im späteren Erwerbsleben und in der Rente negative oder konstante Entwicklungen erwartbar sind. Offenbar sind die Kohorten 3 und 4 verstärkt durch den positiven Trend im Lebensverlauf geprägt, ab der dritten Gruppe setzt sich ein Abfall durch.

Auch im Einkommensmodell spielen autoregressive Effekte $\rho_{w_t w_{t-1}}$ auf der Residualebene eine Rolle. Werden die zumeist nicht-signifikanten AR-Effekte für

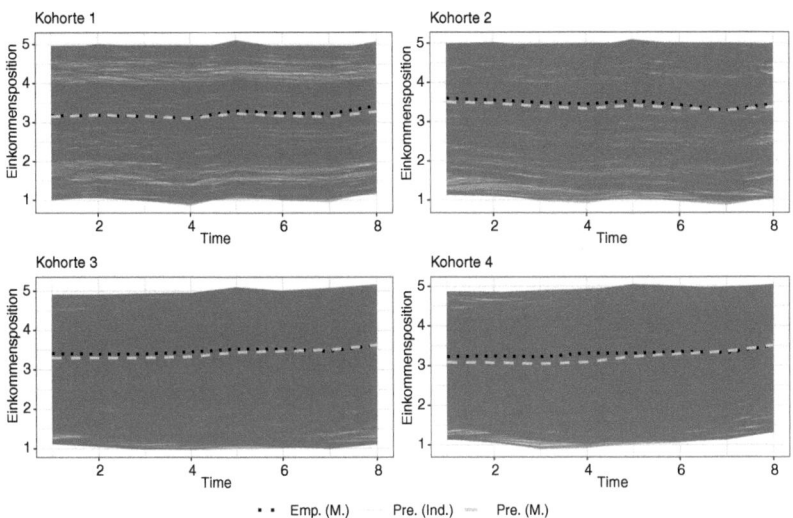

Abbildung 12.7 Modellbasierte Voraussage der durchschnittlichen Entwicklung der Einkommensposition, kohorten- und zeitpunktspezifisch. (Anmerkungen: Pre. (M.) = Modellbasierte Voraussage der durchschnittlichen Entwicklung, Emp. (M.) = Empirische durchschnittliche Entwicklung, Pre. (Ind.) = Modellbasierte Voraussage auf Individualebene, Quelle: Eigene Berechnungen anhand SOEP v37, Wellen 2002 bis 2016)

---

[21] In dieser Beschreibung werden die nicht-signifikanten positiven Effekte in der Gruppe 2 ignoriert.

$t = 1$ und $t = 8$ ausgeblendet, deutet die freie Schätzung der Effekte für frühere Zeitpunkte im Analysezeitraum tendenziell auf höhere Ausprägungen hin als im späteren Verlauf. Zu Beginn des Analysezeitraums scheint das Residuum damit besser dazu geeignet zu sein, nachfolgende Residuen vorauszusagen. Die entsprechenden Effekte sind komplexer als in den univariaten Modellierungen zu PCS und MCS, was an dieser Stelle auf substantieller Ebene nur schwer zu erklären ist.

Visuelle Betrachtung
In visueller Betrachtung wird auch für die Einkommensposition die Variabilität in den individuellen Wachstumskurven erkennbar (Abbildung 12.7). Die älteren Kohorten bewegen sich auf höheren Ausgangsniveaus in der Einkommensposition, was vor dem Hintergrund der theoretischen Auseinandersetzungen in der vorliegenden Arbeit und den vorherigen deskriptiven Analysen stimmig ist. Erst in späteren Lebensphasen ist diese Entwicklung rückläufig. Dies wird in Abbildung 12.8 besonders augenscheinlich. Auffallend ist in den durchschnittlichen Entwicklungen ein erneuter Anstieg in den Einkommenspositionen in den späteren Phasen

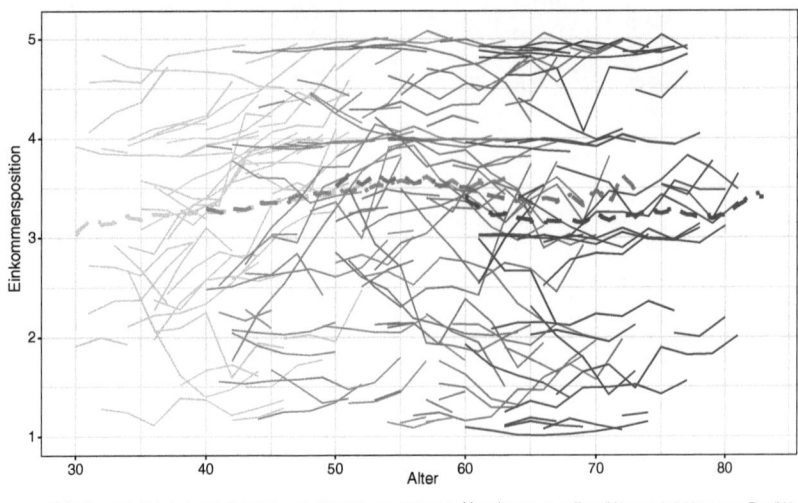

Abbildung 12.8 Modellbasierte Voraussage der durchschnittlichen Entwicklung der Einkommensposition, kohorten- und altersspezifisch. (Anmerkungen: Emp. (M.) = Empirische durchschnittliche Entwicklung, Individuen = Empirische Entwicklungen zufälliger Individuen, Pre. (M.) = Modellbasierte Voraussage der durchschnittlichen Entwicklung, Quelle: Eigene Berechnung anhand SOEP v37, Wellen 2002 bis 2016)

des Analysezeitraums für die älteste Kohorte. Aus selbigen Gründen, die bereits im MCS-Modell beschrieben wurden, sollte diesbezüglich aber auf substantielle Interpretationen verzichtet werden. Die simultane Betrachtung der Kohorten legt generell nahe, dass die jüngeren Kohorten künftig mit höheren Ausgangsniveaus in der Einkommensposition in die späteren Lebensphasen eintreten werden, was für Dynamiken in gesundheitlichen Ungleichheiten überaus relevant sein dürfte.

12.1.4 Resümee: Univariate Modellierung

Die Ergebnisse zu den univariaten LCM-SR Modellierungen zu PCS, MCS und zur Einkommensposition deuten auf ein empirisch belastbares Fundament für die angestrebten multivariaten Modellierungen hin. Die drei zeitveränderlichen Konstrukte weisen in den präsentierten LCM-SR Modellen gute Anpassungen auf, was den Stellenwert der hier verfolgten Modellbildungsstrategie noch einmal besonders hervorhebt. Ohne die separate Modellierung der Variablen für die vier Kohorten würde im Rahmen der nachfolgenden multivariaten Modelle unklar bleiben, durch welche konkreten Modellspezifikationen, Besonderheiten und Implikationen die Modellierungen auf Konstruktebene geprägt sind.

Im Rahmen der univariaten Modellschätzungen spiegelt sich eine Vielzahl an Erkenntnissen zu den zeitlichen Dynamiken von PCS, MCS und der Einkommensposition wider, die bereits in den deskriptiven Analysen angeklungen sind. Dies kann an dieser Stelle nicht verwundern, da es zentrale Aufgabe der Wachstumskurvenmodellierungen ist, die empirisch beobachtbaren Verläufe der zeitveränderlichen Variablen sowohl auf Aggregatebene als auch auf Ebene der Individuen nachzuzeichnen. Anders als die deskriptiven Darstellungen differenzieren die LCM-SR Schätzungen in der Betrachtung der Veränderungsprozesse der Variablen aber explizit zwischen inter- und intraindividuellen Prozessen. Auf der Between-Ebene scheint für alle Variablen ein quadratischer Wachstumsprozess charakteristisch zu sein. Dieser ist allerdings nicht dazu in der Lage, die Verläufe der Variablen vollständig zu erklären, auch nicht unter Berücksichtigung der Alterskontrolle, die in deren Bedeutsamkeit über die verschiedenen Variablen und Analysezeitpunkte hinweg variiert. In diesem Zusammenhang haben sich auch autoregressive Effekte auf der Ebene der Individuen als bedeutsam herausgestellt, die in vergangener Forschung zur gesundheitlichen Ungleichheit vielfach vernachlässigt werden. Dabei muss festgehalten werden, dass die Modelle viel Spielraum für weitere Aufklärung auf der Within-Ebene lassen.

Die univariaten LCM-SR Schätzungen zeigen weiter, inwiefern die Random-Effekte der zeitveränderlichen Variablen auf der Between-Ebene konstruktintern assoziiert sind und wie sich (Fehler-)Varianzstrukturen auf den Within-Ebenen der Modelle charakterisieren. Auch wenn die damit verbundenen Befunde im Rahmen des hier im Mittelpunkt stehenden Forschungsinteresses nicht alle von substantieller Bedeutung sind, nehmen sie im Zuge des Modellbildungsprozesses einen wichtigen Stellenwert ein. So lassen sich die konstruktinternen Zusammenhangsstrukturen im multivariaten Kontext nur schwer im Modellvergleich analysieren, diese werden für die konstruktübergreifenden Modellierungen vielmehr schon vorausgesetzt.

Insgesamt zeigen die finalen univariaten LCM-SR Schätzungen, dass die Entwicklungsprozesse in PCS, MCS und der Einkommensposition grundsätzlich von lebenslaufbezogenen Systematiken geprägt sind, die auch aus vergangener Forschung und den theoretischen Vorüberlegungen bekannt sind. Darauf weist einerseits die Lebensverlaufsperspektive im Rahmen gesundheitlicher Untersuchungen hin, aber auch die Humankapitaltheorie im Kontext der Einkommensposition. Gleichzeitig deutet sich aber auch bereits an dieser Stelle an, inwiefern aktuell jüngere Kohorten in mittelfristigen Zeiträumen andere Veränderungsprozesse in den zeitveränderlichen Variablen im Lebensverlauf aufweisen werden als die momentan empirisch beobachtbaren älteren Kohorten. Dies wird insbesondere im Hinblick auf die Random-Effekte der Modelle deutlich, die in den univariaten Modellierungen im Mittelpunkt stehen. So deuten sich in den jüngeren Kohorten sowohl für PCS, MCS als auch die Einkommensposition höhere Ausgangsniveaus und positivere Entwicklungen als in der ältesten Kohorte 1 an, wobei Unterschiede zwischen den Kohorten für die physische Gesundheit vergleichsweise gering ausfallen und Dynamiken im Zeitverlauf für MCS generell auf sehr niedrigen Niveaus verortet sind. Strukturen gesundheitlicher Ungleichheit werden in diesem Zusammenhang aber erst in der multivariaten Modellierung berücksichtigt.

12.2 Multivariate Modelle

Die nachfolgenden Kapitel widmen sich der inhaltlichen Interpretation der multivariaten LCM-SR im Kontext einer kohortenvergleichenden multiplen Gruppenanalyse, die auf den zuvor hergeleiteten univariaten Modellen zu PCS, MCS und der Einkommensposition basiert. In diesem Zusammenhang werden auch die Hypothesen aus Abschnitt 11.1 besprochen, welche die Bearbeitung des zentralen Forschungsanliegens der empirischen Analyse leiten.

Ausgehend von der allgemeinen Modellbildungsstrategie aus Abschnitt 11.2 erfolgt vor der Spezifikation der MGA zu den multivariaten LCM-SR allerdings

12.2 Multivariate Modelle

erst eine Reihe weiterer LRT zu den multivariaten Modellen auf Kohortenebene. Dies ist erforderlich, da die Zusammenführung der Modelle aus Abschnitt 12.1 mit weiteren Entscheidungen verknüpft ist, die nicht rein theoriegeleitet stattfinden können. Zudem erfordert die Erhöhung der Komplexität der univariaten Modelle ein schrittweises Vorgehen, um nachvollziehen zu können, an welchen Stellen im Modellbildungsprozess Probleme in der Modellanpassung auftreten. Letztendlich wird auch das Fundament zur Beantwortung der Hypothesen bereits in der Modellbildung der einzelnen multivariaten Kohortenmodelle gelegt, auch wenn die substantielle Interpretation in einer anschließenden MGA erfolgt.

Die darauf bezogenen Schritte in der multivariaten Modellbildung aus Ebene 2.1 der Tabelle 11.1 werden im weiteren Verlauf nicht in separaten Kapiteln präsentiert. Dies würde zu einer künstlichen Trennung von Ergebnisinterpretationen zu den forschungsleitenden Hypothesen und Erläuterungen zum Modellbildungsprozess führen. Stattdessen wird nachfolgend direkt das finale multivariate LCM-SR und der damit verbundene multiple Gruppenvergleich fokussiert (Ebene 2.2 aus Tabelle 11.1), wobei nur selektiv auf die Resultate des Modellbildungsprozesses der multivariaten Modelle auf Kohortenebene eingegangen wird.

Dennoch seien die diesbezüglichen Schritte der kohortenspezifischen LRT auch hier noch einmal in aller Kürze zusammengefasst. So wird auf Basis der Ergebnisse des vergangenen Kapitels zunächst für jede Kohorte ein separates multivariates LCM-SR geschätzt, in welchem schrittweise Korrelationen und kreuzverzögerte Effekte zwischen PCS, MCS und der Einkommensposition zugelassen werden. Anschließend erfolgt eine Aufnahme der TICs, also *casmid*, *cashigh*, *mann*, *west*, *indmh*, *dirmh* und *verheiratet*. In diesem Zusammenhang werden auf Kohortenebene ebenfalls bereits die für die Hypothesen relevanten dynamischen Veränderungen der CL und TICs über die Analysezeitpunkte hinweg geprüft. Ziel ist es, zu einzelnen Modellvarianten auf Kohortenebene zu kommen, die eine möglichst gute Modellanpassung erzielen und für den abschließenden Modellbildungsschritt zur multivariaten MGA zusammengeführt werden können.

Da die Modelloutputs zu den multivariaten LCM-SR aus einer großen Anzahl an Modellparametern bestehen und in der Darstellung entsprechend viel Platz einnehmen, finden sich diese in Anhang D im elektronischen Zusatzmaterial. Sofern notwendig, wird in den weiteren Abschnitten auf die darin enthaltenen Tabellen verwiesen.[22] In der Präsentation der weiteren Ergebnisse der abschließenden multivariaten MGA wird zwischen drei Bereichen des LCM-SR differenziert. Einerseits der

---

[22] Ausgehend von diesem Hinweis wird weiteren Verlauf nicht für jede Tabelle ein Verweis auf den Anhang ergänzt. Ob sich eine Tabelle im Anhang befindet, ergibt sich allerdings auch explizit durch die Tabellenbeschriftungen.

Between-Ebene, welche die Wachstumsparameter des Modells fokussiert und damit die Unterschiede zwischen Individuen. Die darauf bezogenen Ergebnisse der finalen Modellvariante finden sich in Anhang D.2.2. Andererseits wird die Within-Ebene interpretiert, die sich, anders als in den univariaten Modellen, nun auch durch kreuzverzögerte Effekte zwischen den Konstrukten konstituiert. Entsprechende Ergebnisse sind in Anhang D.2.3 festgehalten. In einem letzten Schritt wird zudem auf die TICs des finalen LCM-SR eingegangen, die ebenfalls der Between-Ebene zuzuordnen sind und in Anhang D.2.4 im elektronischen Zusatzmaterial aufgeführt sind. Wie in Tabelle 11.1 ersichtlich, sind die in Abschnitt 11.1 beschriebenen Hypothesen auf diese drei Bereiche des Modells verteilt und werden daher nicht zwingend chronologisch bearbeitet. Die Ergebnisse der LRT der multivariaten LCM-SR sowohl auf Kohortenebene als auch in der vollen MGA[23], welche sich in Anhang D.1 und D.2.1 befinden, werden in den drei Abschnitte punktuell aufgegriffen.

Das finale LCM-SR weist im multiplen Gruppenvergleich mit einem $\chi^2(1318) = 1585.46$, $p = 0.00$, BIC von 163095, CFI von 0.998, TLI von 0.998, RMSEA von 0.005[24] und SRMR von 0.015 eine zufriedenstellende Modellanpassung auf.[25]

12.2.1 Ergebnisse: Between-Ebene

Unter Betrachtung der Between-Ebene der multivariaten MGA rücken die Hypothesen 4 bis 9 in den Fokus. Wie in Abschnitt 11.1 erläutert wurde, erfordert deren Bearbeitung eine Betrachtung der Wachstumsparameter von PCS, MCS und der Einkommensposition. Dabei wird zuerst auf die Hypothesen 4, 5 und 6 eingegangen, die sich auf die Zusammenhangsstrukturen innerhalb der Kohorten beziehen, anschließend erfolgt eine Analyse des Gruppenvergleichs, der eine Beantwortung der Hypothesen 7, 8 und 9 ermöglicht. Zur Wiederholung:

---

[23] Die multivariate MGA wird im weiteren Verlauf auch als *volle* MGA bezeichnet. Damit wird eine Abgrenzung zu den konstruktspezifischen MGA vorgenommen, die sich nur auf die einzelnen zeitveränderlichen Variablen der Analyse beziehen und bereits in den vorherigen Abschnitten vorgestellt wurden.

[24] 90 % Konfidenzintervall (lower): 0.004; 90 % Konfidenzintervall (upper): 0.006, p-Value RMSEA ≤ 0.05: 1.00

[25] Das Modell wurde hinsichtlich typischer Probleme in der Modellanpassung weiter evaluiert. So sind im Modell beispielsweise keine negativen Varianzen, *Heywood Cases* (Harman & Fukuda, 1966; Kolenikov & Bollen, 2012; Farooq, 2022), aufzufinden, das Modell ist identifiziert, die (Ko-)Varianz-Matrix der spezifizierten latenten Variablen ist positiv definit und die Abweichungen der empirischen (Ko-)Varianz-Matrix von der modellimplizierten Matrix weisen in allen manifesten Variablen und Kohorten ausschließlich Werte unterhalb von 0.1 auf.

12.2 Multivariate Modelle

- (4) *Je höher die individuelle Einkommensposition, desto höher die physische und mentale Gesundheit zum Startzeitpunkt des Analysezeitraums.* (Anknüpfungspunkt: Materieller Erklärungsansatz. Einkommensbezogene gesundheitliche Ungleichheiten mit Fokus auf Ausgangsniveaus.)
- (5) *Je höher die individuelle Einkommensposition zum Startzeitpunkt des Analysezeitraums, desto positiver die Entwicklung in der physischen und mentalen Gesundheit im Zeitverlauf.* (Anknüpfungspunkt: Divergenz im Hinblick auf einkommensbezogene gesundheitliche Ungleichheiten mit Fokus auf Ausgangsniveaus im Einkommen und Gesundheitsentwicklungen im Lebensverlauf.)
- (6) *Je positiver die Entwicklung in der Einkommensposition, desto positiver die Entwicklung in der physischen und mentalen Gesundheit im Zeitverlauf.* (Anknüpfungspunkt: Divergenz im Hinblick auf einkommensbezogene gesundheitliche Ungleichheiten mit Fokus auf Einkommens- und Gesundheitsentwicklungen im Lebensverlauf.)
- (7) *Je jünger die Kohorte, desto stärker der Einfluss des Ausgangsniveaus in der Einkommensposition auf das Ausgangsniveau in der physischen und mentalen Gesundheit.* (Anknüpfungspunkt: Rising-Importance im Hinblick auf einkommensbezogene gesundheitliche Ungleichheiten mit Fokus auf Ausgangsniveaus.)
- (8) *Je jünger die Kohorte, desto positiver der Einfluss des Ausgangsniveaus in der Einkommensposition auf die Entwicklung in der physischen und mentalen Gesundheit im Zeitverlauf.* (Anknüpfungspunkt: Rising-Importance im Hinblick auf Divergenzprozesse in einkommensbezogenen gesundheitlichen Ungleichheiten mit Fokus auf Ausgangsniveaus im Einkommen und Gesundheitsentwicklungen im Lebensverlauf.)
- (9) *Je jünger die Kohorte, desto stärker der Zusammenhang zwischen der Entwicklung in der Einkommensposition und der Entwicklung in der physischen und mentalen Gesundheit im Zeitverlauf.* (Anknüpfungspunkt: Rising-Importance im Hinblick auf Divergenzprozesse in einkommensbezogenen gesundheitlichen Ungleichheiten mit Fokus auf Einkommens- und Gesundheitsentwicklungen im Lebensverlauf.)

Hypothese 4 kann auf Basis der MGA bestätigt werden, dies zeigt sich in Tabelle D.15. Signifikante Zusammenhänge zwischen den Random-Interceps von PCS und MCS und der Einkommensposition ($\psi_{\alpha_w \alpha_y}$ bzw. $\psi_{\alpha_w \alpha_x}$) liegen in allen modellierten Kohorten vor. Unter Spezifikation nach Gleichung 7.8, wird dies im Rahmen der finalen MGA des LCM-SR in Form eines gerichteten Einflusses des Random-Intercepts der Einkommensposition auf die Intercepts der Gesundheitskonstrukte abgebildet und kommt durch die Effekte $\beta_{\alpha_y \alpha_w}$ bzw. $\beta_{\alpha_x \alpha_w}$ von α_w auf die Random-Intercepts von PCS und MCS zum Ausdruck. Inhaltlich bedeutet dies, dass Individuen, die zum Startzeitpunkt der Analyse niedrigere Ausgangsniveaus in der Einkommenssituation aufweisen, sich auch in PCS und MCS zum Startpunkt der Analyse auf niedrigeren Niveaus bewegen (und umgekehrt). Dieser Zusammenhang gilt unter Kontrolle der TIC im Modell und hebt einkommensbedingte gesundheitliche Ungleichheiten der Individuen im Analysesample hervor. Wichtig ist an dieser Stelle zu betonen, dass dieser Einkommenseffekt auf der Between-Ebene des Modells angesiedelt ist und noch keine Entwicklungen im Lebensverlauf berücksichtigt. Vergangene Forschung nimmt diese Differenzierung in der Regel nicht vor.

Der Aufbau der MGA ermöglicht weiter eine Kohortenperspektive auf die Hypothese. In diesem Zusammenhang weisen die LRT zur vollen MGA in den Tabellen D.10 und D.11 auf eine Variation der Zusammenhänge zwischen den Random-Intercepts von PCS und der Einkommensposition hin, die Kovarianzen zwischen den Intercepts von MCS und der Einkommensposition können hingegen gleichgesetzt werden, ohne die Modellanpassung zu verschlechtern. Dies lässt zumindest im Hinblick auf die physische Gesundheit Spielraum zur Interpretation von Hypothese 7. Demnach würden die Zusammenhänge zwischen den Intercepts in den jüngeren Kohorten stärker ausfallen als in den älteren, was der Rising-Importance Hypothese im Hinblick auf materiell- bzw. einkommensbedingte gesundheitliche Ungleichheiten entsprechen würde. Diese kann allerdings nicht bestätigt werden. Ausgehend von den in Tabelle D.15 gezeigten kohortenspezifischen Effekten der Random-Intercepts der Einkommensposition, α_w, auf PCS, α_y, die durch $\beta_{\alpha_y \alpha_w}$ zum Ausdruck kommen, ist der Zusammenhang in den beiden jüngeren Kohorten für PCS tendenziell schwächer ausgeprägt als in den beiden älteren Kohorten. Eine Rising-Importance im Hinblick auf materiell bedingte gesundheitliche Unterschiede mit einem Fokus auf die Ausgangssituationen in der physischen Gesundheit liegt in den analysierten SOEP-Daten damit nicht vor, vielmehr deutet sich eine *Decreasing-Importance* an. Im Hinblick auf MCS sprechen die Befunde eher für eine *Constant-Importance*, die Zusammenhänge sind stabil.

Hypothese 5 setzt erneut am Random-Intercept der Einkommensposition an, sucht aber einen Zusammenhang mit den Random-Slopes der Gesundheitskonstrukte. So stellt sich die Frage, ob Personen, die zum Startzeitpunkt der Analyse höhere Ausgangsniveaus in der Einkommensposition aufweisen, auch von positiveren Entwicklungstrends in PCS und MCS geprägt sind. Damit richtet sich der Fokus auf einkommensbedingte Unterschiede zwischen den Personen in den lebensverlaufsbezogenen Entwicklungsniveaus in den Gesundheitsvariablen. Dabei ist es im Rahmen der Hypothese erneut wichtig zu betonen, dass dadurch entsprechend

12.2 Multivariate Modelle

keine Dynamiken auf der Ebene von Individuen angesprochen sind, die sich im Zeitverlauf ergeben. Auch diese Differenzierung wird in vergangener Forschung zur gesundheitlichen Ungleichheit für Deutschland kaum vorgenommen, obwohl dies auf substantieller Ebene nicht gleichzusetzen ist. Wie bereits in Abschnitt 11.1 hervorgehoben, ist Hypothese 5 aufgrund der hier vorgenommenen quadratischen Wachstumskurvenmodellierung allerdings nicht leicht zu beantworten, da grundsätzlich positive Effekte der Random-Intercepts der Einkommensposition auf die linear spezifizierten Slopes von PCS und MCS beobachtet werden könnten und gleichzeitig negative Effekte auf die quadratischen Slopes (und umgekehrt). Dies ist in den in Tabelle D.15 dargestellten Befunden im Hinblick auf die Einflüsse von α_w auf β_y ($\beta_{\beta_y \alpha_w}$) und β_y^2 ($\beta_{\beta_y^2 \alpha_w}$) auch tatsächlich für die Kohorten 1 der Fall. Beobachtet werden kann ein signifikant negativer Einfluss des Random-Intercepts der Einkommensposition auf die Random-Slopes von PCS und ein signifikant positiver Einfluss auf die quadratischen Random-Slopes. Aufgrund der ähnlichen Effektgrößen kann an dieser Stelle entsprechend kaum von einer mit den Random-Intercepts assoziierten Divergenz- oder Konvergenz in PCS gesprochen werden.

Für die Kohorten 2, 3 und 4 kann Hypothese 5 für PCS mit weniger Unsicherheit beantwortet werden. So liegt in Kohorte 2 weder ein signifikant positiver Einfluss des Intercepts der Einkommensposition auf den linearen noch auf den quadratischen Random-Slope von PCS vor. In Kohorte 3 ist hingegen der Einfluss auf den linearen Slope positiv signifikant, in Kohorte 4 auf den quadratischen Random-Slope. Damit lässt sich Hypothese 5 für die Kohorten 3 und 4 bestätigen. Individuen mit höheren Ausgangsniveaus in der Einkommensposition haben in den Kohorten 3 und 4 nicht nur höhere Ausgangsniveaus in PCS, sondern entwickeln sich im Analysezeitraum auch mit positiveren Trends, es findet also eine Divergenz in der einkommensbezogenen gesundheitlichen Ungleichheit im Lebensverlauf statt. Da die MGA zum vollen LCM-SR anhand der LRT in Tabelle D.10 eine Gleichsetzung der Zusammenhänge zwischen den Slopes von PCS und den Intercepts der Einkommensposition ablehnt und die finale Modellvariante die beschriebenen Zusammenhänge nur für die jüngeren Kohorten sicher bestätigt, kann in diesem Kontext auch Hypothese 8 für PCS unter Vorsicht bestätigt werden. Insbesondere in den jüngeren operationalisierten Kohorten scheinen sich Individuen je nach Ausgangsniveau in der Einkommensposition im Analysezeitraum zunehmend im Hinblick auf die physische Gesundheit voneinander zu entfernen.

Richtet sich der Fokus auf die mentale Gesundheit, scheinen die Random-Intercepts der Einkommensposition eine geringere Rolle für die analysierten Entwicklungen im Lebensverlauf zu spielen. Hier sind nur in der Kohorte 3 signifikante Einflüsse auf die Slopes β_x ($\beta_{\beta_x \alpha_w}$) und β_x^2 ($\beta_{\beta_x^2 \alpha_w}$) zu beobachten, wobei auch hier der Effekt auf den linearen Slope negativ und auf den quadratischen positiv ist. Die

Hypothesen 5 und 8 sind scheinbar nicht für die mentale Gesundheit zutreffend, auch wenn die MGA auf Unterschiede im Kohortenvergleich verweist. Abbildungen 12.9 und 12.10 unterstützen die Interpretation der bis hier besprochenen Hypothesen durch eine visuelle Darstellung der Zusammenhänge zwischen den Intercepts für die Einkommensposition und den Entwicklungsprozessen in PCS und MCS. Ausgangspunkt der Abbildungen sind getrennt nach Kohorten berechnete durchschnittliche konditionelle („con.") LCM-SR-Voraussagen für PCS und MCS, differenziert nach vier Gruppen unterschiedlicher Niveaus in den Random-Intercepts der Einkommensposition, die auf der Zeitachse des Modells abgebildet sind.[26]

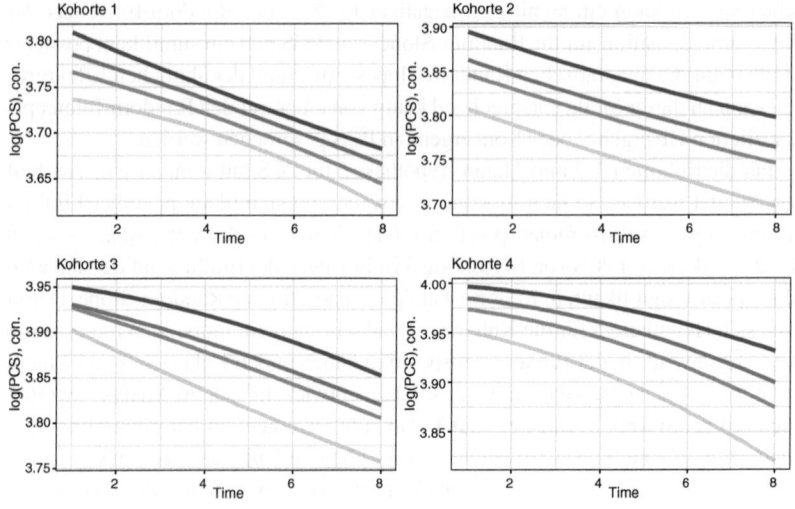

Abbildung 12.9 log(PCS): Konditionelle Entwicklungsverläufe (con.) nach Random-Intercept der Einkommensposition, kohortenspezifisch. (Quelle: Eigene Berechnungen anhand SOEP v37, Wellen 2002 bis 2016)

---

[26] Zur Ermittlung der Gruppen zu den unterschiedlichen Niveaus in den Random-Intercepts wurde eine Einordnung nach drei Quantilen (25 % (2), 50 % (3) und 75 % (4)) je Kohorten vorgenommen. Die abgebildeten Verläufe sind zur leichteren visuellen Interpretation geglättet. Die konditionelle Modellvoraussage berücksichtigt ausschließlich individuelle Variation in den Random-Effekten, alle weiteren in der Voraussage benötigten Variablen sind kohorten- und zeitpunktspezifisch auf deren Mittelwerte fixiert.

12.2 Multivariate Modelle

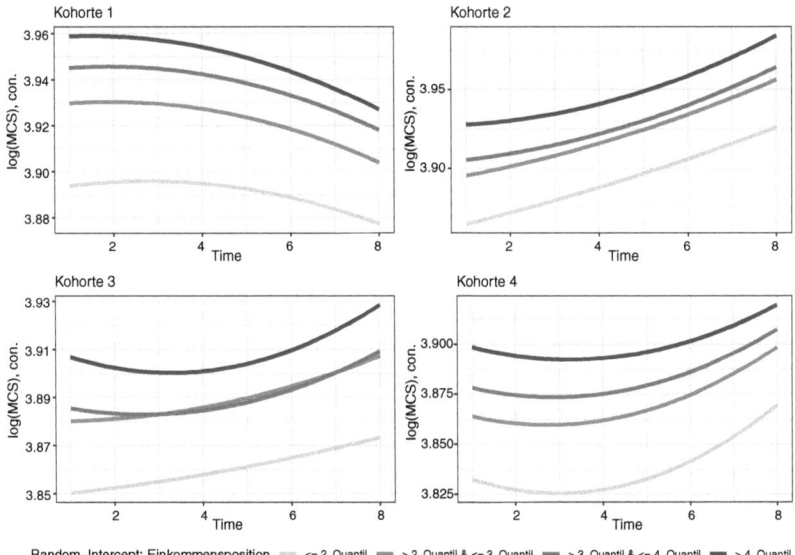

Abbildung 12.10 log(MCS): Konditionelle Entwicklungsverläufe (con.) nach Random-Intercept der Einkommensposition, kohortenspezifisch. (Quelle: Eigene Berechnungen anhand SOEP v37, Wellen 2002 bis 2016)

Grundsätzlich zeigt sich für jede Kohorte der zur Hypothese 4 beschriebene Zusammenhang in den Ausgangsniveaus der Konstrukte, der sich über die Kohorten hinweg unterschiedlich darstellt, aber offenbar keine Struktur einer Rising-Importance aufweist, sondern eher an Bedeutung zu verlieren scheint. Erkennbar wird nun zusätzlich, wie sich die Einkommensposition zum Analysebeginn auf die durchschnittlichen Entwicklungsniveaus von PCS und MCS auswirkt. Wie bereits in der Interpretation der entsprechenden Modellparameter angedeutet, zeigt sich für PCS in den jüngsten Kohorten eine deutliche Ausweitung der Niveauunterschiede in PCS je nach Einkommensposition zum Analysebeginn, diese ist in Kohorte 4 noch stärker ausgeprägt als in Kohorte 3. Ausgehend von den Einkommensunterschieden zum Zeitpunkt $t = 1$, die mit Blick auf den theoretischen Hintergrund als materielle Unterschiede gedeutet werden können, zeigt sich eine Divergenz über den Analysezeitraum hinweg. Dies ist in den beiden älteren Kohorten, trotz vorliegender Niveauunterschiede, weniger eindeutig zu erkennen. Dabei muss zudem berücksichtigt werden, dass die Zusammenhangsstruktur zwischen den Random-Intercepts und den Veränderungen in der physischen Gesundheit im Lebensverlauf nicht streng linear ist. Insbesondere Individuen in unteren Einkommenspositionen zum Analysebeginn entfernen sich gesundheitlich im Lebensverlauf zunehmend von Individuen in den höheren Eingruppierungen. Unterschiede in den höchsten Einkommensniveaus sind im Lebensverlauf geringer ausgeprägt.

Niveauunterschiede je nach Random-Intercept in der Einkommensposition zeigen sich auch in den Entwicklungsprozessen zu MCS, Dynamiken über den Analysezeitraum hinweg sind aber weniger systematisch, wobei die Unterschiede in log(MCS) zwischen den Individuen generell schwächer ausgeprägt sind als für log(PCS). Auch dies deckt sich mit den Beobachtungen zur mentalen Gesundheit im Lebensverlauf aus früherer Forschung. Dies entspricht den bereits interpretierten Parameterschätzungen, die nur in Kohorte 3 auf signifikante Zusammenhänge hinweisen, die sich nun auch in den visuellen Darstellungen widerspiegeln. So zeigt sich im unteren linken Panel der Abbildung 12.10 zunächst eine Annäherung der zu Beginn der Analyse vorliegenden Niveauunterschiede in MCS je nach Ausgangsniveau in der Einkommensposition, die im späteren Analysezeitraum allerdings in eine Divergenz übergeht. Dabei sind die Dynamiken im Vergleich zu den Prozessen in PCS eher schwach. Visuell deuten sich die einkommensbedingten Dynamiken auch in den Kohorten 1 und 4 an, was aufgrund fehlender Signifikanzen der Zusammenhänge zwischen den Wachstumsparametern aber nicht überinterpretiert werden darf. Im Hinblick auf MCS können die Hypothesen 5 und 8 entsprechend nicht beibehalten werden, es deuten sich visuell sogar Tendenzen zu Konvergenzprozessen an.

Mit Blick auf die analysierten gesundheitlichen Ungleichheiten auf der Between-Ebene lassen sich im Rahmen des LCM-SR weiter Zusammenhänge zwischen den Random-Slopes der Konstrukte betrachten. Damit sind die Hypothese 6 und 9 aus Abschnitt 11.1 angesprochen, die durch die nicht-lineare Modellierung allerdings nur schwer substantiell zu interpretieren sind. Die Parameterschätzungen in Tabelle D.15 weisen für die Einkommensposition und MCS ausschließlich auf nicht-signifikante Zusammenhänge zwischen den linearen und quadratischen Random-Slopes hin, die sich über die Kohorten hinweg auch nur geringfügig voneinander unterscheiden ($\psi_{x_\beta w_\beta}$, $\psi_{x_{\beta^2} w_\beta}$, $\psi_{x_{\beta^2} w_{\beta^2}}$, $\psi_{x_\beta w_{\beta^2}}$ in den Zeilen 10, 13, 25 und 27). Nennenswert sind hingegen die positiven Korrelationen zwischen den linearen Slopes für die Einkommensposition und PCS ($\psi_{y_\beta w_\beta}$) in Zeile 9 sowie die negativen Korrelationen zwischen den quadratischen Random-Slopes für PCS und den linearen Slopes für die Einkommensposition ($\psi_{y_{\beta^2} w_\beta}$) in Zeile 26. Davon ausgehend ist Hypothese 6 erneut nur schwer interpretierbar. Vergleichsweise positive individuelle lineare Slopes in der Einkommensposition sind einerseits auch mit positiveren Random-Slopes in PCS assoziiert, andererseits aber auch mit negativeren quadratischen Slopes. Hypothese 6 kann für die physische Gesundheit damit an dieser Stelle

12.2 Multivariate Modelle

nicht sicher bestätigt werden. Die übrigen Korrelationen der linearen- und quadratischen Random-Slopes sind erneut nicht-signifikant ($\psi_{y_{\beta 2} w_{\beta 2}}$, $\psi_{y_\beta w_{\beta 2}}$ in den Zeilen 12 und 26). Ausgehend von den LRT in Tabelle D.10 erübrigt sich eine weitere Evaluation der Hypothese 9 für PCS und MCS, da die diesbezüglich relevanten Korrelationsstrukturen über die Kohorten hinweg gleichgesetzt werden können.

In Gesamtbetrachtung spielt die Einkommensposition auf der Between-Ebene des LCM-SR eine statistisch bedeutsame Rolle für die individuellen Entwicklungen in PCS und MCS. Dies kommt insbesondere durch Niveauunterschiede zu Beginn des Analysezeitraums zum Ausdruck, für PCS in Teilen auch im Hinblick auf den Zusammenhang zwischen Ausgangsniveau in der Einkommensposition und lebensverlaufsbezogener Entwicklung in der physischen Gesundheit. Kohortenspezifische Unterschiede in den Prozessen sind hingegen ambivalent. Während für PCS Zusammenhänge in den Ausgangsniveaus mit der Einkommensposition in den älteren Kohorten leicht stärker ausgeprägt sind, treten Divergenzprozesse einkommensbezogener gesundheitlicher Ungleichheiten im Lebensverlauf eher in den jüngeren Kohorten auf. Für MCS sind Vergleiche zwischen den Kohorten aufgrund von nicht-linearen Veränderungen der Gesundheitsdimension im Lebensverlauf schwerer zu beurteilen, es deutet sich aber vielfach eine Konstanz in der einkommensbezogenen gesundheitlichen Ungleichheit an. Entsprechend wird die Notwendigkeit einer Differenzierung nach *Rising-*, *Decreasing-* und *Constant-Importance* Strukturen deutlich. Dabei muss an diesem Punkt festgehalten werden, dass durch die im vorliegenden Abschnitt besprochenen Hypothesen keine Kausalbeziehungen zwischen der Einkommensposition und PCS bzw. MCS analysiert werden. Durch die Fokussierung auf die Between-Ebene des LCM-SR zeigen die Befunde, inwiefern sich je nach Zugehörigkeit zu einer Einkommensgruppe im Analysezeitraum unterschiedliche durchschnittliche individuelle Gesundheitsentwicklungen ergeben.

Erwähnenswert ist an dieser Stelle ebenfalls die Beobachtung aus Tabelle D.15, dass auch die Random-Intercepts von PCS und MCS signifikant positiv mit der Entwicklung in der Einkommensposition assoziiert sind. Diese Zusammenhangsstrukturen sind in den Hypothesen nicht explizit angesprochen, werden aber vor dem Hintergrund vergangener theoretischer Diskussionen zur gesundheitlichen Ungleichheit dennoch relevant. So stützen die hier gezeigten Befunde auch die Annahmen der Selektionsthese, nach welcher eine gute Gesundheit Voraussetzung für positive Entwicklungen im sozioökonomischen Status ist, wobei in diesem Kontext erneut nicht von einer Kausalität gesprochen werden darf. Die hier dargestellten Ergebnisse zeigen damit eindrücklich, inwiefern sich die Erklärungsansätze zur gesundheitlichen Ungleichheit nicht gegenseitig ausschließen. So wird deutlich, dass sowohl Gruppenunterschiede in der Einkommensposition gesundheitlich relevant sind als auch Gruppenunterschiede in der Gesundheit für den sozioökonomischen Status im Lebensverlauf.

Zusammenhänge PCS und MCS
Das LCM-SR berücksichtigt auf der Between-Ebene nicht nur die Zusammenhänge zwischen PCS und der Einkommensposition bzw. MCS und Einkommensposition bzw. MCS und Einkommensposition. Auch die Assoziationen der Random-Effekte von PCS und MCS untereinander sind in Tabelle D.15 dargestellt. Erwartungsgemäß stehen die beiden Konstrukte generell in positiven Wechselwirkungen, was dem hier zugrunde liegenden Verständnis zur Gesundheit entspricht und den multidimensionalen Charakter des Phänomens unterstreicht. Dabei sind höhere Random-Intercepts in PCS auch mit höheren Ausgangsniveaus in MCS verknüpft, wobei dieser Zusammenhang in den jüngeren Kohorten weniger stark ausgeprägt ist als in den älteren Kohorten. Selbiges gilt für die linearen Slopes der beiden Konstrukte, die über Kohorten hinweg allerdings gleichgesetzt werden können. Signifikante Zusammenhänge zwischen den quadratischen Slopes lassen sich hingegen nicht beobachten.[27]

Inhaltlich können Entwicklungen in dem einen Gesundheitskonstrukt also nicht ohne Entwicklungen in dem jeweils anderen gedacht werden, während beide Konstrukte nicht gleichzusetzen sind. Verändern sich Rahmenbedingungen innerhalb einer Population, welche nur eines der Gesundheitskonstrukte direkt beeinflussen, bleibt dies nicht folgenlos für das andere Konstrukt. Im Hinblick auf vergangene Analysen zur gesundheitlichen Ungleichheit, welche verschiedene Dimensionen der Gesundheit getrennt analysieren, ist dies ein bedeutsamer Befund. So spielen gesundheitliche Ungleichheiten, die sich empirisch jeweils nur im Hinblick auf die physische oder mentale Gesundheit bestätigen, auch für gesundheitliche Ungleichheiten in den jeweils anderen Dimensionen eine Rolle, die in isolierter Betrachtung gegebenenfalls nicht erkennbar werden.

Es lässt sich zusammenfassen:

- Hypothese 4 kann für PCS und MCS beibehalten werden.
- Hypothese 5 kann für PCS in den jüngeren Kohorten beibehalten werden und muss für MCS abgelehnt werden.
- Hypothese 6 muss sowohl für PCS als auch MCS abgelehnt werden.
- Hyopthese 7 muss sowohl für PCS als auch MCS abgelehnt werden. Vielmehr deuten sich Tendenzen zu einer Decreasing- (PCS) bzw. Constant-Importance (MCS) an.
- Hypothese 8 kann für PCS tendenziell beibehalten werden und muss für MCS abgelehnt werden.
- Hypothese 9 muss sowohl für PCS als auch MCS abgelehnt werden.
- Entwicklungen in der Einkommensposition sind auf der Between-Ebene des LCM-SR mit den Ausgangsniveaus von PCS und MCS positiv assoziiert.

---

[27] Diese mussten in der Modellspezifikation zudem auf den Wert 0 fixiert werden.

- Sowohl die Ausgangsniveaus als auch Entwicklungen im Zeitverlauf für PCS und MCS sind auf der Between-Ebene des LCM-SR positiv miteinander assoziiert.

12.2.2 Ergebnisse: Within-Ebene

Während die Zusammenhänge zwischen den Wachstumsparametern von PCS, MCS und der Einkommensposition auf Unterschiede zwischen Individuen abzielen, fokussieren die Hypothesen 10 bis 12 die Within-Ebene der LCM-SR Schätzung und damit Dynamiken in gesundheitlichen Ungleichheiten, die sich auf intraindividuelle gesundheitliche Entwicklungen im individuellen Lebensverlauf beziehen:

- (10) *Je höher die Abweichung der Einkommensposition vom individuellen Grundniveau zum Zeitpunkt $t-1$, desto höher die Abweichung der physischen und mentalen Gesundheit vom individuellen Grundniveau zum Zeitpunkt t.* (Anknüpfungspunkt: Materieller Erklärungsansatz: Einkommensbezogene gesundheitliche Ungleichheiten mit Fokus auf Veränderungen im individuellen Lebensverlauf.).
- (11) *Mit zunehmendem Alter nimmt der Einfluss der Abweichungen der Einkommensposition vom individuellen Grundniveau zum Zeitpunkt $t-1$ auf die Abweichungen der physischen und mentalen Gesundheit vom individuellen Grundniveau zum Zeitpunkt t zu.* (Anknüpfungspunkt: Divergenz im Hinblick auf einkommensbezogene gesundheitliche Ungleichheiten mit Fokus auf Veränderungen im individuellen Lebensverlauf.)
- (12) *Je jünger die Kohorte, desto stärker die Zunahme des Einflusses der Abweichungen der Einkommensposition vom individuellen Grundniveau zum Zeitpunkt $t-1$ auf die Abweichungen der physischen und mentalen Gesundheit vom individuellen Grundniveau zum Zeitpunkt t.* (Anknüpfungspunkt: Rising-Importance im Hinblick auf Divergenzprozesse in einkommensbezogenen gesundheitlichen Ungleichheiten mit Fokus auf Veränderungen im individuellen Lebensverlauf.)

Die Ergebnisse der Parameterschätzung der finalen multivariaten Modellvariante auf Basis der MGA in Anhang D.2.3 im elektronischen Zusatzmaterial zeigen allerdings, dass individuelle Abweichungen in der Einkommensposition von den individuellen Entwicklungstrends im Zeitverlauf nicht mit zeitpunktspezifisch anschließenden individuellen Abweichungen von PCS oder MCS auf der Residualebene assoziiert sind (siehe $\rho_{y_t w_{t-1}}$ und $\rho_{x_t w_{t-1}}$). Umgekehrt lässt sich allerdings auch nur in wenigen Fällen ein Einfluss der Residuen von PCS und MCS auf die Residuen der Einkommensposition feststellen (siehe $\rho_{w_t y_{t-1}}$ und $\rho_{w_t x_{t-1}}$). Dabei handelt es sich um einen ambivalenten CL-Effekt von MCS auf die Einkommensposition, der in Kohorte 1 positiv und in Kohorte 3 negativ ausfällt und somit nur in letztgenannter vor dem Hintergrund der theoretischen Vorüberlegungen im Rahmen der Selektionsthese eingeordnet werden kann.[28] Die Effekte sind in Abbildung 12.11 unter Berücksichtigung der zugehörigen Konfidenzintervalle visualisiert. Dabei sind die Parameterschätzungen für die autoregressiven und kreuzverzögerten Effekte auf der Zeitachse des Analysezeitraums im LCM-SR unter Berücksichtigung der unterschiedlichen Kohorten abgebildet und anhand von Linien des Typs *solid* zur besseren Darstellung der Dynamiken im Zeitverlauf miteinander verbunden. Zur weiteren Orientierung ist zudem der Wert 0 (*dashed*) hervorgehoben.[29] Hypothese 10 muss unter Betrachtung der Parameterschätzung für $\rho_{w_t y_{t-1}}$ und $\rho_{w_t x_{t-1}}$ also abgelehnt werden, in den vier untersuchten Kohorten sind auf der Within-Ebene des LCM-SR kaum statistisch bedeutsame Zusammenhänge zwischen der Einkommensposition und der Gesundheit auszumachen. Lediglich die Residualeffekte der Einkommensposition auf PCS in Kohorte 3 sind dicht am 5 %-Signifikanzniveau. Hier zeigen sich zumindest Hinweise dafür, dass positive Abweichungen von den individuellen Residuen zu einem Zeitpunkt t in der Einkommensposition mit positiven Abweichungen von den individuellen Residuen zum Zeitpunkt $t+1$ in der physischen Gesundheit assoziiert sind.

Ausgehend von den kohortenspezifischen LRT im Anhang D.1 im elektronischen Zusatzmaterial können die CL-Effekte zwischen den Gesundheitskonstrukten und der Einkommensposition innerhalb der Kohorten in weiten Teilen gleichgesetzt werden. Dies kann vor dem Hintergrund der fehlenden Signifikanz der Effekte allerdings nicht verwundern, diese lassen sich vielfach kaum von dem Wert 0 unterscheiden[30]. Davon ausgehend erübrigen sich weitere LRT in der vollen multivariaten MGA. Die Gleichheitsrestriktionen in den CL kommen in Abbildung 12.11 durch die horizontalen Linien zum Ausdruck, welche die zeitpunktspezifischen Effekte verbinden.

---

[28] Der negative Effekt von MCS auf die Einkommensposition in der ältesten Kohorte 1 könnte allerdings darauf zurückzuführen sein, dass eine zeitpunktspezifische Verbesserungen der mentalen Gesundheit im späteren Lebensverlauf mit einem Rückzug aus dem Berufsleben und damit einer zunehmend geringeren mentalen Belastung assoziiert ist, gleichzeitig aber auch mit Einbußen in den Einkommensverhältnissen.

[29] Autoregressive Effekte der Within-Ebene sind in der Abbildung durch die Beschriftungen „PCS PCS" ($\rho_{y_t y_{t-1}}$), „MCS MCS" ($\rho_{x_t x_{t-1}}$) und „eink eink" ($\rho_{w_t w_{t-1}}$) gekennzeichnet. Die kreuzverzögerten Effekte jeweils mit „PCS MCS" ($\rho_{y_t x_{t-1}}$) für den Residualeffekt von MCS auf PCS, „MCS PCS" ($\rho_{x_t y_{t-1}}$) für den Effekt von PCS auf MCS usw.

[30] Die LRT lassen allerdings auch eine Gleichsetzung für die oben als ambivalent beschriebenen signifikanten CL-Effekte für MCS und die Einkommensposition in Kohorte 1 und Kohorte 3 über den Analysezeitraum hinweg zu.

12.2 Multivariate Modelle

Die Befunde zur Hypothese 10 machen ein weiteres Prüfen der Hypothesen 11 und 12 redundant. Da die Beziehungen zwischen den Residuen der Einkommensposition und PCS und MCS kohortenintern kaum statistisch bedeutsam sind, können diese auch nicht im Zeitverlauf und über Kohorten hinweg variieren. Im Hinblick auf vergangene Forschung zur gesundheitlichen Ungleichheit ist dies eine bemerkenswerte Beobachtung. So differenziert im deutschen Kontext kaum eine Analyse zur gesundheitlichen Ungleichheit im Hinblick auf die simultane Betrachtung verschiedener Gesundheitsdimensionen und Dimensionen sozialer Ungleichheit explizit zwischen Between- und Within-Effekten in einkommensbezogenen Ungleichheiten. Ausgehend von den hier herausgestellten Befunden lässt sich konstatieren, dass sich gesundheitliche Ungleichheiten mit Blick auf Einkommensunterschiede nur geringfügig aus Dynamiken im individuellen Lebensverlauf ergeben. Einkommens ungleichheiten in der Gesundheit, die auch ausgehend von den hier präsentierten Ergebnissen ohne Zweifel existieren, scheinen sich weitestgehend längerfristig im Lebensverlauf zu manifestieren und inhaltlich für gesundheitlich relevante Mechanismen zu stehen, die nicht mit individuellen zeitpunktspezifischen Veränderungen zu assoziieren sind. Die materielle Situation, die ausgehend von den theoretischen Vorüberlegungen auch durch die Einkommensposition zum Ausdruck kommt, prädeterminiert damit gesundheitliche Entwicklungen im Lebensverlauf. Individuelle Veränderungen der Einkommensposition im Lebensverlauf scheinen dabei in den Hintergrund zu rücken. Ausgehend von den analysierten SOEP-Daten zieht eine kurzfristige Verbesserung der Einkommensposition keine Verbesserungen für die physische und mentale Gesundheit nach sich.[31]

Das so beschriebene Ergebnis zur Hypothese 10 kann vor dem Hintergrund des Modells kritischer Perioden im Rahmen der lebensverlaufsbezogenen Forschung zur gesundheitlichen Ungleichheit eingeordnet werden. Mit Blick auf die im vorherigen Abschnitt dargestellten positiven Wechselwirkungen zwischen den zeitveränderlichen Konstrukten im LCM-SR scheinen im Lebensverlauf durchaus Phasen zu existieren, in denen sich je nach sozioökonomischer Position, hier gemessen über die Einkommensposition, unterschiedliche gesundheitliche Entwicklungspfade ergeben. Sind diese erst einmal eingeschlagen, sind spätere sozioökonomische Dynamiken offenbar weniger relevant. Da die hier vorgestellte Analyse den Lebensverlauf ab 30 Jahren fokussiert, werden die entsprechenden kritischen Phasen der analysierten Individuen vermutlich nicht durch das LCM-SR aufgefangen.

---

[31] Mit Ausnahme der CL-Effekte von MCS auf die Einkommensposition in Kohorte 1 und Kohorte 3 gilt selbige Interpretation gilt im Hinblick auf Selektionsprozesse in der gesundheitlichen Ungleichheit auch umgekehrt. Weitere Modellvarianten, die hier nicht noch einmal explizit dargestellt sind, bestätigten diesen Befund zudem auch für kreuzverzögerte Effekte mit größeren Lags.

Anders als beispielsweise das Modell von Hoffmann et al. (2019) analysiert das Modell auf der Within-Ebene weiterhin nicht, inwiefern längere Lebensphasen in niedrigen Einkommenspositionen, z. B. im Alter von 30 bis 40 Jahren, zu positiven Entwicklungen in späteren Lebensphasen führen. Ein derartiger Ansatz ist für künftige Forschung zur Relevanz von Within-Effekten im Hinblick auf materielle gesundheitliche Ungleichheiten vielversprechend.

Zusammenhänge PCS und MCS
Das LCM-SR berücksichtigt auch kreuzverzögerte Effekte zwischen den Residuen von PCS und MCS. Anders als in den CL-Effekten zur Einkommensposition zeigen sich diesbezüglich in weiten Teilen signifikante positive Effekte für $\rho_{y_t x_{t-1}}$ bzw. $\rho_{x_t y_{t-1}}$. Die entsprechenden Effekte können sowohl in Abbildung 12.11 als auch in Anhang D.2.3 im elektronischen Zusatzmaterial eingesehen werden. Ähnlich wie bereits in den Befunden zur Between-Ebene erläutert, entspricht auch dies den Vorstellungen der hier zugrunde gelegten Definition zur Gesundheit, nach welcher sich diese aus verschiedenen Dimensionen konstituiert, die nicht unabhängig voneinander sind. Die positive kreuzverzögerte Assoziation auf der Within-Ebene hat zur Folge, dass Veränderungen in PCS auch auf der Within-Ebene nicht ohne simultane

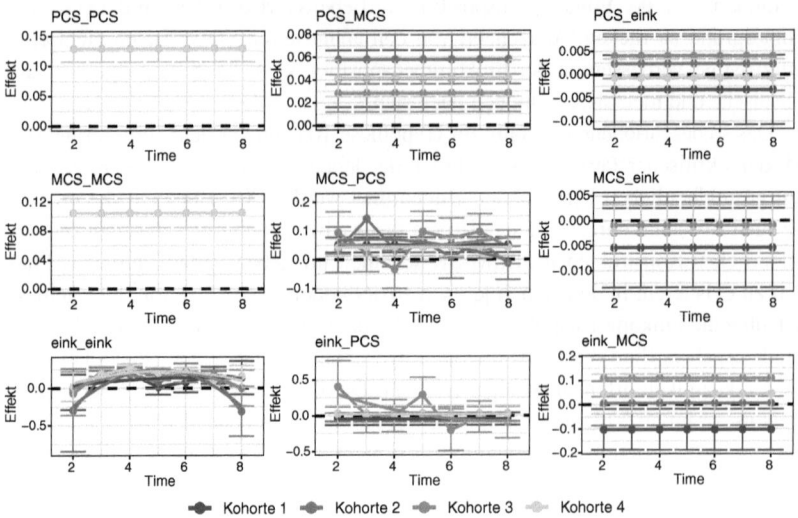

Abbildung 12.11 log(PCS), log(MCS) und Einkommensposition: Kreuzverzögerte und autoregressive Effekte im finalen LCM-SR, Residualebene, kohortenspezifisch. (Anmerkungen: Linien des Typs *dashed* kennzeichnen den Wert 0, Quelle: Eigene Berechnungen anhand SOEP v37, Wellen 2002 bis 2016)

Veränderungen in MCS zu bedenken sind (und umgekehrt). Positive Abweichungen von der durch die Between-Ebene vorausgesagten Schätzung in einer Gesundheitsdimension zu einem Zeitpunkt t sind offenbar mit positiven Abweichungen des Residuums der anderen Dimension zu einem Zeitpunkt $t+1$ verknüpft. Dabei zeigen die LRT in Anhang D.1 im elektronischen Zusatzmaterial, dass diese Effekte innerhalb der Kohorten in weiten Teilen konstant sind. Eine Ausnahme bilden die CL von MCS auf PCS in Kohorte 2 und Kohorte 3.

Autoregressive Effekte

Die Befunde zu den autoregressiven Effekten von PCS ($\rho_{y_t y_{t-1}}$), MCS ($\rho_{x_t x_{t-1}}$) und der Einkommensposition ($\rho_{w_t w_{t-1}}$) decken sich mit den bereits in Kapitel 12 beschriebenen Ergebnissen der univariaten Modelle und werden daher nicht erneut vertiefend dargestellt. Die Modellierung im Rahmen des vollen LCM-SR im Kontext einer MGA verändert diese nur geringfügig, was unter anderem auf die zusätzliche Berücksichtigung der kreuzverzögerten Effekte auf der Within-Ebene zurückzuführen sein dürfte. Auffallend ist die Stabilität der AR von PCS und MCS auch über die Kohorten hinweg, was in Tabelle D.16 und Abbildung 12.11[32] deutlich wird. Bei der Einkommensposition lassen sich allerdings nur schwer Systematiken im Zeitverlauf und zwischen den Kohorten bestätigen, wobei in allen Kohorten das Residuum zur Einkommensposition zum Zeitpunkt $t=1$ keine signifikante Erklärungskraft für das Residuum der Einkommensposition zum Zeitpunkt $t=2$ aufweist.

Insgesamt kann im Hinblick auf die AR-Effekte nochmals festgehalten werden, dass deren Ausblenden die weiteren Parameterschätzungen im Modell potentiell verzerren könnte. Wird die Lebensverlaufsperspektive im Rahmen gesundheitlicher Ungleichheiten ernst genommen, müssen diese entsprechend berücksichtigt werden, um die Kumulationseigenschaft gesundheitlicher Entwicklungen aufzufangen und diese von sozioökonomischen Effekten im Lebensverlauf zu separieren.

Es lässt sich zusammenfassen:

- Hypothese 10 muss sowohl für PCS als auch MCS abgelehnt werden.
- Hypothese 11 muss sowohl für PCS als auch MCS abgelehnt werden.
- Hypothese 12 muss sowohl für PCS als auch MCS abgelehnt werden.
- Autoregressive Effekte spielen sowohl für PCS, MCS als auch die Einkommensposition eine wichtige Rolle in der Modellierung der lebenslaufbezogenen Entwicklungen der zeitveränderlichen Variablen im LCM-SR.
- Für PCS und MCS lassen sich auf der Within-Ebene des LCM-SR Interdependenzen erkennen.

---

[32] Die Stabilität der AR-Effekte über die Kohorten hinweg kommt in der Abbildung durch die Überlagerung der vier unterschiedlichen Linien der Kohorten zum Ausdruck.

12.2.3 Ergebnisse: Bildungseffekte

Zur Beurteilung der Hypothesen 1 bis 3 ist eine inhaltliche Interpretation der Bildungseffekte in der MGA erforderlich. Diese sind über den dreistufig kodierten CASMIN-Index operationalisiert, wobei ein niedriges CASMIN-Niveau als Referenzkategorie gegenüber einem mittleren und hohen Niveau dient. Da die Variable als zeitkonstant in die Analyse aufgenommen wurde, beziehen sich die Effekte auf die Between-Ebene des Modells. Die Hypothesen lauten:

- *(1) Je höher das Bildungsniveau zu den einzelnen Analysezeitpunkten, desto höher die physische und mentale Gesundheit zu den einzelnen Analysezeitpunkten.* (Anknüpfungspunkt: Kulturell-verhaltensbezogener Erklärungsansatz. Bildungsbezogene gesundheitliche Ungleichheiten.)
- *(2) Je später der Analysezeitpunkt, desto stärker der Einfluss des Bildungsniveaus auf die physische und mentale Gesundheit.* (Anknüpfungspunkt: Divergenz im Hinblick auf bildungsbezogene gesundheitliche Ungleichheiten.)
- *(3) Je jünger die Kohorte, desto stärker die Zunahme des Einflusses des Bildungsniveaus zu den einzelnen Analysezeitpunkten auf die physische und mentale Gesundheit.* (Anknüpfungspunkt: Rising-Importance im Hinblick auf Divergenzprozesse in bildungsbezogenen gesundheitlichen Ungleichheiten.)

Mit Blick auf Hypothese 1 bestätigt die Analyse weitestgehend Befunde, die bereits aus früheren Studien unter Verwendung anderer Gesundheitsindikatoren bekannt sind und in den Kapiteln 3 und 3.2.1 thematisiert wurden. Ausgehend von den Parameterschätzungen der finalen MGA in den Tabellen D.20 und D.23 zeigt sich grundsätzlich ein über alle berücksichtigten Zeitpunkte hinweg positiver Einfluss des Bildungsniveaus auf die physische und mentale Gesundheit, dies gilt sowohl für ein mittleres Niveau in CASMIN gegenüber einem niedrigen ($\gamma_{y_t casmid}$ und $\gamma_{x_t casmid}$) als auch für ein hohes Niveau gegenüber der Referenzkategorie ($\gamma_{y_t cashigh}$ und $\gamma_{x_t cashigh}$). Der Einfluss von einem hohen CASMIN-Niveau im Vergleich zur Referenzkategorie ist dabei erwartungsgemäß stärker als jener der zweiten Kategorie. Hypothese 1 kann daher beibehalten werden, höhere Bildungsniveaus sind zu den einzelnen Analysezeitpunkten mit höheren Ausprägungen in PCS und MCS verbunden.

Hypothese 2 und 3: PCS
Unter Berücksichtigung der kohortenspezifischen LRT der multivariaten Modelle in Anhang D.1 im elektronischen Zusatzmaterial kann eine Konstanz der CASMIN-Effekte im Zeitverlauf in weiten Teilen für PCS ausgeschlossen werden, eine Aus-

12.2 Multivariate Modelle

nahme bilden die Effekte $\gamma_{y_t casmid}$ und $\gamma_{y_t cashigh}$ in Kohorte 1. Dies lässt Spielraum zur Analyse der Hypothese 2, zu deren Prüfung die zeitveränderlichen Effekte der beiden spezifizierten CASMIN-Niveaus mit einer linearen Veränderungsrate über die Zeit modelliert werden, deren Stärke durch die Parameter $\kappa^g_{y,casmid}$ bzw. $\kappa^g_{y,cashigh}$ geschätzt wird, wobei der Index g für die vier Kohorten $c = 1$ (älteste Kohorte) bis $c = 4$ (jüngste Kohorte) steht. Weitere LRT zu den Kohorten, die ebenfalls in Anhang D.1 dargestellt sind, zeigen, dass eine derartige Modellierung der CASMIN-Effekte für PCS für beide CASMIN-Niveaus in nahezu allen Kohorten mit den Daten vereinbar ist.[33] Eine Ausnahme bildet die Spezifikation des Wachstumsprozesses von $\gamma_{ycashigh}$ in Kohorte 3. Zudem sind die Effekte $\kappa^1_{y,casmid}$ und $\kappa^1_{y,cashigh}$ auf dem 5 %-Niveau nicht-signifikant. Für Kohorte 3 schließt dies an dieser Stelle aber noch nicht die Gültigkeit der Hypothese 2 aus.[34]

Die Parameterschätzungen für die signifikanten Effekte $\kappa^g_{y,casmid}$ und $\kappa^g_{y,cashigh}$ werden in Tabelle 12.13 präsentiert und in deren Wirksamkeit über den Analysezeitraum hinweg in Abbildung 12.12 visuell dargestellt. Die Abbildung ist analog zu Abbildung 12.11 zu interpretieren. Auf der x-Achse dargestellt sind die Analysezeitpunkte, auf der y-Achse die Stärke des Einflusses der Bildungseffekte ($\gamma_{y_t casmid}$ und $\gamma_{y_t cashigh}$) auf die Gesundheitskonstrukte. Abgetragen sind die zeitpunktspezifischen Schätzungen für die vier Kohorten, deren Dynamiken über die Linien des Typs *solid* im Analysezeitraum hervorgehoben sind. Zusätzlich sind in der Abbildung die geschätzten Konfidenzintervalle der Parameterschätzungen integriert sowie zur Orientierung eine horizontale Linie zum Nullpunkt der Effektstärke (*dashed*).

Erkennbar sind für das mittlere CASMIN-Niveau durch den Parameter κ modellierte Divergenzprozesse in PCS für die jüngsten beiden Kohorten 3 und 4. Kohorte 2 ist hingegen durch eine linear strukturierte Konvergenz der bildungsbezogenen gesundheitlichen Unterschiede geprägt. In der ältesten Kohorte ist eine lineare Modellierung nicht angemessen, es zeigt sich eine Kontinuität im Effekt $\gamma_{y_t casmid}$, welche vor dem Hintergrund der bereits diskutierten Gleichheitsrestriktion in der Kohorte zu verstehen ist. Hypothese 2 bestätigt sich für das mittlere CASMIN-

---

[33] Die lineare Veränderungsrate wird auch für jene Kohorten geprüft, in denen sich Gleichheitsrestriktionen in den CASMIN-Effekten als legitim herausgestellt haben. Sind beide Modellvarianten mit den Daten vereinbar, wird die Gleichheitsrestriktion nur verworfen, sofern die lineare Veränderung auf einem signifikanten Parameter κ beruht.

[34] So geht Hypothese 2 nicht davon aus, dass die Veränderung des CASMIN-Effektes streng linear verläuft. Vielmehr steht eine grundsätzliche positive Veränderung im Mittelpunkt, die auch nicht-linear verlaufen kann. In Kohorte 1 kann Hypothese 2 allerdings nicht sinnvoll weiter verfolgt werden, da sich für die Bildungseffekte in der Kohorte bereits Gleichheitsrestriktionen als mit den Daten vereinbar herausgestellt haben.

Tabelle 12.13 Wachstumsprozesse in CASMIN: Parameterschätzungen zu den Effekten κ der multiplen Gruppenanalyse zum finalen multivariaten LCM-SR

κ: CASMIN	Estimation	Standardfehler	z-Wert	p-value
$\kappa^2_{y,casmid}$	−0.003	0.002	−2.192	0.028
$\kappa^3_{y,casmid}$	0.006	0.001	4.561	0.000
$\kappa^4_{y,casmid}$	0.005	0.001	4.010	0.000
$\kappa^2_{y,cashigh}$	−0.004	0.002	−2.828	0.005
$\kappa^4_{y,cashigh}$	0.009	0.001	8.049	0.000
$\kappa^4_{x,casmid}$	0.004	0.001	3.124	0.002
$\kappa^2_{x,cashigh}$	0.003	0.001	3.062	0.002
$\kappa^4_{x,cashigh}$	0.003	0.001	3.062	0.002

Anmerkungen: $N_{Kohorte1} = 5299$, $N_{Kohorte2} = 5885$, $N_{Kohorte3} = 7921$, $N_{Kohorte4} = 10123$. Schätzung: MLR unter Berücksichtigung fehlender Werte und unter Kontrolle des Alters zum ersten Analysezeitpunkt
Quelle: Eigene Berechnungen anhand SOEP v37, Wellen 2002 bis 2016

Niveau damit nur in den beiden jüngeren Kohorten. Dynamiken in den bildungsbezogenen gesundheitlichen Ungleichheiten lassen sich aber auch für Kohorte 2 festhalten.

Hypothese 3, nach welcher angenommen wird, jüngere Kohorten seien von stärkeren Divergenzprozessen geprägt als ältere Kohorten, kann damit im Vergleich zwischen den Kohorten ebenfalls für das mittlere Bildungsniveau bestätigt werden. Diese Interpretation wird auch durch die LRT der vollen multivariaten MGA in Tabelle D.13 gestützt, die zeigen, dass die Dynamiken in den Bildungseffekten für PCS nicht über die Kohorten hinweg gleichgesetzt werden können.[35] Auf den ersten Blick wirkt die Divergenz in Kohorte 3 aber stärker als in Kohorte 4, was gegen Hypothese 3 sprechen würde. Da sich die Kohorten im Hinblick auf den Alterungsprozess überschneiden, kann im Rahmen des Kohortenvergleichs aber dennoch nicht ausgeschlossen werden, dass die Divergenzprozesse in der jüngsten Kohorte stärker sind als in Kohorte 3. So weisen die Individuen aus Kohorte 4 ab dem Analysezeitpunkt 6 (Zeitpunkt 11 in Abbildung 12.12) die gleiche Altersstruktur auf, wie Kohorte 3. Zu diesem Zeitpunkt ist der Effekt für das mittlere CASMIN-Niveau in Kohorte 4 bereits vergleichbar mit jenem in Kohorte 3, dies ist sowohl in Abbildung 12.12 als auch in Tabelle D.20 zu sehen. Ausgehend von

---

[35] Dies gilt einerseits für die durch den Parameter κ modellierten linearen Veränderungsprozesse in den Bildungseffekten für PCS. Andererseits schließen die Kontinuität und Konvergenz in den Kohorten 1 und 2 eine Gleichheit mit der Divergenz in den Kohorten 3 und 4 aus.

12.2 Multivariate Modelle

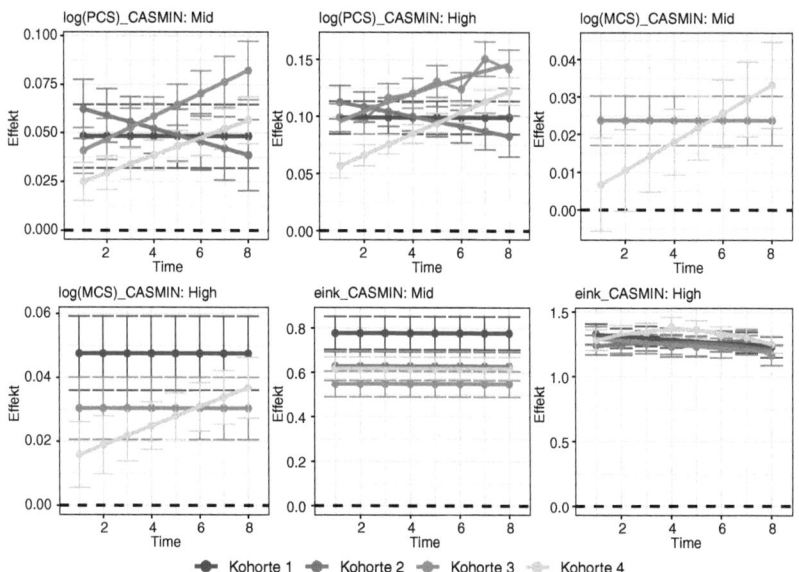

Abbildung 12.12 CASMIN: Effekte auf log(PCS), log(MCS) und Einkommensposition, zeitpunkt- und kohortenspezifisch. (Anmerkungen: Linien des Typs *dashed* kennzeichnen den Wert 0, Quelle: Eigene Berechnungen anhand SOEP v37, Wellen 2002 bis 2016)

der so beschriebenen Logik dürften die lebensverlaufsbezogenen Bildungseffekte $\gamma_{y_t casmid}$ der jüngeren Kohorten auch die konstanten Effekte der Kohorte 1 und die im Zeitverlauf schwächer werdenden Effekte in Kohorte 2 in deren Bedeutsamkeit übertreffen. Hypothese 3 kann damit für das mittlere CASMIN-Niveau beibehalten werden.

Richtet sich der Fokus auf das hohe CASMIN-Niveau, sind die Befunde den bereits beschriebenen Mustern zum mittleren Niveau sehr ähnlich, wobei statistisch bedeutsame Effekte $\kappa_{y,cashigh}$ nur in den Kohorten 2 und 4 beobachtet werden können. Analog zum mittleren Bildungsniveau zeigt sich in der ältesten Kohorte eine Kontinuitätsstruktur im Bildungseffekt, in Kohorte 2 erneut eine Konvergenz, welche durch den negativen Effekt $\kappa^2_{y,cashigh}$ untermauert wird. Auch wenn der Effekt $\kappa^3_{y,cashigh}$ nicht auf dem 5 %-Niveau statistisch signifikant ist, wird unter Betrachtung der Parameterschätzungen und visuellen Darstellungen erneut eine Divergenzdynamik in den jüngeren Kohorten augenscheinlich.

Im Hinblick auf Hypothese 3 lassen die Befunde noch weniger Interpretationsspielraum als im Hinblick auf das mittlere Bildungsniveau. Der modellierte Anstiegsprozess des Bildungseffektes für das hohe Niveau fällt in Kohorte 4 am stärksten aus und kann nicht mit jenen Dynamiken in den älteren Kohorten gleichgesetzt werden. Dies zeigen die LRT zur vollen multivariaten MGA, aber auch die Parameterschätzungen in Tabelle 12.13. Offenbar spielen bildungsbezogene Ungleichheiten für die physische Gesundheit in den analysierten Daten in den jüngeren Kohorten eine besonders große Rolle, welche im Zeitverlauf zunimmt. Die Rising-Importance Hypothese kann in diesem Kontext für PCS beibehalten werden.

Hypothese 2 und 3: MCS
Anders als bei PCS ist der CASMIN-Effekt bei MCS vielfach von einer Kontinuität über den Analysezeitraum geprägt. Die LRT in Anhang D.1 im elektronischen Zusatzmaterial zeigen für nahezu alle Effekte $\gamma_{x_t casmid}$ und $\gamma_{x_t cashigh}$ zu den acht Analysezeitpunkten in den vier Kohorten eine Vereinbarkeit mit Gleichheitsrestriktionen. Erneut treten aber auch Situationen auf, in denen lineare Veränderungsprozesse in den Bildungseffekten mit den Daten vereinbar sind. Diese sind aber nur in Kohorte 4 (sowohl mittleres als auch hohes Bildungsniveau) und Kohorte 2 (nur hohes Bildungsniveau) statistisch bedeutsam und in Tabelle 12.13 dargestellt. Mit Blick auf die entsprechenden Parameterschätzungen in Tabelle D.23 und den visuell dargestellten Ergebnissen in Abbildung 12.12 kann Hypothese 2 damit für MCS in der jüngsten Kohorte 4 sowohl für eine mittlere als auch hohe Bildung nach dem CASMIN-Index bestätigt werden und in der Kohorte 2 für das hohe Bildungsniveau. Für die anderen Kohorten bestätigt sich die Kontinuitätsthese in bildungsbezogenen gesundheitlichen Ungleichheiten anstelle der Divergenz- bzw. Konvergenzthese.

Weitere LRT zu den Bildungseffekten im Rahmen der vollen MGA geben auch bezüglich der Gesundheitsdimension MCS Aufschluss zur Gültigkeit von Hypothese 3. Für das mittlere Bildungsniveau zeigt sich in Tabelle D.13, dass die in den Kohorten 1, 2 und 3 konstanten Effekte $\gamma_{x_t casmid}$ auch über die Kohorten hinweg gleichgesetzt werden können.[36] Diese sind im Vergleich mit dem Divergenzprozess in der jüngsten Kohorte zumindest ab Analysezeitpunkt 6 weniger bedeutsam, auch dies wird in Tabelle D.23 erkennbar. Mit Blick auf das hohe Bildungsniveau können daneben die Parameter $\kappa^2_{x, cashigh}$ und $\kappa^4_{x, cashigh}$ in LRT verglichen werden, um zu prüfen, ob die bildungsbezogene Divergenz in Kohorte 4 stärker ausgeprägt ist als in Kohorte 2. Auch die damit verbundenen Ergebnisse können in Tabelle D.13 eingesehen werden und verweisen darauf, dass die linearen Veränderungsprozesse in $\gamma_{x_t cashigh}$ gleichgesetzt werden können. Der Divergenzprozess ist damit in den beiden Kohorten 2 und 4 identisch. Davon ausgehend kann Hypothese 3 für MCS nur mit Vorsicht bestätigt werden. Divergenzprozesse sind für beide CASMIN-Niveaus

---

[36] Aus diesem Grund sind die entsprechenden kohortenspezifischen Effekte für die Kohorten 1 und 2 in Abbildung 12.12 nicht zu sehen.

12.2 Multivariate Modelle

in der jüngsten Kohorte beobachtbar, diese führen aber mit Blick auf die Parameterschätzungen der zeitpunktspezifischen Effekte $\gamma_{x_t casmid}$ und $\gamma_{x_t cashigh}$ in den vier Kohorten nicht eindeutig zu größeren Bedeutsamkeiten bildungsbezogener gesundheitlicher Ungleichheiten in den jüngeren als in den älteren Kohorten. Die LRT in Tabelle D.13 zeigen zudem, dass die konstanten Effekte für das hohe CASMIN-Niveau in den Kohorten 1 und 3 nicht gleichgesetzt werden können, wobei die zeitpunktspezifisch konstanten Effekte $\gamma_{x_t cashigh}$ in Kohorte 1 stärker ausgeprägt sind als in Kohorte 3.

Bildungseffekte: Einkommensposition
Ausgehend von den theoretischen Vorüberlegungen der Analyse wird im LCM-SR auch ein Einfluss des Bildungsniveaus auf die Einkommensposition berücksichtigt, wobei sich für beide Bildungsniveaus zu allen Zeitpunkten in den vier Kohorten statistisch bedeutsame Parameterschätzungen zeigen. Auch für diese Effekte werden durch LRT kohortenspezifisch Gleichheitsrestriktionen geprüft, die in Anhang D.1 im elektronischen Zusatzmaterial eingesehen werden können. Auf eine Spezifikation von Dynamiken in den Bildungseffekten wird allerdings verzichtet, da diese für das zentrale Forschungsanliegen nicht im Mittelpunkt stehen. Im Rahmen der LRT zeigt sich, dass insbesondere die zeitpunktspezifischen Effekte $\gamma_{w_t casmid}$ über die Analysezeitpunkte hinweg gleichgesetzt werden können. Sowohl die Parameterschätzungen zur finalen multivariaten MGA im Anhang als auch die visuellen Darstellungen der Effekte weisen auf eine ausgeprägte Stabilität der Bildungseffekte für die Einkommensposition hin, auch über die Kohorten hinweg.

Es lässt sich zusammenfassen:

- Hypothese 1 kann sowohl für PCS als auch MCS beibehalten werden.
- Hypothese 2 kann für PCS sowohl in der Kohorte 3 als auch 4 beibehalten werden und für MCS ausschließlich in der Kohorte 4. In den älteren Kohorten zeigen sich für PCS Konvergenzdynamiken und kontinuierliche Bildungseinflüsse und für MCS eine Kontinuität der Bildungseffekte.
- Hypothese 3 kann sowohl für PCS als auch MCS beibehalten werden, ist im Hinblick auf MCS aber mit größerer Vorsicht zu interpretieren.
- Bildungseffekte spielen auch für die Einkommensposition eine statistisch bedeutsame Rolle und sind durch eine hohe Stabilität im Zeitverlauf und über die Kohorten hinweg geprägt.

12.2.4 Ergebnisse: Determinanten sozialer Ungleichheit

Das finale LCM-SR charakterisiert sich auf der Between-Ebene nicht nur durch Wachstumsparameter und Bildungseffekte. Auch wird geprüft, inwiefern der Migrationshintergrund, das Geschlecht, die Ost-West-Zugehörigkeit und Partnerschaften (operationalisiert durch den Heiratsstatus) die Entwicklungsverläufe in den zeitveränderlichen Konstrukten bedingen. Eine darauf bezogene Kontrolle im Modell ist bedeutsam, um die analysierten gesundheitlichen Ungleichheiten zumindest auf der Between-Ebene von Einflüssen zentralen Merkmalen der Sozialstruktur zu separieren. Gleichzeitig können derartige Determinanten wichtige Implikationen für die Folgen demografischer Veränderungsprozesse für gesundheitliche Entwicklungen innerhalb der Bevölkerung liefern. Analog zu den univariaten Modellierungen wird zudem auch weiter für das Startalter kontrolliert. Die Parameterschätzungen der nachfolgenden Abschnitte sind in Anhang D.2.4 im elektronischen Zusatzmaterial zu finden.

Migrationshintergrund
Individuen, denen ein direkter Migrationshintergrund zugeordnet werden kann, weisen transportiert durch die Effekte $\gamma_{y_t dirmh}$, die in Abbildung 12.13 auch visuell dargestellt sind, in den Kohorten 1, 2 und 3 durchschnittlich eine schlechtere Entwicklung in der physischen Gesundheit auf als Individuen, denen kein Migrationshintergrund zugeordnet werden kann. Die kohortenspezifischen LRT der multivariaten MGA in Anhang D.1 lassen zudem Gleichheitsrestriktionen zu den Effekten in den Kohorten 1 und 2 zu. In der jüngsten Kohorte ist der Effekt allerdings über weite Phasen des Analysezeitraums nicht signifikant. Ähnlich verhält es sich bei der mentalen Gesundheit, wobei in Kohorte 3 keine signifikanten Effekte $\gamma_{x_t dirmh}$ beobachtet werden können und in Kohorte 4 ein konstant positiver Einfluss, der ebenfalls über die Analysezeitpunkte hinweg gleichgesetzt werden kann.

Grundsätzlich spiegeln sich die Annahmen aus den theoretischen Hintergründen aus Abschnitt 4.1 wider. So sind gesundheitliche Vorteile von Individuen mit direktem Migrationshintergrund in Deutschland insbesondere im Hinblick auf die Mortalität bekannt, in einer Vielzahl an gesundheitlichen Indikatoren im Lebensverlauf sind allerdings eher Nachteile vorzufinden. Dabei ist im hier geschätzten LCM-SR wichtig zu beachten, dass der Effekt unter Kontrolle des sozioökonomischen Status geschätzt ist, welcher oftmals als Erklärung von gesundheitlichen Nachteilen von Menschen mit Migrationshintergrund angeführt wird. Abgesehen von den Vorteilen in der mentalen Gesundheit von Individuen mit direktem Migrationshintergrund in Kohorte 4, ist die statistische Kategorie im Analysesample offenbar von Subpopu-

12.2 Multivariate Modelle

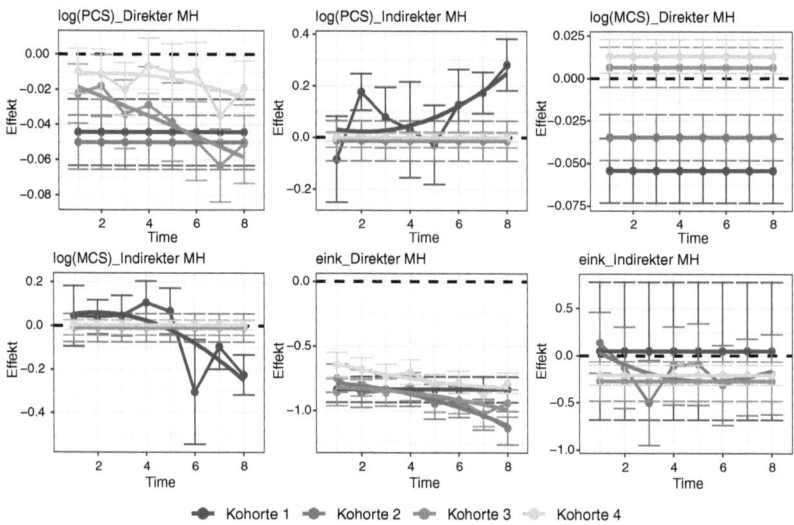

Abbildung 12.13 Migrationshintergrund: Effekte auf log(PCS), log(MCS) und Einkommensposition, zeitpunkt- und kohortenspezifisch. (Anmerkungen: Linien des Typs *dashed* kennzeichnen den Wert 0, Quelle: Eigene Berechnungen anhand SOEP v37, Wellen 2002 bis 2016)

lationen geprägt, die auch unter Berücksichtigung der im Modell spezifizierten TIC und der Einkommensposition durchschnittlich gesundheitlich benachteiligt sind.[37]

Auffallend sind die sichtbaren Kohortenunterschiede im Effekt des direkten Migrationshintergrundes. Davon ausgehend lässt sich annehmen, dass sich die vier Kohorten durch unterschiedliche Migrationsgruppen und darauf bezogene Erfahrungen und Lebensumständen zusammensetzen. Ausgehend von der festgelegten Eingrenzung der Kohorten besteht die Kategorie *direkter Migrationshintergrund* in den jüngeren Kohorten zunehmend seltener aus ehemaligen Gastarbeitern und deren Angehörigen, auf die sich ein Großteil empirischer Studien zu migrationsspezifischen gesundheitlichen Nachteilen auf Basis der bedeutsamen Bevölkerungsumfragen in Deutschland beziehen. So ist Kohorte 3 bereits auf die Geburtsjahrgänge

---

[37] Die Analyse differenziert nicht nach spezifischen Herkunftsgruppen, auf welche die Definition eines direkten Migrationshintergrundes zutrifft, wodurch es sich bei den berichteten Effekten um Durchschnittseffekte über alle potentiellen Migrationsgruppen hinweg handelt. Dies schließt nicht aus, dass auch Individuen, die isoliert betrachtet keine gesundheitlichen Nachteile gegenüber Individuen ohne Migrationshintergrund haben, im Rahmen der Effektschätzung berücksichtigt werden.

1953 bis 1963 beschränkt, sodass hier nur ein geringer Anteil an Individuen im Kontext von Anwerbeabkommen nach Deutschland gekommen sein dürfte. Auch (Spät-)Aussiedler, die in vergangener quantitativer Forschung anhand von Bevölkerungsumfragen häufig aufgegriffen werden, spielen für die Kategorie des direkten Migrationshintergrundes seit den 1950er Jahren eine Rolle, weisen aber durchschnittlich weniger stark ausgeprägte gesundheitliche Unterschiede zu Personen ohne Migrationshintergrund auf. Für jüngere Kohorten ist hingegen ein größerer Anteil an Individuen innerhalb der Kategorie des direkten Migrationshintergrundes anzunehmen, die im Rahmen der Osterweiterung der Europäischen Union nach Deutschland gekommen sind oder im Kontext von Asylmigration.

Die Ergebnisse zum indirekten Migrationshintergrund sind sowohl für PCS als auch MCS eindeutig. Individuen, denen ein indirekter Migrationshintergrund zugeordnet werden kann, weisen im Vergleich zu Personen ohne Migrationshintergrund keine nennenswerten gesundheitlichen Nachteile auf. Lediglich in der ältesten Kohorte lassen sich hier vereinzelt positive Effekte $\gamma_{y_t indmh}$ und $\gamma_{x_t indmh}$ erkennen, wobei hier nicht ausgeschlossen werden kann, dass es sich lediglich um statistische Artefakte handelt. So wurden die Probleme im Kontext der Fallzahlen zu den Individuen mit indirektem Migrationshintergrund in Kohorte 1 bereits in den deskriptiven Darstellungen beschrieben, was sich nun auch in großen Konfidenzintervallen widerspiegelt.

Hinsichtlich der Einkommensposition weisen Individuen mit direktem Migrationshintergrund erneut über alle Kohorten hinweg Nachteile auf, was auf die bereits oben angeführten Migrationsgruppen in der Kategorie zurückzuführen sein dürfte. Auffallend sind nun auch einkommensbezogene Nachteile beim indirekten Migrationshintergrund in den jüngeren Kohorten, die ausgehend von den LRT mit Gleichheitsrestriktionen belegt werden können, allerdings weniger stark ausgeprägt sind als in der Kategorie des direkten Migrationshintergrundes. Auch hier werden Entwicklungen erkennbar, die bereits aus vergangener Forschung bekannt sind (Kalter & Granato, 2018). So lassen sich zwar sozioökonomische Angleichungsprozesse der größeren Migrationsgruppen in Deutschland über Generationen hinweg erkennen (Stein & Bekalarczyk, 2016), diese sind mit Blick auf Erkenntnisse aus der vergangenen Forschung in der zweiten Generation aber noch nicht abgeschlossen.

Geschlecht
Das Geschlecht, im Modell integriert über die Variable *mann* mit der Kategorie *Frau* als Referenzkategorie, weist unter Kontrolle der weiteren im Modell integrierten Variablen über die Kohorten hinweg weitestgehend signifikant positive Effekte $\gamma_{y_t mann}$ auf die physische Gesundheit auf. Lediglich in der jüngsten Kohorte sind die Effekte nicht zu allen Analysezeitpunkten signifikant. Die LRT in Anhang D.1

12.2 Multivariate Modelle

lassen zudem Gleichheitsrestriktionen zu den Effekten in den Kohorten 1, 2 und 3 zu. Die Variation des Effektes in den Kohorten 4 erscheint im kohorteninternen Vergleich aber eher unsystematisch. Diesen Eindruck unterstützt auch die visuelle Darstellung der Effekte in Abbildung 12.14.

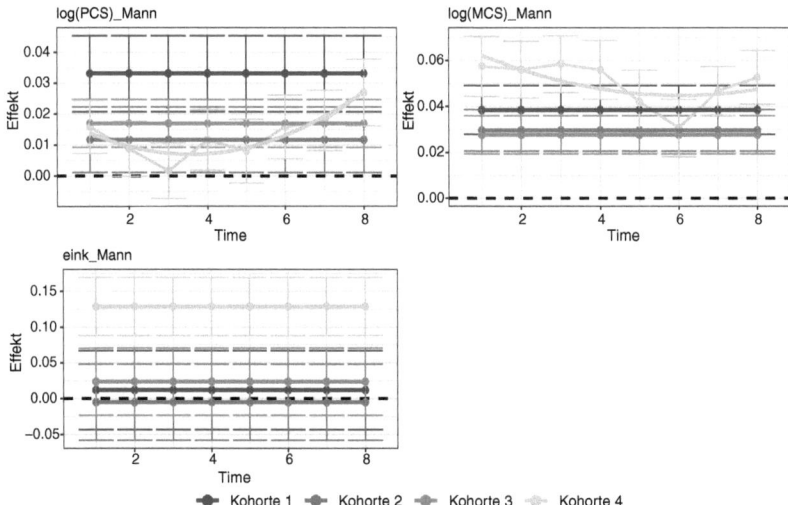

Abbildung 12.14 Geschlecht: Effekte auf log(PCS), log(MCS) und Einkommensposition, zeitpunkt- und kohortenspezifisch. (Anmerkungen: Linien des Typs *dashed* kennzeichnen den Wert 0, Quelle: Eigene Berechnungen anhand SOEP v37, Wellen 2002 bis 2016)

Auch hinsichtlich MCS können weitestgehend positive Effekte der Kategorie *Mann* beobachtet werden. Ähnlich wie bei PCS ist der Effekt $\gamma_{x_t,mann}$ in den Kohorten 1, 2 und 3 konstant und variiert in der jüngsten Kohorte, was sich auch durch die LRT statistisch untermauern lässt. Auffallend ist ein im Kohortenvergleich stärker ausfallender Effekt der Kategorie *Mann* in der jüngsten Kohorte.

Festhalten lässt sich damit eine über den Analysezeitraum und auch über die Kohorten hinweg bessere physische und mentale Gesundheit bei Männern in den SOEP-Daten. Dies steht im Einklang mit Befunden vergangener Forschung aus Abschnitt 4.2, in welchem Nachteile des männlichen Geschlechts in sozialwissenschaftlichen Gesundheitssurveys insbesondere für Indikatoren bekannt sind, die mit Unfällen oder lebensbedrohlichen Ereignissen bzw. der Mortalität in Verbindung stehen. Die durch PCS operationalisierte physische Gesundheitsdimension kann durch solche Ereignisse durchaus beeinflusst werden, basiert aber maßgeblich auf allgemeineren Alltagseinschränkungen und subjektiven Bewertungen zur individuellen Gesundheit.

Eine bessere Einschätzung der mentalen Gesundheit ist für Männer im Vergleich zu Frauen ebenfalls bekannt. Dabei muss allerdings deutlich bleiben, dass die im LCM-SR geschätzten Geschlechtseffekte nicht zwingend bedeuten, Männer seien tatsächlich von einer besseren physischen und mentalen Gesundheit geprägt als Frauen. So spiegelt sich auch hier das empirisch bekannte Phänomen des Geschlechtsparadox wider, nach welchem Frauen eine niedrigere Mortalität als Männer aufweisen, sich aber gesundheitlich schlechter einschätzen. So können die hier gezeigten Befunde auch auf Differenzen in den subjektiven Bewertungen oder unterschiedlichen Antwortverhalten beruhen, die unter anderem durch soziale und kulturelle Verhältnisse bedingt sind.

Die Parameterschätzungen für den Effekt der Kategorie *Mann* auf die Einkommensposition ($\gamma_{w_t mann}$) sind nur für die jüngste Kohorte statistisch signifikant, wobei sich ausgehend von den LRT ein konstant positiver Effekt zeigt. Dieser Befund mag zunächst überraschen, da signifikante Geschlechtsunterschiede in der Armutsgefährdung insbesondere in den höheren Altersgruppen bekannt sind. Durch die Operationalisierung der Einkommensposition als quasi-metrische Variable, die sich auf die gesamte Haushaltssituation bezieht, rückt dieser Zusammenhang in dem spezifizierten LCM-SR aber offenbar in den Hintergrund.

Ost-West-Zugehörigkeit
Befunde zur Ost-West-Zugehörigkeit, im LCM-SR abgebildet durch die Effekte $\gamma_{y_t west}$ und $\gamma_{x_t west}$ der Westzugehörigkeit auf PCS und MCS, sind vergleichbar zwischen beiden Gesundheitsdimensionen und in Abbildung 12.15 visuell hervorgehoben. So zeigen sich über weite Teile der Analyse positive Effekte, nach welchen Individuen, die zu den meisten Analysezeitpunkten in Westdeutschland gelebt haben, physische und mentale gesundheitliche Vorteile gegenüber Individuen aufweisen, die zu den meisten Zeitpunkten in Ostdeutschland gelebt haben. Während der Effekt für die älteren Kohorten vergleichsweise stabil ist und laut LRT für die Kohorten 1 und 3 sowohl bei PCS als auch MCS konstant gehalten werden kann, lässt sich in der jüngsten Kohorte 4 ein im Kohortenvergleich schwächerer Effekt beobachten. Ausgehend vom 5 %-Signifikanzniveau ist dieser für MCS sogar konstant unbedeutend. Dies ist vor dem Hintergrund der theoretischen Vorüberlegungen stimmig, da in den letzten Jahrzehnten eine kontinuierliche gesundheitliche Anpassung der alten und neuen Bundesländer empirisch festgestellt werden kann. So zeigen auch die bereits in Abschnitt 4.3 besprochenen theoretischen und empirischen Hintergründe, dass insbesondere in der mentalen Gesundheit eine Anpassung stattfand.

12.2 Multivariate Modelle

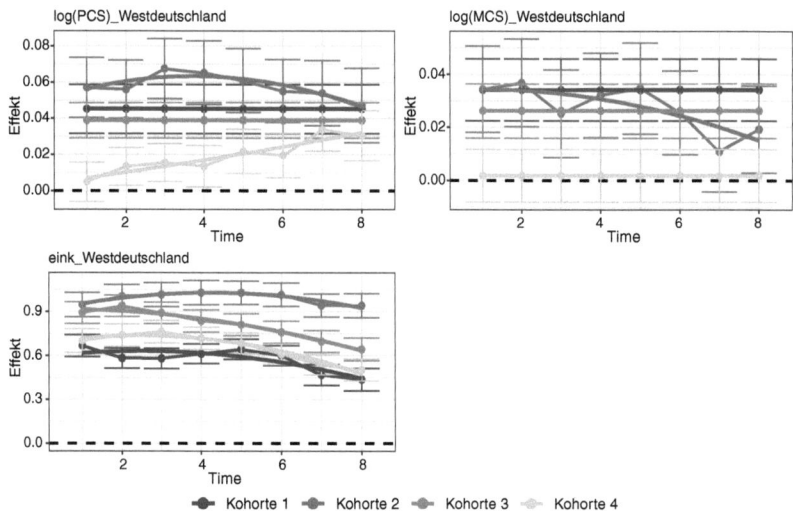

Abbildung 12.15 Ost-West-Zugehörigkeit: Effekte auf log(PCS), log(MCS) und Einkommensposition, zeitpunkt- und kohortenspezifisch. (Anmerkungen: Linien des Typs *dashed* kennzeichnen den Wert 0, Quelle: Eigene Berechnungen anhand SOEP v37, Wellen 2002 bis 2016)

Für die Einkommensposition scheinen derartige Anpassungsprozesse weniger stark ausgeprägt zu sein. Hier zeigen sich erneut ausschließlich signifikant positive Effekte der West-Zugehörigkeit, die in der jüngsten Kohorte scheinbar aber nicht nennenswert geringer ausfallen als in den älteren Kohorten. Kohorte 2 weist zu einzelnen Zeitpunkten überdurchschnittlich starke Effekte auf.

Heiratsstatus
Die Befunde für den Heiratsstatus sind im Vergleich zwischen PCS und MCS als eher heterogen zu bezeichnen. Personen, die in einer Mehrzahl der Analysezeitpunkte verheiratet waren, weisen nur in den jüngeren Kohorten 3 und 4 nahezu ausschließlich höhere Entwicklungen in PCS auf als Personen, die zu einer Mehrzahl der Zeitpunkte nicht verheiratet waren. Dies wird auch in Abbildung 12.16 erkennbar. Ausgehend von den kohortenspezifischen LRT in Anhang D.1 können die Effekte $\gamma_{y_t verheiratet}$ in beiden Kohorten zudem mit Gleichheitsrestriktion konstant gehalten werden. In Kohorte 2 deutet sich eine Zunahme der Bedeutsamkeit der Variable im Zeitverlauf an. In der ältesten Kohorte spielt der Heiratsstatus für PCS in den analysierten Daten offenbar keine Rolle.

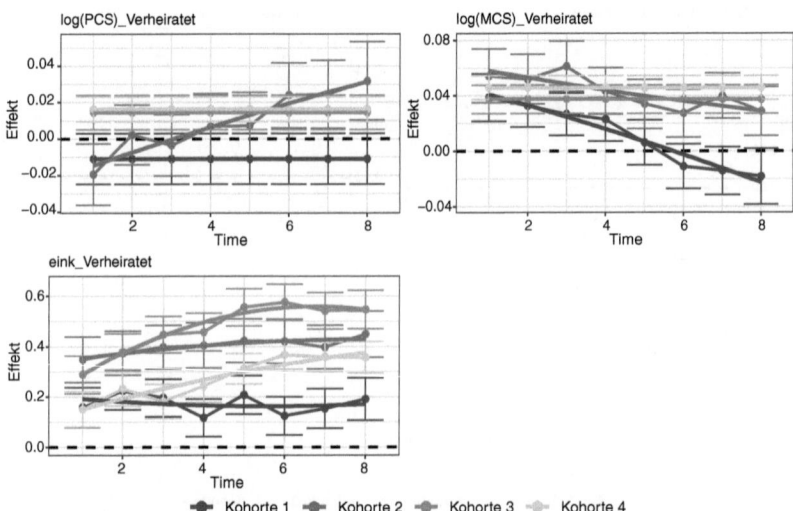

Abbildung 12.16 Heiratsstatus: Effekte auf log(PCS), log(MCS) und Einkommensposition, zeitpunkt- und kohortenspezifisch. (Anmerkungen: Linien des Typs *dashed* kennzeichnen den Wert 0, Quelle: Eigene Berechnungen anhand SOEP v37, Wellen 2002 bis 2016)

Für MCS sind die Effekte $\gamma_{x_t verheiratet}$ einheitlicher, nur in der ältesten Kohorte fällt die Bedeutsamkeit des Heiratsstatus für die Between-Ebene des Modells kontinuierlich ab und ist ab dem fünften Analysezeitpunkt nicht mehr statistisch signifikant. Vor dem Hintergrund der Fallzahlentwicklungen in der ältesten Kohorte und großen Konfidenzintervallen ist es allerdings schwer, diese Dynamik des Effekts in Kohorte 1 zu verallgemeinern. Der Heiratseffekt lässt sich erneut nur für die Kohorten 3 und 4 über die Zeit hinweg konstant halten, doch auch in Kohorte 2 ist dieser vergleichsweise stabil.

Inhaltlich deutet sich die aus der Forschung bekannte Protektion des Heiratsstatus auf die Gesundheit an. Dabei muss in der hier präsentierten Analyse unklar bleiben, ob es sich tatsächlich um eine schützende Wirkung des Heiratsstatus handelt oder um einen Selektionseffekt. Zudem stellt sich die Frage, wieso der Heiratseffekt auf PCS und MCS in den spätesten hier betrachteten Lebensphasen unbedeutend ist bzw. für MCS im Zeitverlauf unbedeutend wird. Auch wenn der Effektverlauf mit Vorsicht zu interpretieren ist, gibt die deskriptive Voranalyse keinen Anlass, ausschließlich von einem statistischen Artefakt ausgehen zu müssen. Die Beobachtungen könnten darauf zurückzuführen sein, dass Partnerschaften im hohen Alter potentiell häufiger

12.2 Multivariate Modelle

durch belastende Situationen geprägt sind, da die Gesundheit generell im Alter abnimmt und partnerschaftliche Pflegetätigkeiten bedeutsamer werden.

Die hier durchgeführten Analysen lassen durch die Überschneidungen in den Analysezeiträumen der Kohorten trotzdem Spielraum für Interpretationen, dass partnerschaftliche Protektionen in künftigen älteren Kohorten bedeutsamer sein könnten als in den aktuell empirisch beobachtbaren. Dies lässt sich an diesem Punkt aber nicht statistisch absichern. Ohne Zweifel sichtbar ist aber eine größere Bedeutsamkeit des Heiratsstatus in der physischen Gesundheit für Kohorte 2 ab einem Alter von ca. 60 Jahren, während in selbiger Lebensphase in Kohorte 1 keine signifikanten Effekte vorliegen.

Für die Einkommensposition wirkt sich das überwiegende Vorliegen der Kategorie *verheiratet* positiv auf die Entwicklung aus. Dabei sind die zeitpunktspezifischen Effekte $\gamma_{w_t verheiratet}$ in der Kohorte 1 am schwächsten ausgeprägt, gefolgt von Kohorte 4. Vermutlich entfaltet sich der finanzielle Vorteil des Heiratsstatus erst im späteren Verlauf des Erwerbslebens, dafür sprechen zumindest die kohortenspezifischen Dynamiken in den Heiratseffekten für die Einkommensposition.

Startalter
Auch wenn das Startalter als Kontrollvariable bereits in Abschnitt 12.1 in den konstruktinternen Evaluationen der zeitveränderlichen Variablen des LCM-SR aufgegriffen wurde, sei abschließend auf die Alterseffekte in der multivariaten MGA hingewiesen. So sind auch hier unter Kontrolle der komplexeren Modellierung Veränderungen möglich. Dabei fallen im Vergleich mit den bereits präsentierten Ergebnissen allerdings kaum Unterschiede auf.

Wie ausgehend von Abbildung 12.17 auch visuell hervorgehoben, sind die Effekte $\gamma_{y_t alters}$ für PCS weiter in allen Kohorten und über alle Zeitpunkte hinweg signifikant negativ. Dabei ist der Effekt in der ältesten Kohorte deutlich stärker ausgeprägt als in den jüngeren Kohorten. Dies lässt sich vermutlich auch auf die Altersstruktur der Kohorte 1 zurückführen. Zum Zeitpunkt 11 im Analysezeitraum befinden sich in Kohorte 1 bereits Individuen mit einem Alter von 79 Jahren, wodurch Altersdifferenzen für die physische Gesundheit zunehmend relevant werden. Beachtet werden müssen in diesem Zusammenhang aber erneut große Konfidenzintervalle, die vermutlich auf geringeren Fallzahlen beruhen.

Richtet sich der Fokus auf MCS, spielen die Alterseffekte $\gamma_{x_t alters}$ ebenfalls in den älteren Kohorten eine größere Rolle als in den jüngeren, wobei der Effekt in der Kohorte 2 im zeitlichen Verlauf zunächst wächst, dann aber kontinuierlich abfällt, wobei sich der Trend in Kohorte 1 teilweise fortsetzt. Diese Beobachtung wurde bereits in Abschnitt 12.1 diskutiert und ist vermutlich auf die Systematik einer im Lebensverlauf besser werdenden mentalen Gesundheit zurückzuführen, die sich im hohen Alter umkehrt.

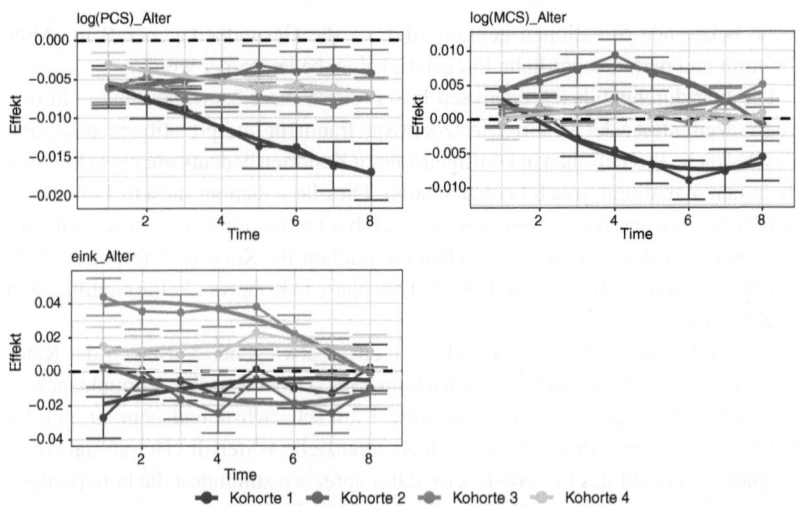

Abbildung 12.17 Startalter: Effekte auf log(PCS), log(MCS) und Einkommensposition, zeitpunkt- und kohortenspezifisch. (Anmerkungen: Linien des Typs *dashed* kennzeichnen den Wert 0, Quelle: Eigene Berechnungen anhand SOEP v37, Wellen 2002 bis 2016)

Auch das Muster in den Alterseffekten $\gamma_{w_t alters}$ für die Einkommensposition ist vergleichbar mit den Befunden aus Abschnitt 12.1. So wirkt sich ein höheres Alter zunächst positiv auf die Entwicklung in der Einkommensposition aus, in späteren Lebensphasen ist der Effekt aber rückläufig. Diese Umkehr des Effektes kommt im multivariaten LCM-SR insbesondere in der Kohorte 3 zur Geltung, die sich auf den Übergang vom mittleren in das späte Erwerbsleben bezieht. Im hohen Alter verliert der Alterseffekt für die Einkommensposition an Relevanz, was wiederum in Kohorte 1 deutlich wird.

12.2.5 Resümee: Multivariate Modellierung

Gesundheitliche Ungleichheiten beschreiben ein Phänomen, welches in vergangener Forschung für Deutschland vielfach herausgestellt wurde. Auch die hier hergeleiteten LCM-SR bestätigen den Zusammenhang zwischen sozialen- und gesundheitlichen Unterschieden innerhalb der deutschen Bevölkerung. Dabei wird allerdings ein neuer Blickwinkel auf das Phänomen eröffnet, welcher in den meisten Erklärungsversuchen zur gesundheitlichen Ungleichheit höchstens implizit bleibt.

12.2 Multivariate Modelle

Im Rahmen der Modellierungen in der Logik eines LCM-SR wird es möglich, bei der Schätzung von individuellen gesundheitsbezogenen Lebensverläufen zwei Perspektiven klar zu unterscheiden. Einerseits lässt sich herausstellen, inwiefern die individuellen Verläufe aus Unterschieden in den lebensverlaufsbezogenen personenspezifischen sozioökonomischen Rahmenbedingungen resultieren. Davon separiert wird andererseits das Ausmaß, in welchem individuelle gesundheitliche Veränderungen im Lebensverlauf durch zeitpunktspezifische individuelle Veränderungen im sozioökonomischen Status ausgelöst werden. Dabei können sowohl die Mehrdimensionalität in der Gesundheit als auch die Mehrdimensionalität im sozioökonomischen Status gleichzeitig berücksichtigt werden.

Ausgehend von den verwendeten SOEP-Daten weisen die hier dargestellten Befunde zur gesundheitlichen Ungleichheit auf die hochgradige Bedingtheit der gesundheitlichen Entwicklung im Lebensverlauf von interindividuellen Differenzen sowohl in den Einkommenspositionen als auch in den Bildungsniveaus hin. Intraindividuelle Veränderungen in den Einkommensverhältnissen spielen hingegen kaum eine bedeutsame Rolle für Dynamiken in der Gesundheit. Dabei ist die simultane Betrachtung von Bildungs- und Einkommenseffekten auf die gesundheitlichen Situationen von Individuen nicht neu. Anders als in den hier durchgeführten Analysen nimmt vergangene Forschung für Deutschland aber kaum Anstrengungen an, die materielle Dimension des sozioökonomischen Status von der Bildungsdimension im Hinblick auf Within- und Between-Effekte klar zu trennen, während gleichzeitig Wechselwirkungen in unterschiedlichen gesundheitlichen- und sozioökonomischen Dimensionen berücksichtigt werden.

Die damit eher allgemein umschriebenen Prozesse der geschätzten Wachstumskurvenmodelle sind unter Berücksichtigung von Dynamiken im Lebensverlauf und im Kohortenvergleich komplex. Während sich für das gesundheitlich über alle Analysezeitpunkte und Kohorten hinweg relevante Bildungsniveau, gemessen über CASMIN, im Hinblick auf PCS und MCS in jüngeren Kohorten Divergenzprozesse und in den älteren Kohorten eher kontinuierliche Effekte andeuten und damit eine bildungsbezogene Rising-Importance zumindest tendenziell bestätigt werden kann, spielen die Einkommensverhältnisse im interindividuellen Vergleich für die physische Gesundheit eine andere Rolle als für die mentale. So lässt sich zwar sowohl für PCS als auch MCS ein kohortenübergreifender Einkommensgradient zum Analysebeginn feststellen, einkommensbezogene gesundheitliche Unterschiede zum Startpunkt des LCM-SR weiten sich aber nur bei PCS und nur in den jüngeren Kohorten eindeutig im weiteren individuellen Lebensverlauf aus. Es lässt sich erneut von einer Divergenz im Lebensverlauf und Rising-Importance über die Kohorten hinweg sprechen. Gleichzeitig nimmt der Stellenwert der Einkommenspositionen für die physische Gesundheit zum Analysebeginn in jüngeren Kohorten im Vergleich zu älteren ab, während dieser für die mentale Gesundheit stabil zu sein scheint. Es zeigen sich entsprechend auch Decreasing- bzw. Constant-Importance Tendenzen in der einkommensbezogenen gesundheitlichen Ungleichheit.

Richtet sich der Fokus auf Dynamiken gesundheitlicher Ungleichheiten im Lebensverlauf und Kohortenvergleich, legen frühere Analysen zumeist einen Schwerpunkt auf Bildungseffekte oder isoliert betrachtete Gesundheitsdimensionen. In den hier spezifizierten LCM-SR zeigt sich, dass Dynamiken bildungsbezogener gesundheitlicher Ungleichheiten auch unter Kontrolle der Einkommensposition feststellbar sind. Beiden Dimensionen sozialer Ungleichheit kommt eine eigenständige Rolle in der Manifestation dynamischer gesundheitlicher Ungleichheiten zu. Damit wird klar, dass Bildungsungleichheiten für den deutschen Kontext nicht mit Einkommensungleichheiten erklärt werden können. Dies ist auf theoretischer Ebene auch aus vergangener Forschung bekannt (Leopold & Leopold, 2018), wurde bislang allerdings nicht klar empirisch herausgestellt. In der Betrachtung dynamischer gesundheitlicher Ungleichheiten darf zudem die Rolle von autoregressiven Prozessen und Interdependenzen in verschiedenen Gesundheitsdimensionen nicht unterschätzt werden. Wie die hier durchgeführten Analysen anhand von PCS und MCS zeigen, sind Zusammenhangsstrukturen in einer Gesundheitsdimension nie unabhängig von den Zusammenhangsstrukturen in der anderen Dimension. Dies gilt sowohl für inter- als auch intraindividuelle Entwicklungen.

Gesundheitliche Unterschiede innerhalb einer Bevölkerung sind aus einer sozialstrukturellen Perspektive nicht nur durch die Kerndimensionen sozialer Ungleichheit ausgelöst. Auch die Bedeutsamkeit sogenannter Determinanten sozialer Ungleichheit wurde in vergangener Forschung vielfach herausgestellt. Dies bestätigt sich auch in den hier gezeigten Modellen, was die beschriebenen Befunde zur gesundheitlichen Ungleichheit noch robuster erscheinen lässt. Ohne eine Berücksichtigung von sozialstrukturell relevanten Variablen wie dem Heiratsstatus oder der regionalen Verortung bleibt letztendlich unklar, ob die inter- und intraindividuellen Effekte des sozioökonomischen Status auf die Gesundheit nicht durch Wirkungszusammenhänge jenseits der in Kapitel 3 besprochenen Erklärungsansätze gesundheitlicher Ungleichheit ausgelöst sind. Wie vielschichtig die Bedeutsamkeit der Determinanten für die Erklärung der Gesundheit ist, wird in den spezifizierten LCM-SR zudem deutlich, da diese auch direkt mit der Einkommensposition interindividuell assoziiert sind. Um nachvollziehen zu können, inwiefern sozialstrukturelle Veränderungen innerhalb einer Population gesundheitliche Entwicklungen bedingten, reicht es entsprechend nicht aus, unterschiedliche gesundheitliche Dimensionen ausschließlich endogen und den sozioökonomischen Status exogen zu modellieren.

Mikrosimulative Analyse der multivariaten Modellierung 13

Die Analysen aus Kapitel 12 verweisen auf Befunde, die teilweise aus vergangener Forschung bekannt sind, gleichzeitig aber auch ein neues Licht auf kohortenspezifische gesundheitliche Ungleichheiten im Lebensverlauf werfen. Implikationen für makrostrukturelle Entwicklungen in der Morbidität, welche zudem direkt für die gesundheitliche Versorgung innerhalb der Bevölkerung relevant sind, lassen sich daraus aber nur bedingt ableiten. So handelt es sich bei den im LCM-SR modellierten Gesundheitsvariablen um Indikatoren zur gesundheitsbezogenen Lebensqualität, deren Veränderungen innerhalb einer Population nicht mit Dynamiken im Morbiditätsgeschehen gleichgesetzt werden können. Das Modell muss dazu mit weiteren gesundheitsspezifischen Indikatoren verknüpft werden. Zudem ist aus alleiniger Betrachtung der Modelloutputs des LCM-SR nur schwer abzusehen, welche makrostrukturellen Entwicklungen sich in den gesundheitlichen Variablen unter veränderten Rahmenbedingungen ergeben, die im Kontext demografischer Veränderungsprozesse im Hinblick auf die hier durchgeführten empirischen Analysen mittelfristig erwartbar sind.

Um die makrostrukturellen Implikationen der geschätzten LCM-SR für weitere gesundheitliche Indikatoren unter veränderten Rahmenbedingungen abbilden zu können, wird abschließend im Rahmen der empirischen Analyse auf die Technik der dynamischen Mikrosimulation zurückgegriffen, in der die bis hier gezeigten empirischen Befunde integriert werden. Inwiefern die Methodik diesbezüglich geeignet ist, wurde in Kapitel 8 besprochen. Ausgehend von der dritten Zielsetzung der Arbeit werden dabei in einer mikrosimulativen Fortschreibung die Ergebnisse

---

Ergänzende Information Die elektronische Version dieses Kapitels enthält Zusatzmaterial, auf das über folgenden Link zugegriffen werden kann
https://doi.org/10.1007/978-3-658-46620-6_13.

der LCM-SR Analyse mit Wahrscheinlichkeiten zum Auftreten chronischer Erkrankungen auf der Individualebene verknüpft, um so szenarienbasiert makrostrukturelle Entwicklungsprozesse zur Morbidität in fiktiven Populationen abzubilden, die sich entsprechend als Konsequenz der LCM-SR Analyse ergeben. Mit Blick auf die zunehmende Bedeutsamkeit älterer Bevölkerungsteile im Kontext demografischer Wandlungsprozesse wird dabei die älteste empirisch beobachtbare Kohorte aus den bisher dargestellten empirischen Analysen fokussiert, die unter Beibehaltung des Analysehorizonts des LCM-SR mit veränderten Rahmenbedingungen neu simuliert wird.[1]

Das Kapitel gliedert sich in drei Abschnitte. In einem ersten Schritt wird der Aufbau der Simulation näher erläutert, indem die Datenbasis, die modulare Struktur und die Logik der Szenarienbildung im Rahmen der hier eingesetzten DMS besprochen werden. Eine darauf bezogene Auseinandersetzung ist notwendig, um einerseits die Funktionsweise der Simulation nachvollziehen zu können und andererseits deren nähere inhaltliche Zielsetzung herauszustellen. In einem zweiten Schritt werden Ansätze vorgestellt, mit denen das zuvor beschriebene Simulationsgerüst validiert werden kann. So wird erst unter Berücksichtigung verschiedener Validierungsschritte klar, inwiefern die simulativen Ergebnisse der DMS mit der verwendeten empirischen Datenbasis kompatibel sind. Abschließend werden in einem dritten Schritt die Simulationsergebnisse im Hinblick auf inhaltliche Implikationen thematisiert.

13.1 Aufbau der dynamischen Mikrosimulation

Bereits in Kapitel 8 wurde die DMS als eine Simulationslogik beschrieben, die auf nähere Spezifikationen des angestrebten Fortschreibungsprozesses angewiesen ist. Auch wenn im vorliegenden Forschungskontext klar ist, dass die DMS eingesetzt werden soll, um die Implikationen des LCM-SR aus der vorangegangenen empirischen Analyse für makrostrukturelle gesundheitliche Veränderungen durch die Modellierung fiktiver Kohorten abschätzen zu können, müssen dennoch viele

---

[1] Wie bereits in Kapitel 8 deutlich wurde, gibt die Technik der dynamischen Mikrosimulation den zu simulierenden Zeitraum selbst nicht vor, dieser ergibt sich stets ausgehend von der jeweiligen Forschung. Da im hier vorliegenden Kontext die Analyse von Implikationen der LCM-SR Analyse im Mittelpunkt steht, werden auch entsprechend die darin verwendeten Analysezeitpunkte in der periodischen Fortschreibung beibehalten. Dies bedeutet nicht, dass nicht auch längere Fortschreibungsprozesse umsetzbar wären, wobei unter Verwendung von Parametern aus einem LCM-SR die in Abschnitt 8.4 thematisierten Schwierigkeiten berücksichtigt werden müssen.

Entscheidungen zum Simulationsprozess getroffen werden, ohne deren Erläuterung die Simulation nicht nachvollzogen werden kann.

Damit beschäftigen sich die nachfolgenden Abschnitte, in denen zuerst die verwendete Datenbasis erläutert wird. So wird für die DMS auf synthetisch generierte Ausgangsdaten zurückgegriffen, um in der Szenarienbildung ein möglichst großes Ausmaß an Flexibilität in der Simulation fiktiver Kohorten zu gewährleisten. Anschließend werden die Module der Simulation behandelt, die sich im Wesentlichen auf die zeitveränderlichen Variablen aus der LCM-SR Analyse, der Modellierung chronischer Erkrankungen und der Simulation des Ereignisses des Todes beziehen. Abschließend werden die Szenarien beschrieben, die in den Simulationsprozess integriert werden, und zeigen, wie sich die Befunde der empirischen LCM-SR Schätzungen im Sinne des strukturell-individualistischen Forschungsprogramms makrostrukturell auf fiktive Kohorten auswirken, die an den heute empirisch beobachtbaren älteren Kohorten im SOEP orientiert sind.

13.1.1 Generierung synthetischer Ausgangsdatensätze

Die für die Simulation verwendeten szenarienbasierten Ausgangsdatensätze werden auf Basis der Parameterschätzungen des LCM-SR synthetisch generiert. Dabei steht für den Generierungsprozess die älteste beobachtbare Kohorte 1 aus der empirischen Datenbasis im Mittelpunkt, auf die Eigenschaften der jüngsten Kohorte 4 übertragen werden. Diese wurden in weiten Teilen in Kapitel 10 und 12 herausgestellt. Damit wird für die zu simulierende fiktive Kohorten suggeriert, dass eine altersspezifische und sozialstrukturelle Nähe zur empirisch beobachtbaren Kohorte 1 besteht, ausgelöst durch demografische Wandlungsprozesse aber Anpassungen an jüngere Kohorten vorliegen. Die Generierung von synthetischen Ausgangsdaten für die Simulation einer fiktiven Kohorte hat diverse Vorteile gegenüber einer Fortschreibung der empirischen SOEP-Daten in der DMS:

1. Die Datenbasis des SOEP spiegelt spezifische Verteilungen für die in der empirischen Analyse verwendeten Variablen in den vier operationalisierten Kohorten wider. Dies gilt sowohl für die latenten Wachstumsparameter als auch für die integrierten TIC. Ausgehend von der noch zu zeigenden Szenarienbildung der DMS ist es allerdings erforderlich, diese Verteilungen zu modifizieren. So sollen in den Ausgangsdatensätzen der Simulation empirisch beobachtbare Verteilungen der jüngeren Kohorten auf jene der älteren übertragen werden, um zu zeigen, inwiefern sich fiktive (ältere) Kohorten unter veränderten Rahmenbedingungen entwickeln könnten.

Wie in Abschnitt 8.4 bereits erläutert wurde, ist es nicht ohne Weiteres möglich, die Wachstumsparameter der empirisch beobachtbaren jüngeren Kohorten auf die älteren (bzw. auch umgekehrt) anzuwenden. Die Generierung neuer synthetischer Ausgangsdatensätze für die Szenarien der DMS, in welchen die Verteilungen der Wachstumsparameter und TIC frei festgelegt werden können, umgeht dieses Problem und bietet in diesem Zusammenhang volle Flexibilität in der Szenarienbildung.

2. Die Fortschreibung der jüngeren Kohorte 4 aus den empirischen SOEP-Daten hin zur Altersstruktur der Kohorte 1 wäre mit einem Simulationshorizont von mindestens 30 Jahren verbunden. Dadurch wird eine Vielzahl an Annahmen über den Entwicklungsprozess der Individuen aus Kohorte 4 nötig, die sich nicht direkt aus der LCM-SR Analyse ergeben und im Rahmen des hier vorliegenden Forschungsinteresses nicht umfassend geklärt werden können. Dies wird insbesondere vor dem Hintergrund der nicht-linearen Entwicklungen der mentalen Gesundheit und Einkommensposition im Lebensverlauf klar, die bereits in den deskriptiven Analysen herausgestellt wurden.

Die Verwendung von synthetischen Daten ermöglicht es, die DMS dicht an das empirisch beobachtbare Gerüst der LCM-SR Analyse anzulehnen und die für die Simulation benötigten Annahmen damit überschaubar zu halten. So sollen szenarienbasierte Modifikationen nur punktuell umgesetzt werden, um die Auswirkungen veränderter Rahmenbedingungen in einer fiktiven Kohorte im Analysezeitraum des LCM-SR möglichst kontrolliert aufzuzeigen. Es ist nicht das Ziel der hier durchgeführten DMS, eine Prognose zur Entwicklung der Kohorte 4 bis in spätere Lebensphasen zu erzeugen.[2]

3. Letztendlich bieten synthetisch generierte Daten stets den Vorteil, eine Ausgangsdatenbasis schaffen zu können, die Eigenschaften aufweist, die in den zur Verfügung stehenden Daten fehlen. Dies können beispielsweise fehlende Variablen sein oder bestimmte erwünschte Fallzahlen für die Fortschreibung. Auf diesen Vorteil wird in der DMS der nächsten Abschnitte nur bedingt zurückgegriffen, die Simulationsstruktur ist aber so aufgebaut, dass dies für weiterführende Forschung ein wichtiger Ausgangspunkt sein kann.

---

[2] Dies bedeutet an dieser Stelle nicht, dass dies nicht grundsätzlich möglich wäre. Unter Berücksichtigung der Herausforderungen zu einer DMS auf Basis von Wachstumskurvenmodellen, welche in Abschnitt 8.4 beschrieben wurden, können die in der LCM-SR Analyse gezeigten Kohortenunterschiede durchaus aufgegriffen werden, um Individuen über den kompletten Lebensverlauf zu simulieren. Dadurch verschiebt sich der Fokus allerdings auf Annahmen zu einem Simulationsprozess zu kohortenübergreifenden Lebensverläufen, die hier nicht im Mittelpunkt stehen sollen.

13.1 Aufbau der dynamischen Mikrosimulation

Um nachvollziehen zu können, inwiefern die Parameter des LCM-SR zur Generierung neuer Daten genutzt werden können, muss deutlich werden, dass die für die Analyse beobachteten manifesten Variablen bzw. deren Mittelwerte und (Ko-)Varianzen als eine Funktion der Modellparameter des LCM-SR dargestellt werden können (Bollen, 1989; Long, 1983; Bollen & Curran, 2006). Dies wird anhand der Gleichungen

$$\mu = \mu(\Theta) \tag{13.1}$$

und

$$\Sigma = \Sigma(\Theta) \tag{13.2}$$

deutlich, wobei es sich bei μ um den Vektor der Populationsmittelwerte der in der Analyse verwendeten manifesten Variablen und bei Σ um die Populations-(Ko-)Varianzmatrix handelt.[3] $\mu(\Theta)$ und $\Sigma(\Theta)$ beziehen sich hingegen auf die durch das Modell implizierten Mittelwerte, Varianzen und Kovarianzen, die sich auch als Funktion der Modellparameter darstellen lassen. Damit ist auch indirekt die Grundlogik der SEM-Schätzung beschrieben, nach welcher versucht wird, beispielsweise auf Basis einer Maximum-Likelihood-Schätzung die empirischen Mittelwerte und (Ko-)Varianzen durch die Modellspezifikationen, die in weiten Teilen in Θ als freie Parameter enthalten sind, zu reproduzieren. Entsprechend liefert eine SEM-Schätzung und damit auch eine Wachstumskurvenmodellierung in einer SEM-Umgebung modellimpliziere geschätzte Mittelwertstrukturen und (Ko-)Varianz-Matrizen. Je angemessener die Modellspezifikation, desto besser sind diese Schätzwerte auch mit den empirischen Mittelwerten und (Ko-)Varianzen vereinbar.[4]

Unter der Annahme, die modellimplizierten Mittelwerts- und (Ko-)Varianzstrukturen folgten einer Normalverteilung, ergibt sich für die durch die LCM-SR Schätzung implizierten manifesten Variablen die multivariate Normalverteilung

$$N(\mu, \Sigma) \tag{13.3}$$

aus welcher ein neuer synthetischer Datensatz mit beliebig großer Fallzahl per Zufallsziehung generiert werden kann, der alle in der LCM-SR Analyse berück-

---

[3] In diesem Zusammenhang wird oftmals auch von den Grundhypothesen der SEM-Schätzung gesprochen. Zur empirischen Modellschätzung liegen in der Regel natürlich nur Stichprobenschätzungen für die beschriebenen Populationswerte vor.
[4] Auf dieser Grundlogik basiert auch eine Vielzahl an Bewertungskriterien der in Kapitel 12 dargestellten Modellvarianten. So ist es ein zentrales Ziel der SEM-Schätzung, eine empirische Datenbasis durch Annahmen über deren Zusammenhangsstruktur möglichst treffend zu reproduzieren.

sichtigten Variablen enthält.[5] Die so erzeugten Daten entsprechen den Annahmen, welche der LCM-SR Schätzung zur Zusammenhangsstruktur der analysierten Variablen unterstellt wurden. Dies ist auch dann der Fall, wenn die Modellannahmen nicht optimal mit der empirischen Datenbasis vereinbar sind. Entsprechend können die Modellparameter des LCM-SR vor der Generierung der synthetischen Daten nahezu beliebig angepasst werden, um einen entsprechenden neuen Startdatensatz für die DMS zu erzeugen.

Die Startdatensätze der DMS basieren ausgehend von der so beschriebenen Generierungslogik auf den Parametern der multivariaten LCM-SR Analyse zur Kohorte 1 in den empirischen SOEP-Daten zum Zeitpunkt $t = 1$, die szenarienbasiert an Kohorte 4 angepasst werden. Entsprechend simuliert die DMS eine fiktive Kohorte, die im Startalter zwischen 60 und 69 Jahren variiert und zur Beibehaltung des Analysehorizonts des LCM-SR im Simulationsprozess um 14 Jahre altert, wobei die Simulation periodisch in Zweijahresintervallen erfolgt. In den Startdatensätzen sind die TICs, ausgehend von den spezifizierten Verteilungen, bereits enthalten.

13.1.2 Modul 1: Modellierung der physischen und mentalen Gesundheit und der Einkommensposition

Der Fortschreibungsprozess der szenarienbasiert erstellten Ausgangsdatensätze erfolgt für die Variablen PCS, MCS und der Einkommensposition ausgehend von der Logik der empirischen LCM-SR Analyse. Die TICs des Modells müssen aufgrund von deren zeitkonstanten Charakteristik nicht fortgeschrieben werden. Zu jedem der sieben Simulationszeitpunkte im Rahmen der Alterung um 14 Jahre werden die zeitveränderlichen Variablen des Modells für die synthetisch generierten Individuen neu geschätzt. Dabei wird auf die Gleichungen

$$y_{it} = \alpha_{y_i} + \lambda_{1t}\beta_{y_{1i}} + \lambda_{2t}\beta_{y_{2i}}^2 + \gamma_{y_{it}z_{1i}}z_{1i} + \ldots + \gamma_{y_{it}z_{ji}}z_{ji} + \epsilon_{y_{it}}$$
$$x_{it} = \alpha_{x_i} + \lambda_{1t}\beta_{x_{1i}} + \lambda_{2t}\beta_{x_{2i}}^2 + \gamma_{x_{it}z_{1i}}z_{1i} + \ldots + \gamma_{x_{it}z_{ji}}z_{ji} + \epsilon_{x_{it}} \qquad (13.4)$$
$$w_{it} = \alpha_{w_i} + \lambda_{1t}\beta_{w_{1i}} + \lambda_{2t}\beta_{w_{2i}}^2 + \gamma_{w_{it}z_{1i}}z_{1i} + \ldots + \gamma_{w_{it}z_{ji}}z_{ji} + \epsilon_{w_{it}}$$

und

---

[5] Der Sampling-Ansatz wird bei Ripley (1987, S. 98 ff.) detailliert erläutert. Grundsätzlich können auch nicht-normalverteilte multivariate Daten auf Basis der *Vale & Maurelli Methode* (Vale & Maurelli, 1983) generiert werden. Der so erstellte Datensatz weist im hier vorliegenden Kontext entsprechend eine Längsschnittlogik auf, benötigt wird als Ausgangsdatensatz für die DMS aber nur der erste Zeitpunkt.

13.1 Aufbau der dynamischen Mikrosimulation

$$\epsilon_{y_{it}} = \rho_{\epsilon_{y_t}\epsilon_{y_{t-1}}} \epsilon_{y_{i,t-1}} + \rho_{\epsilon_{y_t}\epsilon_{x_{t-1}}} \epsilon_{x_{i,t-1}} + \rho_{\epsilon_{y_t}\epsilon_{w_{t-1}}} \epsilon_{w_{i,t-1}} + v_{y_{it}}$$

$$\epsilon_{x_{it}} = \rho_{\epsilon_{x_t}\epsilon_{x_{t-1}}} \epsilon_{x_{i,t-1}} + \rho_{\epsilon_{x_t}\epsilon_{y_{t-1}}} \epsilon_{y_{i,t-1}} + \rho_{\epsilon_{x_t}\epsilon_{w_{t-1}}} \epsilon_{w_{i,t-1}} + v_{x_{it}} \quad (13.5)$$

$$\epsilon_{w_{it}} = \rho_{\epsilon_{w_t}\epsilon_{w_{t-1}}} \epsilon_{w_{i,t-1}} + \rho_{\epsilon_{w_t}\epsilon_{y_{t-1}}} \epsilon_{y_{i,t-1}} + \rho_{\epsilon_{w_t}\epsilon_{x_{t-1}}} \epsilon_{x_{i,t-1}} + v_{w_{it}}$$

des LCM-SR zurückgegriffen, wobei mit $j = 1, \ldots, 7$ die TICs *casmid*, *cashigh*, *mann*, *verheiratet*, *dirmh*, *indmh*, *west* und *alters* beschrieben sind und y_{it} für $log(pcs)$, x_{it} für $log(mcs)$ und w_{it} für *eink* zu den einzelnen Simulationszeitpunkten stehen. Die Gleichungen wurden in Abschnitt 7.1 bereits vereinfachend eingeführt. So wird im LCM-SR die Between- und Within-Ebene zunächst getrennt voneinander simuliert und anschließend zusammengefügt[6].

Für den Fortschreibungsprozess der DMS werden die Parameterschätzungen der Kohorte 1 aus der empirischen LCM-SR Analyse verwendet, die szenarienbasiert modifiziert werden. Der Parameter λ_{1t} ergibt sich im Simulationsprozess als Laufzahl für die sieben Simulationszeitpunkte $t = 1$ bis $t = 7$ ($T = 7$) mit $t - 1$ als simulationszeitpunktspezifische Faktorladung. So wird im Ausgangsdatensatz mit dem Zeitpunkt $t = 1$ begonnen, was in einer Variable *time* im Simulationsdatensatz festgehalten wird. In jedem Simulationsdurchlauf wird t um den Wert 1 erhöht, was einer Fortschreibung um zwei Jahre entspricht. λ_{2t} ergibt sich entsprechend aus den quadrierten Faktorladungen von λ_{1t}. Die Random-Effekte werden ausgehend von der synthetisch generierten Datenbasis der Simulation (s. o.) für die fiktiven Simulationseinheiten einmalig geschätzt. Auch für diese Schätzung wird auf die Modellspezifikation der LCM-SR Analyse für Kohorte 1 zurückgegriffen.[7]

Insbesondere die Residualebene des LCM-SR macht deutlich, inwiefern eine mikrosimulative Fortschreibung auf Basis einer LCM-SR Analyse periodisch stattfinden muss. So erfordert die Simulation des Residuums einer zeitveränderlichen Variable zum Zeitpunkt t, also $\epsilon_{y_{it}}$, $\epsilon_{x_{it}}$ oder $\epsilon_{w_{it}}$, dass die Residuen aller zeitvarianten Variablen aus dem LCM-SR-Gerüst, die ausgehend von Gleichung 13.5 als Prädiktoren auf der Residualebene spezifiziert sind, zum Zeitpunkt $t - 1$ bereits simuliert wurden. Die Fortschreibung im Rahmen der zeitveränderlichen Variablen im LCM-SR muss also im Wechsel zeitpunktspezifisch erfolgen. Ein Zeitpunkt $t = 6$ könnte nicht simuliert werden, wenn Zeitpunkt $t = 5$ nicht bereits vorliegen

---

[6] In den Gleichungen ist zu erkennen, dass Gleichung 13.4 das Ergebnis der Gleichung 13.5 enthält.

[7] Da die Datenbasis ausgehend von den empirischen LCM-SR Ergebnissen generiert wurde, ergeben sich aus dieser für alle generierten Individuen Random-Effekte, die in deren Verteilung der empirischen Datenbasis entsprechen.

würde. Dies wäre in einer Wachstumskurvenmodellierung ohne Spezifikationen auf der Within-Ebene nicht erforderlich.[8]

An dieser Stelle wird eine zentrale Stärke des hier gewählten Ansatzes für eine DMS erkennbar. Es stellt sich für die Variablen aus der LCM-SR Analyse nicht mehr die Frage nach der Anordnung der Module zu deren Fortschreibung, die in dynamischen Mikrosimulationen oftmals nur durch Notlösungen bewältigt werden kann. Wie bereits in Abschnitt 8.1 thematisiert, ist dies in einer DMS oftmals ein Problem, da die Anordnung der Module zumeist nicht von der Modellschätzung vorgegeben wird und das Ergebnis der Simulation beeinflussen kann. In dem Kontext wird zudem deutlich, dass eine komplexe Strukturgleichungsmodellierung und darauf bezogene Modellvoraussagen, hier in Form von autoregressiven Wachstumskurvenmodellen, bereits als einfache Versionen von dynamischen Mikrosimulationen aufgefasst werden können.

Um eine deterministische Fortschreibung zu verhindern und die Variabilität des Simulationsprozesses unter Berücksichtigung der im LCM-SR geschätzten Modellunsicherheiten sichtbar machen zu können, werden die Voraussagen von PCS, MCS und der Einkommensposition zudem um zufällige Ziehungen aus den Normalverteilungen $N(0, \sigma_{v_{y_t}})$, $N(0, \sigma_{v_{x_t}})$ und $N(0, \sigma_{v_{w_t}})$ ergänzt, wodurch auch das Restresiduum auf der Residualebene des LCM-SR berücksichtigt wird. Die empirischen Schätzungen zu den (Fehler-)Varianzen der zeitveränderlichen Variablen im LCM-SR finden sich in Tabelle D.16 im Anhang im elektronischen Zusatzmaterial.

13.1.3 Modul 2: Modellierung chronischer Erkrankungen

Zentrales Ziel der DMS ist nicht nur die Simulation einer fiktiven Kohorte mit den zeitveränderlichen Variablen der LCM-SR Analyse im darauf bezogenen Analysezeitraum. So sollen diese mit individuellen Auftrittswahrscheinlichkeiten chronischer Erkrankungen zu den einzelnen Simulationszeitpunkten verknüpft werden, woraus sich wiederum makrostrukturelle Veränderungsprozesse im manifesten Morbiditätsgeschehen in den fiktiven Kohorten als Resultat der LCM-SR Analysen ergeben. Zur Simulation der chronischen Erkrankungen wird in der Mikrosimulation auf das Ergebnis eines gepoolten logistischen Regressionsmodells zurückgegriffen, das ebenfalls mit dem SOEP-Datensatz zur Kohorte 1 aus der LCM-SR Analyse geschätzt wird und unter anderem PCS, MCS und die Einkommenspo-

---

[8] Da die DMS modular strukturiert ist und verschiedene, getrennt voneinander geschätzte statistische Modelle miteinander verbindet, ist eine periodische Fortschreibung allerdings auch unabhängig von den Eigenschaften des verwendeten Wachstumskurvenmodells notwendig.

sition als Prädiktoren berücksichtigt. Eine alternative Datenquelle zur Herleitung von Fortschreibungsparametern für die Simulation chronischer Erkrankungen oder ein anderer Analysehorizont des SOEP kommt nicht infrage, da es ein zentrales Ziel der Analyse ist, die Auswirkungen der Variablen PCS und MCS für das manifeste Gesundheitsgeschehen in der Bevölkerung zu veranschaulichen. Die Variable *chronisch* wurde bereits in Abschnitt 10.6 deskriptiv dargestellt.

Chronische Erkrankungen: Spezifikation und Interpretation eines Logit-Modells
In dem logistischen Regressionsmodell zur Herleitung der Fortschreibungsparameter der individuellen chronischen Erkrankungen werden alle in der LCM-SR Analyse verwendeten Variablen als unabhängige Variablen über die Gleichung

$$ln(\frac{P(y_i = 1)}{1 - P(y_i = 1)}) = a + b_j \cdot x_{ji} \qquad (13.6)$$

mit $j = 1, ..., 8$ für $log(pcs)$, $log(mcs)$, *eink*, *casmid*, *cashigh*, *mann*, *verheiratet*, *dirmh*, *indmh*, *west*, *alters* und *time*[9] spezifiziert. Die Modellspezifikation lässt sich ausgehend vom theoretischen Hintergrund der LCM-SR Analyse begründen, der sich auch auf die Erklärung von Auftrittswahrscheinlichkeiten chronischer Erkrankungen übertragen lässt (Cockerham, Hamby, & Oates, 2017).

Tabelle 13.1 zeigt die entsprechenden Parameterschätzungen des Modells sowie die *Average Marginal Effects*[10] (AME). Abbildung 13.1 beinhaltet zudem die visuell aufbereiteten konditionellen Voraussagen der Wahrscheinlichkeiten auf Basis der erklärenden Variablen im Modell.[11]

Im Modell wird insbesondere die Bedeutsamkeit der gesundheitlichen Dimensionen PCS und MCS für die individuellen Wahrscheinlichkeiten zum Vorliegen einer chronischen Erkrankung deutlich, darauf machen sowohl die AMEs im Modelloutput der Logitregression als auch die konditionellen Plots aufmerksam. So reagieren unter Kontrolle aller im Modell enthaltenen Variablen die Wahrscheinlichkeiten für

---

[9] Die Variable *time* kommt in der LCM-SR Analyse eher latent im Rahmen des Parameters λ_t zum Einsatz, ist aber trotzdem in allen hier präsentierten Analysen in der verwendeten Datenbasis enthalten.

[10] Siehe zur genaueren Berechnung der AMEs, die sich nicht direkt aus der Parameterschätzung des Logit-Modells ergeben, z. B. Urban und Mayerl (2018, S. 405 ff.).

[11] Im Rahmen der konditionellen Voraussagen wird variablenspezifisch abgebildet, inwiefern sich die Wahrscheinlichkeiten für das Vorliegen einer chronischen Erkrankung eines Individuums bei Veränderungen in den Ausprägungen der unabhängigen Variablen unter Konstanthaltung der übrigen im Modell enthaltenen Variablen auf deren Mittelwerte verändern. Ebenfalls in der Darstellung berücksichtigt sind die Konfidenzintervalle zur Parameterschätzung.

Tabelle 13.1 *chronisch*: Logistische Regression

	Estimate	AME	Std. Error	z-Value	p-Value
Intercept	27.3322		0.7681	35.58	0.0000
time	0.0238	0.0041	0.0114	2.09	0.0363
alters	−0.0012	−0.0002	0.0094	−0.13	0.9004
log(pcs)	−5.4390	−0.9574	0.1412	−38.52	0.0000
log(mcs)	−1.6680	−0.2936	0.1283	−13.00	0.0000
eink	0.0078	0.0013	0.0235	0.33	0.7414
mann	0.2226	0.03919	0.0522	4.27	0.0000
casmid	0.2123	0.0373	0.0699	3.04	0.0024
cashigh	0.2694	0.0474	0.0675	3.99	0.0001
dirmh	−0.1283	−0.0225	0.1000	−1.28	0.1995
indmh	0.1532	0.0269	0.6500	0.24	0.8137
verheiratet	−0.172	−0.0303	0.0563	−3.06	0.0022
west	−0.2402	−0.0422	0.0590	−4.07	0.0000
AIC	9897.39				
$-2LL$	−4935.70				
Pseudo R^2	0.21				
N	9461				

Quelle: Eigene Berechnungen anhand SOEP v37, Wellen 2002 bis 2016, Kohorte 1

chronische Erkrankungen über weite Abschnitte des Wertebereichs für PCS vergleichsweise sensibel auf Veränderungen, wobei PCS-Werte unterhalb des Wertes 25 mit sehr hoher Wahrscheinlichkeit für das Vorliegen einer chronischen Erkrankung assoziiert sind.[12] Dies trifft bei der mentalen Gesundheit erst in einem noch niedrigeren Wertebereich zu, doch auch hier sind Veränderungen über den gesamten Wertebereich relevant für Veränderungen in den vorausgesagten Wahrscheinlichkeiten. Das Logit-Modell hebt damit insgesamt hervor, dass die eher subjektiv orientierten Gesundheitsdimensionen PCS und MCS eng mit manifesten Morbiditätsereignissen verbunden sind. Auch wenn die Variablen selbst nicht als Erkrankungen zu interpretieren sind, erweisen sie sich als bedeutsam für diesbezügliche Vorhersa-

---

[12] An dieser Stelle muss berücksichtigt werden, dass im Logit-Modell die logarithmierten Versionen von PCS und MCS als Prädiktoren berücksichtigt sind. Um von den in Abbildung 13.1 dargestellten Wertebereichen von log(PCS) und log(MCS) auf die unlogarithmierten Werte schließen zu können, muss auf diese entsprechend die Exponentialfunktion angewandt werden.

13.1 Aufbau der dynamischen Mikrosimulation

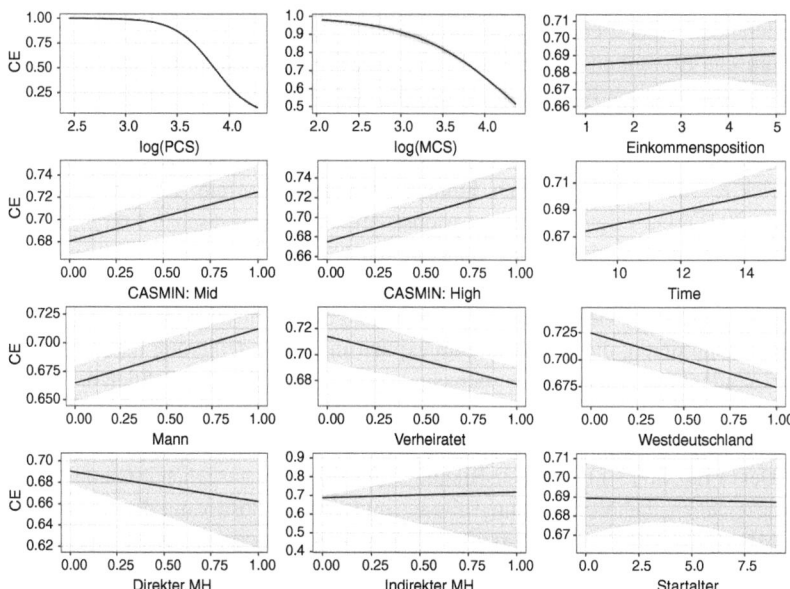

Abbildung 13.1 Chronische Erkrankungen (CE): Konditionelle Plots des logistischen Regressionsmodells, Kohorte 1. (Quelle: Eigene Berechnungen anhand SOEP v37, Wellen 2002 bis 2016)

gen.[13] Diese Beobachtung steht im Einklang mit der zugrunde gelegten Definition zur Gesundheit, nach welcher einzelne Gesundheitsdimensionen nicht unabhängig voneinander sind. So sind die Zusammenhänge von chronischen Erkrankungen und der physischen und mentalen Gesundheit auch aus vergangenen empirischen Untersuchungen bekannt (Bayliss, Bayliss, Ware & Steiner, 2004; Hopman et al., 2009), wobei Assoziationen zwischen chronischen Erkrankungen und PCS relevanter zu sein scheinen als Zusammenhänge mit MCS.

Bemerkenswert ist im Output des logistischen Regressionsmodells der Stellenwert des sozioökonomischen Status für die Wahrscheinlichkeit des Auftretens einer chronischen Erkrankung. So ist der Effekt der Einkommensposition statistisch unbedeutend. Die Variablen *casmid* und *cashigh* führen hingegen unter Kontrolle der

---

[13] Ausgehend von den Beschreibungen zur Variable *chronisch* in Kapitel 10 muss allerdings berücksichtigt werden, dass auch die im SOEP gestellte Frage zum Vorliegen chronischer Erkrankungen nicht als objektive Messung zum Vorliegen von spezifischen Erkrankungen verstanden werden darf.

weiteren im Modell enthaltenen Variablen zu erhöhten Wahrscheinlichkeiten für chronische Erkrankungen im Vergleich zur Referenzkategorie des niedrigen Bildungsniveaus. Diese Befunde zum sozioökonomischen Status widersprechen teilweise vergangenen Beobachtungen, die generell einen negativen Effekt des SES auf die Risiken zum Auftreten chronischer Erkrankungen konstatieren (Helmert, Mielck & Shea, 1997; Babitsch, Lampert, Müters & Morfeld, 2009; Heidemann et al., 2021). Da vergangene Regressionsanalysen mit chronischen Erkrankungen als abhängige Variable oftmals keine weiteren Messungen der gesundheitlichen Situation von Individuen berücksichtigen, ist anzunehmen, dass Einkommens- und Bildungseffekte in vielen Studien Effekte der gesundheitsbezogenen Lebensqualität transportieren, die hier wiederum explizit in der Modellierung berücksichtigt wird. Zudem fokussiert das hier berechnete Logit-Modell ausschließlich die ältere Kohorte 1, welche eine selektive Gruppe aus dem SOEP darstellt, die nicht auf jüngere Altersgruppen bzw. jüngere Kohorten übertragen werden kann[14].

Der in Tabelle 13.1 berechnete Bildungseffekt ist davon ausgehend als ambivalent zu bezeichnen, da höhere Bildungsniveaus im LCM-SR positiv mit der Gesundheit assoziiert sind. Offenbar existiert in der verwendeten Auswahl der SOEP-Daten eine Diskrepanz zur Bedeutsamkeit von Bildungseffekten für eher subjektiv orientierte Gesundheitsindikatoren und für Messungen manifester Erkrankungen in der ältesten Kohorte 1. Auf substantieller Ebene ist dieser Befund aber nicht unplausibel, wenn Individuen mit höheren Bildungsniveaus trotz besserer Gesundheit mehr Berührungspunkte mit dem Gesundheitswesen aufweisen, wodurch chronische Erkrankungen öfters und schneller diagnostiziert werden könnten. In diesem Zusammenhang ist die Fragen nach einem möglichen sozialen Gradient in der Inanspruchnahme von gesundheitsbezogenen und medizinischen Leistungen ein etablierter Untersuchungsgegenstand in Diskursen zur gesundheitlichen Ungleichheit (Janßen, Frie, Dinger, Schiffmann & Ommen, 2009).

Die so vorgenommenen Interpretation des Bildungseffektes lässt sich auf den geschlechtsspezifischen Effekt *mann*, der ebenfalls darauf hinweist, dass Männer eine höhere Wahrscheinlichkeit für das Vorliegen einer chronischen Erkrankung aufweisen als Frauen, obwohl die diesbezüglichen Effekte im LCM-SR über weite Teile der Parameterschätzungen positiv für PCS und MCS ausfallen, nicht übertragen. So ist aus vergangener Forschung eine höhere Chancen zur Inanspruchnahme von Leistungen im Rahmen des Gesundheitswesens bei Frauen im Vergleich zu

---

[14] Werden für das Modell die Individuen aus allen vier Kohorten berücksichtigt sowie die Effekte für PCS und MCS ausgeklammert, resultieren erwartungsgemäß signifikant negative Effekte der Einkommensposition und CASMIN-Kategorien auf die Wahrscheinlichkeit einer chronischen Erkrankung, was die hier beschriebenen Interpretationen zu den Befunden in Kohorte 1 stützt.

Männern wohl bekannt (Röding & Elkeles, 2021). Ein empirisch häufigeres Auftreten chronischer Erkrankungen bei Männern in höheren Alterskategorien ist an dieser Stelle aber keine Neuheit (Heidemann et al., 2021) und muss nicht auf die gleichen Wirkungszusammenhänge zurückzuführen sein wie Bildungsunterschiede in der manifesten Morbidität. Insgesamt dürfen die im Hinblick auf die LCM-SR Analyse ambivalenten Effektkoeffizienten im hier berechneten Logit-Modell inhaltlich aber nicht überinterpretiert werden.

Die weiteren im Modell berücksichtigten Variablen entsprechen den Befunden aus den LCM-SR Analysen. So wird erneut der protektive Effekt der Heirat und Westzugehörigkeit erkennbar, der Migrationshintergrund scheint keine Rolle zu spielen.[15] Erwähnenswert ist zudem der nicht-signifikante Logit-Koeffizient des Startalters in der Analyse, der hier als Kontrolle für das Geburtsjahr interpretiert werden kann. Der Zeiteffekt, der hier wiederum als Alterungseffekt zu interpretieren ist, fällt hingegen erwartungsgemäß signifikant und positiv aus.

Simulation auf Basis des Logit-Modells

Im Rahmen des Simulationsprozesses wird das Vorliegen einer chronischen Erkrankung anschließend an Modul 1 simuliert. Dazu werden Wahrscheinlichkeiten zum Vorliegen einer chronischen Erkrankung berechnet, indem die durch Gleichung 13.6 vorausgesagten individuellen Logits L_i, die sich unter Verwendung der Parameter im präsentierten logistischen Regressionsmodell für jedes Individuum zu den Simulationszeitpunkten ergeben, auf Basis von Gleichung

$$P(y_i = 1) = \frac{e^{a+b_j \cdot x_{ji}}}{1 + e^{a+b_j \cdot x_{ji}}} \qquad (13.7)$$

in individuelle Wahrscheinlichkeiten überführt. Anschließend wird zu den spezifischen Simulationszeitpunkten für jedes Individuum im Simulationsdatensatz eine Zufallszahl aus dem Intervall [0, 1] gezogen, die mit der durch das Logit-Modell vorausgesagten individuellen Wahrscheinlichkeit als Monte-Carlo-Experiment abgeglichen wird (Frohn & Obersneider, 2020, 331 ff.). Ist die individuelle Zufallszahl größer als die individuelle Wahrscheinlichkeit, geht das Individuum in den Zustand einer chronischen Erkrankung über.

Kritisch anzumerken ist an dieser Stelle, dass die Bestimmung der Wahrscheinlichkeiten zum Vorliegen einer chronischen Erkrankung ausgehend von der SOEP-

---

[15] Im Hinblick auf die Effekte des Migrationshintergrundes muss allerdings erneut auf die problematischen Fallzahlen in der analysierten Kohorte 1 hingewiesen werden sowie auf mögliche andere Befunde im Falle einer weiteren Differenzierung nach Herkunfts- und Migrationsgruppen.

Datenbasis anhand von gemischten Modellen, z. B. Fixed-Effects für Logit-Modelle (Allison, 2009), die explizit berücksichtigen, dass im Datensatz mehrfache Messungen der gleichen Individuen vorliegen, angemessener wäre. Die Integration solcher Modelle in eine DMS ist allerdings mit Herausforderungen verbunden, wenn der Ausgangsdatensatz der Simulation nicht mit dem Analysedatensatz des empirischen Modells identisch ist. So stellt sich in diesem Zusammenhang die Frage, wie den Individuen im Simulationsdatensatz die Random-Effekte der empirischen Modellschätzung zugeordnet werden können, die in derartigen Modellierungen resultieren und sich nicht ohne Weiteres anhand von alternativen Datensätzen voraussagen lassen. Das Problem verschärft sich, wenn die abhängige Variable des empirischen Modells im Ausgangsdatensatz der Simulation nicht enthalten ist.

Dies trifft auf die hier vorliegende Situation zu, da der Ausgangsdatensatz der DMS auf Basis der LCM-SR Analyse synthetisch generiert wird. Vergangene Forschung zeigt zwar Lösungsansätze für die Übertragung von Random-Effekten auf modellfremde Individuen, so lässt sich beispielsweise auf die Ranked-Method (Richiardi & Poggi, 2014) verweisen. Derartige Techniken sind aber noch nicht weit genug fortgeschritten und methodisch evaluiert, um klar einschätzen zu können, ob dadurch tatsächlich Vorteile gegenüber einer gepoolten Logit-Regression für den Fortschreibungsprozess der DMS zu erzielen wären.[16]

Um das Problem für die hier entwickelte DMS einschätzen zu können, ist in Tabelle B.2 in Anhang B im elektronischen Zusatzmaterial zusätzlich ein Logit-Modell zur Schätzung der Wahrscheinlichkeiten für das Vorliegen einer chronischen Erkrankung einsehbar, welches unter Berücksichtigung der hierarchischen Datenstruktur im SOEP geschätzt wurde. Dabei zeigen sich sehr ähnliche Befunde zur gepoolten Logit-Regression, dies gilt sowohl für die Signifikanzen der Logit-Koeffizienten als auch für deren Eigenschaften zur Vorhersage von Wahrscheinlichkeiten zum Vorliegen individueller chronischer Erkrankungen. Es kann entsprechend davon ausgegangen werden, dass die Verwendung der gepoolten Regression zu keinen substantiell anderen Interpretationen für die DMS führt als die Berücksichtigung eines Panelmodells.[17]

---

[16] Einen Eindruck zum darauf bezogenen Forschungsstand sowie weiterführende Erkenntnisse zur Imputation von Random-Effekten findet sich bei Bekalarczyk und Depenbrock (2020).
[17] In den nachfolgenden mikrosimulativen Fortschreibungen wird zudem keine Prognose angestrebt. Ist das Ziel einer Simulation eine möglichst genaue Punktschätzung, ist die Methodenauswahl zur Herleitung der Modellparameter nochmals anders zu bewerten.

13.1.4 Modul 3: Modellierung des Ereignisses des Todes

Auch das Ereignis des Todes wird in der Mikrosimulation auf Basis eines Monte-Carlo-Experiments für jedes Individuum in jeder Simulationsiteration bestimmt. Dies ist für den Simulationsprozess hilfreich, da auch in der empirischen SOEP-Basis insbesondere in höheren Alterskategorien Todesfälle vorkommen, die ausgehend von den synthetischen Startdatensätzen ohne eine entsprechende Simulation nicht bekannt sind. Kommt es im Simulationsprozess zum Tod eines Individuums, wird dieses entsprechend für die nachfolgenden Simulationszeitpunkte ausgeschlossen.[18]

Zur Ermittlung der Sterbewahrscheinlichkeiten stehen im Rahmen des Todesereignisses diverse erprobte Modelle zur Verfügung. Unger (2003) schätzt beispielsweise kohorten- und altersspezifische Mortalitätsraten ereignisanalytisch auf Basis des SOEP anhand eines Gompertz-Modell. Kroll und Lampert (2008) nutzen ein Exponentialmodell mit dem Alter als Prädiktor. Grundsätzlich sind aber auch Logit-Modelle als diskrete Ratenmodelle (Allison, 2014, 9 f.) zur ereignisanalytischen Bestimmung des Todes anwendbar. Anschließend an die Analysen von Schnell und Trappmann (2006) heben Kroll und Lampert aber auch das bereits von Unger beschriebene Problem der Überschätzung von Sterbewahrscheinlichkeiten auf Basis gewichteter SOEP-Daten hervor. Davon ausgehend wird für die hier modellierte Simulation auf eine modellbasierte Vorhersage von Sterbewahrscheinlichkeiten durch die SOEP-Daten verzichtet und stattdessen auf die Periodensterbetafeln des Statistischen Bundesamtes zurückgegriffen. Konkret wird im Simulationsmodell die Sterbetafel 2016/2018 verwendet (Statistisches Bundesamt, 2019b), die eine Zuordnung der Wahrscheinlichkeit zum Ereignis des Todes nach Alter und Geschlecht ermöglicht.

Da es sich in der Simulation um eine fiktive Kohorte handelt, ist es letztendlich nicht möglich, *wahre* Sterbewahrscheinlichkeiten in die Simulation zu integrieren. Die Verwendung aktueller Daten der amtlichen Statistik führt in diesem Zusammenhang aber zumindest zu einer Anpassung der Verhältnisse an den Ist-Zustand. So steht für die durch die DMS verfolgte Zielsetzung im Kontext des Mortalitätsmoduls insbesondere eine Korrektur der Gesundheitsverhältnisse am oberen Rand der in der Simulation möglichen Altersspanne im Mittelpunkt. Das Modul steht in den Interpretationen der Simulation auf substantieller Ebene eher im Hintergrund. Für künftige vergleichbare Analysen wären modellbasierte Vorhersagen von Sterbewahrscheinlichkeiten auf Basis der Variablen PCS und MCS oder der chronischen

---

[18] Werden verstorbene Individuen nicht aus dem Simulationsprozess entfernt, kann von einer Überschätzung des fortgeschriebenen Morbiditätsgeschehens ausgegangen werden.

Erkrankungen allerdings erstrebenswert, da sich dadurch weitere Möglichkeiten zur Szenarienbildung ergeben, die noch anschlussfähiger an spezifische Diskurse zu den Folgen demografischer Veränderungsprozesse innerhalb der Bevölkerung sind und nicht nur auf gesundheitliche Ungleichheiten fokussiert sind, sondern auch dynamische Sterbewahrscheinlichkeiten berücksichtigen.

Abbildung 13.2 zeigt die altersspezifischen Sterbewahrscheinlichkeiten auf Basis der Periodensterbetafel 2016/2018 getrennt nach Geschlecht. Dabei wird erkennbar, dass das Ereignis des Todes für die hier durchgeführte DMS nicht ignoriert werden sollte, aber dennoch eine eher untergeordnete Rolle spielt. So bewegt sich die simulierte fiktive Kohorte im Ausgangsdatensatz in einer Altersspanne zwischen 60 und 69 Jahren, in welcher die Sterbewahrscheinlichkeiten noch vergleichsweise gering sind. Im Simulationsprozess kann ein Alter von 83 Jahren nicht überschritten werden, wobei dieses aufgrund der Variation des Startalters auch nur von einer Teilgruppe der simulierten Individuen erreicht wird. Gerade diese Gruppe weist aber durchaus Potential auf, durch die positive Assoziation zwischen Gesundheit und Alterung die Simulationsbefunde zu verzerren, sofern das Ereignis des Todes nicht berücksichtigt wird.

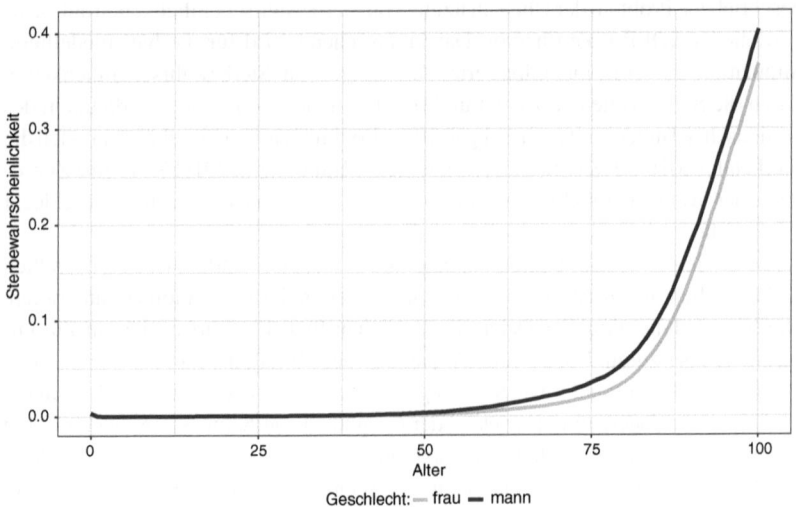

Abbildung 13.2 Sterbewahrscheinlichkeiten der Periodensterbetafel 2016/2018, getrennt nach Geschlecht. (Quelle: Statistisches Bundesamt (2019b))

13.1.5 Szenarienbasierte Bildung fiktiver Kohorten

Der Prozess der Szenarienbildung lässt sich durch die Typenbeschreibungen in Abschnitt 8.2 einordnen. Grundsätzlich basieren alle Szenarien auf der Übertragung ausgewählter Eigenschaften der empirisch beobachtbaren jüngsten Kohorte 4 aus der LCM-SR Analyse auf die Eigenschaften der ältesten Kohorte 1. Dieser Schritt folgt der Logik einer technischen Szenarienbildung, die ausgehend von empirischen Erkenntnissen Implikationen für Entwicklungen unter veränderten Rahmenbedingungen aufzeigen will und somit nicht rein theoriegeleitet stattfindet.[19] Vereinfacht ausgedrückt wird abgebildet, wie sich die älteste Kohorte im Analysehorizont des LCM-SR gesundheitlich entwickelt hätte, wenn diese durch die Eigenschaften der jüngsten Kohorte geprägt gewesen wäre. Dabei ist klar, dass diese Situation empirisch nicht stattfinden kann. Daher lässt sich auch anders formulieren: Es wird abgebildet, wie sich eine fiktive Kohorte gesundheitlich entwickelt, wenn diese durch die empirischen Gegebenheiten der ältesten Kohorte 1 geprägt ist, die punktuell durch die empirischen Gegebenheiten der jüngsten Kohorte 4 ersetzt werden. Somit handelt es sich letztendlich um die Abbildung der Implikationen der LCM-SR Analysen für mögliche künftige Entwicklungen älterer Kohorten, die mit den geprüften Hypothesen aus der empirischen Analyse kompatibel sind.[20]

Ausgehend von den Eigenschaften der ältesten Kohorte 1 und der jüngsten Kohorte 4 in den empirischen SOEP-Daten und den Ergebnissen der LCM-SR Schätzungen erfolgt die Szenarienbildung schrittweise:

---

[19] In diesem Kontext muss erneut darauf hingewiesen werden, dass die technische Orientierung in der Szenarienbildung nicht bedeutet, die Szenarien seien rein datengetrieben. So sind die empirischen Modelle, die der technischen Ableitung von Szenarien zugrunde gelegt werden, theoretisch fundiert. Eine technische Szenarienbildung bezieht sich an dieser Stelle auf die Strategie, für die Mikrosimulation ausschließlich Modifikationen zu verwenden, für die ausgehend von der empirischen Analyse bedeutsame Auswirkungen auf den Simulationsprozess zu erwarten sind.

[20] Die Implikationen der LCM-SR Analyse könnten im Hinblick auf demografische Wandlungsprozesse auch anhand anderer Strategien aufgezeigt werden. So könnten beispielsweise zentrale Eigenschaften der Kohorte 3 auf die Kohorte 1 übertragen werden oder Eigenschaften der jüngeren beiden Kohorten auf Kohorte 2. Auch könnten vollständig neue fiktive Kohorten generiert werden, die eine Kombination aus allen analysierten Kohorten darstellen. Für das hier zugrunde gelegte Forschungsinteresse erscheint eine Fokussierung auf die älteste Kohorte 1 aber besonders vielversprechend, da das Morbiditätsgeschehen in den höchsten Alterskategorien von herausragender Bedeutung für Gesellschaft, Sozialpolitik und Gesundheitswesen ist.

Status-Quo Szenario:
Das erste Szenario erfolgt ohne Modifikationen der Variablenverteilungen in den synthetischen Daten und der Fortschreibungsparameter für die DMS aus der empirischen LCM-SR Analyse. Damit reproduziert das Status-Quo Szenario in der DMS die Entwicklungen der in der Simulation verwendeten Variablen aus der Kohorte 1, die auch in den SOEP-Daten empirisch beobachtbar sind.

Das Status-Quo Szenario hat mehrere Funktionen. Einerseits zeigt das Szenario, inwiefern die hier spezifizierte DMS dazu in der Lage ist, die empirische SOEP-Datenbasis für alle in der LCM-SR Analyse verwendeten Kohorten nachzuzeichnen. Ausgehend von den bisherigen Beschreibungen zum Simulationsprozess sollte dies der Fall sein, andernfalls kann von Fehlern im Aufbau der DMS ausgegangen werden. Darauf wird auch noch in den nachfolgenden Abschnitten zur Validierung der DMS eingegangen. Andererseits dient das Status-Quo Szenario als Referenzpunkt zur Bewertung der Auswirkungen der weiteren Szenarien, welche auf Modifikationen zu den Rahmenbedingungen des Simulationsprozesses basieren.

Letztendlich kann aber auch schon das Status-Quo Szenario Implikationen für das Morbiditätsgeschehen in einer Population aufzeigen, da auch in dieser einfachen Simulationsvariante die drei Simulationsmodule miteinander verknüpft werden. So zeigt das Szenario, inwiefern sich spezifische Verteilungen in den chronischen Erkrankungen allein ausgehend von den Ergebnissen der LCM-SR Analyse ergeben, und das Modell damit im Sinne des strukturell-individualistischen Forschungsprogramms dazu in der Lage ist, unter Bezugnahme auf Wirkungszusammenhänge auf der Ebene von Individuen eine vollständige modellbasierte Erklärung des Entwicklungsprozesses in der Morbidität auf Makroebene zu erzeugen.

Verteilungsszenario:
In einem ersten modifikationsbasierten Szenario werden die Verteilungen der Variablen zum sozioökonomischen Status aus dem LCM-SR aus der jüngsten Kohorte 4 auf die älteste Kohorte 1 übertragen, was im Hinblick auf die vorangegangenen empirischen Analysen verbesserte sozioökonomische Rahmenbedingungen in der fiktiven Kohorte suggeriert. Ausgehend von der zunehmenden Akademisierung des Alters (Stiehr & Garrison, 2020) und einer generellen Abnahme des Anteils an Individuen in den untersten Einkommensgruppen (Goebel & Krause, 2021) ist das Szenario nicht als rein technisch zu interpretieren, muss aber dennoch als hypothetisch verstanden werden.[21] So wird sich im Szenario auch ausschließlich auf

---

[21] So wird in vergangener Forschung beispielsweise auch eine Zunahme der Altersarmut diskutiert (Vogel & Motel-Klingebiel, 2013), was hier nicht explizit szenarienbasiert abgebildet wird.

13.1 Aufbau der dynamischen Mikrosimulation

die ungewichteten empirischen Verteilungen der SOEP-Daten bezogen, die trotz plausibler Tendenzen nicht mit jenen auf Bevölkerungsebene gleichzusetzen sind. Die Modifikationen im Szenario erfolgen maßgeblich im Rahmen der Simulation des synthetischen Ausgangsdatensatzes für die Mikrosimulation und betreffen den CASMIN-Index und die Einkommensposition. Ausgehend von der empirischen Analyse zum LCM-SR dürften derartige Modifikationen nicht folgenlos für die gesundheitlichen Entwicklungen im Simulationsmodell sein. So sind beide Dimensionen des sozioökonomischen Status auf der Between-Ebene des Modells positiv mit PCS und MCS assoziiert. In welchem Ausmaß das Bildungsniveau im Verteilungsszenario für die fiktive Kohorte quantitativ angepasst wird, kann vor dem Hintergrund der Tabelle C.1 in Anhang C im elektronischen Zusatzmaterial nachvollzogen werden, in welcher die durchschnittlichen Niveaus für CASMIN in Kohorte 1 niedriger sind als für Kohorte 4. Dies führt insbesondere zu einem höheren Anteil an Individuen in der Kategorie *casmid* gegenüber der Kategorie *caslow* in der Bildungsverteilung. Im Generierungsprozess der Simulationsdaten für die fiktive Kohorte werden in Gleichung 13.3 entsprechend die Mittelwerte und Varianzen von *casmid* und *cashigh* der jüngsten Kohorte verwendet.

Die Modifikation der Einkommensposition ist komplexer, da es sich hier um eine zeitveränderliche Variable handelt und eine reine Übertragung der Einkommensverteilungen der jüngsten Kohorte auf Kohorte 1 unplausibel wäre. So weisen die Individuen in den empirischen Kohorten 4 und 1 keine altersspezifischen Überschneidungen auf und die Individuen aus der jüngsten Kohorte stehen in großen Teilen noch am Anfang ihrer Erwerbskarrieren. Es kann entsprechend davon ausgegangen werden, dass die heute empirisch beobachtbaren Einkommensverteilungen in Kohorte 4 deren künftige Niveaus, wenn diese die Alterskategorien der Kohorte 1 erreichen, unterschätzen. Für Kohorte 3 liegt dieses Problem in der empirischen Datenbasis nicht vor, was unter anderem in Abbildung 12.8 zu sehen ist. Dabei ist ebenfalls zu erkennen, dass die durchschnittliche Entwicklung in der Einkommensposition für Kohorte 3 eine konsistente Fortführung der Entwicklung in Kohorte 4 darstellt. Für das Verteilungsszenario werden die individuellen Random-Intercepts zur Einkommensposition der fiktiven Kohorten daher an die LCM-SR basierten Voraussagen der Einkommenspositionen der Kohorte 3 zum letzten Analysezeitpunkt angepasst. Inhaltlich wird damit angenommen, eine fiktive ältere Kohorte weise Startniveaus in der Einkommensposition auf, welche den Einkommensverhältnissen der empirischen Kohorte 3 zum Ende des Analysezeitraums des LCM-SR entsprechen, welche wiederum als Fortsetzung der Entwicklungen in Kohorte 4 interpretiert werden.

Die technische Umsetzung der Modifikation zur Einkommensposition setzt im Generierungsprozess der Daten also an veränderten Mittelwerten der Random-

Intercepts μ_{w_α} der fiktiven Kohorten an. Wie bereits inhaltlich angedeutet, ergibt sich die dabei verwendete Einkommensverteilung unter Anwendung der Gleichungen 13.4 und 13.5 auf die empirische Datenbasis der Kohorte 3 zum Zeitpunkt $t = 8$ (SOEP Welle 2016) und bezieht sich ausgehend von Tabelle 10.2 auf Individuen in einer Altersspanne zwischen 54 und 63 Jahren[22]. In Tabelle 13.2 sind die Auswirkungen des so umgesetzten Szenarios für das durchschnittliche Random-Intercept μ_{w_α} im synthetischen Ausgangsdatensatz der entsprechenden fiktiven Kohorte dargestellt, wobei zum Vergleich ebenfalls der Wert μ_{w_α} für die empirische Kohorte 1 angeführt ist. Das Verteilungsszenario führt zu einer deutlichen Erhöhung der durchschnittlichen Ausgangsniveaus in der Einkommensposition, die allerdings mit den empirischen Entwicklungsverläufen über die vier Kohorten hinweg vereinbar ist.

Tabelle 13.2 Verteilungsszenario: Modifikationen der Wachstumsparameter für die dynamische Mikrosimulation

	μ_α	μ_β	μ_{β^2}
PCS: Empirisch	3.66	0.03	−0.02
MCS: Empirisch	3.77	0.06	−0.01
Einkommensposition: Empirisch	2.34	−0.12	0.06
PCS: Verteilungsszenario	3.76	−0.04	0.00
MCS: Verteilungsszenario	3.86	0.05	−0.01
Einkommensposition: Verteilungsszenario	3.62	−0.10	0.05

Quelle: Eigene Berechnungen auf Basis der Parameterschätzungen im finalen LCM-SR

Ebenfalls bereits in der Tabelle zu sehen sind die Auswirkungen der Anpassungen für das Random-Intercept zur Einkommensposition für die anderen Random-Effekte im Ausgangsdatensatz. Wie in den Tabellen D.14 und D.15 in Anhang D.2.2 im elektronischen Zusatzmaterial zu sehen ist, wirken sich die Modifikationen auf alle im Modell berücksichtigten Wachstumsparameter aus. So führt ein Anstieg der Random-Intercepts zur Einkommensposition auch erwartungsgemäß zu einem Anstieg der Intercepts für PCS und MCS, wobei die Slopes μ_{y_β} niedriger und die quadratischen Slopes $\mu_{y_{\beta^2}}$ durchschnittlich größer werden. Für μ_{x_β} und $\mu_{x_{\beta^2}}$ ist die Modifikation ausgehend von den Parameterschätzungen im LCM-SR weniger relevant.

---

[22] Diese Altersspanne ergibt sich ausgehend von den höchsten Werten für das Startalter in Kohorte 3 zum Ende des empirischen Analysezeitraums.

13.1 Aufbau der dynamischen Mikrosimulation

Die so beschriebene Vorgehensweise zur Herleitung veränderter Einkommenspositionen zum Startpunkt des Simulationszeitraumes für die fiktive Kohorte ist als eher konservativ zu bewerten. So bezieht sich die Altersspanne zum Startpunkt des Simulationszeitraums auf ein Alter zwischen 60 und 69 Jahren. Ausgehend von den empirisch beobachtbaren Entwicklungstrends in den Einkommenspositionen der Individuen aus Kohorte 3 kann angenommen werden, dass deren Einkommensniveaus in dieser Altersspanne noch höher ausfallen werden als durch die Informationen aus der verwendeten Spanne zwischen 54 und 63 Jahren suggeriert wird.

Grundsätzlich könnte im Rahmen des Verteilungsszenarios auch in Erwägung gezogen werden, die Ausgangsniveaus von PCS und MCS in der fiktiven Kohorte an die Entwicklungen in den jüngeren Kohorten anzupassen. Die Ergebnisse des LCM-SR lassen in diesem Zusammenhang aber weniger deutlich auf kohortenspezifische Unterschiede schließen, wodurch auf diese Anpassung verzichtet wird. Das bedeutet allerdings nicht, dass derartige Unterschiede nicht erwartbar wären.

Die Implementation des Verteilungsszenarios erfolgt schrittweise, sodass eine Reihe an fiktiven Kohorten simuliert wird. So wird in einem ersten Simulationsdurchlauf evaluiert, welche Konsequenzen die Anpassungen im CASMIN-Niveau haben. Anschließend wird ausschließlich die Konsequenz der erhöhten Random-Intercepts für die Einkommensposition geprüft. In zwei weiteren Simulationsdurchläufen wird zusätzlich gezeigt, inwiefern eine Übertragung der CASMIN-Effekte aus Kohorte 4 auf Kohorte 1 zu veränderten Entwicklungsverläufen in den Gesundheitsvariablen führen, danach wird die Effektanpassung mit den erhöhten CASMIN-Niveaus kombiniert.[23] In einem letzten Schritt werden die einzelnen Teilszenarien simultan geprüft (volles Verteilungsszenario, „CASMIN + Einkommen"). Das Verteilungsszenario besteht damit aus insgesamt fünf Subszenarien.

Eine Evaluation der mikrosimulativen Ergebnisse des bis hier beschriebenen Verteilungsszenarios zeigt insgesamt auf eine konservative Art und Weise, inwiefern ein Austausch des sozioökonomischen Profils der Kohorte 1 unter sonst gleichen Bedingungen zu veränderten gesundheitlichen Entwicklungen führen kann. Dabei hilft die schrittweise Implementation der Teilszenarien, einzuschätzen, inwiefern die einzelnen Modifikationen in den Verteilungsszenarien zu den Gesamtveränderungen in den gesundheitlichen Entwicklungen in der fiktiven Kohorte beitragen, die mit dem Status-Quo Szenario verglichen werden können.

---

[23] Ausgehend von diesen Modifikationen könnte das Verteilungsszenario grundsätzlich auch als Verteilungs- und Effektszenario bezeichnet werden. Die Effekte wurden bereits in Abschnitt 12.2.3 beschrieben und sind im Abschnitt D.2.4 im Anhang einsehbar.

Rising-Importance Szenario:
In der LCM-SR Analyse haben sich diverse Hypothesen zur Rising-Importance von bildungsbezogenen gesundheitlichen Ungleichheiten über Kohorten hinweg bestätigt. Insbesondere für die physische Gesundheit konnten in den jüngeren Kohorten bedeutsamere Divergenzprozesse beobachtet werden als in den älteren, doch auch für MCS haben sich Wachstumsfaktoren für die CASMIN-Effekte in den jüngeren Kohorten als statistisch relevant herausgestellt. Im Rising-Importance-Szenario werden die so zusammengefassten dynamischen Bildungseffekte entsprechend für die fiktiven Kohorten aufgegriffen, wobei in der Umsetzung zweistufig vorgegangen wird. So werden im Rahmen des Szenarios in einem ersten Simulationsdurchlauf im Fortschreibungsprozess Effekte $\gamma_{y_t casmid}$ und $\gamma_{y_t cashigh}$ bzw. $\gamma_{x_t casmid}$ und $\gamma_{x_t cashigh}$ verwendet, die sich aus den linearen Veränderungsraten der Bildungseffekte in Kohorte 4 in die Zukunft ergeben.

Dies geschieht durch eine Modellierung der Effekte anhand der im empirischen Modell geschätzten Parameter $\kappa^4_{y,casmid}$ und $\kappa^4_{y,cashigh}$ bzw. $\kappa^4_{x,casmid}$ und $\kappa^4_{x,cashigh}$ (siehe Tabelle 12.13). Die Parameter werden genutzt, um ausgehend von Gleichung 11.4 die empirisch beobachtbaren CASMIN-Effekte der Kohorte 4 um so viele Zeitpunkte fortzuschreiben, bis die ersten Individuen dieser Kohorte das Startalter der ältesten Kohorte 1 erreichen. Auch im iterativen Simulationsprozess werden die so neu generierten „Start-Effekte" für CASMIN anschließend für die fiktive Kohorte von Simulationszeitpunkt zu Simulationszeitpunkt weiter linear fortgeschrieben, sodass der Divergenzprozess letztendlich für die Kohorte 4 bis in die höchsten Alterskategorien der LCM-SR Analyse fortgeschrieben wird. Visuell zeigt sich die Logik der so beschriebenen Prozedur auch in Abbildung 12.12 im Rahmen des

Tabelle 13.3 Rising-Importance Szenario: Modifikationen der CASMIN-Effekte für die dynamische Mikrosimulation

	$t=1$	$t=2$	$t=3$	$t=4$	$t=5$	$t=6$	$t=7$	$t=8$
$\gamma_{y,casmid_{emp}}$	0.05	0.05	0.05	0.05	0.05	0.05	0.05	0.05
$\gamma_{y,cashig_{emp}}$	0.10	0.10	0.10	0.10	0.10	0.10	0.10	0.10
$\gamma_{y,casmid_{sim}}$	0.07	0.07	0.08	0.08	0.09	0.09	0.10	0.10
$\gamma_{y,cashig_{sim}}$	0.15	0.16	0.17	0.18	0.19	0.20	0.21	0.22
$\gamma_{x,casmid_{emp}}$	0.02	0.02	0.02	0.02	0.02	0.02	0.02	0.02
$\gamma_{x,cashigh_{emp}}$	0.05	0.05	0.05	0.05	0.05	0.05	0.05	0.05
$\gamma_{x,casmid_{sim}}$	0.04	0.05	0.05	0.06	0.06	0.06	0.07	0.07
$\gamma_{x,cashigh_{sim}}$	0.05	0.05	0.05	0.05	0.06	0.06	0.06	0.07

Quelle: Eigene Berechnungen auf Basis der Parameterschätzungen im finalen LCM-SR

13.1 Aufbau der dynamischen Mikrosimulation

linearen Anstiegs der CASMIN-Effekte in Kohorte 4, die sich in der Abbildung allerdings nur auf den Analysezeitraum des LCM-SR bezieht.

Für das Szenario resultieren so die in Tabelle 13.3 angeführten Effekte als zeitpunktspezifische Fortschreibungsparameter für den Simulationszeitraum. Dargestellt sind die Effekte $\gamma_{y_t casmid}$ und $\gamma_{y_t cashigh}$ bzw. $\gamma_{x_t casmid}$ und $\gamma_{x_t cashigh}$ für den Simulationshorizont, wobei mit $\gamma_{y, casmid_{emp}}$ bzw. $\gamma_{x, casmid_{emp}}$ die empirischen Effekte für $\gamma_{y_t casmid}$ bzw. $\gamma_{x_t casmid}$ beschrieben werden und mit $\gamma_{y, casmid_{sim}}$ bzw. $\gamma_{x, casmid_{sim}}$ die simulierten Effekte. Selbige Logik lässt sich auf $\gamma_{y, cashigh_{emp}}$ bzw. $\gamma_{y, cashigh_{emp}}$ und $\gamma_{y, cashigh_{sim}}$ bzw. $\gamma_{y, cashigh_{sim}}$ übertragen. Dabei ist leicht zu erkennen, dass das Szenario im Hinblick auf die Bildungseffekte für PCS größere Konsequenzen für die gesundheitlichen Entwicklungen in der fiktiven Kohorte haben dürfte als für die Anpassungen in den Effekten für MCS. So resultieren aus der Modellierung der fortgeführten Rising-Importance für die Effekte $\gamma_{x_1 cashigh}$ bis $\gamma_{x_8 cashigh}$ nur geringfügige Differenzen zu den empirischen CASMIN-Effekten in der höchsten Bildungskategorie. Auch die Effekte von $casmid$ sind für die mentale Gesundheit im Rising-Importance-Szenario weniger bedeutsam als die Anpassungen im Rahmen von PCS.

In einem zweiten Schritt des Rising-Importance Szenario werden zusätzlich zu den Divergenzprozessen in den Bildungseffekten auch die Verteilungen der jüngeren Kohorten für die CASMIN-Variablen im Modell übernommen. Diese Modifikation für $casmid$ und $cashigh$ erfolgt analog zu der bereits im Verteilungsszenario beschriebenen Prozedur. In der Gesamtheit ist das Rising-Importance Szenario damit als eher optimistisches Szenario zu verstehen. Es wird sowohl von verbesserten Bildungsniveaus ausgegangen als auch von einem höheren Stellenwert dieses Niveaus für die Entwicklungen in PCS und MCS. Dabei ist insbesondere für die Dynamiken der Bildungseffekte schwer einzuschätzen, wie realistisch ein derartiger kontinuierlicher Anstieg der Bedeutsamkeit der Effekte tatsächlich ist. Letztendlich wird sich aber ausschließlich auf empirisch beobachtbare Divergenzprozesse bezogen.

Aus der so beschriebenen schrittweisen Implementation des Rising-Importance Szenarios resultieren insgesamt vier Subszenarien. Zuerst werden die Auswirkungen der Modifikationen für die Bildungseffekte auf PCS evaluiert, anschließend für MCS. Erst danach werden beide Effektmodifikationen simultan in einem Simulationsdurchlauf integriert. Abschließend werden zusätzlich die CASMIN-Verteilungen aus Kohorte 4 in die Simulation aufgenommen (Szenario „Rising-Importance: Voll").

Altersszenario:
Ein drittes Szenario setzt an den Alterseffekten der LCM-SR Analyse an. Wie sich in den Tabellen D.20 und D.23 in Anhang D.2.4 im elektronischen Zusatzmaterial sowie Abbildung 12.17 herausgestellt hat, kann sowohl für die Entwicklung in PCS als auch MCS in Kohorte 1 ein stärkerer zeitpunktspezifischer negativer Einfluss des Alters zum Startpunkt der Analyse festgestellt werden als für die jüngeren Kohorten 3 und 4. Für das Altersszenario werden im Fortschreibungsprozess der DMS die Alterseffekte der Kohorte 1 durch jene der Kohorte 4 ersetzt, wobei auch hier im Kontext von Subszenarien schrittweise vorgegangen wird, also zuerst ausschließlich Veränderungen in den Alterseffekten der physischen Gesundheit berücksichtigt werden, anschließend ausschließlich Veränderungen in den Effekten der mentalen Gesundheit und abschließend eine simultane Wirkung (Szenario „Alter: PCS + MCS").

Während die vorangegangenen Szenarien Dynamiken in den gesundheitlichen Ungleichheiten abbilden, setzt das Altersszenario an den kontrovers diskutierten Kompressions- und Medikalisierungsannahmen zur Gesundheit im Rahmen des demografischen Wandels an. Eine Abnahme der Bedeutsamkeit des Alterseffektes in der fiktiven Kohorte ist in diesem Zusammenhang als eine Kompressionstendenz zu verstehen, nach welcher die Gesundheit auch in späteren Lebensphasen nicht prinzipiell altersbedingt abnimmt, sondern erst kurz vor dem Tod deutlich schlechter wird.

Ausgehend von den LCM-SR Analysen ist das Szenario inhaltlich nur schwer zu begründen. So ist der Alterseffekt in den Wachstumskurvenmodellierungen selbst kein Erklärungsgegenstand. Dennoch zeigen die Modellbefunde, dass der Alterseffekt tatsächlich kohortenspezifisch abzunehmen scheint. Dies darf allerdings nicht überinterpretiert werden, da sich die analysierten Kohorten nur zu einem kurzen Zeitraum in höheren Alterskategorien überschneiden. Gleichzeitig stellt sich im Rahmen der Kompressions- gegenüber der Medikalisierungsthese insbesondere für die höchsten Alterskategorien die Frage, inwiefern der Gesundheitszustand bis zum Ereignis des Todes vom Alterungsprozess bedingt ist. Die Altersspanne von 74 bis 83 Jahren ist in der hier vorgenommenen Konzeption nur für die Kohorte 1 empirisch beobachtbar, was das Szenario trotz der empirischen Fundierung der Parameterschätzungen insgesamt auf eine sehr hypothetische Ebene rückt.

Auch Vergleiche zwischen den Altersszenarien und dem Status-Quo Szenario müssen als optimistisch eingeordnet werden. Mit Blick auf vergangene Diskurse zu Veränderungen im Gesundheitsgeschehen im Kontext des demografischen Wandels ist die Berücksichtigung dieser Sichtweise trotzdem bedeutsam. So stellt sich insbesondere die Frage, wie die inhaltlich besser begründbaren Verteilungs- und Rising-Importance-Szenarien, die sich konkreter auf Implikationen der LCM-SR

13.1 Aufbau der dynamischen Mikrosimulation

Analyse beziehen, im Vergleich zum Altersszenario im simulierten Morbiditätsgeschehen der fiktiven Kohorte abschneiden. Davon ausgehend wird besonders augenscheinlich, welchen Stellenwert sozialstrukturelle Veränderungen in gesundheitlichen Simulationen gegenüber Fortschreibungsprozessen einnehmen, die eher rein auf die Modellierung von Kompressions- bzw. Medikalisierungstendenzen abzielen.

Volles Szenario:
In einem letzten Szenario werden die Modifikationen aus den drei Szenarien simultan betrachtet.[24] Das damit beschriebene volle Szenario ist notwendig, um abschätzen zu können, inwiefern sich die zuvor geprüften Modifikationen akkumulieren bzw. möglicherweise auch aufheben. So ist eine zunächst separierte Betrachtung zwar hilfreich, um die Auswirkungen einzelner Modifikationen für den Simulationsprozess begreifbar zu machen. Würden in einer Simulation ausschließlich alle beschriebenen Modifikationen gleichzeitig in den Fortschreibungsprozess integriert werden, könnte nicht nachvollzogen werden, welche Anpassungen für die Entwicklungen in den Gesundheitsvariablen besonders relevant sind. Inhaltlich bedeutsam sind aber insbesondere die Implikationen für die fiktive simulierte Kohorte, die sich aus der Gesamtheit der Szenarien ergeben. In diesem Zusammenhang wird auch die Stärke der DMS besonders augenscheinlich, welche diese Komplexität mit Entwicklungen in den Verteilungen von chronischen Erkrankungen in der fiktiven Kohorte verbindet.

Tabelle 13.4 fasst die Spezifikation der Szenarien, die im vollen Szenario simultan betrachtet werden, zusammen. In jedem Szenario wird das Status-Quo Szenario, welches ausschließlich an den empirischen Gegebenheiten zur Kohorte 1 aus der LCM-SR Analyse ansetzt, als Referenzpunkt herangezogen. Das Verteilungsszenario besteht aus fünf Subszenarien, in denen schrittweise die Verteilungen von CASMIN- und der Einkommensposition für die fiktive Kohorte an die jüngeren Kohorten angepasst werden. Im Rising-Importance Szenario liegt der Fokus in vier Subszenarien auf einer Zunahme der CASMIN-Effekte im Simulationsprozess. Das Altersszenario überträgt die Alterseffekte der jüngeren Kohorte 4 auf die fiktive Kohorte. Insgesamt resultieren damit 14 Szenarien für die DMS, die in den Ergebnispräsentationen analog zu den Nummerierungen in Tabelle 13.4 gekennzeichnet werden.

An dieser Stelle muss erneut der technische Charakter der beschriebenen Szenarienbildung hervorgehoben werden. Gezeigt werden Konsequenzen aus den LCM-SR Analysen für fiktive Kohorten mit einer Altersstruktur zwischen 60 und 83 Jahren im

---

[24] Dabei bezieht sich die simultane Betrachtung im Szenario *Voll* auf die vollen Varianten der zuvor thematisierten Szenarien, also „CASMIN + Einkommen", „Rising-Importance: Voll" und „Alter: PCS + MCS".

Tabelle 13.4 Überblick zu den Szenarien zur dynamischen Mikrosimulation zur Analyse der Implikationen der LCM-SR Analyse

Status-Quo		Verteilungsszenario		Rising-Importance Szenario		Altersszenario		Volles Szenario
1	Kohorte 1	2	Verteilungen: CASMIN	7	Rising-Importance: PCS	11	Alter: PCS	14	Voll
		3	Verteilungen: Einkommensposition	8	Rising-Importance: MCS	12	Alter: MCS		
		4	Effekte: CASMIN	9	Rising-Importance: PCS + MCS	13	Alter: PCS + MCS		
		5	Verteilungen + Effekte: CASMIN	10	Rising-Importance: Voll				
		6	CASMIN + Einkommen						

Anmerkungen: Szenarien untergliedern sich in Subszenarien, die chronologisch nummeriert sind
Quelle: Eigene Darstellung

Simulationshorizont. Ausgehend von der dritten Zielsetzung der Ausarbeitung steht dabei im Mittelpunkt, die Implikationen der LCM-SR Analyse für das Morbiditätsgeschehen aufzuzeigen, wobei aufgrund demografischer Wandlungsprozesse, die zu einer zunehmenden Alterung der Bevölkerung führen, ein Fokus auf Eigenschaften in der Kohorte 1 gelegt wird. Dabei wird gleichzeitig berücksichtigt, dass sich gesundheitliche Ungleichheiten über Kohorten hinweg dynamisch verändern, was eine punktuelle Übertragung der Eigenschaften der jüngsten Kohorte 4 auf die älteste Kohorte 1 inhaltlich relevant macht. Trotz der substantiellen Begründbarkeit der Szenarien darf nicht angenommen werden, diese seien dazu imstande, (mögliche) reale Entwicklungen abzubilden. Jegliche besprochene szenarienbasierte Modifikationen könnten auch anders erfolgen, das zeigt sich insbesondere im Hinblick auf die Umsetzung des Rising-Importance-Szenario oder im Rahmen der Modellierung der Random-Intercepts zur Einkommensposition für die DMS. Ziel ist es hier, wichtige Implikationen der LCM-SR Analyse für fiktive ältere Kohorten abzubilden, ohne die dazu benötigten Annahmen überzustrapazieren. Bereits das volle Szenario ist in der Gesamtheit von einer Vielzahl an austauschbaren Annahmen geprägt, die ausgehend von den bisherigen Beschreibungen aber zumindest nachvollziehbar und damit kritisch bewertbar bleiben.

13.1.6 Zusammenfassung: Aufbau der dynamischen Mikrosimulation

Abbildung 13.3 fasst die beschriebene Logik der hier zur Anwendung kommenden DMS zusammen. Für jedes Szenario wird ein Ausgangsdatensatz simuliert, welcher in den Verteilungen der darin enthaltenen Variablen grundsätzlich der Kohorte 1 aus der LCM-SR Analyse entspricht. Modifikationen in diesen Verteilungen werden je nach Szenario vorgenommen.

Anschließend wird für jedes Szenario die modulare Fortschreibung um 14 Jahre, also im hier vorliegenden Kontext um sieben Simulationszeitpunkte, umgesetzt, wobei auch hier in der periodischen Fortschreibung die durch die Szenarien festgelegten Modifikationen berücksichtigt werden. Dabei stehen die Module 1, 2 und 3 im Mittelpunkt, also zuerst die Simulation von PCS, MCS und der Einkommensposition, anschließend Zustandswechsel in den chronischen Erkrankungen und abschließend das Ereignis des Todes. Nicht noch einmal gesondert dargestellt ist der Alterungsprozess in der DMS, der allerdings durch den Vermerk $t+1$ im Fortschreibungsprozess zum Ausdruck kommt (jeder neue Zeitpunkt t entspricht einer Alterung der Simulationseinheiten um zwei Jahre). Verstorbene Individuen spielen im weiteren Simulationsprozess keine Rolle mehr.

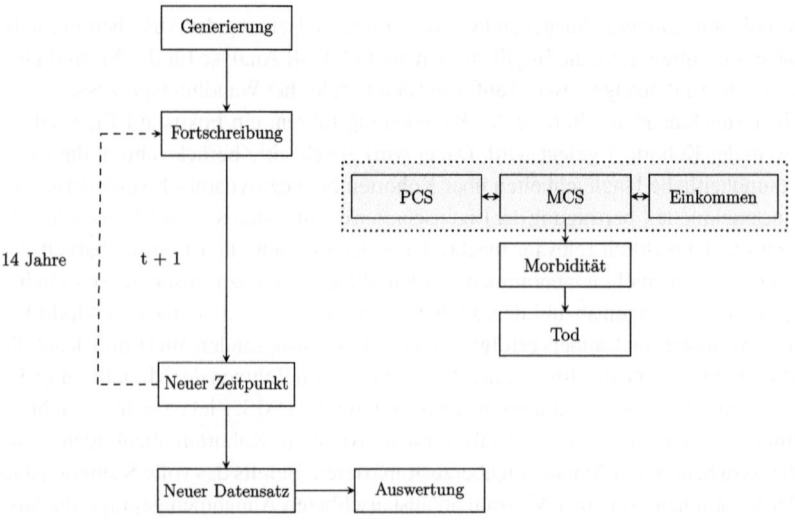

Abbildung 13.3 Schematische Darstellung zum Ablauf der dynamischen Mikrosimulation. (Eigene Darstellung)

Nach der Simulation von 14 Jahren entsteht ein neuer Längsschnittdatensatz, der anschließend für die sieben simulierten Zeitpunkte ausgewertet werden kann. Im Fokus steht dabei die makrostrukturelle Entwicklung der Anteile an chronischen Erkrankungen zu den einzelnen Simulationszeitpunkten. Für die weiteren Auswertungen wird die beschriebene Prozedur allerdings mehrfach wiederholt, um die Monte-Carlo-Variabilität des Simulationsprozesses abbilden zu können. So wurde in den vorangegangenen Abschnitten in allen Modulen die Integration von Zufallselementen betont. Konkret basieren die Simulationsergebnisse der weiteren Ausführungen, sowohl für die im nachfolgenden Abschnitt zu erläuternde Validierung als auch für die Szenarien, auf 10 Simulationsiterationen. Für die fiktiven Kohorten werden ausgehend von den oben beschriebenen Prozeduren jeweils 10000 Fälle generiert.

13.2 Validierung der dynamischen Mikrosimulation

Die hier durchgeführte DMS basiert auf einer Vielzahl verschiedener Annahmen und Modifikationen und verknüpft getrennt voneinander geschätzte statistische Modellierungen. Derartige Simulationen sind stets fehleranfällig und es stellt sich generell die Frage, ob der Simulationsprozess wie gewünscht funktioniert und sinnvoll interpretiert werden kann. Im Rahmen von Mikrosimulationen ist es in diesem Zusammenhang wünschenswert, den Prozess vor der inhaltlichen Interpretation der Simulationsergebnisse einer Validierung zu unterziehen. Damit beschäftigen sich die nachfolgenden Abschnitte, indem zuerst eine Validierungsstrategie vorgestellt wird, die anschließend für die hier durchgeführte Simulation zur Anwendung kommt.

13.2.1 Validierungsstrategie

Mikrosimulationen sind das Ergebnis des Zusammenspiels statistischer Modelle unter Berücksichtigung von Zufallsmomenten. Bereits punktuelle Unstimmigkeiten in der Simulationsumgebung oder mangelhafte Kenntnisse über die Eigenschaften des verwendeten Simulationsprozesses können zur Erzeugung statistischer Artefakte führen, die mit Blick auf die eigentlich vorgesehene Modellierung und Zielsetzung der Simulation nicht interpretiert werden sollten. Lütz und Stein (2020) nennen unter Bezugnahme auf Biemer und Lyberg (2003) sowie Schneeweiß (1990) einerseits eine mangelhafte Modellspezifikation in den verwendeten statistischen Modellen als mögliche Fehlerquelle. Andererseits wirken sich Zufallsschwankungen auf die Ergebnisse aus (van Imhoff & Post, 1998), die nicht direkt als Fehlerquellen der Simulation bezeichnet werden können, aber in der Interpretation einer DMS ebenfalls eingeordnet werden müssen.

Eine Validierung der Mikrosimulation trägt dazu bei, die Fehlerquellen zu minimieren, aber auch deren Auswirkung auf die Simulation und Zufallsschwankungen einschätzen zu können. So spielen beide Aspekte je nach Anwendungsbereich der Simulation eine unterschiedlich gewichtige Rolle und können selten umfassend eliminiert werden. Zentral ist ein kritisches Reflektieren des Simulationsprozesses, welches erst durch eine Validierung möglich wird. Unter Bezugnahme auf die Systematisierung von Validierungsprozessen von Lütz und Stein (2020) lässt sich grob zwischen einer internen Validierung, einer externen Validierung und Sensitivitätsanalysen unterscheiden. Während Erstgenannte einen Fokus auf die Frage legt, ob die Mikrosimulation, ausgehend von der Spezifikation, fehlerfrei funktioniert, evaluiert die externe Validierung zusätzlich die Übertragbarkeit der Simulationsergebnisse auf externe Daten. Sensitivitätsanalysen prüfen zudem, inwiefern die Simulation durch einzelne Modifikationen beeinflussbar ist, und stellen damit die Robustheit der Ergebnisse heraus (Chattoe, Saam & Möhring, 2000).

Die hier durchgeführte Mikrosimulation wird vorrangig in drei Schritten intern validiert:

1. Zuerst wird gezeigt, inwiefern die Mikrosimulation dazu in der Lage ist, auf Basis der Fortschreibungsparameter des LCM-SR die zeitveränderlichen Variablen PCS, MCS und die Einkommensposition für den SOEP-Zeitraum von 2002 bis 2016 zu reproduzieren und in welchem Ausmaß der Simulationsprozess von Zufallsschwankungen geprägt ist. Die SOEP-Welle 2002 fungiert entsprechend als Startdatensatz.
2. Der zweite Schritt ist damit eng verbunden, nun wird allerdings zusätzlich evaluiert, inwiefern auf Basis der in Schritt 1 simulierten zeitveränderlichen Variablen die Anteile der Individuen mit chronischen Erkrankungen in den SOEP-Daten vorausgesagt werden können.
3. Während die ersten beiden Schritte die SOEP-Welle 2002 als Ausgangsdatenbasis verwenden, werden im dritten Schritt der Validierung auf Basis der in Abschnitt 13.1.1 beschriebenen Prozeduren synthetische Ausgangsdatensätze zu den vier empirischen Kohorten generiert, die ebenfalls anschließend mikrosimulativ um sieben Zeitpunkte (also 14 Jahre) fortgeschrieben werden. Es handelt sich entsprechend um Status-Quo Szenarien zu den vier Kohorten, die anschließend mit der empirischen Datenbasis des SOEP verglichen werden können.

Um die szenarienbasierten Ergebnisse der Mikrosimulation zur Simulation fiktiver Kohorten sinnvoll interpretieren zu können, muss in allen drei Schritten der Validierung eine Vergleichbarkeit zwischen empirischen Daten und Modellvorhersagen erzielt werden. Sofern dies nicht der Fall ist, gilt es herauszustellen, an welchen Stellen im Simulationsaufbau möglicherweise Abweichungen resultieren. Auf diese Weise wird sichergestellt, dass Differenzen im Simulationsprozess auch tatsächlich durch die in den vorherigen Abschnitten beschriebenen Szenarien ausgelöst sind. Durch die Konstruktion von Konfidenzintervallen wird zudem für alle drei Schritte die Variabilität der Simulation abschätzbar gemacht.[25]

Da es nicht Ziel der DMS ist, Daten realistisch vorauszusagen, und vielmehr Herleitungen zu fiktiven Kohorten im Mittelpunkt stehen, welche die Implikationen der LCM-SR Analyse hervorheben, wird auf eine externe Validierung mit Daten

---

[25] Die beschriebenen Schritte zur internen Validierung sind außerdem hilfreich, Fehler im Programmcode der Simulation zu identifizieren. Resultieren systematische Abweichungen zwischen empirischen Daten und Modellvoraussagen, kann näher evaluiert werden, ob die Ursachen in den Modellspezifikationen oder der Programmierung lokalisiert sind.

13.2 Validierung der dynamischen Mikrosimulation

jenseits des SOEP verzichtet.[26] Zentral für das Analysevorhaben ist die mikrosimulative Reproduzierbarkeit der SOEP-Daten in den synthetischen Ausgangsdatensätzen selbst.[27] Sensitivitätsanalysen ergeben sich im Anschluss an die interne Validierung im Rahmen der szenarienbasierten Untersuchung der DMS.

13.2.2 Validierung, Schritt 1: Simulation der empirischen Datenbasis

Abbildung 13.4, die auf den in Tabelle E.1 dargestellten durchschnittlichen zeitpunktspezifischen Simulationsergebnissen der 10 Simulationsiterationen für die Variablen zu PCS, MCS, der Einkommensposition und der chronischen Erkrankungen aus Abschnitt E im Anhang im elektronischen Zusatzmaterial beruhen, geben einen Eindruck zum ersten Schritt der Validierung, in welchem die Vereinbarkeit der mikrosimulativen Modellvoraussagen des LCM-SR unter Verwendung der SOEP-Welle 2002 als Startdatensatz mit den empirischen Werten aus den SOEP-Daten von 2002 bis 2016 geprüft wird. Abbildung 13.5 zeigt zusätzlich die altersspezifischen Voraussagen der Simulation im Vergleich zu den empirischen SOEP-Daten. Differenziert wird in beiden Abbildungen zwischen den vier Kohorten der LCM-SR Analyse.

Da im ersten Validierungsschritt empirische SOEP-Daten als Startdatensatz verwendet werden, muss zwischen zwei Varianten in der Voraussage unterschieden werden. Die Linien „Sim. tat. (M.)" (*solid*) beziehen sich auf die durchschnittlichen Voraussagen der Simulationsdurchläufe, die auch Individuen berücksichtigen, für die im empirischen SOEP-Datensatz in den jeweiligen Variablen keine gültigen Werte vorliegen. Diese Simulationswerte werden im weiteren Verlauf als *tatsächliche Voraussagen* bezeichnet und in Anhang E im elektronischen Zusatzmaterial auch mit *tat* abgekürzt. Die Linien „Sim. emp. (M.)" (*dashed*) beziehen sich hingegen auf die durchschnittlichen Voraussagen, bei denen nur Individuen berücksichtigt werden, die in der empirischen Datenbasis gültige Werte aufweisen. Diese werden entsprechend als *empirische Voraussagen* bezeichnet und im Anhang mit *emp* abgekürzt. Linien des Typs *dotted* stellen die durchschnittlichen Ausprägungen für die

---

[26] Letztendlich kann auch der dritte Schritt der hier besprochenen Validierung als externer Validierungsschritt verstanden werden, wenn auf Basis der synthetischen Ausgangsdaten die empirischen SOEP-Daten, also in dem Fall externe Daten, reproduziert werden sollen. Angemessener ist dennoch die Charakterisierung des Schritts als interne Validierung, da die synthetischen Ausgangsdatensätze auf den empirischen Analysen anhand der SOEP-Daten basieren.
[27] Aus selbigem Grund wird auch auf sogenannte *Alignment*-Schritte (Li & O'Donoghue, 2013) verzichtet.

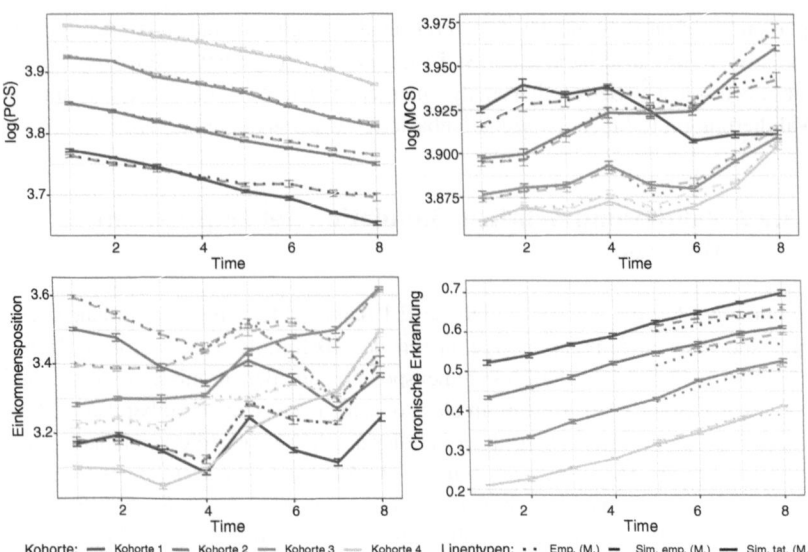

Abbildung 13.4 Validierung der dynamischen Mikrosimulation: Durchschnittliche empirische und simulierte Werte für log(PCS), log(MCS), der Einkommensposition und chronischer Erkrankungen unter Berücksichtigung empirischer Startdatensätze, kohorten- und zeitpunktspezifisch. (Anmerkungen: Emp. (M.) = Empirische Durchschnittswerte, Sim. emp. (M.) = Simulierte Durchschnittswerte unter Ausschluss fehlender Werte, Sim. tat. (M.) = Simulierte Durchschnittswerte unter Berücksichtigung fehlender Werte und empirischer Startdatensätze. Darstellung beruht auf 10 Simulationsiterationen. Die Startdatensätze der Simulation basieren auf SOEP v37, Wellen 2002 bis 2016)

empirischen Variablen dar („Emp. (M.)"). In allen mikrosimulativen Darstellungen wird zudem das Ereignis des Todes berücksichtigt.[28]

Der Vergleich zwischen den Simulationsergebnissen und den empirischen Durchschnittswerten für PCS, MCS und die Einkommensposition fällt grundsätzlich plausibel aus. Im Hinblick auf die zeitpunktspezifischen Mittelwerte sind die Differenzen zwischen empirischer Voraussage und empirischen Durchschnittswerten vergleichsweise gering. Auffallend sind die geringen Standardabweichungen der globalen Mittelwerte über die Simulationsiterationen hinweg (siehe Tabelle E.1 im Anhang E im elektronischen Zusatzmaterial, Zeilen „SD"). Dies ist auf die vergleichsweise

---

[28] Die Ergebnisse des Todesmoduls in der DMS finden sich in Anhang E.3 im elektronischen Zusatzmaterial. Dabei bezieht sich Tabelle E.7 auf die Sterbefälle in den Validierungsschritten 1 und 2, Tabelle E.8 hingegen auf Validierungsschritt 3 und die szenarienbasierte DMS.

13.2 Validierung der dynamischen Mikrosimulation

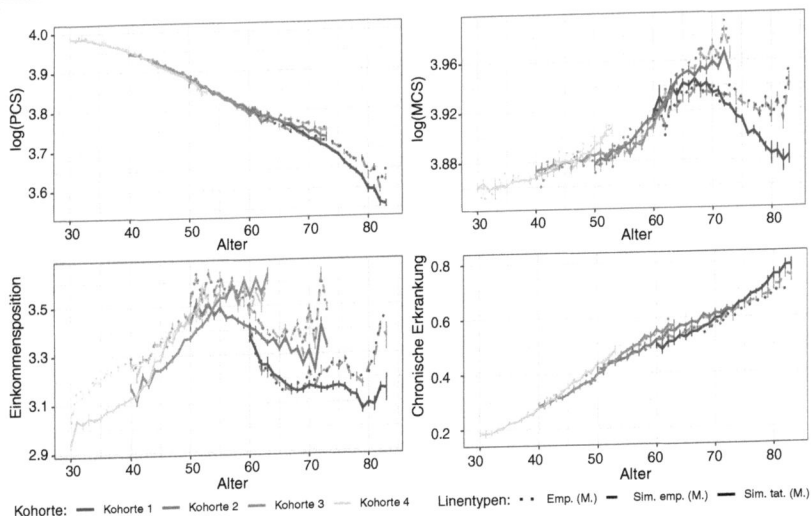

Abbildung 13.5 Validierung der dynamischen Mikrosimulation: Durchschnittliche empirische und simulierte Werte für log(PCS), log(MCS), der Einkommensposition und chronischer Erkrankungen unter Berücksichtigung empirischer Startdatensätze, kohorten- und altersspezifisch. (Anmerkungen: Emp. (M.) = Empirische Durchschnittswerte, Sim. emp. (M.) = Simulierte Durchschnittswerte unter Ausschluss fehlender Werte, Sim. tat. (M.) = Simulierte Durchschnittswerte unter Berücksichtigung fehlender Werte. Darstellung beruht auf 10 Simulationsiterationen. Die Startdatensätze der Simulation basieren auf SOEP v37, Wellen 2002 bis 2016)

geringen Fehlervarianzen des LCM-SR zurückzuführen, die das Zufallsmoment der Simulation an dieser Stelle prägen, aber auch auf die Skalierung der zeitveränderlichen Variablen im Modell.

Während insgesamt gezeigt werden kann, dass die Simulation unter Ausschluss der fehlenden Werte in der empirischen Datenbasis die SOEP-Wellen von 2002 bis 2016 angemessen reproduzieren kann, weicht die „tatsächliche" Simulation, in welcher auch Individuen mit Missings berücksichtigt werden, von den empirischen Voraussagen partiell ab. Dies war zu erwarten, da nicht davon ausgegangen werden kann, dass die durch die tatsächliche Simulation ersetzten Missings in den empirischen Variablen zufällig im empirischen Datensatz fehlen. So deutet sich bei den Gesundheitsvariablen insbesondere in den älteren Kohorten und den höheren Alterskategorien eine Überschätzung der Gesundheit in den SOEP-Daten an. Bei der Einkommensposition ist eine Differenz zwischen empirischer und tatsächlicher Voraussage über alle Kohorten und Alterskategorien hinweg zu erkennen.

Ein abschließender Blick auf die altersspezifische Entwicklung der Variablen zeigt ebenfalls ein Ergebnis, welches die korrekte Funktionsweise der Simulationsumgebung untermauert. Es werden die bereits in Abschnitt 12 präsentierten Ergebnisse in weiten Teilen reproduziert.[29]

Die hier umgesetzte Gegenüberstellung mikrosimulativer Voraussagen und empirischer Werte für die zeitveränderlichen Variablen der LCM-SR Analyse im Analysehorizont des empirischen Modells ist ein wichtiger Schritt in der Validierung der Mikrosimulation, da an dieser Stelle erkennbar wird, dass die verwendete Simulationsumgebung dazu in der Lage ist, die empirische Datenbasis des LCM-SR zu reproduzieren. Dadurch wird sichergestellt, dass die DMS sinnvoll genutzt werden kann, um darauf aufbauend auch weitere gesundheitsbezogene Variablen zu simulieren, wie hier chronische Erkrankungen.

Zudem zeigt der hier durchgeführte Vergleich zwischen tatsächlichen Simulationswerten und empirischen Voraussagen die Konsequenzen der FIML-Schätzung im empirischen LCM-SR für die DMS auf. So ist klar zu erkennen, inwiefern aus den simulativen Modellvoraussagen Differenzen zu den empirischen Resultaten entstehen, die durch systematische Ausfälle im empirischen Analysehorizont bedingt sind und nicht auf Unzulänglichkeiten der DMS zurückzuführen sind. Eine Auseinandersetzung mit den darauf bezogenen Unterschieden ist bedeutsam, da die noch im weiteren Verlauf zu thematisierenden Simulationsergebnisse mit synthetischen Daten ausschließlich der Logik der tatsächlichen Simulationswerte folgen und diese entsprechend als Referenz fungieren.

Abschließend sei an dieser Stelle darauf hingewiesen, dass die hier dargestellten Ergebnisse nicht vergleichbar mit reinen Modellvoraussagen des LCM-SR aus Kapitel 12 sind, da die zeitpunktspezifischen Voraussagen im Simulationsprozess nun von den jeweils vorgelagerten simulierten Zeitpunkten abhängig sind und zusätzlich ein Zufallsmoment in jeder Simulationsiteration berücksichtigt wird, welches durch mehrfache Wiederholung der Simulation einen Eindruck dazu vermittelt, welche Schwankungen bei der Verwendung des LCM-SR in der Fortschreibung zu erwarten sind. Im Grunde genommen handelt es sich um ein Status-Quo-Szenario, welches die SOEP-Welle 2002 als Ausgangspunkt und das Jahr 2016 als Simulationshorizont hat.

---

[29] Die Schwankungen in den altersspezifischen durchschnittlichen Voraussagen sind an dieser Stelle nicht durch das Zufallselement der Simulation ausgelöst, sondern durch den Umstand, dass PCS und MCS nur in jeder zweiten SOEP-Welle erhoben werden und Voraussagen für zwei aufeinanderfolgende Lebensjahre nie durch ein Individuum erzeugt werden können.

13.2.3 Validierung, Schritt 2: Simulation chronischer Erkrankungen

Der nächste Validierungsschritt beschäftigt sich mit der Evaluation der simulativen Voraussagen für die Variable zum Vorliegen chronischer Erkrankungen auf Basis der mikrosimulativen Fortschreibung der zeitveränderlichen Variablen aus dem LCM-SR anhand der SOEP-Daten. Der Fokus richtet sich also auf Modul 2 der DMS, in welchem die Parameter der LCM-SR Analyse mit weiteren Indikatoren zur Morbidität verknüpft werden. Da im vorangegangenen Abschnitt gezeigt werden konnte, dass die empirischen Werte für die Variablen aus dem LCM-SR durch die Simulation gut reproduziert werden können, ist zu erwarten, dass darauf basierend auch weitere Gesundheitsindikatoren angemessen vorausgesagt werden können.

Abbildung 13.4 bestätigt diese Erwartung. Die zeitpunktspezifischen durchschnittlichen relativen Anteile an Individuen mit chronischen Erkrankungen, die mikrosimulativ durch die Variablen PCS, MCS und die Einkommensposition sowie die weiteren in Modul 2 festgelegten zeitkonstanten Prädiktoren im Zeitraum des SOEP von 2002 bis 2016 ausgehend von der SOEP-Welle 2002 als Startdatensatz vorausgesagt wurden, sind auf vergleichbaren Niveaus wie die empirischen Werte.

Erwartungsgemäß variiert die Kompatibilität der hier erzielten Voraussagen der chronischen Erkrankungen mit deren empirischen Verteilungen, je nach Verwendung der tatsächlichen und empirischen mikrosimulativen Voraussagen für PCS, MCS und der Einkommensposition. Dabei wird erkennbar, dass insbesondere in der ältesten Kohorte 1 die zeitliche Entwicklung der chronischen Erkrankungen in den SOEP-Daten vermutlich unterschätzt wird. Die Verwendung der tatsächlichen simulativen Voraussagen für PCS, MCS und der Einkommensposition führt zu einer entsprechenden Korrektur, was wiederum vor dem Hintergrund der Abweichungen zwischen empirischer und tatsächlicher Voraussage von PCS, MCS und der Einkommensposition in Validierungsschritt 1 plausibel erscheint.

Eine Betrachtung der Entwicklung der chronischen Erkrankungen in Abbildung 13.5 weist erneut auf einen kontinuierlichen Anstieg des Anteils der Individuen mit chronischen Erkrankungen im Alterungsprozess hin. Analog zu den zeitpunktspezifischen Voraussagen wird deutlich, dass insbesondere die tatsächlichen Voraussagen in den höheren Alterskategorien der Kohorte 1 mit größeren Abweichungen gegenüber den empirischen Voraussagen und Werten in den SOEP-Daten verbunden sind.

Der zweite Validierungsschritt zeigt insgesamt, inwiefern das empirische LCM-SR makrostrukturell mit den Verteilungen von chronischen Erkrankungen in den SOEP-Daten verknüpfbar ist. Die Mikrosimulation auf Basis des LCM-SR ist dazu in der Lage, die chronischen Erkrankungen in den empirischen SOEP-Daten stimmig vorauszusagen. Auch wenn dies an dieser Stelle kein direktes Forschungsanliegen ist, hilft das Modell zudem dabei, die chronischen Erkrankungen für die SOEP-Wellen zu imputieren, in welchen der Gesundheitsindikator nicht Teil der Erhebung war.

13.2.4 Validierung, Schritt 3: Status-Quo Szenario

Abbildung 13.6, welche auf den Kennwerten aus Tabelle E.2 des Anhangs im elektronischen Zusatzmaterial (Abschnitt E.2) basiert, zeigt als abschließenden Schritt der Validierung die Ergebnisse der Status-Quo Szenarien für die vier in der LCM-SR Analyse operationalisierten Kohorten unter Verwendung synthetischer Startdaten.[30] Der dritte Validierungsschritt ist zentral, um die Vorgehensweise in der weiteren

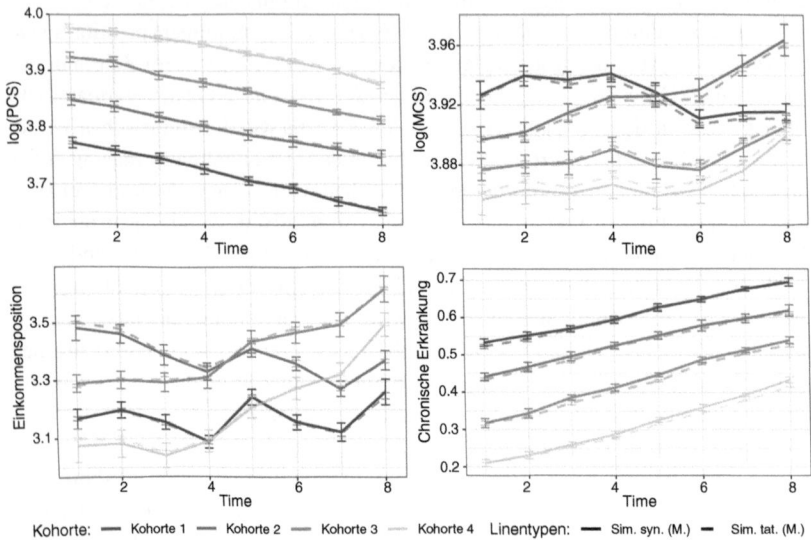

Abbildung 13.6 Validierung der dynamischen Mikrosimulation: Durchschnittliche simulierte Werte für log(PCS), log(MCS), der Einkommensposition und chronischer Erkrankungen unter Berücksichtigung synthetischer und empirischer Startdatensätze, kohorten- und zeitpunktspezifisch. (Anmerkungen: Sim. syn. (M.) = Simulierte Durchschnittswerte auf Basis synthetischer Startdaten, Sim. tat. (M.) = Simulierte Durchschnittswerte unter Berücksichtigung fehlender Werte auf Basis empirischer Startdaten (SOEP v37, Wellen 2002 bis 2016). Darstellung beruht auf 10 Simulationsiterationen)

---

[30] Die entsprechenden Kennwerte werden im Anhang mit *syn* gekennzeichnet.

13.2 Validierung der dynamischen Mikrosimulation

Szenarienbildung auf Basis synthetisch generierter Daten zu legitimieren und die entsprechenden Simulationsergebnisse in den nachfolgenden Abschnitten sinnvoll interpretieren zu können. Auch wenn der Fokus der DMS auf der szenarienbasierten Generierung einer fiktiven Kohorte unter Berücksichtigung der Kennwerte der empirischen Kohorte 1 liegt, sollte die DMS dazu in der Lage sein, alle Kohorten der empirischen LCM-SR Analyse ausgehend von synthetischen Ausgangsdaten im Analysehorizont des LCM-SR reproduzieren zu können. Zum Vergleich der Simulationsergebnisse unter Verwendung synthetischer Startdatensätze („Sim. syn.") sind in Abbildung 13.6 weiter auch die tatsächlichen vorausgesagten durchschnittlichen Entwicklungen („Sim. tat.", siehe Abbildung 13.4) der zeitveränderlichen Variablen anhand der SOEP-Daten als Ausgangsdatensatz für den Simulationszeitraum dargestellt (Linien des Typs *dashed*).

Die Status-Quo Szenarien zeigen im Rahmen des dritten Schritts der Validierung, dass die DMS auf Basis der synthetisch generierten Daten die tatsächlichen Voraussagen der Gesundheitsvariablen und der Einkommensposition auf Basis der SOEP-Daten gut reproduzieren kann. Unterschiede zwischen den Durchschnittswerten weisen offenbar keine Systematik auf und sind weitestgehend auf die Zufallselemente in der Generierung der synthetischen Daten und im Mikrosimulationsprozess zurückzuführen. Dabei ist die Simulation auf Basis synthetisch generierter Daten offenbar von deutlich größeren Zufallsschwankungen über die Simulationsiterationen hinweg geprägt als die vorherigen Schritte zur internen Validierung, dies zeigt sich insbesondere für die Einkommensposition und mentale Gesundheit. Spätestens an diesem Punkt wird klar, inwiefern eine mehrfache Wiederholung der hier durchgeführten DMS notwendig ist, um die angestrebten szenarienbasierten Fortschreibungen anhand synthetischer Daten sinnvoll interpretieren zu können.

Inwiefern die Ergebnisse der Status-Quo Szenarien mit den empirischen Voraussagen anhand der SOEP-Daten als Ausgangsdatensatz kompatibel sind, ergibt sich aus den Vergleichen der tatsächlichen Voraussagen der DMS mit den empirischen in den ersten beiden Validierungsschritten. Da im Rahmen des vorliegenden Forschungsanliegens keine Prognose von künftigen Entwicklungen im Mittelpunkt steht, sondern vielmehr fiktive Kohorten auf Basis von empirischen Modellen neu simuliert werden, ist die Diskrepanz zwischen tatsächlicher und empirischer Voraussage letztendlich irrelevant. Zentral ist an dieser Stelle die Tatsache, dass die spezifizierte DMS unter Berücksichtigung von synthetisch generierten Ausgangsdatensätzen die empirischen Befunde aus den SOEP-Daten grundsätzlich reproduzieren kann, während gleichzeitig bekannt ist, wodurch die Differenzen zwischen den tatsächlichen und empirischen Voraussagen in den vorherigen Validierungsschritten bedingt sind. Davon ausgehend kann das Status-Quo Szenario zur Kohorte 1 sinnvoll als Referenzpunkt zur Interpretation der im weiteren Verlauf folgenden szenarienbasierten DMS herangezogen werden.

13.3 Mikrosimulative Implikationen der empirischen Analyse: Simulation chronischer Erkrankungen in einer fiktiven Kohorte

Die vorangegangenen Ergebnisse der internen Validierung der DMS ermöglichen eine substantielle Interpretation der mikrosimulativ erzeugten Verteilungen der chronischen Erkrankungen auf Basis der im Abschnitt 8.2 beschriebenen Szenarien. Die Abbildungen 13.7 (PCS), 13.8 (MCS), 13.9 (Einkommensposition) und 13.10 (chronische Erkrankungen), welche sich auf die in den Tabellen E.3 bis E.6 simulierten Kennwerte in Anhang E.2 im elektronischen Zusatzmaterial beziehen, zeigen die entsprechenden Befunde. Analog zu den Ergebnispräsentationen der Validierung werden dabei jeweils getrennt für die zeitveränderlichen Variablen der LCM-SR Analyse und der chronischen Erkrankungen die über 10 Simulationsdurchläufe hinweg erzeugten zeitpunktspezifischen durchschnittlichen Ausprägungen der Variablen im Simulationszeitraum unter Berücksichtigung von Zufallsschwankungen für die vier Szenarien A bis D dargestellt, wobei Panel A für das Verteilungsszenario steht, B für das Rising-Importance Szenario, C für das Altersszenario und D für das volle Szenario. Die Subszenarien sind analog nach den Beschreibungen in Tabelle 13.4 benannt.[31] Auch wenn Entwicklungen zu chronischen Erkrankungen in den fiktiven Kohorten im Mittelpunkt stehen, helfen Abbildungen zu den szenarienbasierten Entwicklungen in PCS, MCS und der Einkommenssituation dabei, die Auswirkungen der Szenarien auf die Entwicklungen der chronischen Erkrankungen nachzuvollziehen, dienen aber gleichzeitig auch als eine Art Validierung der Modifikationen.[32]

Erwartungsgemäß führen alle Szenarien im Vergleich zum Status-Quo zu durchschnittlich geringeren relativen Anteilen an Individuen mit chronischen Erkrankungen in den simulierten fiktiven Populationen, sowohl global als auch zeitpunktspezifisch. Ausgehend von den Spezifikationen der Szenarien kann dies nicht verwundern, da diese explizit an den Mechanismen aus der LCM-SR Analyse ansetzen, die für die fiktiven Kohorten zu Verbesserungen in den Ausprägungen von PCS, MCS und der Einkommensposition führen sollten.

---

[31] In den tabellarischen Darstellungen der Simulationsergebnisse im Anhang werden die Szenarien ausgehend von Tabelle 13.4 nummeriert.

[32] So sind beispielsweise die simulativen Ergebnisse zu den Einkommenspositionen für die fiktiven Kohorten inhaltlich nur bedingt von Interesse. Eine Abbildung der diesbezüglichen Befunde ist aber bedeutsam, um nachzuvollziehen, ob die Einkommensmodifikationen und deren entsprechende Folgen für die Simulation im Verteilungsszenario tatsächlich wirksam sind.

13.3 Mikrosimulative Implikationen der empirischen Analyse: Simulation ...

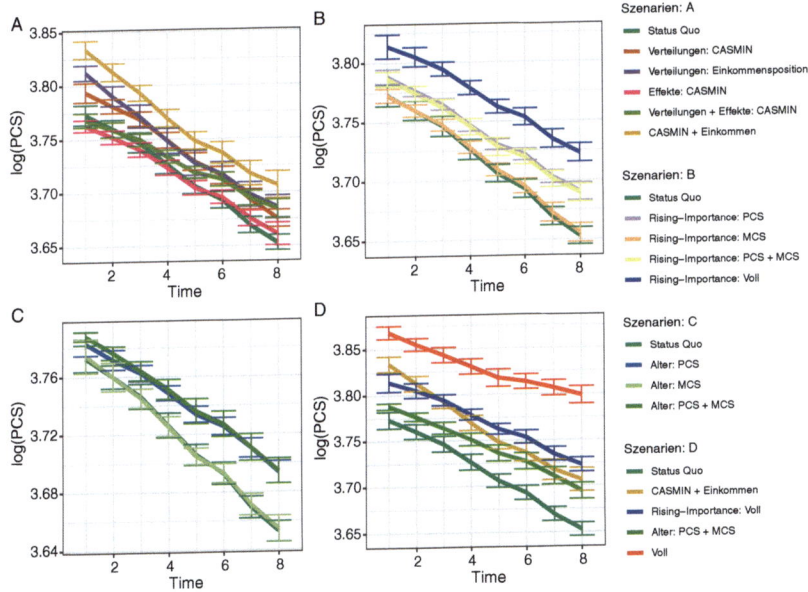

Abbildung 13.7 log(PCS): Dynamische Mikrosimulation, durchschnittliche simulierte Voraussagen, szenarien- und zeitpunktspezifisch. (Anmerkungen: Startdatensätze der Simulation sind synthetisch generiert. Darstellung beruht auf 10 Simulationsiterationen)

Verteilungsszenario
Im Hinblick auf die makrostrukturelle Entwicklung der chronischen Erkrankungen führt das volle Verteilungsszenario[33] (Szenario 6 in Tabelle 13.4), welches die Between-Komponente des LCM-SR fokussiert, über alle Simulationszeitpunkte hinweg zu geringeren relativen Häufigkeiten an chronischen Erkrankungen in den fiktiven simulierten Kohorten. Dabei fällt im Vergleich der Subszenarios auf, dass diese Entwicklung hochgradig von der Einkommensmodifikation bedingt ist. So führen die Modifikationen zur CASMIN-Verteilung und den zugehörigen Effekten zu vergleichsweise geringen Veränderungen gegenüber dem Status-Quo Szenario.

Dies mag zunächst verwundern, da die Verteilungsszenarien zu den verbesserten CASMIN-Situationen in der fiktiven Kohorte zu PCS- und MCS-Entwicklungen auf höheren Niveaus führen als im Status-Quo Szenario. Darauf machen die Abbil-

---

[33] Im weiteren Verlauf wird das schrittweise vollständig aufgebaute Verteilungsszenario als volles Verteilungsszenario bezeichnet, wobei selbige Logik auch auf das Rising-Importanceund Altersszenario zu übertragen ist.

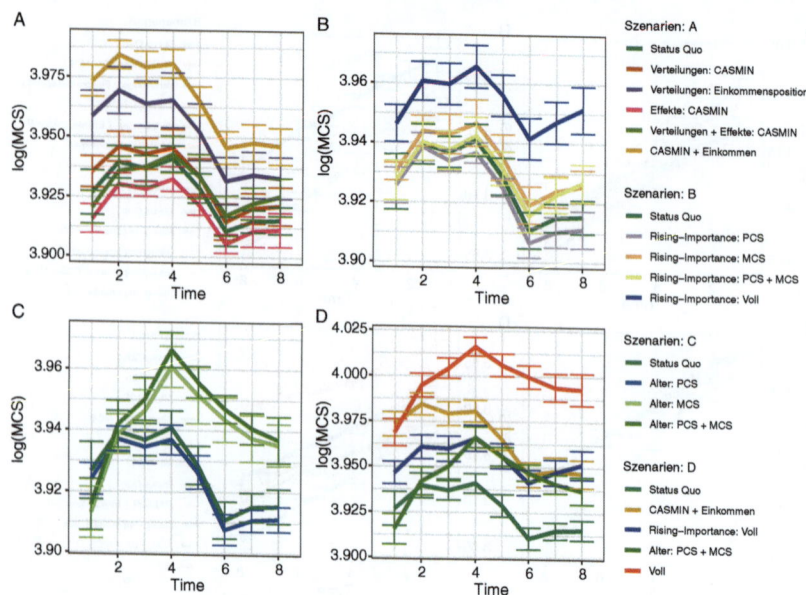

Abbildung 13.8 log(MCS): Dynamische Mikrosimulation, durchschnittliche simulierte Voraussagen, szenarien- und zeitpunktspezifisch. (Anmerkungen: Startdatensätze der Simulation sind synthetisch generiert. Darstellung beruht auf 10 Simulationsiterationen)

dungen 13.7 und 13.8 aufmerksam. Gleichzeitig wurde bereits in Abschnitt 13.1.3 herausgestellt, dass PCS und MCS negativ mit den Auftrittswahrscheinlichkeiten chronischer Erkrankungen assoziiert sind. Dabei hat sich allerdings ebenfalls ein direkter positiver Einfluss des Bildungsniveaus auf die entsprechenden Wahrscheinlichkeiten herausgestellt. Insgesamt kommt es damit sowohl durch verbesserte Einkommenspositionen als auch durch höhere CASMIN-Niveaus im vollen Verteilungsszenario zu verbesserten Entwicklungsniveaus in PCS und MCS, deren indirekte positive Auswirkungen auf die makrostrukturellen Entwicklungen der chronischen Erkrankungen allerdings durch den positiven CASMIN-Effekt auf die Auftrittswahrscheinlichkeiten der chronischen Erkrankungen gehemmt werden.[34] Die szenarienbedingte Verbesserung der Einkommensposition ist ausgehend von den

---

[34] Dabei muss berücksichtigt werden, dass eine isolierte Übertragung der CASMIN-Effekte der jüngsten Kohorte 4 auf die fiktive Kohorte teilweise zu schlechteren durchschnittlichen simulierten Entwicklungen in PCS und MCS führt, insbesondere für die mentale Gesundheit.

13.3 Mikrosimulative Implikationen der empirischen Analyse: Simulation ... 309

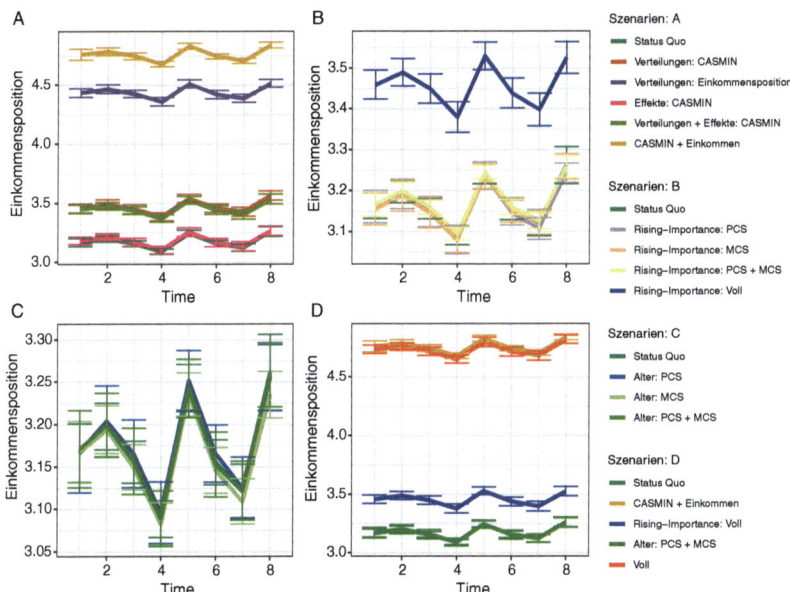

Abbildung 13.9 Einkommensposition: Dynamische Mikrosimulation, durchschnittliche simulierte Voraussagen, szenarien- und zeitpunktspezifisch. (Anmerkungen: Startdatensätze der Simulation sind synthetisch generiert. Darstellung beruht auf 10 Simulationsiterationen)

Ergebnissen des Logit-Modells zu den chronischen Erkrankungen ohne Berücksichtigung der Auswirkungen auf PCS und MCS hingegen unbedeutend.

Das Verteilungsszenario zeigt, inwiefern eine alleinige Betrachtung des Outputs der LCM-SR Analyse nicht ausreicht, um die Implikationen des empirischen Modells für die makrostrukturellen Entwicklungen in den chronischen Erkrankungen als Indikator des manifesten Morbiditätsgeschehens sinnvoll einschätzen zu können. Dies wird erst in Kombination mit dem Logit-Modell zur Erklärung der Auftrittswahrscheinlichkeiten der chronischen Erkrankungen und der Verknüpfung mit den simulativen Fortschreibungen der LCM-SR Analyse ermöglicht. So führen Verbesserungen in den Entwicklungsniveaus von PCS und MCS ausgehend von den empirischen Analysen zu weniger chronischen Erkrankungen, es stellt sich allerdings die Frage, durch welche veränderten Rahmenbedingungen derartige Verbesserungen in den Gesundheitsindikatoren tatsächlich ausgelöst sind. Im hier angeführten Beispiel zeigt sich ein ambivalenter Bildungseffekt, dessen Implika-

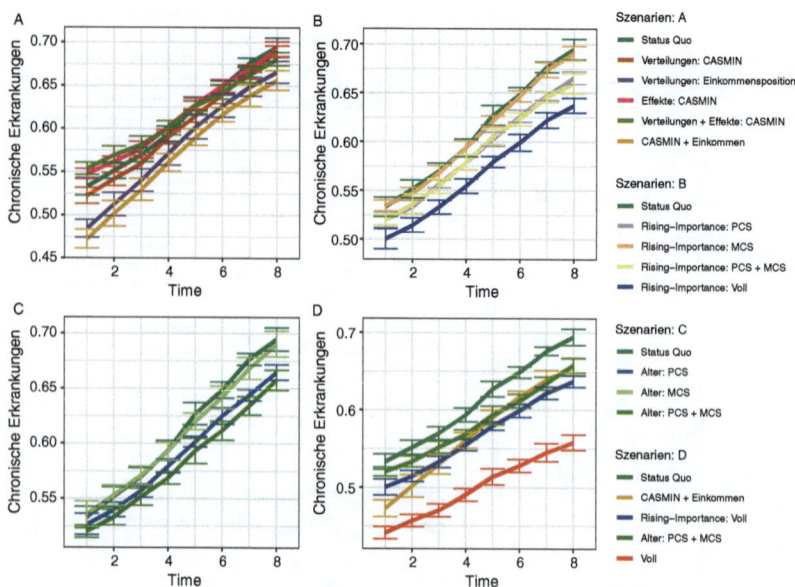

Abbildung 13.10 Chronische Erkrankungen: Dynamische Mikrosimulation, durchschnittliche simulierte Voraussagen, szenarien- und zeitpunktspezifisch. (Anmerkungen: Startdatensätze der Simulation sind synthetisch generiert. Darstellung beruht auf 10 Simulationsiterationen)

tionen für die Morbiditätsentwicklung unter veränderten Rahmenbedingungen erst durch die DMS sinnvoll einzuschätzen ist.[35]

Rising-Importance Szenario
Auch die Modifikationen im Rising-Importance Szenario führen über alle Simulationszeitpunkte hinweg zu niedrigeren Anteilen an chronisch erkrankten Individuen innerhalb der Simulationspopulation als im Status-Quo Szenario. Dabei bewegt sich das volle Rising-Importance Szenario, welches sowohl die in Abschnitt 13.1.5 beschriebenen CASMIN-Effekte als auch die CASMIN-Verteilungen der empirischen Kohorte 4 aufgreift, unter Berücksichtigung der Monte-Carlo-Variabilität der Simulation auf einem ähnlichen Veränderungsniveau wie das volle Verteilungsszenario.

---

[35] Das bedeutet an dieser Stelle nicht, dass die Ambivalenz des Effektes nicht grundsätzlich auch durch eine Betrachtung der vorangegangenen empirischen Analysen erkennbar ist.

13.3 Mikrosimulative Implikationen der empirischen Analyse: Simulation ...

Auffallend sind mit Blick auf die Subszenarien die nur geringfügig ausgeprägten Differenzen in den durchschnittlichen Entwicklungen in den chronischen Erkrankungen zwischen dem Status-Quo Szenario und dem Subszenario, in welchem lediglich die angepassten Bildungseffekte für MCS berücksichtigt werden, während die Variante mit modifizierten Bildungseffekten für PCS zu Entwicklungen in den chronischen Erkrankungen auf deutlich niedrigeren Niveaus führt. Auch dieser Befund der DMS ist ohne die Simulation nur schwer antizipierbar, da in Abbildung 13.8 deutlich wird, dass die modifizierten Bildungseffekte für MCS in der fiktiven Kohorte zu durchaus höheren Entwicklungsniveaus als im Status-Quo Szenario führen. Gleichzeitig hebt das Logit-Modell zu den chronischen Erkrankungen einen schützenden Einfluss von MCS hervor. Offenbar sind die Modifikationen der MCS-Entwicklung im Rising-Importance Szenario aber nicht ausreichend, um die Entwicklungen in den chronischen Erkrankungen erkennbar zu hemmen. Anders verhält es sich bei PCS, was mit Blick auf die Bildungseffekte in Tabelle 13.1 und Tabelle 13.3 und die darauf bezogenen theoretischen Einordnungen aber auch nicht verwundert. Sowohl die Parameterschätzungen im Logit-Modell zu den chronischen Erkrankungen als auch die Rising-Importance Prozesse sind im Hinblick auf PCS bedeutsamer, was einen hervorzuhebenden Stellenwert von Dynamiken in PCS für Veränderungen in den makrostrukturellen Prozessen zu chronischen Erkrankungen untermauert.

Altersszenario
Der Stellenwert der PCS-Entwicklungen für die Verteilungen der chronischen Erkrankungen im Simulationszeitraum wird auch im Altersszenario deutlich. Eine Anpassung der Alterseffekte der fiktiven simulierten Kohorte an die Alterseffekte der empirischen Kohorte 4 führt zu deutlich positiveren Entwicklungen in PCS und damit auch zu niedrigeren Entwicklungen in den Anteilen an chronischen Erkrankungen in den Simulationspopulationen. Ein derartiger Effekt des Szenarios deutet sich über diverse Simulationszeitpunkte auch für den Alterseffekt für MCS an, die Auswirkung des entsprechenden Teilszenarios ist aber deutlich geringer.

Sowohl im Rising-Importance Szenario als auch im Altersszenario wird damit der Stellenwert des nicht-linearen Effektes von MCS auf die Wahrscheinlichkeiten zum Vorliegen einer chronischen Erkrankung aus der empirischen Analyse anhand der Daten des SOEP deutlich. Während in den simulierten fiktiven Kohorten die makrostrukturellen Verteilungen der chronischen Erkrankungen offenbar sensibel auf die Modifikationen zu den PCS-Entwicklungen reagieren, ist dies für MCS nur bedingt der Fall. Ausgehend von dem verwendeten Logit-Modell zur Simulation der individuellen chronischen Erkrankungen wirken sich offenbar erst stärker ausgeprägte Verbesserungen in den fiktiven Entwicklungsprozessen zu MCS merklich auf die Verteilungen zu den chronischen Erkrankungen aus, die durch die hier spezifizierten Szenarien nicht erzielt werden.

Volles Szenario

Das Altersszenario scheint insgesamt weniger einflussreich für die fiktiven Entwicklungen in den chronischen Erkrankungen zu sein als das Verteilungs- und Rising-Importance Szenario. Dies wird unter Betrachtung der Simulationsergebnisse zum vollen Szenario deutlich, in welchem die bis hier diskutierten Befunde der DMS simultan betrachtet werden. Dabei wird allerdings erkennbar, dass das Verteilungsszenario nur zu Beginn des Simulationszeitraums zu deutlich niedrigeren Entwicklungen der Anteile an Individuen mit chronischen Erkrankungen führt, was nochmals hervorhebt, wie schwierig eine Abschätzung der Implikationen der LCM-SR Schätzungen ohne eine mikrosimulative Evaluation des Modells ist. So schneidet das Verteilungsszenario zunächst auch besser als das Rising-Importance Szenario ab, wobei letztgenanntes global betrachtet allerdings auf die niedrigsten hier simulierten Prozesse in den Verteilungen der chronischen Erkrankungen hindeutet. Berücksichtigt werden müssen in diesem Zusammenhang aber erneut die Zufallsschwankungen im Simulationsprozess. Die verschiedenen Szenarien unterscheiden sich trotz eindeutiger Trends der DMS offenbar nicht stark genug, um iterationsspezifisch stets zu einheitlichen Ergebnissen zu führen.

Werden die Modifikationen der bis hier beschriebenen Szenarien simultan in einer DMS zur Generierung einer fiktiven Kohorte implementiert, resultiert eine Entwicklung in den chronischen Erkrankungen auf einem deutlich niedrigeren Niveau als im Status-Quo Szenario. So wird bis zum Simulationshorizont kaum ein Anteil an Individuen mit chronischen Erkrankungen oberhalb von 55 % erreicht, während das Simulationsmodell auf Basis der empirischen Modelle zu den zeitveränderlichen Variablen ohne Modifikationen zum Simulationsbeginn zunächst rund 10 % oberhalb des vollen Szenarios liegt und zum Endpunkt bereits bei rund 15 %. Dabei ist leicht zu erkennen, dass sich die Differenzen des vollen Szenarios zum Status-Quo Szenario nicht alleine aus einer Kumulation der Befunde aus den einzelnen Szenarios ergibt, deren Modifikationen das volle Szenario ausmachen.[36]

13.4 Resümee: Mikrosimulative Analyse

Die szenarienbasierte Mikrosimulation fiktiver Kohorten zeigt, inwiefern sich die in der LCM-SR Analyse geschätzten Parameter auf makrostrukturelle Entwicklungen in der Morbidität unter veränderten Rahmenbedingungen auswirken, wobei hier unter Bezugnahme auf die empirische Kohorte 1 ein Fokus auf die demografisch bedingt zunehmend relevanten höheren Alterskategorien im Lebensverlauf und auf

---

[36] Selbige Beobachtung lässt sich auf die Fortschreibung von *pcs*, *mcs* und *eink* übertragen.

13.4 Resümee: Mikrosimulative Analyse

chronische Erkrankungen gelegt wurde. Dabei werden verschiedene Implikationen der LCM-SR Analyse augenscheinlich, welche unter alleiniger Betrachtung der in Kapitel 12 präsentierten Ergebnisse nur schwer begreifbar bleiben.

Relevanz sozialstruktureller Veränderungen und der Mehrdimensionalität gesundheitlicher Ungleichheiten
Im Vergleich der Szenarien, welche in weiten Teilen aus den statistisch bedeutsamen Befunden zur gesundheitlichen Ungleichheit aus der LCM-SR Analyse abgeleitet sind, fällt im Hinblick auf die makrostrukturellen Konsequenzen der Modellierung ein ambivalenter Bildungseffekt für das manifeste Gesundheitsgeschehen auf. Da das Bildungsniveau sowohl positiv mit der gesundheitsbezogenen Lebensqualität (PCS und MCS) als auch positiv mit den Wahrscheinlichkeiten zum Vorliegen einer chronischen Erkrankung assoziiert ist, sind Anstiege im Bildungsniveau in den simulierten Kohorten nicht zwangsläufig mit geringeren Anteilen an chronischen Erkrankungen verbunden. Dies hängt einerseits von der Stärke des Zusammenhangs zwischen dem Bildungsniveau und PCS bzw. MCS ab, andererseits aber auch von den nicht-lineare Einflüssen von CASMIN und PCS bzw. MCS auf die Auftrittswahrscheinlichkeit einer individuellen chronischen Erkrankung. Dieser Befund darf nicht überinterpretiert werden, da der positive Einfluss des Bildungsniveaus auf das Auftreten chronischer Erkrankungen an dieser Stelle nicht abschließend geklärt werden kann. Dennoch wird deutlich, inwiefern von Veränderungen in der Sozialstruktur nicht naiv auf Veränderungen in der Morbidität geschlossen werden kann, obwohl deren Assoziation mit Blick auf alle hier präsentierten empirischen Analysen offenkundig ist.

Dies wird auch vor dem Hintergrund des statistisch unbedeutenden Effekts der Einkommensposition für die chronischen Erkrankungen erkennbar, die im Simulationsprozess, ausgehend von den Wachstumsparametern der LCM-SR Analyse, hingegen vergleichsweise stark positiv mit den Entwicklungen in der physischen und mentalen Gesundheit assoziiert ist und somit dennoch eine hohe Relevanz für das Morbiditätsgeschehen aufweist. Eine Gegenüberstellung des Verteilungsszenarios und des Rising-Importance Szenarios macht dies besonders augenscheinlich. Soll ein näheres Verständnis für Dynamiken im Gesundheitsgeschehen innerhalb der Bevölkerung hergeleitet werden, stellt sich damit nicht nur die Frage, inwiefern sich grundsätzlich der sozioökonomische Status in alternativen (älteren) Kohorten entwickeln könnte, sondern auch, welche Dimensionen des sozioökonomischen Status derartige Veränderungen besonders prägen und inwiefern diese mit unterschiedlichen Dimensionen der Gesundheit assoziiert sind. Eng damit verbunden zeigt die DMS, dass gesundheitliche Auswirkungen sozialstruktureller Veränderungen nur unter Berücksichtigung der Zusammenhangsstrukturen der unterschiedlichen Dimensionen der Gesundheit untereinander nachzuvollziehen sind.

Relevanz der Dynamiken gesundheitlicher Ungleichheiten
Die in den hier verwendeten Szenarien implementierten Modifikationen zu den Verteilungen in CASMIN und der Einkommensposition sowie der zugehörigen Effekte auf PCS und MCS sind mit starken Annahmen zu Dynamiken gesundheitlicher Ungleichheiten im Kohortenvergleich verbunden und dürfen daher nicht als Zukunftsszenarien verstanden werden. Nichtsdestotrotz zeigen die Szenarien auf Basis der empirischen Beobachtungen durch das LCM-SR, wie bedeutsam Dynamiken in den Zusammenhangsstrukturen gesundheitlicher Ungleichheiten für Veränderungen in den Morbiditätsverteilungen innerhalb der Bevölkerung sein können. Auch dies wird in alleiniger Betrachtung der Outputs der LCM-SR Analyse nicht klar erkennbar, trotz entsprechend herausgestellter Effektkoeffizienten. So führen insbesondere die im Rising-Importance Szenario implementierten Divergenzprozesse zu deutlich geringeren Anteilen an chronischen Erkrankungen in den fiktiven älteren Kohorten, auch unabhängig von Veränderungen in den Bildungsverteilungen. Eine isolierte Übertragung der CASMIN-Effekte jüngerer Kohorten auf die fiktive ältere Kohorte ohne modellierte Divergenz ist hingegen weniger relevant. Vor dem Hintergrund vergangener Diskurse zu der Medikalisierungs- und Kompressionsthese ist dies in Anlehnung an das Konzept der Bi-Modalität ein Signal für die zunehmende Bedeutsamkeit sozialstruktureller Veränderungsprozesse für künftige Morbiditätsdynamiken im Kontext des demografischen Wandels. Dies wird auch mit Blick auf das Altersszenario deutlich, welches isoliert betrachtet nicht bedeutsamer als das Verteilungsszenario und das Rising-Importance Szenario ist.

Relevanz der simultanen Betrachtung unterschiedlicher Dynamiken in gesundheitlichen Ungleichheiten und Polarisierungstendenzen
Wichtig ist im Rahmen der mikrosimulativen Analyse der LCM-SR Befunde zudem festzuhalten, dass sich die szenarienbasierten Modifikationen in deren Bedeutsamkeit für das makrostrukturelle Morbiditätsgeschehen nicht bedingungslos aufkumulieren lassen. Wird der hier herausgestellte Stellenwert von sozialstrukturellen Veränderungen für Fortschreibungen zur Morbidität innerhalb der Bevölkerung ernst genommen, muss entsprechend ein nicht-linearer Zusammenhang zwischen Wandlungsprozessen in der Sozialstruktur und der Morbidität zur Kenntnis genommen werden. Ausgehend von den Szenarien in der DMS darf letztendlich auch nicht vergessen werden, dass globale Abnahmen im Morbiditätsgeschehen nicht nur mit individuellen Gewinnern im Hinblick auf die Gesundheit verbunden sind. So basieren die Szenarien teilweise auf Dynamiken in den gesundheitlichen Ungleichheitsverhältnissen, insbesondere auf Divergenzprozesse. Nehmen diese zu, kommt es

13.4 Resümee: Mikrosimulative Analyse

folglich auch zu einer größeren Diskrepanz in den gesundheitlichen Unterschieden zwischen Individuen. Eine Polarisierung im Morbiditätsgeschehen ist die Folge, deren Ausmaß allerdings davon abhängt, inwieweit sich mögliche mehrdimensionale Divergenzprozesse zur gesundheitlichen Ungleichheit aufkumulieren. Auch dies wird nicht nur ausgehend von den Befunden der DMS ersichtlich, der modellierte Fortschreibungsprozess macht derartige Tendenzen aber besonders greifbar.

Abschließende Bemerkungen
Die DMS greift keine Dynamiken in den Effekten und Verteilungen der weiteren Determinanten sozialer Ungleichheit auf, die sich sowohl in der empirischen LCM-SR Analyse als auch im logistischen Regressionsmodell zu den chronischen Erkrankungen teilweise als bedeutsam herausgestellt haben. Ausgehend von vergangener Forschung sind allerdings ebenfalls Szenarien zu fiktiven Kohorten denkbar, in denen auch Veränderungsprozesse in sozialstrukturellen Merkmalen jenseits des SES integriert werden. So werden beispielsweise spezifische Familienkonstellationen, die durch institutionalisierte Partnerschaften geprägt sind, in jüngeren Kohorten seltener (Grünheid, 2017), während für gesundheitliche Ost-West-Unterschiede künftig weitere Rückgänge erwartbar sind (Lampert, Ziese & Kurth, 2010). Auch die Bevölkerungsteile, denen ein Migrationshintergrund zugeordnet werden kann, verändern sich in deren Zusammensetzung (Stein & Bekalarczyk, 2016) und Altersverteilung (Nowossadeck et al., 2017) dynamisch. Die Integration von Dynamiken in Determinanten sozialer Ungleichheit kann auf weitere komplexe Implikationen der LCM-SR Analyse aufmerksam machen, die auch für die hier fokussierten gesundheitlichen Ungleichheiten relevant sind. Selbiges gilt auch für die Within-Ebene der LCM-SR Modelle, welche aufgrund der fehlenden statistischen Bedeutsamkeit der Residualeffekte der Einkommensposition für die Gesundheit im individuellen Lebensverlauf in den hier implementierten Szenarien nicht im Mittelpunkt steht. Letztendlich können in den durchgeführten Mikrosimulationen auch Konsequenzen von Wandlungsprozessen in den Lebenserwartungen für das makrostrukturelle Gesundheitsgeschehen evaluiert werden, was hier zunächst ausgeklammert wurde. Das Mortalitätsmodul wird in den hier gezeigten Szenarien zur Korrektur der Verteilungen der zeitveränderlichen Variablen verwendet[37], ist aber im Hinblick auf demografisch bedingte Veränderungen in der Morbidität auch inhaltlich bedeutsam.

Für die DMS ist abschließend erneut zu konstatieren, dass es sich bei den präsentierten Szenarien nicht um Prognosen künftiger Entwicklungen älterer Kohorten handelt. Es ist unwahrscheinlich, dass sich die aktuell beobachtbaren kohor-

---

[37] So zeigt sich in der DMS erwartungsgemäß, dass Individuen, die bedingt durch das Ereignis des Todes aus der Simulation ausfallen, häufiger chronisch erkrankt sind als Individuen, die bis zum Ende der Simulation überleben.

tenspezifisch variierenden gesundheitlichen Ungleichheiten und sozialstrukturellen Verteilungen umstandslos auf die Zukunft übertragen lassen. Die empirischen Analysen in Kombination mit der mikrosimulativen Evaluation geben aber Grund zur Annahme, dass die gezeigten szenarienbasierten Entwicklungstendenzen zur makrostrukturellen Gesundheit, die durch Dynamiken gesundheitlicher Ungleichheit im Lebensverlauf und im Kohortenvergleich ausgelöst werden, in Diskursen zu demografisch bedingten Veränderungsprozessen in der Morbidität in der alternden deutschen Bevölkerung ernst genommen werden müssen.

Es lässt sich resümieren:

- Unabhängig von Dynamiken in der gesundheitlichen Ungleichheit darf nicht naiv von Veränderungen in der Sozialstruktur auf Veränderungen im Morbiditätsgeschehen geschlossen werden. Dies liegt unter anderem an der Mehrdimensionalität der Gesundheit und sozialen Ungleichheit, aber auch an komplexen nichtlinearen Zusammenhangsstrukturen in der gesundheitlichen Ungleichheit. So ist nicht jede Ungleichheitsdimension in gleicher Weise mit den verschiedenen Dimensionen der Gesundheit assoziiert. Damit verbunden rücken auch indirekte Wirkungszusammenhänge in den Mittelpunkt, die in vereinfachten Darstellungen zur gesundheitlichen Ungleichheit nicht erkennbar sind, sich in der DMS aber anschaulich entfalten.
- Zum Verständnis künftiger Entwicklungen im Morbiditätsgeschehen müssen sowohl Veränderungen in der Sozialstruktur als auch Dynamiken in den Effekten gesundheitlicher Ungleichheit simultan berücksichtigt werden. Dies ist nicht selbstverständlich, da deren Zusammenwirken in alleiniger Betrachtung der LCM-SR Analysen nicht direkt erkennbar wird. Der hohe Stellenwert sozialstruktureller und gesundheitlicher Ungleichheit für makrostrukturelle gesundheitliche Entwicklungen wird insbesondere durch die Vergleiche mit dem Altersszenario deutlich.
- Die Assoziation zwischen gesundheitlichen Ungleichheiten und Entwicklungen im Morbiditätsgeschehen ist komplex. Daraus folgt, dass die heute empirisch beobachtbaren Zusammenhangsstrukturen zur Erklärung der Gesundheit nicht isoliert betrachtet werden dürfen, um deren Konsequenzen für die Morbidität auf Bevölkerungsebene einschätzen zu können. Die DMS zeigt, dass sich positive Assoziationen zwischen unterschiedlichen Gesundheits- und sozialen Ungleichheitsdimensionen nur bedingt aufkumulieren und künftige Morbiditätsentwicklungen unter Berücksichtigung von Divergenzen in gesundheitlichen Ungleichheiten von Polarisierungsprozessen geprägt sein könnten.

Fazit und Ausblick 14

Gesundheitliche Ungleichheiten können innerhalb der Bevölkerung Deutschlands in allen Alterskategorien beobachtet werden, das zeigt die vergangene Forschung für eine Vielzahl gesundheitlicher Dimensionen und deren Zusammenhangsstrukturen mit Kerndimensionen sozialer Ungleichheit. Entsprechend sind Kenntnisse und Erklärungen zu Dynamiken in derartigen Ungleichheiten zentral, um vergangene und auch künftige Veränderungsprozesse im Morbiditätsgeschehen der Bevölkerung nachvollziehen zu können. Darauf macht auch das Konzept der Bi-Modalität aufmerksam, welches im Hinblick auf die Frage nach den gesellschaftlichen und sozialpolitischen Konsequenzen der demografischen Alterung der Bevölkerung den Stellenwert sozialstruktureller Veränderungen hervorhebt.

Davon ausgehend fragt die vorliegende Arbeit in einem ersten Schritt, inwiefern vergangene Forschung den Zusammenhang zwischen Gesundheit und sozialer Ungleichheit aus einer strukturell-individualistischen Perspektive erklärt, welche Rolle Prozesse im individuellen Lebensverlauf dabei spielen und inwiefern sich das Phänomen über Kohorten hinweg verändert. Eine darauf bezogene modellhafte Vorstellung gesundheitlicher Ungleichheiten im Lebensverlauf und im Kohortenvergleich hilft, zu verstehen, welche Wirkungszusammenhänge zur Erklärung der Gesundheit in empirischen Analysen und Fortschreibungen fokussiert werden müssen, um makrostrukturelle Veränderungsprozesse in der Morbidität nachträglich erklären und mittelfristig antizipieren zu können. Teil I der Arbeit macht damit verbunden deutlich, dass gesundheitliche Ungleichheiten nur unter Berücksichtigung eines mehrdimensionalen Verständnisses der theoretischen Konstrukte der Gesundheit und sozialen Ungleichheit sowie vor dem Hintergrund individueller Lebensverläufe sinnvoll erklärt werden können. Dabei sind mögliche Veränderungen in den Strukturen gesundheitlicher Ungleichheiten im Lebensverlauf noch immer, insbesondere im Hinblick auf spätere Lebensabschnitte, mit Unklarheiten verbunden, rücken ausgehend von demografischen Veränderungsprozessen aber zunehmend in den Mittelpunkt des Forschungsinteresses zum Phänomen. In neuerer Forschung findet sich vielfach die Einschätzung, zu dynamischen gesundheitlichen Ungleichheiten im Lebensverlauf und im Kohortenvergleich bestehe für den deutschen Kontext theoretisch und empirisch kein Konsens und ein Mangel an empirischen Studien (Engelhardt-Woelfler & Leopold, 2020, S. 363 f.).

Modellierungstechniken zur Analyse von komplexen Zusammenhangsstrukturen in Längsschnittdaten sind mittlerweile so weit fortgeschritten, dass die in Teil I herausgestellten Eigenschaften gesundheitlicher Ungleichheiten und die damit verbundenen Unklarheiten für umfassende empirische Analysen zugänglich sind. So blickt empirische Forschung zur Gesundheit im sozialstrukturellen Kontext auf Bevölkerungsebene zwar auf eine historisch weit zurückgehende Forschungstradition zurück, die in Deutschland im Rahmen der allgemeinen Gesundheitsberichterstattung des Bundes auch institutionell verankert ist. Empirische Modellierungen, welche die Komplexität eines multidisziplinären Verständnisses von Gesundheit berücksichtigen, der Mehrdimensionalität der Gesundheit und sozialen Ungleichheit gerecht werden, Determinanten sozialer Ungleichheit kontrollieren, Dynamiken im individuellen Lebensverlauf modellieren, Alters- und Kohorteneffekte separieren und intra- und interindividuelle gesundheitliche Ungleichheiten abbilden, sind nichtsdestotrotz eine Seltenheit. Werden die theoretischen Annahmen, die sich aus vergangener empirischer Forschung ableiten lassen, ernst genommen, ist dies für künftige Forschung nur noch bedingt zu rechtfertigen. So wird die Analyse der Gesundheit als makrostrukturelles Phänomen generell als zunehmend relevant in der Soziologie wahrgenommen (Reibling, Kriwy & Behrens, 2022, S. 58), wobei damit verbundene Forschung auf Methodendiskussionen angewiesen ist, welche die Entwicklung von Analyseverfahren vorantreiben, die auf Gesundheitsanalysen zugeschnitten sind.

Davon ausgehend beschreibt Teil II der Arbeit neuere Entwicklungen zu (autoregressiven) latenten Wachstumskurvenmodellierungen, welche sowohl die bekannten als auch die mit Unklarheiten verbundenen Zusammenhangsstrukturen gesundheitlicher Ungleichheiten im Lebensverlauf und im Kohortenvergleich abbilden können, bislang aber im deutschen Kontext kaum zur Anwendung kommen. Da zur Herleitung eines Verständnisses über komplexe Phänomene selten die Analyse eines einzelnen empirischen Modells ausreicht, wird zudem die dynamische Mikrosimulation als Fortschreibungstechnik vorgestellt, welche jene Prozesse innerhalb der Bevölkerung in einer statistischen Modellierung zusammenführen kann, die Veränderungen in gesundheitlichen Ungleichheiten makrostrukturell erst vollständig nachvollziehbar bzw. sichtbar macht. Gleichzeitig sind Mikrosimulationen dazu in der Lage, die Implikationen geschlossener komplexer statistischer Modelle verständlich zu machen, die im Hinblick auf das hier zugrundeliegende Forschungsin-

14 Fazit und Ausblick

teresse zeigen, inwiefern demografische Veränderungen das Morbiditätsgeschehen innerhalb der Bevölkerung aus einer sozialstrukturellen Perspektive beeinflussen können. Die hier gezeigte methodische Auseinandersetzung trägt damit auch zu dem Versuch bei, zentrale Ansätze zu Kausalitätsanalysen zur Morbidität und Mortalität im Kontext demografischer Forschung (Hoffmann & Doblhammer, 2021) zu systematisieren und weiterzuentwickeln.

Die von diesen methodischen Beschreibungen angeleiteten empirischen Analysen des dritten Teils der Arbeit veranschaulichen, inwiefern bildungsbezogene gesundheitliche Ungleichheiten im Lebensverlauf zunehmen, wobei diese Zunahme in jüngeren Kohorten, die nach 1963 geboren sind, relevanter zu sein scheint als in älteren Kohorten. Dieser Prozess ist aus vergangener Forschung unter den Begriffen der Divergenz und Rising-Importance bekannt und empirisch keine Neuheit. Während frühere Forschung sowohl bildungsbezogene Divergenzprozesse als auch eine darauf bezogene Rising-Importance in der Regel eindimensional und ohne eine Kontrolle materieller Unterschiede zwischen Individuen herausstellt und Bildungseffekte teilweise sogar auf Einkommenseffekte zurückführt, zeigen die in dieser Arbeit umgesetzten empirischen Analysen für den deutschen Kontext allerdings separate Effekte der Bildung und Einkommensposition im Rahmen dynamischer gesundheitlicher Ungleichheiten im Lebensverlauf und im Kohortenvergleich, auch unter Berücksichtigung einer mehrdimensionalen Abbildung der Gesundheit und weiterer Determinanten sozialer Ungleichheit.

Dabei ergeben sich die Einkommenseffekte hochgradig aus den Differenzen zwischen Individuen und nicht aus Veränderungsprozessen im individuellen Lebensverlauf. Eine derartige Differenzierung nach Between- und Within-Effekten der zeitveränderlichen Einkommensposition unter Berücksichtigung einer Vielzahl an Kontrollvariablen zur Sozialstruktur wird in vergangener Forschung zur gesundheitlichen Ungleichheit in der Regel nicht explizit gemacht, obwohl eine detaillierte Kenntnis über die Beschaffenheit des Einkommenseffektes Konsequenzen für die weitere Forschung zu materiell bedingten gesundheitlichen Ungleichheiten und möglichen sozialpolitischen Interventionen zur Verringerung gesundheitlicher Differenzen innerhalb der Bevölkerung hat. So weisen die Befunde auf die langfristige Wirkung von materiellen Lebensbedingungen für gesundheitliche Entwicklungspfade auf Individualebene hin, die sich nachträglich durch materielle Anpassungen offenbar kaum in mittelfristigen Zeiträumen verändern lassen. Dies steht im Einklang mit der Einschätzung, die Reduktion gesundheitlicher Ungleichheiten könne nur dann erfolgreich an strukturell-materiellen Faktoren wie den Lebens- und Arbeitsbedingungen ansetzen, wenn damit auch die Teilhabe sozial benachteiligter Gruppen an gesundheitlich förderlichen Lebenswelten gestärkt wird (Hoebel & Müters, 2024, S. 178). Zurückhaltender als in darauf bezogenen Überblicksstudien, wie beispielsweise von Geyer (2016), muss damit festgehalten werden, dass intragenerationale soziale Mobilität nicht zwangsläufig zu Veränderungsprozessen in der gesundheitlichen Ungleichheit führt. Insbesondere mit Blick auf die auch in dieser Arbeit thematisierte Lebensverlaufsperspektive auf Gesundheit ist eine nachhaltige Verringerung gesundheitlicher Ungleichheiten augenscheinlich insbesondere im Kindes- und Jugendalter effektiv (Lampert & Richter, 2009; Moor, Winter & Richter, 2022).

Weiterhin sind die in den empirischen Analysen herausgestellten interindividuellen Einkommenseffekte heterogen und weisen nur im Hinblick auf die physische Gesundheit auf eine lebensverlaufbezogene Divergenz in jüngeren Kohorten und damit auch auf eine Rising-Importance hin. Gleichzeitig verlieren die Zusammenhangsstrukturen zwischen den individuellen Ausgangsniveaus in der physischen Gesundheit und Einkommensposition im Kohortenvergleich an Relevanz und charakterisieren sich damit durch eine *Decreasing-Importance*. Einkommensbezogene Ungleichheiten in der physischen Gesundheit konstituieren sich im Personenvergleich demnach in jüngeren Kohorten insbesondere im zeitlichen Verlauf und sind in den betrachteten älteren Kohorten vergleichsweise stabil. Richtet sich der Fokus auf den Zusammenhang zwischen Einkommensposition und mentaler Gesundheit, zeigt sich in den Between-Effekten hingegen eine Kontinuität im Lebensverlauf und *Constant-Importance* im Kohortenvergleich. Substantielle Erklärungen von kohortenspezifischen Besonderheiten in der gesundheitlichen Ungleichheit, die der Komplexität des Phänomens Rechnung tragen, stehen für die deutsche Bevölkerung weiter aus, insbesondere im Hinblick auf die so beschriebenen materiell bedingten Ungleichheiten in der Gesundheit. Denkbar sind zwar Wandlungsprozesse in den Zusammenhangsstrukturen der klassischen Erklärungsansätze zur gesundheitlichen Ungleichheit über Kohorten hinweg, die sich durch mögliche Veränderungen in der sozialen Bedingtheit von gesundheitlich relevanten materiellen Mitteln, des Gesundheitsverhaltens oder der Qualität und Verfügbarkeit von Leistungen im Gesundheitssystem charakterisieren lassen (Engelhardt-Woelfler & Leopold, 2020, S. 6). So sind Kohortenunterschiede beispielsweise zum Rauchverhalten Erwachsener (Zeiher et al., 2018) oder zum Ernährungsverhalten von Kindern und Jugendlichen (Mensink et al., 2018) bekannt. Eine darauf bezogene empirische Prüfung im Hinblick auf soziale Differenzen und deren lebensverlaufsbezogenen Dynamiken ist bislang allerdings noch nicht erfolgt, kann aber künftig durch die hier vorgestellten Methoden effektiv umgesetzt werden. Dabei gilt es auch Faktoren zur Erklärung gesundheitlicher Ungleichheiten stärker zu berücksichtigen, die erst in neueren Auseinandersetzungen mit dem Phänomen stärkere Aufmerksamkeit erfahren und ebenfalls zum Verständnis von kohortenspezifischen Dynamiken beitragen

14 Fazit und Ausblick

können, wie beispielsweise soziale Ungleichheiten in den Zugängen zu digitalen Gesundheitsangeboten (Müller, Wachtler, & Lampert, 2020).

Anders als vergangene Forschung im deutschen Kontext differenzieren die hier durchgeführten empirischen Analysen zur gesundheitlichen Ungleichheit im Rahmen einer simultanen Berücksichtigung der physischen und mentalen Gesundheit verschiedene Dimensionen eines theoretischen Gesundheitskonstruktes, die nicht direkt an der Morbidität innerhalb der Bevölkerung anknüpfen, sondern an der subjektiven Wahrnehmung der gesundheitsbezogenen Lebensqualität von Individuen. Wie sowohl vergangene Studien (Klein & von dem Knesebeck, 2022, S. 222) als auch die hier präsentierten Analysen zeigen, dürfte diese dennoch nicht unabhängig von manifesten Erkrankungen sein und zur Bewertung der Lebensqualität in der Bevölkerung, in der chronische, teilweise latente Erkrankungen immer relevanter werden, auch künftig weiter an Bedeutsamkeit gewinnen. Auffallend ist im Vergleich der Dimensionen generell ein stärkeres Ausmaß gesundheitlicher Ungleichheiten in der physischen Gesundheit, wobei diese aber auch unabhängig von sozialen Differenzen im Lebensverlauf von einer größeren Variation geprägt ist. Da in den hier vorgenommenen empirischen Modellierungen die physische und mentale Gesundheit nicht nur simultan als abhängige Variablen modelliert werden, sondern auch korrelativ und durch kreuzverzögerte Effekte berücksichtigt sind, müssen die separaten Befunde zu den beiden Gesundheitsdimensionen aber stets auch wechselseitig interpretiert werden. So haben sich die physische und mentale Gesundheit sowohl intra- als auch interindividuell als statistisch bedeutsame Prädiktoren des jeweils anderen Konstruktes herausgestellt. Auch dieser Umstand wird in vergangenen Analysen zu unterschiedlichen Dimensionen der Gesundheit vielfach nur implizit angedeutet.

Durch die Operationalisierung der Gesundheit als mehrdimensionales und eher latentes Konstrukt bleibt in den diskutierten empirischen Wachstumskurvenmodellen allerdings unklar, inwiefern die komplexen Modellierungen und damit verbundenen Befunde für das makrostrukturelle manifeste Morbiditätsgeschehen relevant sind. Dabei sollten gerade solche Entwicklungen vor dem Hintergrund demografischer Veränderungsprozesse von hervorzuhebendem Interesse für die Sozialpolitik und damit verbunden für das Gesundheitswesen in Deutschland sein. Es ist schwer greifbar, welche Implikationen aus den diskutierten Modellierungen zur physischen und mentalen Gesundheit im Lebensverlauf und im Kohortenvergleich für mittelfristige Veränderungen in der Morbidität unter alternativen Rahmenbedingungen resultieren, die sich für Deutschland ohne Zweifel ergeben werden. Unter Verwendung einer dynamischen Mikrosimulation konnte dem so beschriebenen Nachteil der empirischen Analyse begegnet werden. Dazu wurden auf Basis der Parameterschätzungen der empirischen Analysen für den darauf bezogenen Analysehorizont fiktive Kohorten mit hohen Altersstrukturen simuliert, die im Hinblick auf Eigenschaften zur gesundheitlichen Ungleichheit an aktuell jüngere Kohorten angepasst wurden. Die so simulativ erzeugten Ergebnisse zur makrostrukturellen Verteilung gesundheitsbezogener Lebensqualität, die mit den Auftrittswahrscheinlichkeiten chronischer Erkrankungen verknüpft wurden, zeigen, dass Dynamiken in gesundheitlichen Ungleichheiten für mittelfristige Veränderungsprozesse in der Morbidität der Bevölkerung durchaus relevant sind, insbesondere, wenn ein Fokus auf spätere Lebensphasen gelegt wird.

Während demografisch bedingte Veränderungen in der gesundheitsbezogenen Lebensqualität als eine generelle gesellschaftliche und sozialpolitische Herausforderung angesehen werden können (Blüher & Kuhlmey, 2016), sind chronische Erkrankungen, die sich durch manifeste Krankheitsbilder charakterisieren, hochgradig relevant für künftige Kostenentwicklungen und Personalbedarfe im Gesundheitswesen (Robert Koch-Institut, 2015). So sind aus selbigen Gründen Fortschreibungen zu chronischen Erkrankungen in vergangener Forschung längst etabliert (Rothgang, Müller & Unger, 2012; Doblhammer, Fink, Fritze & Nerius, 2018; Tönnies et al., 2019). Die hier umgesetzte dynamische Mikrosimulation hebt in Verbindung mit den empirischen Befunden der Wachstumskurvenmodellierungen die Bedeutsamkeit des Konzeptes der Bi-Modalität hervor, nach welchem Morbiditätsdynamiken nicht nur vor dem Hintergrund medizinischer Fortschritte, veränderter Lebenserwartungen und Wandlungsprozessen in Altersstrukturen in Populationen diskutiert werden sollten, sondern auch explizit im Hinblick auf sozialstrukturelle Veränderungen, die mit einer ungleichen Verteilung gesundheitlicher Chancen und Risiken assoziiert sind. Darauf machen auch Sperlich et al. (2022) aufmerksam, wenn argumentiert wird, dass die Analyse des Wechselspiels zwischen gesellschaftlicher und gesundheitlicher Entwicklungen medizinsoziologisch zunehmend relevant wird, um ambivalente Befunde zu Morbiditätsexpansionen und Morbiditätskompressionen aus vergangener Forschung aufklären zu können. Künftige Bemühungen zur Verbesserung der gesundheitlichen Lage innerhalb der Bevölkerung und zur Abschätzung gesundheitlicher Entwicklungen dürfen davon ausgehend auch Individuen in durchschnittlich schlechteren sozioökonomischen Positionen nicht aus dem Blick verlieren. Wie die hier gezeigten empirischen Analysen und daran anknüpfenden Simulationen zeigen, werden diese im Kontext von Dynamiken in gesundheitlichen Ungleichheiten im Kohortenvergleich in mittelfristigen Zeiträumen noch stärker von den globalen positiven gesundheitlichen Entwicklungen ausgeschlossen, es müssen Polarisierungsprozesse in der Gesundheit befürchtet werden.

Damit sind die hier herausgestellten Befunde auf substantieller Ebene nicht nur gesundheits- und medizinsoziologisch relevant, sondern auch unmittelbar verknüpft

14 Fazit und Ausblick

mit Debatten der Soziologie des Alter(n)s, welche das Alter als heterogene Lebensphase begreift (Backes & Clemens, 2013, S. 23), die in den vergangenen Jahrzehnten, aber auch aktuell, einem zunehmend beachteten Wandel unterläuft (Backes, 1998; Motel-Klingebiel, Wurm, Huxhold & Tesch-Römer, 2010; Mahne, Wolff, Simonson & Tesch-Römer, 2017). In diesem Kontext wird bereits zum Anfang der 2000er Jahre kritisiert, Diskurse zur Lebenslage älterer Menschen fokussieren vielfach lediglich generationale oder kohortenspezifische Zugehörigkeiten und berücksichtigen nur bedingt soziale Ungleichheiten (Hoepflinger, 2002, S. 39), die, wie in dieser Arbeit erneut gezeigt, eng mit gesundheitlichen Verhältnissen zusammenhängen, welche wiederum als ein fundamentaler Bestandteil eines erfolgreichen Altern bezeichnet werden können (Rowe & Kahn, 1997). Die Lebensrealität des Alters und Alterns (Backes & Clemens, 2002, S. 14) und deren Wandel lässt sich demnach ohne das Phänomen der gesundheitlichen Ungleichheit und deren Dynamik im Lebensverlauf und Kohortenvergleich nicht vollständig nachvollziehen.

Die Verknüpfung von autoregressiven latenten Wachstumskurvenmodellierungen mit dynamischen Mikrosimulationen ist in der in dieser Arbeit durchgeführten Weise in sozialwissenschaftlich orientierter Forschung neu. Dabei zeigt sich der Ansatz als fruchtbar, um aus komplexen Modellierungen, die auf der gesellschaftlichen Mikroebene ansetzen, szenarienbasierte Rückschlüsse auf makrostrukturelle Phänomene und deren Entwicklungen ableiten zu können. Dieses Anliegen gilt im Kontext des strukturell-individualistischen Forschungsparadigmas als besonders erstrebenswert (Esser, 2002a, S. 399 ff.). Empirische Datenanalyse, die auf dieser Forschungstradition beruht, gibt sich oftmals mit Erklärungen zum Verhalten bzw. zu Ereignissen auf der Mikroebene zufrieden, wobei deren Auswirkungen auf Makrostrukturen in der Regel das eigentliche Forschungsziel sind. Wie in den hier durchgeführten Analysen erkennbar wird, sind makrostrukturelle Implikationen aus komplexen Modellierungen anhand von Mikrodaten nicht immer eindeutig. Das bedeutet nicht, dass mikrosimulativ erzeugte Makrostrukturen stets zu unerwarteten oder nicht antizipierbaren Ergebnissen führen, die in multivariaten Analysen nicht erkennbar wären. Mikrosimulationen können aber mindestens das Verständnis für komplexe Modelloutputs deutlich erweitern. Vor dem Hintergrund der hier durchgeführten dynamischen Mikrosimulation, in welcher Module zu unterschiedlichen gesundheitlichen Indikatoren nicht-linear miteinander verknüpft sind und sich die makrostrukturellen Folgen unterschiedlicher Szenarien zu Dynamiken gesundheitlicher Ungleichheiten nicht aufkumulieren, zeigt sich dies besonders eindrücklich.

Dabei sind auch die so thematisierten methodischen Schlussfolgerungen nicht exklusiv für einen gesundheits- und medizinsoziologischen Kontext von Bedeutung, da sich komplexe Interdependenzbeziehungen in jeglichen soziologischen Forschungsbereichen finden. Beispielhaft sei auf die Zusammenhänge zwischen den

Prozessen der Kulturation, Interaktion, Identifikation und Platzierung im Rahmen der Integrationsforschung (Esser, 2009) oder auf die wechselseitige Beziehung zwischen Erwerbsverhalten, Einkommen und familialer Situation (Pollmann-Schult, 2015) verwiesen, die ebenfalls sinnvoll im Rahmen komplexer Panelmodelle analysiert werden können, deren makrostrukturelle Implikationen nicht nur unter Verwendung eines LCM-SR potentiell diffus wirken, aber auf Basis einer DMS sichtbar gemacht werden können. So werden mikrosimulative Evaluationen von Modelloutputs generell relevanter, wenn statistische Modellierungen wie *Maximum Likelihood for Cross-lagged Panel Models with Fixed Effects* (ML-SEM) (Allison, Williams & Moral-Benito, 2017), das *General Cross-Lagged Panel Model* (GCLM) (Zyphur et al., 2020) oder das RI-CLPM (Mulder & Hamaker, 2021) in der Anwendung zunehmen.

Limitationen
Im Rahmen der Ausarbeitung wurde mit Blick auf die empirischen Analysen an verschiedenen Stellen auf Annahmen, Entscheidungen und Kompromisse hingewiesen, ohne die keine empirische Analyse, welche die Komplexität der Realität begreifbar machen will, erfolgen kann. Daraus, und auch aus spezifischen Fokussierungen in den drei Zielsetzungen der Arbeit, folgen Limitationen, die in der Ausarbeitung bereits an vielen Stellen thematisiert werden. Eine Vertiefung ausgewählter Limitation ist an diesem Punkt aber zentral, um die präsentierten Befunde abschließend kritisch einordnen zu können und weitere Anforderungen künftiger Forschung zu gesundheitlichen Ungleichheiten im Lebensverlauf und im Kohortenvergleich sowie zu den hier verwendeten Methoden offenzulegen. Dabei verstehen sich die nachfolgenden Ausführungen nicht als erschöpfend.

So steht im Rahmen des Forschungsanliegens ein mehrdimensionales Verständnis sowohl des Konzeptes der Gesundheit als auch der sozialen Ungleichheit im Mittelpunkt. Dies wurde durch die Berücksichtigung der physischen und mentalen Gesundheit sowie des Bildungsniveaus und der Einkommensposition auch in die durchgeführten empirischen Analysen übertragen. Nun ist leicht zu argumentieren, dass weitere Gesundheits- und Ungleichheitsdimensionen relevant sind, um die abstrakten theoretischen Konstrukte abbilden und in deren Komplexität analysierbar machen zu können. Im Hinblick auf die Gesundheit verweisen sowohl Radoschewski (2000) als auch Hurrelmann und Richter (2013) auf die soziale Gesundheit als wichtige Dimension, die hier im Kontext der SOEP-Version des SF-12 nicht explizit berücksichtigt wurde. Zudem wurde in den theoretischen und empirischen Hintergründen auf den Stellenwert der beruflichen Platzierung als Kerndimension sozialer Ungleichheit hingewiesen, die ausgehend von der hier gewählten Perspektive auf den gesamten Lebensverlauf nur schwer berücksichtigt werden konnte. Für künftige

14 Fazit und Ausblick

Forschung wäre die Inklusion weiterer Dimensionen im Rahmen gesundheitlicher Ungleichheit in lebensverlauf- und kohortenspezifischen Modellen wünschenswert, um die entsprechenden Effekte weiter auszudifferenzieren, wobei dies letztendlich von der Qualität und Bandbreite der zur Verfügung stehenden Datenbasis bedingt ist. Mit Blick auf die berufliche Platzierung stellt sich für künftige lebenslaufbezogene Modellspezifikationen die Frage, inwiefern ein derartiges Konstrukt, welches sich im Lebensverlauf über spezifische Phasen verändert, aber in anderen Lebensabschnitten auch von einer Konstanz geprägt ist und sich damit teils als TIC und teils als TVC charakterisiert, zu integrieren ist.

Weiter finden sich in den hier thematisierten theoretischen Hintergründen, aber auch in vergangenen empirischen gesundheitsbezogenen Analysen, vielfach Hinweise auf geschlechts- und migrationsspezifische Unterschiede in den Strukturen gesundheitlicher Ungleichheit, aber auch der Gesundheit allgemein. Dies wird im internationalen Kontext beispielsweise bei Bollen und Gutin (2021) deutlich, im Hinblick auf das Geschlecht für Deutschland bei Leopold und Leopold (2018). Davon ausgehend lassen sich die hier dargestellten Ergebnisse nicht naiv auf jegliche sozialstrukturell differenzierbaren Bevölkerungsgruppen übertragen. Künftige Analysen anhand der hier vorgestellten Techniken sollten diese Lücke schließen, um die präsentierten Befunde noch besser einordnen zu können. Hier waren weitere Gruppendifferenzierungen jenseits von Geburtskohorten nicht das Ziel der Analysen, wobei darauf bezogene Erkenntnisse für eine Vielzahl der sogenannten Bindestrich- oder speziellen Soziologien relevant sein dürften. Gesundheitliche Differenzen in spezifischen Bevölkerungsgruppen wurden durch die Determinanten sozialer Ungleichheit zumindest in den Schätzungen der Gesundheits- und Einkommensentwicklungen berücksichtigt, sollten künftig aber auch explizit in Form von Interaktionen mit den dynamischen Effekten gesundheitlicher Ungleichheit modelliert werden.

Mit Blick auf die hier verwendeten statistischen Modellierungen wäre für künftige Analysen eine noch deutlichere Trennung von Alters-, Kohorten- und Periodeneffekten wünschenswert, wobei Kompromisse diesbezüglich kaum vollständig zu umgehen sind. In der Mikrosimulation beziehen sich Limitationen insbesondere auf die Umsetzung des Moduls zum Ereignis des Todes. Wie Kroll und Lampert (2008) zeigen, lassen sich Unterschiede in der Mortalität anhand der Daten des SOEP auch hinsichtlich sozialer Unterschiede herleiten. Die Implementation so modellierter Mortalitätsraten in einer dynamischen Mikrosimulation ermöglicht noch bessere Ableitungen von Implikationen zu gesundheitlichen Ungleichheiten im Lebensverlauf und im Kohortenvergleich für künftige Morbiditätsdynamiken. Gleichzeitig wird die Simulation so noch anschlussfähiger an Diskurse zu Morbiditätsexpansionen und Morbiditätskompressionen. Ausgehend von den hier durchgeführten

Analysen ist insbesondere die Berücksichtigung verschiedener Gesundheitsdimensionen für die Auftrittswahrscheinlichkeiten zum Ereignis des Todes relevant, die momentan nur sehr ungenau auf Basis von Survey-Daten für den deutschen Kontext hergeleitet werden können. Unter Inkaufnahme solcher Ungenauigkeiten wären aber zumindest experimentelle Berücksichtigungen sozialstrukturell bedingter Mortalitätsraten in einer dynamischen Mikrosimulation, wie sie hier verwendet wird, denkbar.

Ebenfalls diskussionswürdig sind diverse Annahmen der verwendeten Mikrosimulation und der darin implementierten Szenarien. Hier wurde sich für eine Strategie entschlossen, mit möglichst wenig Annahmen Implikationen für veränderte Morbiditätsentwicklungen in einer fiktiven älteren Kohorte aufzuzeigen, was teilweise zu eher technisch wirkenden Szenarienstrukturen führt. Dabei beschränken sich die simulativen Ergebnisse auf eine spezifische Altersspanne, wobei diese Auswahl mit der Alterung der Gesellschaft und dem verstärkten Morbiditätsgeschehen in höheren Alterskategorien begründet werden kann. Dennoch wären auch mikrosimulative Ansätze erkenntnisreich, welche den gesamten Lebensverlauf abbilden und dabei auch Relevanzen gesundheitlicher Ungleichheiten für Morbiditätsentwicklungen über längere Lebensphasen offenlegen. Letztendlich ist in diesem Kontext weitere Methodenforschung zur Implementation komplexer Wachstumskurvenmodellierungen in dynamische Mikrosimulationen erforderlich, die in entsprechenden Methodendiskursen bislang kaum sichtbar ist.

Abschluss
Weitere Forschung zu dynamischen gesundheitlichen Ungleichheiten im Lebensverlauf und im Kohortenvergleich ist vor dem Hintergrund der demografischen Wandlungsprozesse für Deutschland essentiell, darauf machen die hier durchgeführten theoretischen Auseinandersetzungen, Analysen und Ergebnisse ohne Zweifel aufmerksam. Dabei werden zunehmend spätere Lebensphasen in den Fokus rücken, in denen die Konsequenzen individueller Lebensverläufe für das Morbiditätsgeschehen pointiert zusammenlaufen.

Die vorliegende Arbeit trägt dazu bei, die Relevanz gesundheitlicher Ungleichheiten im Kontext von Auseinandersetzungen zu Kompressions- bzw. Expansionsprozessen in der Morbidität innerhalb der Bevölkerung greifbar zu machen. Dabei wird augenscheinlich, inwiefern die Analyse komplexer Zusammenhangsstrukturen auch die Anwendung komplexer multivariater Analyseverfahren erfordert, die hier dabei helfen, weitere Forschungslücken zur dynamischen gesundheitlichen Ungleichheit aufzulösen. In diesem Zusammenhang sind auch die hier diskutierten empirischen Befunde selbstverständlich nicht dazu in der Lage, jegliche Unklarheiten zum Phänomen zu beseitigen. Letztendlich sind Analysen zu dynamischen Prozessen innerhalb der Bevölkerung immer nur Momentaufnahmen, insbeson-

14 Fazit und Ausblick

dere, wenn diese im Rahmen demografischer Wandlungsprozesse fokussiert werden (Lampert, 2016, S. 6). Die gezeigten Ergebnisse hinterlassen auf substantieller Ebene einen ambivalenten Eindruck. So gibt es durchaus Grund für Optimismus. Jüngere Kohorten weisen im Lebensverlauf positivere gesundheitliche Entwicklungstrends auf als ältere. Dies dürfte sich positiv auf längerfristige gesundheitliche Veränderungsprozesse im Kontext der Alterung der Gesellschaft in Deutschland auswirken. Inwiefern verbesserte lebensverlaufsbezogene Entwicklungstrends in der Gesundheit aber makrostrukturell zur Geltung kommen, hängt von weiteren sozialstrukturellen Wandlungsprozessen ab. Damit verbunden sind auch in Zukunft Prozesse der sozialen Ausgrenzung zu erwarten, die unmittelbar mit aktuell beobachtbaren Dynamiken in gesundheitlichen Ungleichheiten assoziiert sind. Um die davon betroffenen Individuen nicht aus dem Blick zu verlieren, steht künftige Forschung vor der Herausforderung, gesundheitliche Ungleichheiten im Lebensverlauf und im Kohortenvergleich möglichst differenziert nach unterschiedlichen Bevölkerungsgruppen zu analysieren (Sperlich et al., 2022, S. 196) und Ursachen für Divergenzprozesse, insbesondere im Kohortenvergleich, handlungstheoretisch detailliert aufzuarbeiten. Dies kann der Ausgangspunkt sein, das Phänomen der gesundheitlichen Ungleichheit aus gesundheits- und medizinsoziologischer Perspektive noch besser zu verstehen, aber auch, die Gesundheit jeglicher Individuen innerhalb der Bevölkerung positiv beeinflussen zu können, wovon wiederum die gesamte Gesellschaft profitiert.

Frohn, C. & Obersneider, M. (2020). Modellierung der Entwicklung des Pflegebedarfs in Deutschland. Eine dynamische Mikrosimulation. In M. Hannappel & J. Kopp (Eds.), *Mikrosimulationen. Methodische Grundlagen und ausgewählte Anwendungsfelder* (pp. 315–353). Wiesbaden: Springer VS.

Gaber, E. & Wildner, M. (2011). Sterblichkeit, Todesursachen und regionale Unterschiede. *Gesundheitsberichterstattung des Bundes, 52.*

Galler, H. P. (1997). *Discrete-Time and Continuous-Time Approaches to dynamic Microsimulation reconsidered.* Canberra: National Centre for Social and Economic Modelling.

Gamper, M., Seidel, J., Kupfer, A., Keim-Klärner, S. & Klärner, A. (2020). Geschlecht und gesundheitliche Ungleichheiten – Soziale Netzwerke im Kontext von Gesundheit und Gesundheitsverhalten. In A. Klärner, M. Gamper, S. Keim-Klärner, I. Moor, H. Lippe & N. Vonneilich (Eds.), *Soziale Netzwerke und gesundheitliche Ungleichheiten* (pp. 273–308). Wiesbaden: Springer VS.

Ganzeboom, H. B. G. & Treiman, D. J. (1996). Internationally Comparable Measures of Occupational Status for the 1988 International Standard Classification of Occupations. *Social Science Research, 25*(3), 201–239.

Geiger, I. & Razum, O. (2006). Migration: Herausforderung für die Gesundheitswissenschaften. In K. Hurrelmann, U. Laaser & O. Razum (Eds.), *Handbuch Gesundheitswissenschaften* (pp. 724–757). Weinheim: Juventa.

Geißler, R. (2006). *Die Sozialstruktur Deutschlands. Zur gesellschaftlichen Entwicklung mit einer Bilanz zur Vereinigung.* Wiesbaden: VS Verlag für Sozialwissenschaften.

Geißler, R. (2014). *Die Sozialstruktur Deutschlands* (7th ed.). Wiesbaden: Springer VS.

Gerlinger, T., Babitsch, B., Blättner, B., Bolte, G., Brandes, I., Dierks, M.-L., Faller, G., Gerhardus, A. & Gusy, B. (2012). Situation und Perspektiven von Public Health in Deutschland – Forschung und Lehre. Positionspapier der Deutschen Gesellschaft für Public Health e. V. *Das Gesundheitswesen, 74*(11), 762–766.

Geyer, S. (2016). Soziale Ungleichverteilungen von Gesundheit und Krankheit und ihre Erklärungen. In P. Kriwy & M. Jungbauer-Gans (Eds.), *Handbuch Gesundheitssoziologie* (pp. 1–24). Wiesbaden: Springer VS.

Gilbert, N. & Troitzsch, K. G. (2005). *Simulation for the Social Scientist* (2nd ed.). Berkshire: Open University Press.

Goebel, J., Grabka, M. M., Liebig, S., Kroh, M., Richter, D., Schröder, C. & Schupp, J. (2019). The German Socio-Economic Panel (SOEP). *Jahrbücher für Nationalökonomie und Statistik (Journal of Economics and Statistics), 2*, 345–360.

Goebel, J. & Krause, P. (2021). Einkommensentwicklung – Verteilung, Angleichung, Armut und Dynamik. In Bundesinstitut für Bevölkerungsforschung (BiB) (Ed.), *Datenreport 2021. Ein Sozialbericht für die Bundesrepublik Deutschland* (pp. 229–244). Bonn: Statistisches Bundesamt (Destatis), Wissenschaftszentrum Berlin für Sozialforschung (WZB), Bundesinstitut für Bevölkerungsforschung (BiB).

Goesling, B. (2007). The Rising Significance of Education for Health? *Social Forces, 85*(4), 1621–1644.

Grabka, M. M. (2022a). *SOEP-Core v37 – HEALTH, SOEP Survey Papers, No. 1181.* Berlin: Deutsches Institut für Wirtschaftsforschung (DIW).

Grabka, M. M. (2022b). *SOEP-Core v37: SOEP-Core v37 – Codebook for the $PEQUIV File 1984-2020: CNEF Variables with Extended Income Information for the SOEP. SOEP Survey Papers 1082: Series D.* Berlin: DIW/SOEP.

che Ungleichheit. Grundlagen, Probleme, Perspektiven (2nd ed., pp. 181–194). Wiesbaden: VS Verlag für Sozialwissenschaften.

Duncan, O. D. (1961). A socioeconomic index for all occupations. In A. J. Reiss (Ed.), *Occupations and Social Status* (pp. 109–138). New York: Free Press of Glencoe.

Eble, S. (2009). Das Gesundheitswesen im Wandel. In W. Hellmann & S. Eble (Eds.), *Gesundheitsnetzwerke initiieren: Kooperationen erfolgreich planen* (pp. 3–26). Berlin: MWV, Med. Wiss. Verl.-Ges.

Elkeles, T. & Mielck, A. (1997). Entwicklung eines Modells zur Erklärung gesundheitlicher Ungleichheit. *Gesundheitswesen, 59*(2), 137–143.

Ellert, U. & Kurth, B.-M. (2013). Gesundheitsbezogene Lebensqualität bei Erwachsenen in Deutschland. Ergebnisse der Studie zur Gesundheit Erwachsener in Deutschland (DEGS1). *Bundesgesundheitsblatt, 56*(6), 643–649.

Engelhardt-Woelfler, H. & Leopold, L. (2020). Gesundheitliche Ungleichheit im Lebenslauf. In P. Kriwy & M. Jungbauer-Gans (Eds.), *Handbuch Gesundheitssoziologie* (pp. 359–372). Wiesbaden: Springer VS.

Erlinghagen, M. & Hank, K. (2013). *Neue Sozialstrukturanalyse*. München: Fink Verlag.

Esser, H. (1999). *Soziologie. Allgemeine Grundlagen*. Frankfurt und New York: Campus-Verlag.

Esser, H. (2002a). *Soziologie: Spezielle Grundlagen. Band 1: Situationslogik und Handeln*. Frankfurt und New York: Campus-Verlag.

Esser, H. (2002b). *Soziologie: Spezielle Grundlagen. Band 2: Die Konstruktion der Gesellschaft*. Frankfurt und New York: Campus-Verlag.

Esser, H. (2002c). *Soziologie. Spezielle Grundlagen. Band 6: Sinn und Kultur*. Frankfurt und New York: Campus-Verlag.

Esser, H. (2009). Pluralisierung oder Assimilation? Effekte der multiplen Inklusion auf die Integration von Migranten. *Zeitschrift für Soziologie, 38*(5), 358–378.

Fach, E.-M., Rosenbach, F. & Richter, M. (2014). Entwicklungen und Determinanten der Mortalität und Morbidität in historischer Perspektive. In J. Niephaus, M. Kreyenfeld & R. Sackmann (Eds.), *Handbuch Bevölkerungssoziologie* (pp. 193–208). Wiesbaden: Springer VS.

Faltermaier, T. (2016). Laienperspektiven auf Gesundheit und Krankheit. In M. Richter & K. Hurrelmann (Eds.), *Soziologie von Gesundheit und Krankheit* (pp. 229–241). Wiesbaden: Springer VS.

Farooq, R. (2022). Heywood cases: possible causes and solutions. *International Journal of Data Analysis Techniques and Strategies, 14*(1), 79–88.

Ferraro, K. F. & Wilkinson, L. R. (2013). Age, aging, and mental health. In C. S. Aneshensel, P. J. Phelan & A. Bierman (Eds.), *Handbook of the sociology of mental health* (pp. 183–203). Dordrecht: Springer Science+Business Media.

Fink, G. (2016). Stress, Definitions, Mechanisms, and Effects Outlined: Lessons from Anxiety. In G. Fink (Ed.), *Stress: Concepts, cognition, emotion, and behavior* (pp. 3–11). London: Academic Press.

Foverskov, E. & Holm, A. (2016). Socioeconomic inequality in health in the British household panel: Tests of the social causation, health selection and the indirect selection hypothesis using dynamic fixed effects panel models. *Social Science & Medicine, 150*, 172–183.

Fries, J. F. (1980). Aging, Natural Death, and the Compression of Morbidity. *The New England Journal of Medicine, 303*(3), 130–136.

Brenner, G. (2001). Ost-West-Vergleich: Die „Gesundheitsmauer" besteht weiter. *Deutsches Ärzteblatt, 98*(10), A590–A593.

Bundesministerium für Arbeit und Soziales. (2013). *Lebenslagen in Deutschland: Der Vierte Armuts- und Reichtumsbericht der Bundesregierung*. Bonn: Hausdruckerei des BMAS.

Bundesministerium für Familie, Senioren, Frauen und Jugend. (2015). *25 Jahre Deutsche Einheit. Gleichstellung und Geschlechtergerechtigkeit in Ostdeutschland und Westdeutschland*. Retrieved August 24, 2024, from https://www.bmfsfj.de/resource/blob/93168/8018cef974d4ecaa075ab3f46051a479/25-jahre-deutsche-einheit-gleichstellung-und-geschlechtergerechtigkeit-in-ostdeutschland-und-westdeutschland-data.pdf.

Bünning, M. (2021). Soziale Lagen und soziale Schichtung. In Bundesinstitut für Bevölkerungsforschung (BiB) (Ed.), *Datenreport 2021. Ein Sozialbericht für die Bundesrepublik Deutschland* (pp. 271–285). Bonn: Statistisches Bundesamt (Destatis), Wissenschaftszentrum Berlin für Sozialforschung (WZB), Bundesinstitut für Bevölkerungsforschung (BiB).

Burgard, J. P., Krause, J., Merkle, H., Münnich, R. & Schmaus, S. (2020). Dynamische Mikrosimulationen zur Analyse und Planung regionaler Versorgungsstrukturen in der Pflege. In M. Hannappel & J. Kopp (Eds.), *Mikrosimulationen: Methodische Grundlagen und ausgewählte Anwendungsfelder* (pp. 283–314). Wiesbaden: Springer VS.

Chattoe, E., Saam, N. J. & Möhring, M. (2000). Sensitivity Analysis in the Social Sciences. Problems and Prospects. In R. Suleiman, K. Troitzsch & N. Gilbert (Eds.), *Tools and Techniques for Social Science Simulation* (pp. 243–273). Heidelberg: Physica-Verlag HD.

Claussen, B. & Næss, Ø. (2002). Social mobility and inequality in mortality. An assessment of the health selection hypothesis. *Norsk Epidemiologi, 12*(1), 43–46.

Cockerham, W. C., Hamby, B. W. & Oates, G. R. (2017). The Social Determinants of Chronic Disease. *American Journal of Preventive Medicine, 52*(1), 5–12.

Coleman, J. S. (1990). *Foundations of Social Theory*. Cambridge, Mass.: Belknap Press of Harvard University Press.

Curran, P. J., Howard, A. L., Bainter, S. A., Lane, S. T. & McGinley, J. S. (2014). The Separation of Between-Person and Within-Person Components of Individual Change Over Time: A Latent Curve Model With Structured Residuals. *Journal of Consulting and Clinical Psychology, 82*(5), 879–894.

Curran, P. J., Muthén, B. O. & Harford, T. C. (1998). The influence of changes in marital status on developmental trajectories of alcohol use in young adults. *Journal of Studies on Alcohol, 59*(6), 647–658.

Curran, P. J., Obeidat, K. & Losardo, D. (2010). Twelve Frequently Asked Questions About Growth Curve Modeling. *Journal of Cognition and Development, 11*(2), 121–136.

Dahl, E. & Kjærsgaard, P. (1993). Social mobility and inequality in mortality. An assessment of the health selection hypothesis. *European Journal of Public Health, 3*(2), 124–132.

Ditton, H. & Maaz, K. (2011). Sozioökonomischer Status und soziale Ungleichheit. In H. Reinders, H. Ditton, C. Gräsel & B. Gniewosz (Eds.), *Empirische Bildungsforschung. Gegenstandsbereiche* (pp. 193–208). Wiesbaden: VS Verlag für Sozialwissenschaften.

Doblhammer, G., Fink, A., Fritze, T. & Nerius, M. (2018). Demographische Entwicklung und Epidemiologie von Demenzerkrankungen. In F. Jessen (Ed.), *Handbuch Alzheimer-Krankheit* (pp. 13–34). Berlin, Heidelberg: Springer.

Dragano, N. (2016). Arbeit und Gesundheit. In M. Richter & K. Hurrelmann (Eds.), *Soziologie von Gesundheit und Krankheit* (pp. 167–182). Wiesbaden: Springer VS.

Dragano, N. & Siegrist, J. (2009). Die Lebenslaufperspektive gesundheitlicher Ungleichheit: Konzepte und Forschungsergebnisse. In M. Richter & K. Hurrelmann (Eds.), *Gesundheitli-

Benzeval, M., Green, M. J. & Leyland, A. H. (2011). Do social inequalities in health widen or converge with age? Longitudinal evidence from three cohorts in the West of Scotland. *BMC Public Health, 11.*
Berger, U. (2022). Männer sterben früher, Frauen leiden mehr. *Psychotherapie, 67*(4), 288–295.
Bianconcini, S. & Bollen, K. A. (2018). The Latent Variable-Autoregressive Latent Trajectory Model: A General Framework for Longitudinal Data Analysis. *Structural Equation Modeling, 25*(5), 791–808.
Biemer, P. P. & Lyberg, L. E. (2003). *Introduction to Survey Quality.* Hoboken, NJ: Wiley-Interscience.
Black, D., Morris, J. N., Smith, C. & Townsend, P. (1980). *Inequalities in health: The Black Report.* Harmondsworth: Penguin Books.
Blane, D., Netuveli, G. & Stone, J. (2009). Die Entwicklung der lebenslauforientierten Epidemiologie. *Jahrbuch für Kritische Medizin und Gesundheitswissenschaften,* 45 – Health Inequalities, 114–134.
Blüher, S. & Kuhlmey, A. (2016). Demographischer Wandel, Altern und Gesundheit. In M. Richter & K. Hurrelmann (Eds.), *Soziologie von Gesundheit und Krankheit* (pp. 313–326). Wiesbaden: Springer VS.
Boehle, M. (2019). *Armut von Familien im sozialen Wandel. Verbreitung, Struktur, Erklärungen.* Wiesbaden: Springer VS.
Bollen, K. A. (1989). *Structural Equations With Latent Variables.* New York, Chichester, Brisbane, Toronto, Singapore: Wiley.
Bollen, K. A. & Curran, P. J. (2004). Autoregressive Latent Trajectory (ALT) Models. A Synthesis of Two Traditions. *Sociological Methods & Research, 32*(3), 336–383.
Bollen, K. A. & Curran, P. J. (2006). *Latent Curve Models. A Structural Equation Perspective.* New Jersey, Canada: Wiley-Interscience.
Bollen, K. A. & Gutin, I. (2021). Trajectories of Subjective Health: Testing Longitudinal Models for Self-rated Health From Adolescence to Midlife. *Demography, 58*(4), 1547–1574.
Bolte, G. & Kohlhuber, M. (2009). Soziale Ungleichheit bei umweltbezogener Gesundheit: Erklärungsansätze aus umweltepidemiologischer Perspektive. In M. Richter & K. Hurrelmann (Eds.), *Gesundheitliche Ungleichheit. Grundlagen, Probleme, Perspektiven* (2nd ed., pp. 99–116). Wiesbaden: VS Verlag für Sozialwissenschaften.
Borgmann, L.-S., Rattay, P. & Lampert, T. (2019). Alleinerziehende Eltern in Deutschland: Der Zusammenhang zwischen sozialer Unterstützung und psychosozialer Gesundheit. *Gesundheitswesen, 81*(12), 977–985.
Börsch-Supan, A., Brandt, M., Hunkler, C., Kneip, T., Korbmacher, J, Malter, F., Schaan, B., Stuck, S. & Zuber, S. (2013). Data Resource Profile: the Survey of Health, Ageing and Retirement in Europe (SHARE). *International Journal of Epidemiology, 42*(4), 992–1001.
Boudon, R. (1980). *Die Logik gesellschaftlichen Handelns. Eine Einführung in die soziologische Denk- und Arbeitsweise.* Darmstadt: Luchterhand.
Braun, N. & Gautschi, T. (2011). *Rational-Choice-Theorie.* Weinheim und München: Juventa.
Brauns, H., Scherer, S. & Steinmann, S. (2003). The CASMIN Educational Classification in International Comparative Research. In J. Hoffmeyer-Zlotnik, H. Ditton, C. Gräsel & B. Gniewosz (Eds.), *Advances in Cross-National Comparison. A European Working Book for Demographic and Socio-Economic Variables* (pp. 221–244). Boston: Springer.

Backes, G. M. & Clemens, W. (2013). *Lebensphase Alter*. (4th ed.) Weinheim Basel: Beltz Juventa.
Barker, D. J. P. (1998). *Mothers, Babies and Health in Later Life*. Edinburgh: Churchill Livingstone.
Bartig, S. (2022). Alter(n) und Migration in Deutschland. Ein Überblick zum Forschungsstand zur Lebenssituation älterer Menschen mit Migrationsgeschichte in Deutschland. *DeZIM Research Notes*, 9(22).
Bartig, S., Koschollek, C., Bug, M., Blume, M., Kajikhina, K., Geerlings, J., ... Hövener, C. (2023). Gesundheit von Menschen mit ausgewählten Staatsangehörigkeiten in Deutschland: Ergebnisse der Studie GEDA Fokus. *Journal of Health Monitoring*, 8(1), 7–35.
Bartley, M. (2004). *Health Inequality. An introduction to theories, concepts and methods*. Cambridge: Polity Press.
Bartley, M. & Plewis, I. (1997). Does health-selective mobility account for socioeconomic differences in health? Evidence from England and Wales, 1971 to 1991. *Journal of Health and Social Behavior*, 38(4), 376–386.
Bauer, S., Eglseer, D. & Hödl, M. (2020). Pflege während der COVID-19 Pandemie. *Procare*, 25(8), 48–53.
Bauldry, S. & Bollen, K. A. (2018). Nonlinear Autoregressive Latent Trajectory Models. *Sociological Methodology*, 48(1), 269–302.
Bayliss, E. A., Bayliss, M. S., Ware, J. E. & Steiner, J. F. (2004). Predicting declines in physical function in persons with multiple chronic medical conditions: What we can learn from the medical problem list. *Health and Quality of Life Outcomes*, 2(47).
Becker, G. S. (1962). *Human Capital*. New York: Columbia University Press.
Becker, G. S. (1993). *Human Capital. A Theoretical and Empirical Analysis with Special Reference to Education* (3rd ed.). Chicago und London: The University of Chicago Press.
Becker, O. A. & Loter, K. (2019). (Familiale) Lebensformen – Bedeutung und Implikationen für die Prävention und Gesundheitsförderung. In M. Tiemann & M. Mohokum (Eds.), *Prävention und Gesundheitsförderung* (pp. 177–240). Berlin, Heidelberg: Springer.
Beckmannshagen, M., Graeber, D. & Stacherl, B. (2023). Psychische Gesundheit: Abstand zwischen Ost- und Westdeutschland wird kleiner. *DIW Wochenbericht*, 90(40), 546–552.
Bekalarczyk, D. & Depenbrock, E. (2020). Implementation panelanalytischer Modelle in die Mikrosimulation unter Berücksichtigung inter-individueller Unterschiede und intra-individueller Dynamiken. In M. Hannappel & J. Kopp (Eds.), *Mikrosimulationen. Methodische Grundlagen und ausgewählte Anwendungsfelder* (pp. 177–240). Wiesbaden: Springer VS.
Bell, A. & Jones, K. (2015). Age, Period and Cohort Processes in Longitudinal and Life Course Analysis: A Multilevel Perspective. In L. Bernardi, S. Spini & M. Oris (Eds.), *A Life Course Perspective on Health Trajectories and Transitions* (4th ed., pp. 197–213). Cham, Heidelberg, New York, Dordrecht und London: Springer Open.
Ben-Shlomo, Y., Cooper, R. & Kuh, D. (2016). The last two decades of life course epidemiology, and its relevance for research on ageing. *International Journal of Epidemiology*, 45(4), 973–988.
Ben-Shlomo, Y. & Kuh, D. (2002). A life course approach to chronic disease epidemiology: conceptual models, empirical challenges and interdisciplinary perspectives. *International Journal of Epidemiology*, 31(2), 285–293.

Literatur

Adler, N. E. & Ostrove, J. M. (1999). Socioeconomic Status and Health: What We Know and What We Don't. *Annals of the New York Academy of Sciences, 896*(1), 3–15.
Ahyoud, N., Aikins, J. K., Bartsch, S., Bechert, N., Gyamerah, D. & Wagner, L. (2018). *Wer nicht gezählt wird, zählt nicht. Antidiskriminierungs- und Gleichstellungsdaten in der Einwanderungsgesellschaft – eine anwendungsorientierte Einführung.* Berlin: Diversity in Leadership, Citizens For Europe.
Allison, P. D. (2002). *Missing Data.* Thousand Oaks, CA: SAGE.
Allison, P. D. (2009). *Fixed Effects Regression Models.* Los Angeles, London, New Delhi, Singapore, Washington DC: SAGE Publications.
Allison, P. D. (2014). *Event History and Survival Analysis.* Los Angeles, London, New Delhi, Singapore, Washington DC: SAGE Publications.
Allison, P. D., Williams, R. & Moral-Benito, E. (2017). Maximum Likelihood for Cross-lagged Panel Models with Fixed Effects. *Socius: Sociological Research for a Dynamic World, 3,* 1–17.
Andersen, H. H., Mühlbacher, A. & Nübling, M. (2007). *Die SOEP-Version des SF 12 als Instrument gesundheitsökonomischer Analysen.* SOEPpapers on Multidisciplinary Panel Data Research, No. 6. Berlin.
Andersen, H. K. & Mayerl, J. (2022). Rehabilitating the Lagged Dependent Variable With Structural Equation Modeling. *Structural Equation Modeling: A Multidisciplinary Journal, 30*(4), 659–671.
Arbuckle, J. L. (1996). Full Information Estimation in the Presence of Incomplete Data. In G. A. Marcoulides & R. E. Schumacker (Eds.), *Advanced Structural Equation Modeling* (pp. 43–278). Hillsdale, NJ: Lawrence Erlbaum Associates.
Babitsch, B., Lampert, T., Müters, S. & Morfeld, M. (2009). Ungleiche Gesundheitschancen bei Erwachsenen: Zusammenhänge und mögliche Erklärungsansätze. In M. Richter & K. Hurrelmann (Eds.), *Gesundheitliche Ungleichheit. Grundlagen, Probleme, Perspektiven* (2nd ed., pp. 231–251). Wiesbaden: VS Verlag für Sozialwissenschaften.
Backes, G. M. (1998). Zur Vergesellschaftung des Alter(n)s im Kontext der Modernisierung. In W. Clemens & G. Backes (Eds.), *Alter und Gesellschaft. Gesellschaftliche Modernisierung durch Altersstrukturwandel* (pp. 23–60). Opladen: Leske + Budrich.
Backes, G. M. & Clemens, W. (2002). Welche Zukunft hat die Soziologie des Alter(n)s? In W. Clemens & G. Backes (Eds.), *Zukunft der Soziologie des Alter(n)s* (pp. 7–32). Opladen: Leske + Budrich.

Publisher Erratum zu: Gesundheitliche Ungleichheit im Lebensverlauf und im Kohortenvergleich

Publisher Erratum zu:
C. Frohn, *Gesundheitliche Ungleichheit im Lebensverlauf und im Kohortenvergleich,*
https://doi.org/10.1007/978-3-658-46620-6

Aufgrund eines bedauerlichen Versehens bei der Produktion fehlte in der Erstveröffentlichung ein Teil des Textes im Literaturverzeichnis. Dies wurde nun korrigiert.

Die aktualisierte Version dieses Buchs finden Sie unter
https://doi.org/10.1007/978-3-658-46620-6

© Der/die Autor(en), exklusiv lizenziert an Springer Fachmedien Wiesbaden
GmbH, ein Teil von Springer Nature 2025
C. Frohn, *Gesundheitliche Ungleichheit im Lebensverlauf und im Kohortenvergleich,* https://doi.org/10.1007/978-3-658-46620-6_15

Grabka, M. M., Goebel, J. & Liebig, S. (2019). Wiederanstieg der Einkommensungleichheit – aber auch deutlich steigende Realeinkommen. *DIW Wochenbericht, 19,* 343–353.

Grabka, M. M. & Halbmeier, C. (2019). Vermögensungleichheit in Deutschland bleibt trotz deutlich steigender Nettovermögen anhaltend hoch. *DIW Wochenbericht, 40,* 735–746.

Graham, H. (2002). Building an inter-disciplinary science of health inequalities: the example of lifecourse research. *Social Science & Medicine, 55*(12), 2005–2016.

Grigoriev, P., Pechholdová, M., Mühlichen, M., Scholz, R. D. & Klüsener, S. (2021). 30 Jahre Deutsche Einheit: Errungenschaften und verbliebene Unterschiede in der Mortalitätsentwicklung nach Alter und Todesursachen. *Bundesgesundheitsblatt, 64*(5), 481–490.

Gruenberg, E. M. (1977). The Failures of Success. *The Milbank Memorial Fund Quarterly. Health and Society, 55*(1), 3–24.

Grünheid, E. (2017). Wandel der Lebensformen in Deutschland. *BiB Working Paper, 2.*

Haan, P., Kemptner, D. & Lüthen, H. (2019). Steigende Ungleichheit in der Lebenswertung nach Lebenseinkommen: Verteilungswirkungen für das Rentensystem. In J. Siegrist & U. Staudinger (Eds.), *Gesundheitliche Ungleichheit im Lebensverlauf. Neue Forschungsergebnisse und ihre Bedeutung für die Prävention. Leopoldina-Forum Nr. 2.* Halle (Saale): Nationale Akademie der Wissenschaften Leopoldina.

Hamaker, E. L., Kuiper, R. M. & Grasman, R. P. P. P. (2015). A Critique of the Cross-Lagged Panel Model. *Psychological Methods, 20*(1), 102–116.

Hämel, K. & Schaeffer, D. (2013). Who cares? Fachkräftemangel in der Pflege. *Zeitschrift für Sozialreform, 59*(4), 413–431.

Hannappel, M. (2015). *(K)ein Ende der Bildungsexpansion in Sicht?! Ein Mikrosimulationsmodell zur Analyse von Wechselwirkungen zwischen demographischen Entwicklungen und Bildungsbeteiligung.* Marburg: Metropolis-Verlag.

Hannappel, M. & Troitzsch, K. G. (2015). Mikrosimulationsmodelle. In N. Braun & N. Saam (Eds.), *Handbuch Modellbildung und Simulation in den Sozialwissenschaften* (pp. 455–489). Wiesbaden: Springer VS.

Hapke, U., von der Lippe, E., Busch, M. & Lange, C. (2012). Psychische Gesundheit bei Erwachsenen in Deutschland. In R. Koch-Institut (Ed.), *Daten und Fakten: Ergebnisse der Studie Gesundheit in Deutschland aktuell 2010. Beiträge zur Gesundheitsberichterstattung des Bundes* (pp. 39–50). Berlin: Robert Koch-Institut.

Harman, H. H. & Fukuda, Y. (1966). Resolution of the Heywood case in the Minres solution. *Psychometrika, 31*(4), 563–571.

Hayduk, L. A. & Glaser, D. N. (2000). Jiving the four-step, waltzing around factor analysis, and other serious fun. *Structural Equation Modeling, 7*(1), 1–35.

Health Effects Institute. (2000). *Reanalysis of the Harvard Six Cities Study and the American Cancer Society Study of Particulate Air Pollution and Mortality.* Cambridge: HEI.

Heidemann, C., Scheidt-Nave, C., Beyer, A.-K., Baumert, J., Thamm, R., Maier, B., Neuhauser, H., Fuchs, J., Kuhnert, R. & Hapke, U. (2021). Gesundheitliche Lage von Erwachsenen in Deutschland – Ergebnisse zu ausgewählten Indikatoren der Studie GEDA 2019/2020-EHIS. *Journal of Health Monitoring, 6*(3), 3–27.

Heinzel-Gutenbrunner, M. (1999). *Armutslebensläufe und schlechte Gesundheit. Kausation oder soziale Selektion?* Düren: Shaker Verlag.

Heller, G. & Schnell, R. (2000). The Choir Invisible. Zur Analyse der gesundheitsbezogenen Panelmortalität im Sozio-Ökonomischen Panel SOEP. In U. Helmert, K. Bammann,

W. Voges & R. Müller (Eds.), *Müssen Arme früher sterben? Soziale Ungleichheit und Gesundheit in Deutschland* (pp. 115–134). München: Juventa Verlag.
Helmert, U., Mielck, A. & Shea, S. (1997). Poverty and health in West Germany. *Sozial- und Präventivmedizin, 42*(5), 276–285.
Helmert, U. & Schorb, F. (2009). Die Bedeutung verhaltensbezogener Faktoren im Kontext der sozialen Ungleichheit der Gesundheit. In K. Hurrelmann & M. Richter (Eds.), *Gesundheitliche Ungleichheit. Grundlagen, Probleme, Perspektiven* (2nd ed., pp. 133–148). Wiesbaden: VS Verlag für Sozialwissenschaften.
Henretta, J. C. & Campbell, R. T. (1976). Status Attainment and Status Maintenance: A Study of Stratification in Old Age. *American Sociological Review, 41*(6), 981–992.
Henry, J. P. & Stephens, P. M. (1977). *Stress, health, and the social environment.* New York, Heidelberg, Berlin: Springer Verlag.
Herting, J. R. & Costner, H. L. (2000). Another perspective on "the proper number of factors" and the appropriate number of steps. *Structural Equation Modeling, 7*(1), 92–110.
Hess, J. (2023). Heat and health inequity: acting on determinants of health to promote heat justice. *Nature Reviews Nephrology, 19*(3), 143–144.
Hochgürtel, T. & Sommer, B. (2021). Lebensformen in der Bevölkerung und Kinder. In Bundesinstitut für Bevölkerungsforschung (BiB) (Ed.), *Datenreport 2021. Ein Sozialbericht für die Bundesrepublik Deutschland* (pp. 51–64). Bonn: Statistisches Bundesamt (Destatis), Wissenschaftszentrum Berlin für Sozialforschung (WZB), Bundesinstitut für Bevölkerungsforschung (BiB).
Hoebel, J. & Müters, S. (2024). Sozioökonomischer Status und Gesundheit. Datenlage, Befunde und Entwicklungen in Deutschland. *WSI Mitteilungen, 3*, 172–179.
Hoepflinger, F. (2002). Alternssoziologie und Generationenfragen – Entwicklungen und Verknüpfungen. In G. Backes & W. Clemens (Eds.), *Zukunft der Soziologie des Alter(n)s* (pp. 33–46). Opladen: Leske + Budrich.
Hoffmann, R. & Doblhammer, G. (2021). Approaches and Methods for Causal Analysis of Panel Data in the Area of Morbidity and Mortality. *Comparative Population Studies, 46*, 69–96.
Hoffmann, R., Kröger, H. & Geyer, S. (2019). Social Causation Versus Health Selection in the Life Course: Does Their Relative Importance Differ by Dimension of SES? *Social Indicators Research, 141*, 1341–1367.
Hopman, W. M., Harrison, M. B., Coo, H., Friedberg, E., Buchanan, M. & VanDenKerkhof, E. G. (2009). Associations between chronic disease, age and physical and mental health status. *Chronic Diseases in Canada, 29*(2), 108–116.
House, J. S. (1981). *Work stress and social support.* Reading, MA: Addison-Wesley Publishing Company.
House, J. S., Lepkowski, J. M., Kinney, A. M., Mero, R. P., Kessler, R. C. & Herzog, A. R. (1994). The Social Stratification of Aging and Health. *Journal of Health and Social Behavior, 35*(3), 213–234.
Hout, M. (2012). Social and Economic Returns to College Education in the United States. *Annual Review of Sociology, 38*, 379–400.
Hradil, S. (1987). *Sozialstrukturanalyse in einer fortgeschrittenen Gesellschaft. Von Klassen und Schichten zu Lagen und Milieus.* Opladen: Leske + Budrich.
Hsiao, C. (2014). *Analysis of Panel Data. Econometric Society Monographs.* Cambridge: Cambridge University Press.

Hughes, M. E. & Waite, L. J. (2011). Marital Biography and Health at Mid-Life. *Journal of Health and Social Behavior, 50*(3), 344–358.

Huinink, J. & Schröder, T. (2008). *Sozialstruktur Deutschlands.* Baden-Baden: Nomos.

Hurrelmann, K. & Richter, M. (2013). *Gesundheits- und Medizinsoziologie. Eine Einführung in sozialwissenschaftliche Gesundheitsforschung* (8th ed.). Weinheim und Basel: Beltz Juventa.

Jacobi, F., Hoyer, J. & Wittchen, H.-U. (2004). Seelische Gesundheit in Ost und West: Analysen auf der Grundlage des Bundesgesundheitssurveys. *Zeitschrift für Klinische Psychologie und Psychotherapie, 33*(4), 251–260.

Janßen, C., Frie, K. G., Dinger, H., Schiffmann, L. & Ommen, O. (2009). Der Einfluss sozialer Ungleichheit auf die medizinische und gesundheitsbezogene Versorgung in Deutschland. In M. Richter & K. Hurrelmann (Eds.), *Gesundheitliche Ungleichheit. Grundlagen, Probleme, Perspektiven* (pp. 149–166). Wiesbaden: VS Verlag für Sozialwissenschaften.

Jungbauer-Gans, M. (2002). *Ungleichheit, soziale Beziehungen und Gesundheit.* Wiesbaden: VS Verlag für Sozialwissenschaften.

Kalter, F. & Granato, N. (2018). Migration und ethnische Ungleichheit auf dem Arbeitsmarkt. In M. Abraham & T. Hinz (Eds.), *Arbeitsmarktsoziologie* (pp. 355–387). Wiesbaden: Springer VS.

Kane, R. L., Radoserich, D. M. & Kaupel, J. W. (1990). Compression of morbidity: issues and irrelevancies. In R. L. Kane, E. J. Grimley & D. M. MacFadyen (Eds.), *Improving the Health of Older People: A World View* (pp. 30–49). New York: Oxford University Press.

Kantar Public. (2021). *SOEP-Core – 2020: Haushaltsfragebogen, Stichproben A-L3, M1-M2 + N-Q. SOEP Survey Papers 1055: Series A.* Berlin: DIW/SOEP.

Kantar Public. (2021). *SOEP-Core – 2020: Personenfragebogen, Stichproben A-L3, M1-M2 + N-Q. SOEP Survey Papers 1056: Series A.* Berlin: DIW/SOEP.

Kaplan, R. M. & Kronick, R. G. (2006). Marital status and longevity in the United States population. *Journal of Epidemiology and Community Health, 60*(9), 760–765.

Karasek, R. A. (1979). Job demands, job decision latitude, and mental strain: implications for job redesign. *Administration Science Quarterly, 24*(2), 285–308.

Klaus, D. & Baykara-Krumme, H. (2017). Die Lebenssituationen von Personen in der zweiten Lebenshälfte mit und ohne Migrationshintergrund. In K. Mahne, J. K. Wolff, J. Simonson & C. Tesch-Römer (Eds.), *Altern im Wandel. Zwei Jahrzehnte Deutscher Alterssurvey (DEAS)* (pp. 359–380). Wiesbaden: Springer VS.

Klein, J. & von dem Knesebeck, O. (2022). Soziale Ungleichheiten in der gesundheitlichen Versorgung. In J. Siegrist, U. Stößel & A. Trojan (Eds.), *Medizinische Soziologie in Deutschland. Entstehung und Entwicklungen* (pp. 213–228). Wiesbaden: Springer VS.

Klein, T. (1999). Soziale Determinanten der aktiven Lebenserwartung. *Zeitschrift für Soziologie, 28*(6), 448–464.

Klein, T. (2011). Durch „Dick und Dünn". Ergebnisse des Partnermarktsurvey 2009. *Kölner Zeitschrift für Soziologie und Sozialpsychologie, 63*(3), 459–479.

Klein, T., Rapp, I. & Schneider, B. (2013). The Influence of Couples' Living Arrangements on Smoking Habits and Body Weight. *Comparative Population Studies – Zeitschrift für Bevölkerungswissenschaft, 38*(3), 673–694.

Kline, R. B. (2023). *Principles and Practice of Structural Equation Modeling* (5th ed.). New York, London: Guilford Press.

Kohli, M. (1985). Die Institutionalisierung des Lebenslaufs. *Zeitschrift für Soziologie und Sozialpsychologie*, *37*(1), 1–29.

Kohls, M. (2008). *Healthy-Migrant-Effect, Erfassungsfehler und andere Schwierigkeiten bei der Analyse der Mortalität von Migranten. Eine Bestandsaufnahme*. Retrieved August 24, 2024, from https://www.bamf.de/SharedDocs/Anlagen/DE/Forschung/WorkingPapers/wp15-healthy-migrant-effekt.html?nn=403984.

Kolenikov, S. & Bollen, K. A. (2012). Testing Negative Error Variances: Is a Heywood Case a Symptom of Misspecification? *Sociological Methods & Research*, *41*(1), 124–167.

Kolip, P. (2019). Gesundheit und Geschlecht: Ein Überblick. *Public Health Forum*, *27*(2), 94–97.

Kolip, P. & Hurrelmann, K. (2016). *Handbuch Geschlecht und Gesundheit. Männer und Frauen im Vergleich* (2nd ed.). Bern: Hogrefe Verlag.

König, W., Lüttinger, P. & Müller, W. (1988). *A Comparative Analysis of the Development and Structure of Educational Systems. Methodological Foundations and the Construction of a Comparative Educational Scale*. CASMIN Working Paper No. 12. Mannheim: University Mannheim.

Kott, K. (2021). Armutsgefährdung und materielle Entbehrung. In Bundesinstitut für Bevölkerungsforschung (BiB) (Ed.), *Datenreport 2021. Ein Sozialbericht für die Bundesrepublik Deutschland* (pp. 222–228). Bonn: Statistisches Bundesamt (Destatis), Wissenschaftszentrum Berlin für Sozialforschung (WZB), Bundesinstitut für Bevölkerungsforschung (BiB).

Krais, B. & Gebauer, G. (2002). *Habitus*. Bielefeld: transcript Verlag.

Kroll, L. E. (2010). *Sozialer Wandel, soziale Ungleichheit und Gesundheit. Die Entwicklung sozialer und gesundheitlicher Ungleichheiten in Deutschland zwischen 1984 und 2006*. Wiesbaden: VS Verlag.

Kroll, L. E. & Lampert, T. (2008). Soziale Unterschiede in der Lebenserwartung: Möglichkeiten auf Basis des Sozio-oekonomischen Panels. *SOEPpapers on Multidisciplinary Panel Data Research*, *112*.

Kroll, L. E. & Ziese, T. (2009). Kompression oder Expansion der Morbidität? In K. Böhm, C. Tesch-Römer & T. Ziese (Eds.), *Gesundheit und Krankheit im Alter* (pp. 105–112). Berlin: Robert Koch-Institut.

Kruse, A. (2002). *Gesund Altern. Stand der Prävention und Entwicklung ergänzender Präventionsstrategien*. Baden-Baden: Nomos.

Kruse, A. (2008). Psychologische Veränderungen im Alter. In A. Kuhlmey & D. Schaeffer (Eds.), *Alter, Gesundheit und Krankheit* (pp. 15–32). Bern: Verlag Hans Huber.

Kuh, D. & Ben-Shlomo, Y. (1997). Introduction: A lifecourse approach to the aetiology of chronic disease. In D. Kuh & Y. Ben-Shlomo (Eds.), *A lifecourse approach to chronic disease epidemiology* (pp. 3–14). Oxford: Oxford University Press.

Kuh, D., Ben-Shlomo, Y., Lynch, J., Hallqvist, J. & Power, C. (2003). Life course epidemiology. *Journal of Epidemiology and Community Health*, *57*(10), 778–783.

Kuh, D., Cooper, R., Hardy, R., Richards, M. & Ben-Shlomo, Y. (2014). *A Life Course Approach To Healthy Ageing*. Oxford: Oxford University Press.

Kuhlmey, A. (2008). Altern – Gesundheit und Gesundheitseinbußen. In A. Kuhlmey & D. Schaeffer (Eds.), *Alter, Gesundheit und Krankheit* (pp. 85–97). Bern: Verlag Hans Huber.

Kuntz, B., Waldhauer, J., Schmidtke, C. & Lampert, T. (2018). Bildung und Gesundheit. In R. Haring (Ed.), *Gesundheitswissenschaften* (pp. 1–10). Berlin und Heidelberg: Springer.

Kuntz, B., Waldhauer, J., Zeiher, J., Finger, J. D. & Lampert, T. (2018). Soziale Unterschiede im Gesundheitsverhalten von Kindern und Jugendlichen in Deutschland – Querschnittergebnisse aus KiGGS Welle 2. *Journal of Health Monitoring*, *3*(2), 45–63.
Laaksonen, M., Roos, E., Rahkonen, O., Martikainen, P. & Lahelma, E. (2005). Influence of material and behavioural factors on occupational class differences in health. *Journal of Epidemiology and Community Health*, *59*(2), 163–169.
Lademann, J. & Kolip, P. (2005). *Gesundheit von Frauen und Männern im mittleren Lebensalter*. Berlin: Robert Koch-Institut.
Lampert, T. (2016). Soziale Ungleichheit und Gesundheit. In M. Richter & K. Hurrelmann (Eds.), *Soziologie von Gesundheit und Krankheit* (pp. 121–138). Wiesbaden: Springer VS.
Lampert, T. (2019). Gesundheitliche Ungleichheit im Lebensverlauf. In J. Siegrist & U. Staudinger (Eds.), *Gesundheitliche Ungleichheit im Lebensverlauf. Neue Forschungsergebnisse und ihre Bedeutung für die Prävention. Leopoldina-Forum Nr. 2* (pp. 24–31). Halle (Saale): Nationale Akademie der Wissenschaften Leopoldina.
Lampert, T., Hoebel, J. & Kroll, L. E. (2019). Soziale Unterschiede in der Mortalität und Lebenserwartung in Deutschland – Aktuelle Situation und Trends. *Journal of Health Monitoring*, *4*(1), 3–15.
Lampert, T., Hoebel, J., Kuntz, B., Fuchs, J., Scheidt-Nave, C. & Nowossadeck, E. (2016). Gesundheitliche Ungleichheit im höheren Lebensalter. *GBE kompakt*, *1*(7).
Lampert, T., Hoebel, J., Kuntz, B., Müters, S. & Kroll, L. E. (2017). *Gesundheitliche Ungleichheit in verschiedenen Lebensphasen. Gesundheitsberichterstattung des Bundes. Gemeinsam getragen von RKI und Destatis*. Berlin: Robert Koch-Institut.
Lampert, T., Kroll, L. E., Kuntz, B. & Hoebel, J. (2018). Gesundheitliche Ungleichheit in Deutschland und im internationalen Vergleich: Zeitliche Entwicklungen und Trends. *Journal of Health Monitoring*, *3*(S1).
Lampert, T. & Richter, M. (2009). Gesundheitliche Ungleichheit bei Kindern und Jugendlichen. In M. Richter & K. Hurrelmann (Eds.), *Gesundheitliche Ungleichheit. Grundlagen, Probleme, Perspektiven* (2nd ed., pp. 209–230). Wiesbaden: VS Verlag für Sozialwissenschaften.
Lampert, T., Ziese, T. & Kurth, B.-M. (2010). Gesundheitliche Entwicklungen und Trends in Ost- und Westdeutschland. *Aus Politik und Zeitgeschichte*, *45*.
Lauderdale, D. S. (2001). Education and Survival: Birth Cohort, Period, and Age Effects. *Demography*, *38*(4), 551–561.
Leim, I. (2008). *Die Modellierung der Fertilitätsentwicklung als Folge individueller Entscheidungsprozesse mit Hilfe der Mikrosimulation*. Marburg: Metropolis-Verlag.
Leopold, L. & Engelhardt, H. (2011). Bildung und Gesundheitsungleichheit im Alter: Divergenz, Konvergenz oder Kontinuität? Eine Längsschnittuntersuchung mit SHARE. *Kölner Zeitschrift für Soziologie und Sozialpsychologie*, *63*(1), 207–236.
Leopold, L. & Leopold, T. (2018). Education and Health across Lives and Cohorts: A Study of Cumulative (Dis)advantage and Its Rising Importance in Germany. *Journal of Health and Social Behavior*, *59*(1), 94–112.
Li, J. & O'Donoghue, C. (2013). A survey of dynamic microsimulation models: Uses, model structure and methodology. *International Journal of Microsimulation*, *6*(2), 3–55.
Lillard, L. A. & Panis, C. W. A. (1996). Marital Status and Mortality: The Role of Health. *Demography*, *33*(3), 313–327.

Linder, S., Seifert, N. & Rapp, I. (2022). Materielle Deprivation und subjektive Gesundheit: Eine Längsschnittanalyse mit den Daten des Sozio-oekonomischen Panels (2001–2015). *Gesundheitswesen, 84*(1), 52–59.

Liu, H. & Umberson, D. J. (2008). The Times They Are a Changin': Marital Status and Health Differentials from 1972 to 2003. *Journal of Health and Social Behavior, 49*(3), 239–253.

Long, J. S. (1983). *Covariance Structure Models – An Introduction to LISREL.* Beverly Hills: SAGE Publications.

Lütz, C. & Stein, P. (2020). Validierung in dynamischen Mikrosimulationsmodellen. In M. Hannappel & J. Kopp (Eds.), *Mikrosimulationen. Methodische Grundlagen und ausgewählte Anwendungsfelder* (pp. 141–176). Wiesbaden: Springer VS.

Lynch, J. & Smith, G. D. (2005). A Life Course Approach To Chronic Disease Epidemiology. *Annual Review of Public Health, 26,* 1–35.

Lynch, S. M. (2003). Cohort and Life-course Patterns in the Relationship between Education and Health: A Hierarchical Approach. *Demography, 40*(2), 309–331.

Lynch, S. M. (2006). Explaining Life Course and Cohort Variation in the Relationship between Education and Health: The Role of Income. *Journal of Health and Social Behavior, 47*(3), 324–338.

Lynn, P. (2018). Tackling Panel Attrition. In D. Vannette & J. Krosnick (Eds.), *The Palgrave Handbook of Survey Research* (pp. 143–153). Cham: Palgrave Macmillan.

Mackenbach, J. P. (2006). *Health Inequalities: Europe in Profile.* Produced by COI for the Department of Health. Retrieved August 24, 2024, from https://ec.europa.eu/health/ph_determinants/socio_economics/documents/ev_060302_rd06_en.pdf.

Mackenbach, J. P. (2015). Socioeconomic inequalities in health in high-income countries: the facts and the options. In R. Detels, M. Gulliford, Q. A. Karim & T. Tan (Eds.), *Oxford Textbook of Global Public Health* (pp. 106–126). Oxford: Oxford University Press.

Mahne, K., Wolff, J. K., Simonson, J. & Tesch-Römer, C. (2017). Altern im Wandel: Zwei Jahrzehnte Deutscher Alterssurvey. In K. Mahne, J. K. Wolff, J. Simonson & C. Tesch-Römer (Eds.), *Altern im Wandel. Zwei Jahrzehnte Deutscher Alterssurvey (DEAS)* (pp. 11–28). Wiesbaden: Springer VS.

Manzoli, L., Villari, P., Pirone, G. M. & Boccia, A. (2007). Marital status and mortality in the elderly: a systematic review and meta-analysis. *Social Science & Medicine, 64*(1), 77–94.

Maron, J. & Mielck, A. (2015). Nimmt die gesundheitliche Ungleichheit zu? Ergebnisse eines Literaturreviews und Empfehlungen für die weitere Forschung. *Gesundheitswesen, 77*(3), 137–147.

McLay, J. M., Lay-Yee, R., Milne, B. J. & Davis, P. (2015). Regression-style models for parameter estimation in dynamic microsimulation: An empirical performance assessment. *International Journal of Microsimulation, 8*(2), 83–127.

Mensink, G. B. M., Schienkiewitz, A., Rabenberg, M., Borrmann, A., Richter, A. & Haftenberger, M. (2018). Konsum zuckerhaltiger Erfrischungsgetränke bei Kindern und Jugendlichen in Deutschland – Querschnittergebnisse aus KiGGS Welle 2 und Trends. *Journal of Health Monitoring, 3*(1), 32–39.

Mergenthaler, A. (2018). Gesundheitliche Ungleichheiten in der zweiten Lebenshälfte. In K. Schroeter, C. Vogel & H. Künemund (Eds.), *Handbuch Soziologie des Alter(n)s* (pp. 1–19). Wiesbaden: Springer VS.

Merton, R. K. (1985). Der Matthäus-Effekt in der Wissenschaft. In R. K. Merton (Ed.), *Entwicklung und Wandel von Forschungsinteressen. Aufsätze zur Wissenschaftssoziologie* (pp. 147–171). Frankfurt: Suhrkamp Verlag.

Merton, R. K. (1995). *Soziologische Theorie und soziale Sozialstruktur.* Berlin und New York: Walter de Gruyter.

Metzing, M. (2021). Lebenssituation von Migrantinnen und Migranten, deren Nachkommen und Geflüchteten in Deutschland. In Bundesinstitut für Bevölkerungsforschung (BiB) (Ed.), *Datenreport 2021. Ein Sozialbericht für die Bundesrepublik Deutschland* (pp. 286–294). Bonn: Statistisches Bundesamt (Destatis), Wissenschaftszentrum Berlin für Sozialforschung (WZB), Bundesinstitut für Bevölkerungsforschung (BiB).

Michalski, N., Müters, S. & Lampert, T. (2020). Soziale Ungleichheit, Arbeit und Gesundheit. In B. Badura, A. Ducki, H. Schröder, J. Klose & M. Meyer (Eds.), *Fehlzeiten-Report 2020. Gerechtigkeit und Gesundheit* (pp. 31–45). Wiesbaden: Springer-Verlag.

Mielck, A. (2005). *Soziale Ungleichheit und Gesundheit. Einführung in die aktuelle Diskussion.* Bern: Hans Huber.

Mielck, A., Lüngen, M., Siegel, M. & Korber, K. (2012). *Folgen unzureichender Bildung für die Gesundheit.* Retrieved August 24, 2024, from https://www.bertelsmann-stiftung.de/de/publikationen/publikation/did/folgen-unzureichender-bildung-fuer-die-gesundheit.

Mirowsky, J. & Ross, C. E. (2008). Education and Self-rated Health: Cumulative Advantage and Its Rising Importance. *Research on Aging, 30*(1), 93–122.

Moon, J. R., Kondo, N., Glymour, M. M. & Subramanian, S. V. (2011). Widowhood and Mortality: A Meta-Analysis. *PLoS ONE, 6*(8), e23465.

Moor, I., Winter, K. & Richter, M. (2022). Medizin- und Gesundheitssoziologie in der Deutschen Gesellschaft für Soziologie. In J. Siegrist, U. Stößel & A. Trojan (Eds.), *Medizinische Soziologie in Deutschland. Entstehung und Entwicklungen* (pp. 45–64). Wiesbaden: Springer VS.

Motel-Klingebiel, A., Wurm, S., Huxhold, O. & Tesch-Römer, C. (2010). Wandel von Lebensqualität und Ungleichheit in der zweiten Lebenshälfte. In A. Motel-Klingebiel, S. Wurm & C. Tesch-Römer (Eds.), *Altern im Wandel. Befunde des Deutschen Alterssurveys (DEAS)* (pp. 15–33). Stuttgart: Verlag W. Kohlhammer.

Mueller, U. & Heinzel-Gutenbrunner, M. (2001). *Krankheiten und Beschwerden (subjektive Gesundheit) unter Bewertung der eigenen Gesundheit.* Wiesbaden: Bundesinstitut für Bevölkerungsforschung (BiB).

Mulaik, S. A. & Millsap, R. E. (2000). Doing the Four-Step Right. *Structural Equation Modeling, 7*(1), 36–73.

Mulder, J. D. & Hamaker, E. L. (2021). Three Extensions of the Random Intercept Cross-Lagged Panel Model. *Structural Equation Modeling: A Multidisciplinary Journal, 28*(4), 638–648.

Müller, A. C., Wachtler, B. & Lampert, T. (2020). Digital Divide – Soziale Unterschiede in der Nutzung digitaler Gesundheitsangebote. *Bundesgesundheitsblatt, 63*(3), 185–191.

Muniz-Terrera, G., Robitaille, A., Kelly, A., Johansson, B., Hofer, S. & Piccinin, A. (2017). Latent growth models matched to research questions to answer questions about dynamics of change in multiple processes. *Journal of Clinical Epidemiology, 82*, 158–166.

Münnich, R., Schnell, R., Kopp, J., Stein, P., Zwick, M., Dräger, S., Merkle, H., Obersneider, M., Richter, N. & Schmaus, S. (2020). Zur Entwicklung eines kleinräumigen und sektorenübergreifenden Mikrosimulationsmodells für Deutschland. In M. Hannappel & J. Kopp

(Eds.), *Mikrosimulationen. Methodische Grundlagen und ausgewählte Anwendungsfelder* (pp. 109–138). Wiesbaden: Springer VS.

Nöthen, M. & Böhm, K. (2009). Krankheitskosten. *Gesundheitsberichterstattung des Bundes, 48.*

Nowossadeck, E. (2012). Demografische Alterung und Folgen für das Gesundheitswesen. *GBE kompakt, 3*(2).

Nowossadeck, E., von der Lippe, E. & Lampert, T. (2019). Entwicklung der Lebenserwartung in Deutschland – Aktuelle Trends. *Journal of Health Monitoring, 4*(1), 41–48.

Nowossadeck, E., Klaus, D., Gordo, L. R. & Vogel, C. (2017). *Migrantinnen und Migranten in der zweiten Lebenshälfte.* Berlin: Deutsches Zentrum für Altersfragen.

Nübling, M., Andersen, H. H. & Mühlbacher, A. (2006). Entwicklung eines Verfahrens zur Berechnung der körperlichen und psychischen Summenskalen auf Basis der SOEP-Version des SF 12 (Algorithmus). *DIW Data Documentation, 16.*

Nyberg, S. T., Fransson, E. I., Heikkilä, K., Alfredsson, L., Casini, A. & et al. (2013). Job Strain and Cardiovascular Disease Risk Factors: Meta-Analysis of Individual-Participant Data from 47,000 Men and Women. *PLoS ONE, 8*(6), e67323.

O'rand, A. & Henretta, J. C. (1999). *Age And Inequality. Diverse Pathways Through Later Life.* Boulder, CO: Westview Press.

Opp, K.-D. (1979). *Individualistische Sozialwissenschaft: Arbeitsweise und Probleme individualistisch und kollektivistisch orientierter Sozialwissenschaften.* Stuttgart: Enke.

Opp, K.-D. (2014). *Methodologie der Sozialwissenschaften. Einführung in Probleme ihrer Theorienbildung und praktischen Anwendung* (7th ed.). Wiesbaden: Springer VS.

Orcutt, G. H. (1957). A New Type of Socio-Economic System. *Review of Economics and Statistics, 39*(2), 116–123.

Organisation for Economic Co-operation and Development. (2023). *What Are Equivalence Scales?* Retrieved August 24, 2024, from https://www.oecd.org/els/soc/OECD-Note-EquivalenceScales.pdf.

Palentien, C. & Harring, M. (2010). Jugendliches Risikoverhalten, Drogenkonsum und Peers. In M. Harring, O. Böhm-Kasper, C. Rohlfs & C. Palentien (Eds.), *Freundschaften, Cliquen und Jugendkulturen. Peers als Bildungs- und Sozialisationsinstanzen* (pp. 365–384). Wiesbaden: VS Verlag für Sozialwissenschaften.

Pensola, T. & Martikainen, P. (2004). Life course experiences and mortality by adult social class among young men. *Social Science & Medicine, 58*(10), 2149–2170.

Peter, R. (2009). Psychosoziale Belastungen im Erwachsenenalter: Ein Ansatz zur Erklärung sozialer Ungleichverteilung von Gesundheit? In M. Richter & K. Hurrelmann (Eds.), *Gesundheitliche Ungleichheit. Grundlagen, Probleme, Perspektiven* (2nd ed., pp. 117–132). Wiesbaden: VS Verlag für Sozialwissenschaften.

Petschel, A. & Will, A.-K. (2020). Konsum zuckerhaltiger Erfrischungsgetränke bei Kindern und Jugendlichen in Deutschland – Querschnittergebnisse aus KiGGS Welle 2 und Trends. *WISTA – Wirtschaft und Statistik, 5*, 78–91.

Pickford, R., Kraus, U., Frank, U., Breitner, S., Markevych, I. & Schneider, A. (2020). Kombinierte Effekte verschiedener Umweltfaktoren auf die Gesundheit: Luftschadstoffe, Temperatur, Grünflächen, Pollen und Lärm. *Bundesgesundheitsblatt, 63*(10), 962–971.

Plaumann, M., Busse, A. & Walter, U. (2006). Grundlagen zu Stress. In K. KKH Kaufmännische Krankenkasse (Ed.), *Stress? Ursachen, Erklärungsmodelle und präventive Ansätze* (pp. 2–12). Heidelberg: Springer Medizin Verlag.

Pollmann-Schult, M. (2015). Familie, Erwerbsarbeit, Einkommen. In P. B. Hill & J. Kopp (Eds.), *Handbuch Familiensoziologie* (pp. 613–640). Wiesbaden: Springer VS.

Power, C. & Kuh, D. (2006). Life course development of unequal health. In J. Siegrist & M. Marmot (Eds.), *Social inequalities in health. New evidence and policy implications* (pp. 27–54). Oxford: Oxford University Press.

Power, C. & Matthews, S. (1997). Origins of health inequalities in a national population sample. *Lancet, 350*(9072), 1584–1589.

Prütz, F., Rommel, A., Kroll, L. E. & Lampert, T. (2014). 25 Jahre nach dem Fall der Mauer: Regionale Unterschiede in der Gesundheit. *GBE kompakt, 5*(3), 1–14.

Quenzel, G. & Hurrelmann, K. (2022). *Lebensphase Jugend*. (14th ed.). Weinheim Basel: Beltz Juventa.

Rabe-Hesketh, S. & Skrondal, A. (2022). *Multilevel and Longitudinal Modeling Using Stata. Volume I: Continuous Responses* (4th ed.). Texas: Stata Press.

Radoschewski, F. M. (2000). Gesundheitsbezogene Lebensqualität – Konzepte und Maße Entwicklungen und Stand im Überblick. *Bundesgesundheitsblatt, 43*(3), 165–189.

Raithel, J. (2004). Lebensstil und gesundheitsrelevantes Verhalten im Jugendalter. *Soziale Welt, 1*, 75–94.

Rapp, I. & Klein, T. (2015). Familie und Gesundheit. In M. Pollmann-Schult, R. Hill & J. Kopp (Eds.), *Handbuch Familiensoziologie* (pp. 775–790). Wiesbaden: Springer VS.

Razum, O. (2009). Migration, Mortalität und der Healthy-migrant-Effekt. In M. Richter & K. Hurrelmann (Eds.), *Gesundheitliche Ungleichheit. Grundlagen, Probleme, Perspektiven* (2nd ed., pp. 267–282). Wiesbaden: VS Verlag für Sozialwissenschaften.

Razum, O., Geiger, I., Zeeb, H. & Ronellenfitsch, U. (2004). Gesundheitsversorgung von Migranten. *Deutsches Ärzteblatt, 101*(43), A2882–A2887.

Razum, O. & Spallek, J. (2012). Erklärungsmodelle zum Zusammenhang zwischen Migration und Gesundheit im Alter. In B. Baykara-Krumme, A. Motel-Klingebiel & P. Schimany (Eds.), *Viele Welten des Alterns. Ältere Migranten im alternden Deutschland* (pp. 161–180). Wiesbaden: Springer VS.

Reibling, N., Kriwy, P. & Behrens, J. (2022). Gesundheitliche Ungleichheiten bei Kindern und Jugendlichen. In J. Siegrist, U. Stößel & A. Trojan (Eds.), *Medizinische Soziologie in Deutschland. Entstehung und Entwicklungen* (pp. 45-64). Wiesbaden: Springer VS.

Reinecke, J. (2014). *Strukturgleichungsmodelle in den Sozialwissenschaften* (2nd ed.). Berlin, Boston: Walter de Gruyter.

Reinecke, J. (2024). *Wachstumskurvenmodelle* (2nd ed.). Baden-Baden: Nomos Verlagsgesellschaft.

Rensing, L., Koch, M., Rippe, B. & Rippe, V. (2006). *Mensch im Stress. Psyche, Körper, Moleküle*. München: Spektrum Akademischer Verlag.

Richiardi, M. & Poggi, A. (2014). Imputing individual effects in dynamic microsimulation models. An application to household formation and labour market participation in Italy. *International Journal of Microsimulation, 7*(2), 3–39.

Richter, M. & Hurrelmann, K. (2009). Gesundheitliche Ungleichheit: Ausgangsfragen und Herausforderungen. In M. Richter & K. Hurrelmann (Eds.), *Gesundheitliche Ungleichheit. Grundlagen, Probleme, Perspektiven* (2nd ed., pp. 13–34). Wiesbaden: VS Verlag für Sozialwissenschaften.

Ripley, B. D. (1987). *Stochastic Simulation*. New York, Chichester, Brisbane, Toronto, Singapore: John Wiley & Sons.

Robert Koch-Institut (2008a). *Lebensphasenspezifische Gesundheit von Kindern und Jugendlichen in Deutschland. Bericht für den Sachverständigenrat zur Begutachtung der Entwicklung im Gesundheitswesen*. Berlin: Robert Koch-Institut.
Robert Koch-Institut (2008b). *Migration und Gesundheit. Schwerpunktbericht der Gesundheitsberichterstattung des Bundes*. Berlin: Robert Koch-Institut.
Robert Koch-Institut (2009). *20 Jahre nach dem Fall der Mauer: Wie hat sich die Gesundheit in Deutschland entwickelt? Beiträge zur Gesundheitsberichterstattung des Bundes*. Berlin: Robert Koch-Institut.
Robert Koch-Institut (2013). *Das Unfallgeschehen bei Erwachsenen in Deutschland. Ergebnisse des Unfallmoduls der Befragung „Gesundheit in Deutschland aktuell 2010"*. Berlin: Robert Koch-Institut.
Robert Koch-Institut (2014). *Gesundheitliche Lage der Männer in Deutschland. Beiträge zur Gesundheitsberichterstattung des Bundes*. Berlin: Robert Koch-Institut.
Robert Koch-Institut (2015). Welche Auswirkungen hat der demografische Wandel auf Gesundheit und Gesundheitsversorgung? In Robert Koch-Institut (Eds.), *Gesundheit in Deutschland. Gesundheitsberichterstattung des Bundes. Gemeinsam getragen von RKI und Destatis* (pp. 432–455). Berlin: Robert Koch-Institut.
Robert Koch-Institut (2020). *Gesundheitliche Lage der Frauen in Deutschland. Gesundheitsberichterstattung des Bundes. Gemeinsam getragen von RKI und Destatis*. Berlin: Robert Koch-Institut.
Robert Koch-Institut (2021). *Psychische Gesundheit in Deutschland. Erkennen – Bewerten – Handeln. Schwerpunktbericht Teil 1 – Erwachsene*. Berlin: RKI, Destatis.
Röding, D. & Elkeles, T. (2021). Geschlechtsspezifische Inanspruchnahme von ambulanten medizinischen und präventiven Leistungen in einem ländlichen Raum. *Gesundheitswesen, 83*, 976–982.
Roelfs, D. J., Shor, E., Kalish, R. & Yogev, T. (2011). The Rising Relative Risk of Mortality for Singles: Meta-Analysis and Meta-Regression. *American Journal of Epidemiology, 174*(4), 379–389.
Rogosa, D. R. & Willett, J. B. (1985). Satisfying Simplex Structure Is Simpler Than It Should Be. *Journal of Educational Statistics, 10*(2), 99–107.
Ross, C. E. & Wu, C. (1996). Education, Age, and the Cumulative Advantage in Health. *Journal of Health and Social Behavior, 37*(1), 104–120.
Rosseel, Y. (2012). *lavaan: an R package for structural equation modeling and more*. Retrieved August 24, 2024, from http://users.ugent.be/~yrosseel/lavaan/lavaanIntroduction.pdf.
Rothgang, H., Müller, R. & Unger, R. (2012). *Themenreport „Pflege 2030"*. Gütersloh: Bertelsmann Stiftung.
Rowe, J. W. & Kahn, R. L. (1997). Successful aging. *The Gerontologist, 37*(4), 433–440.
Rubin, D. B. (1987). *Multiple Imputation for Nonresponse in Surveys*. New York: J. Wiley & Sons.
Saam, N. J. & Gautschi, T. (2015). Modellbildung in den Sozialwissenschaften. In N. Braun & N. J. Saam (Eds.), *Handbuch Modellbildung und Simulation in den Sozialwissenschaften* (pp. 15–60). Wiesbaden: Springer VS.
Saß, A.-C., Wurm, S. & Ziese, T. (2009). Somatische und psychische Gesundheit. In K. Böhm, C. Tesch-Römer & T. Ziese (Eds.), *Gesundheit und Krankheit im Alter* (pp. 31–61). Berlin: Robert Koch-Institut.
Satorra, A. & Bentler, P. M. (2001). A scaled difference chi-square test statistic for moment structure analysis. *Psychometrika, 66*(4), 507–514.

Schafer, J. L. & Graham, J. W. (2002). Missing data: Our view of the state of the art. *Psychological Methods, 7*(2), 147–177.

Scheidt-Nave, C. (2010). Chronische Erkrankungen - Epidemiologische Entwicklung und die Bedeutung für die öffentliche Gesundheit. *Public Health Forum, 18*(1), 2.e1–2.e4.

Schneeweiß, H. (1990). Kollinearität und Fehlspezifikation. In H. Schneeweiß (Ed.), *Ökonometrie* (pp. 128–162). Heidelberg: Physica Heidelberg.

Schneider, S. L. (2015). *Die Konzeptualisierung, Erhebung und Kodierung von Bildung in nationalen und internationalen Umfragen.* Wiesbaden: GESIS – Leibniz-Institut für Sozialwissenschaften.

Schneider, S. (2003). *Lebensstil und Gesundheit. Welche Faktoren bedingen ein langes Leben?* Wiesbaden: Westdeutscher Verlag.

Schnell, R. & Trappmann, M. (2006). *Konsequenzen der Panelmortalität im SOEP für Schätzungen der Lebenserwartung. Arbeitspapier 2/2006.* Konstanz: Zentrum für Quantitative Methoden und Surveyforschung.

Schöllgen, I., Huxhold, O. & Tesch-Römer, C. (2010). Socioeconomic status and health in the second half of life: Findings from the German Ageing Survey. *European Journal of Ageing, 7*(1), 17–28.

Siegrist, J. (1996). *Soziale Krisen und Gesundheit.* Göttingen: Hogrefe.

Siegrist, J. (2005). *Medizinische Soziologie* (6th ed.). München und Jena: Elsevier, Urban und Fischer.

Siegrist, J. (2013). Berufliche Gratifikationskrisen und depressive Störungen. Aktuelle Forschungsevidenz. *Der Nervenarzt, 84*(1), 33–37.

Siegrist, J. & Dragano, N. (2008). Psychosoziale Belastungen und Erkrankungsrisiken im Erwerbsleben: Befunde aus internationalen Studien zum Anforderungs-Kontroll-Modell und zum Modell beruflicher Gratifikationskrisen. *Bundesgesundheitsblatt – Gesundheitsforschung – Gesundheitsschutz, 51*(3), 305–312.

Sieverding, M. (2002). Gender and health related attitudes: The role of a „macho" self-concept. In G. Weidner, M. Kopp & M. Kristenson (Eds.), *Heart disease: Environment, stress and gender* (pp. 237–250). Amsterdam: IOS Press.

Simon, R. W. (2002). Revisiting the relationships among gender, marital status, and mental health. *American Journal of Sociology, 107*(4), 1065–1096.

Simonson, J. & Hameister, N. (2017). Sozioökonomischer Status und freiwilliges Engagement. In J. Simonson, C. Vogel & C. Tesch-Römer (Eds.), *Freiwilliges Engagement in Deutschland* (pp. 439–464). Wiesbaden: Springer VS.

Smith, A. (1976). *The Theory of Moral Sentiments.* London: Clarendon Press. (Zuerst: London 1759).

Smith, G. D., Blane, D. & Bartley, M. (1993). Soziale Klasse und Mortalitätsunterschiede: Diskussion der Erklärungsansätze in Großbritannien. In A. Mielck (Ed.), *Krankheit und soziale Ungleichheit. Sozialepidemiologische Forschung in Deutschland* (pp. 425–451). Opladen: Leske + Budrich.

SOEP Group (2022a). *SOEP-Core v37 – PGEN: Person-Related Status and Generated Variables. SOEP Survey Papers 1186: Series D – Variable Descriptions and Coding.* Berlin: DIW Berlin/SOEP.

SOEP Group (2022b). *SOEP-Core v37 – PPATHL: Person-Related Meta-Dataset. SOEP Survey Papers 1187: Series D – Variable Descriptions and Coding.* Berlin: DIW Berlin/SOEP.

Spallek, J. & Razum, O. (2016). Migration und Gesundheit. In M. Richter & K. Hurrelmann (Eds.), *Soziologie von Gesundheit und Krankheit* (pp. 153–166). Wiesbaden: Springer VS.

Spallek, J., Zeeb, H. & Razum, O. (2011). What do we have to know from migrants' past exposures to understand their health status? a life course approach. *Emerging Themes in Epidemiology, 8*(1), 1–8.

Spellerberg, A. & Kirch, J. (2021). Regionale Disparitäten. In Bundesinstitut für Bevölkerungsforschung (BiB) (Ed.), *Datenreport 2021. Ein Sozialbericht für die Bundesrepublik Deutschland* (pp. 295–304). Bonn: Statistisches Bundesamt (Destatis), Wissenschaftszentrum Berlin für Sozialforschung (WZB), Bundesinstitut für Bevölkerungsforschung (BiB).

Sperlich, S., Beller, J., Epping, J., Safeddine, B., Tetzlaff, F., Tetzlaff, J. & Geyer S. (2022). Die langzeitliche Entwicklung von Morbidität und Gesundheit in Deutschland – mehr Gesundheit für alle? In J. Siegrist, U. Stößel & A. Trojan (Eds.), *Medizinische Soziologie in Deutschland. Entstehung und Entwicklungen* (pp. 179–204). Wiesbaden: Springer VS.

Sperlich, S., Klar, M. K., Safieddine, B., Tetzlaff, F., Tetzlaff, J. & Geyer, S. (2021). Life stage-specific trends in educational inequalities in health-related quality of life and self-rated health between 2002 and 2016 in Germany: findings from the German Socio-Economic Panel Study (GSOEP). *BMJ Open, 11*, e042017.

Spielauer, M. (2009a). *Microsimulation Approaches*. Ottawa: Statistics Canada-Modeling Division.

Spielauer, M. (2009b). *What is Dynamic Social Science Microsimulation?* Ottawa: Statistics Canada-Modeling Division.

Spuling, S. M., Cengia, A. & Wettstein, M. (2019). Funktionale und subjektive Gesundheit bei Frauen und Männern im Verlauf der zweiten Lebenshälfte. In C. Vogel, M. Wettstein & C. Tesch-Römer (Eds.), *Frauen und Männer in der zweiten Lebenshälfte: älterwerden im sozialen Wandel* (pp. 35–52). Wiesbaden: Springer VS.

StataCorp (2023). *xtsum – Summarize xt data*. College Station, TX: Stata Press.

Statistische Ämter des Bundes und der Länder (2011). *Bevölkerungs- und Haushaltsentwicklung im Bund und in den Ländern (Heft. 1)*. Wiesbaden: Statistische Ämter des Bundes und der Länder.

Statistisches Bundesamt (2019a). *Bevölkerung im Wandel. Annahmen und Ergebnisse der 14. koordinierten Bevölkerungsvorausberechnung*. Retrieved August 24, 2024, from https://www.destatis.de/DE/Presse/Pressekonferenzen/2019/Bevoelkerung/pressebroschuere-bevoelkerung.pdf?__blob=publicationFile.

Statistisches Bundesamt (2019b). *Sterbetafeln. Ergebnisse aus der laufenden Berechnung von Periodensterbetafeln für Deutschland und die Bundesländer. 2016/2018*. Wiesbaden: Statistisches Bundesamt (Destatis).

Statistisches Bundesamt (2021). *Ergebnisse aus der laufenden Berechnung von Periodensterbetafeln für Deutschland und die Bundesländer 2018/2020*. Retrieved August 24, 2024, from https://www.destatis.de/DE/Themen/Gesellschaft-Umwelt/Bevoelkerung/Sterbefaelle-Lebenserwartung/_inhalt.html#_tc6q2gdpp.

Statistisches Bundesamt (2022). *Bevölkerung und Erwerbstätigkeit. Bevölkerung mit Migrationshintergrund – Ergebnisse des Mikrozensus 2020*. Retrieved August 24, 2024, from https://www.statistischebibliothek.de/mir/servlets/MCRFileNodeServlet/DEHeft_derivate_00064412/2010220207004_Endergebnisse.pdf.

Statistisches Bundesamt (2023a). *Krankheitskosten, Krankheitskosten je Einwohner: Deutschland, Jahre, Geschlecht, Altersgruppen*. Retrieved August 24, 2024, from https://www.destatis.de/DE/Themen/Gesellschaft-Umwelt/Gesundheit/Krankheitskosten/_inhalt.html#235862.

Statistisches Bundesamt (2023b). *Preise. Verbraucherpreisindizes für Deutschland. Lange Reihen ab 1948*. Retrieved August 24, 2024, from https://www.destatis.de/DE/Themen/Wirtschaft/Preise/Verbraucherpreisindex/_inhalt.html#_qtrnp5yrv.

Stein, P. & Bekalarczyk, D. (2016). Zur Prognose beruflicher Positionierung von Migranten der dritten Generation. In R. Bachleitner, M. Weichbold & M. Pausch (Eds.), *Empirische Prognoseverfahren in den Sozialwissenschaften. Wissenschaftstheoretische und methodologische Problemlagen* (pp. 223–257). Wiesbaden: Springer VS.

Steinkamp, G. (1999). Soziale Ungleichheit in Morbidität und Mortalität. Oder. Warum einige Menschen gesünder sind und länger leben als andere. In W. Schlicht & H. H. Dickhuth (Eds.), *Gesundheit für alle – Fiktion oder Realität* (pp. 101–154). Schorndorf: Hofmann Verlag.

Stiehr, K. & Garrison, P. (2020). Alter und Bildung. In K. Aner & U. Karl (Eds.), *Handbuch Soziale Arbeit und Alter* (2nd ed., pp. 397–404). Wiesbaden: Springer VS.

Tetzlaff, F., Epping, J., Sperlich, S. & Tetzlaff, J. (2020). Widening income inequalities in life expectancy? Analysing time trends based on German health insurance data. *Journal of Epidemiology and Community Health*, 74(7), 592–597.

Tönnies, T., Röckl, S., Hoyer, A., Heidemann, C., Baumert, J., Du, Y., Scheidt-Nave, C. & Brinks, R. (2019). Projected number of people with diagnosed Type 2 diabetes in Germany in 2040. *DIABETIC Medicine*, 36(10), 1217–1225.

Treiman, D. J. (1975). Problems of Concept and Measurement in the Comparative Study of Occupational Mobility. *Social Science Research*, 4(3), 183–230.

Troitzsch, K. G. (2003). Simulation in den Sozialwissenschaften. In B. Orth, T. Schwietring, and J. Weiß (Eds.), *Soziologische Forschung: Stand und Perspektiven. Ein Handbuch* (pp. 223–257). Wiesbaden: VS Verlag für Sozialwissenschaften.

Unger, R. (2003). *Soziale Differenzierung der aktiven Lebenserwartung im internationalen Vergleich. Eine Längsschnittuntersuchung mit den Daten des Sozio-ökonomischen Panel und der Panel Study of Income Dynamics*. Wiesbaden: Deutscher Universitäts-Verlag.

Urban, D. & Mayerl, J. (2018). *Angewandte Regressionsanalyse: Theorie, Technik und Praxis* (5th ed.). Wiesbaden: Springer VS.

Vale, C. D. & Maurelli, V. A. (1983). Simulating multivariate nonnormal distributions. *Psychometrika*, 48(3), 465–471.

van Imhoff, E. & Post, W. (1998). Microsimulation Methods for Population Projection. *Population: An English Selection*, 10(1), 97–138.

Veenstra, G. & Kelly, S. (2007). Comparing objective and subjective status: Gender and space (and environmental justice?). *Health & Place*, 13(1), 57–71.

Verbrugge, L. M. (1984). Longer life but worsening health? Trends in health and mortality of middle-aged and older persons. *The Milbank Memorial Fund Quarterly. Health and Society*, 62(3), 475–519.

Voelkle, M. C. (2008). Reconsidering the use of autoregressive latent trajectory (ALT) models. *Multivariate Behavioral Research*, 43(4), 564–591.

Vogel, C. & Motel-Klingebiel, A. (2013). *Altern im sozialen Wandel: Die Rückkehr der Altersarmut?* Wiesbaden: Springer VS.

von dem Knesebeck, O. & Siegrist, J. (2005). Die Bedeutung sozialer Beziehungen für den Zusammenhang zwischen sozialer Ungleichheit und Gesundheit im Alter. *Sozial- und Präventivmedizin*, 50(5), 311–318.

von dem Knesebeck, O. & Schäfer, I. (2009). Gesundheitliche Ungleichheit im höheren Lebensalter. In M. Richter and K. Hurrelmann (Eds.), *Gesundheitliche Ungleichheit. Grundlagen, Probleme, Perspektiven* (2nd ed., pp. 253–265). Wiesbaden: VS Verlag für Sozialwissenschaften.

von dem Knesebeck, O. & Siegrist, J. (2004). Mangelnde Reziprozität in engen sozialen Beziehungen, Depressivität und eingeschränkte subjektive Gesundheit. *Sozial- und Präventivmedizin, 49*(5), 336–343.

Wahrendorf, M. & Siegrist, J. (2008). Soziale Produktivität und Wohlbefinden im höheren Lebensalter. In M. Erlinghagen & K. Hank (Eds.), *Produktives Altern und informelle Arbeit in modernen Gesellschaften. Theoretische Perspektiven und empirische Befunde* (pp. 51–74). Wiesbaden: VS Verlag für Sozialwissenschaften.

Waldron, I. (2002). Krankheit & Mortalität bei Säuglingen und Kleinkindern. In K. Hurrelmann & P. Kolip (Eds.), *Geschlecht, Gesundheit und Krankheit* (pp. 159–178). Bern: Hans Huber.

Ware, J. E., Kosinski, M. & Keller, S. D. (1995). *How to score version 2 of the SF-12 health survey (with a supplement documenting version 1)* (2nd ed.). Boston, Massachusetts: The Health Institute, New England Medical Center.

Ware, J. E., Kosinski, M. & Keller, S. D. (1996). A 12-Item Short-Form Health Survey: Construction of Scales and Preliminary Tests of Reliability and Validity. *Medical Care, 34*(3), 220–233.

Ware, J. E. & Sherbourne, C. D. (1992). The MOS 36-item short-form health survey (SF-36). I. Conceptual framework and item selection. *Medical Care, 30*(6), 473–483.

Weichbrodt, J. & Schulze, H. (2021). Homeoffice als Pandemie-Maßnahme – Herausforderungen und Chancen. In C. Benoy (Ed.), *COVID-19 – Ein Virus nimmt Einfluss auf unsere Psyche* (2nd ed., pp. 165–173). Stuttgart: Verlag W. Kohlhammer.

Whitehead, M. (1992). *Health Divide*. Harmondsworth: Penguin Books.

Wolf, B. & Zimmermann, D. (2016). *Die neue Mikrozensusstichprobe ab 2016*. Wiesbaden: Statistisches Bundesamt.

Wolff, J. K., Nowossadeck, S. & Spuling, S. M. (2017). Altern nachfolgende Kohorten gesünder? Selbstberichtete Erkrankungen und funktionale Gesundheit im Kohortenvergleich. In K. Mahne, J. K. Wolff, J. Simonson & C. Tesch-Römer (Eds.), *Altern im Wandel. Zwei Jahrzehnte Deutscher Alterssurvey (DEAS)* (pp. 125–138). Wiesbaden: Springer VS.

World Health Organization. (1946). *Constitution*. Retrieved August 24, 2024, from https://www.who.int/about/accountability/governance/constitution.

Zeiher, J., Finger, J. D., Kuntz, B., Hoebel, J., Lampert, T. & Starker, A. (2018). Zeitliche Trends beim Rauchverhalten Erwachsener in Deutschland. Ergebnisse sieben bundesweiter Gesundheitssurveys 1991–2015. *Bundesgesundheitsblatt, 61*, 1365–1376.

Zeka, A., Zanobetti, A. & Schwartz, J. (2006). Individual-level modifiers of the effects of particulate matter on daily mortality. *American Journal of Epidemiology, 9*(1), 849–859.

Zheng, H. & George, L. K. (2012). Rising U.S. income inequality and the changing gradient of socioeconomic status on physical functioning and activity limitations, 1984–2007. *Social Science & Medicine, 75*(12), 2170–2182.

Zyphur, M. J., Allison, P. D., Tay, L., Voelkle, M. C., Preacher, K. J., Zhang, Z., Hamaker, E. L., Shamsollahi, A., Pierides, D. C., Koval, P. & Diener, E. (2020). From Data to Causes I: Building A General Cross-Lagged Panel Model (GCLM). *Organizational Research Methods, 23*(4), 651–687.

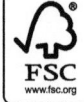

MIX
Papier aus verantwortungsvollen Quellen
Paper from responsible sources
FSC® C105338

If you have any concerns about our products,
you can contact us on
ProductSafety@springernature.com

In case Publisher is established outside the EU,
the EU authorized representative is:
**Springer Nature Customer Service Center GmbH
Europaplatz 3, 69115 Heidelberg, Germany**

Printed by Libri Plureos GmbH
in Hamburg, Germany